MIS RECETAS ANTICANCER

Dra. Odile Fernández Martínez

# Mis recetas anticáncer

Alimentación y vida anticáncer

**EDICIONES URANO**

Argentina - Chile - Colombia - España
Estados Unidos - México - Perú - Uruguay - Venezuela

1.ª edición Junio 2013

**Nota**

El contenido de este libro no sustituye la opinión de ningún médico, ni pretende desprestigiar ningún tratamiento convencional.

Consulta con tu oncólogo cualquier tratamiento natural y complementario que desees realizar.

Ilustraciones: Juan Ignacio Valdés y Lara Pérez

Copyright © 2013 *by* Odile Fernández Martínez
All Rights Reserved
© 2013 *by* Ediciones Urano, S. A.
Aribau, 142, pral. – 08036 Barcelona
www.edicionesurano.com

ISBN: 978-84-7953-437-0
E-ISBN: 978-84-9944-604-2
Depósito legal: B-10.548-2013

Fotocomposición: Moelmo, S.C.P.
Impreso por: Rodesa, S. A. – Polígono Industrial San Miguel
Parcelas E7-E8 – 31132 Villatuerta (Navarra)

Impreso en España – *Printed in Spain*

*A Nacho
y al bebé que viene en camino.*

«Cuando la alimentación es mala, la medicina no funciona.
Cuando la alimentación es buena, la medicina no es necesaria.»

(Proverbio ayurveda)

# Índice

PARTE IV. TERAPIAS NATURALES Y TRATAMIENTO NATURAL
DEL CÁNCER

PARTE V. EL PENÚLTIMO MILAGRO

# Tienes cáncer

Me llamo Odile, tengo treinta y dos años y soy médico de familia. Soy madre de un niño de tres años. Tengo pareja y unos padres que me quieren. No tengo problemas económicos. Tengo un trabajo fijo. Parece que todo está en orden en mi vida y aparentemente soy feliz. Pero algo sucede y cambia mi vida. Quiero compartirlo contigo.

Llega el verano del 2010 y empiezo a sentirme cansada, irritable y algo deprimida sin motivo alguno. Presiento que algo no funciona bien dentro de mi cuerpo. Puede que fruto de mis conocimientos como médico presiento que tengo cáncer, no sé si es ginecológico o digestivo, pero siento que algo tengo, que algo anómalo crece dentro de mí. Llega el otoño y con él descubro la razón de mi desasosiego. Palpo un tumor en mi abdomen, y sé que es cáncer porque hace tiempo que lo presiento. Esto no es lo habitual cuando se diagnostica un cáncer, la gente no suele presentirlo ni palparlo. Pero cuando eres médico y estás en contacto con muchos pacientes desarrollas el llamado «ojo clínico», el cual es muy útil para hacer diagnósticos y, en ocasiones, te permite, con sólo mirar a la cara a tu paciente, saber lo que le ocurre. En la Antigüedad, los galenos desarrollaban mucho su capacidad para predecir la enfermedad de un paciente sin apenas hacer pruebas, pues no disponían de ellas. Hoy en día se ha facilitado mucho el trabajo al médico gracias a las pruebas de imagen como el TAC, la resonancia, la ecografía, la mamografía, etc. Pero antes, tenías tus manos, tus ojos, tus oídos y poco más. El médico debía saber observar para poder hacer un diagnóstico certero. Hoy en día, aunque no agudizamos tanto ese sentido de la observación, aún seguimos conservando en cierto grado ese ojo clínico. Ese ojo clínico también sirve para autodiagnosticarte.

Y ese fue mi caso, observé mi cuerpo y vi que algo no marchaba bien. Por los síntomas presentí que era un cáncer.

Tras palpar la masa abdominal me dirijo a mis colegas para saber cuál es el diagnóstico certero. En principio las imágenes diagnostican un tumor grande pero benigno, días después la cirugía dirá lo contrario. Se trata de un cáncer de ovario. Semanas después, tras la intervención, aparecen metástasis en pulmón, sacro y vagina. El pronóstico no es muy alentador, mis posibilidades de sobrevivir según las estadísticas no son muchas. Mi vida está patas arriba en apenas un mes. Siento la muerte cerca. Tengo que despedirme. Siento que le he fallado a mi hijo. Tengo miedo, mucho miedo. Es noviembre y presiento que moriré antes del día de Reyes. No podré ver cómo mi hijo abre los regalos. Les pido a mis padres, a mi hermana y a mi pareja que cuiden mucho de mi hijo y le hablen de mí. Preparo un vídeo de despedida y un álbum de fotos para mi hijo, para que recuerde cuánto le quiso su madre y los buenos momentos vividos juntos. Siento el fin cercano, la muerte me pisa los talones. No puedo parar de llorar, tengo miedo, me siento muy deprimida y angustiada. He perdido las esperanzas y me sumo en una profunda pena. Hablo con los oncólogos, deseo que sean sinceros conmigo y no quiero sufrir. Prefiero no realizar tratamientos y morir tranquila si éstos no van a ser eficaces. Les propongo no darme quimioterapia si piensan que no es un cáncer sensible a ella. No quiero prolongar mi agonía si el final es inevitable. Me animan a realizar el tratamiento. Han visto resolverse casos más graves, pero me prometen que si ven que el tratamiento no funciona me lo harán saber para que pueda abandonarlo.

De repente algo cambia en mí. Dejo de llorar y resurjo cual ave fénix de mis cenizas. Siento que no voy a morir, no quiero morir, no puedo morir. Aún me quedan muchas cosas por hacer, quiero ver a mi hijo crecer y conocer a mis nietos. Quiero vivir, quiero aferrarme a la vida. No puedo permitirme morir. Para cada persona la enfermedad va a tener un significado íntimo y diferente, cada uno la va a aceptar y vivir de forma diferente. Éste fue mi proceso y deseo compartirlo contigo.

¿Qué me hizo cambiar de opinión y sustituir mis sentimientos de desesperanza por un deseo irrefrenable de vivir? Aún no estoy segura. Sólo sé que lo deseé intensamente y que al hacerlo comenzó a surgir un deseo firme por vivir. Quería evitar mi muerte. Me aferré a todo lo que podía motivarme a vivir y decidí afrontar mi enfermedad de manera positiva y confiar en mi cuerpo y en la medicina para sanar.

Una de las cosas que me impulsó a desear vivir fue mi hijo. Un hijo es lo más maravilloso que una mujer puede tener: desde el momento que nace tu vida queda unida a la suya. El amor de una madre por un hijo es infinito e incondicional y somos capaces de hacer cualquier cosa para procurar el bienestar de nuestros hijos. Cuando me encontraba tan triste y desesperada le miraba a la cara y sabía que no podía dejarle, tenía que acompañarle en su camino por la vida. Los hijos nos obligan a aferrarnos a la vida y mi peque de tres años me obligó a dejar a un lado la tristeza y buscar ese deseo por vivir.

Tras la dura noticia, tras escuchar una y otra vez la palabra CÁNCER, tuve que digerirla y aceptarla. Cuando acepté que tenía una enfermedad muy grave y podía morir, fue cuando resurgí. Estaba ya entregada a la idea de morir, pero algo se removió dentro de mí y una oleada de energía y positividad me inundó y decidí poner todo mi empeño en sanar. Sabía que podía perder la batalla, pero iba a entregarme a mi sanación con toda mi alma. Siempre me he entregado al cien por cien a todos mis proyectos, le pongo mucha pasión a todo lo que hago, y esta vez no iba a ser menos. Iba a poner todo lo que fuera posible de mi parte y a confiar en el tratamiento de quimioterapia que me proponían para eliminar de mi cuerpo la enfermedad.

Comencé mi primera sesión de quimioterapia el 17 de noviembre del 2010 y junto a esa primera sesión inicié un cambio de alimentación, comencé a realizar ejercicio físico, probé algunas terapias naturales que me ayudaron a conseguir calma mental, empecé a meditar y, en definitiva, a hacerme parte activa de mi enfermedad. Desde ese día comencé a sentir cómo las metástasis que eran palpables se reducían y desaparecían en tan sólo unas semanas. Parece increíble, sólo unas semanas. No te miento. Las personas que vivieron y palparon esas metástasis pudieron ver cómo desaparecían. Sé que esto no es lo habitual, hay pocos casos como el mío y no quiero que pienses que si haces todo lo que yo hice tienes la curación asegurada. Pero creo que si te alimentas bien, haces ejercicio y tienes tu mente en paz sobrellevarás la enfermedad mucho mejor y los tratamientos serán más efectivos que si te quedas en el sillón esperando a ver qué ocurre.

Desde que empecé con la quimio cada vez que iba al hospital le decía al oncólogo que yo ya estaba curada. Era tal mi positividad que ya me imaginaba curada. Mi oncólogo accedió a hacerme un TAC ante mi insistencia de que estaba curada. Era enero del 2011, y el PET TAC demostró que las metástasis habían desaparecido, el cáncer se había esfumado de mi vida. Igual que presentí que estaba enferma presentí que estaba curada. Fue maravilloso. Según el oncólogo, un milagro.

¿Cuáles fueron **mis recetas anticáncer**? Eso es lo que pretendo contarte en este libro. Cuáles fueron la alimentación y las técnicas que me ayudaron a sanar a pesar de padecer un cáncer de ovario en estadio avanzado. Voy a contarte lo que me prescribí a mí para sanar a modo de receta médica. Básicamente fue: rica comida, amor y paz interior.

No sé si lo que me sirvió a mí te servirá a ti. Pero seguramente podrá ayudarte para guiarte en tu camino hacia la sanación. Con esta enfermedad cada uno vive su propio proceso. Yo te he contado el mío y seguro que es muy diferente al tuyo. Te voy a contar mi experiencia con el deseo de que sea útil para ti.

El final de esta enfermedad no siempre es feliz, y siempre que nos enfrentemos a ella la sombra de la muerte estará en nuestra mente, pero tenemos que intentar mantener alejada esa sombra y disfrutar de cada momento que nos ofrezca esta maravillosa vida; estar, disfrutar del aquí y del ahora y no pensar en el mañana. El mañana siempre es incierto, tengas o no cáncer. CARPE DIEM, «aprovecha el momento» decían los chicos del Club de los Poetas Muertos. En esta vida sólo hay una cosa clara: todos moriremos. Lo demás puede cuestionarse, pero la muerte es segura. La única diferencia de una persona con cáncer respecto al resto de la población es que son más conscientes de que la muerte puede sobrevenir en un futuro cercano. Sin embargo, a una persona súper sana la puede atropellar en cualquier momento un vehículo y causarle la muerte inmediata. No sabemos cuándo llegará nuestro momento de abandonar esta vida, por eso debemos aprovechar cada instante, saborear cada minuto, vivir plena y conscientemente.

Hay una frase de Sócrates que me gusta mucho: «Sólo hay un bien: el conocimiento. Sólo hay un mal: la ignorancia». Quiero que al acabar el libro sepas qué es el cáncer, por qué se produce y qué puedes hacer tú para prevenirlo y curarlo. Cuando tengas esta información podrás tomar decisiones sobre tu modo y estilo de vida de una forma consciente, sabiendo por qué lo haces. Habrá gente que tras leer este libro piense que nada de lo que cuento puede serle útil, otros pensarán que hay cosas que pueden servirle y otras que no, y habrá quien decida aplicar los conocimientos adquiridos al cien por cien. No importa lo que hagas una vez que hayas leído el libro: es tu decisión, pero sé que será una decisión consciente tomada desde el conocimiento y no desde la ignorancia.

En el hospital, la mayoría de los pacientes preguntan a su oncólogo y enfermera si pueden hacer algo para combatir su enfermedad, y también qué pueden comer. La respuesta más común es: «No hagas nada y come todo lo que te apetezca». A mí me dijeron lo mismo, pero me negué a creer que yo no podía hacer nada. Y desde ese momento me zambullí en las publicaciones científicas publicadas en los últimos años para intentar descubrir si había algo que yo pudiera hacer para hacer más efectiva la quimio y ayudar a mi cuerpo a sanar. Y *voilà...*, hay muchísimas cosas que podemos hacer, que son sencillas y están en nuestras manos.

Eso de que no podemos hacer nada no es cierto. Sí que debes hacer algo: debes buscar información, debes preguntar, debes ser el sujeto activo, pues tú eres el enfermo y no ellos. Y no, no puedes comer lo que te apetezca, al menos no hasta que no sepas lo que produce cáncer y lo que ayuda a prevenirlo y a curarlo.

Mis compañeros, unas veces por falta de tiempo y otras por falta de conocimientos, abandonan a sus pacientes a su suerte y los dejan en manos de la quimio, la radio y la cirugía. Estos tratamientos se han demostrado efectivos y tu oncólogo siempre te va a prescribir lo mejor para ti. Pero, además, tú puedes ser parte activa de tu enfermedad y ayudar a que estos tratamientos sean más efectivos y se toleren mejor.

Las evidencias científicas demuestran que hay muchos tratamientos además de los convencionales o alopáticos para vencer y prevenir el cáncer. Quiero mostrarte cuáles son. Sólo voy a hablarte de tratamientos con base científica; no pretendo ser una charlatana ni darte falsas esperanzas. Pero si a mí me ha servido, ¿por qué no puede ayudarte a ti?

Quiero acompañarte en tu camino hacia la sanación y mostrarte lo que hice para sanar, además de someterme a tratamiento con quimioterapia y cirugía.

Tras dos años libre de enfermedad estoy llena de vitalidad y ganas de vivir. Quiero seguir disfrutando de los pequeños placeres de la vida. Al igual que quiero que tú los sigas disfrutando, aunque en estos momentos estés enfermo y lo veas todo negro.

Desde febrero del 2011 estoy empeñada en despertar conciencias, en enseñar la importancia de una alimentación sana y equilibrada para tratar el cáncer. Empeñada en mostrar cómo las emociones negativas nos hacen enfermar y las positivas nos ayudan a sanar. Con este empeño comencé a escribir un blog: www.misrecetasanticáncer.com. En un principio era donde anotaba las recetas que iba creando con los alimentos anticáncer con el fin de no olvidarlas, luego ha ido creciendo y recogiendo todo tipo de información relacionada con la alimentación anticáncer y el tratamiento natural de éste. En octubre del 2011 sentí que con el blog no era suficiente para divulgar esta información y comencé a impartir talleres y conferencias en Granada, mi ciudad. Después, los talleres han ido aumentando y recorro la geografía española con un único fin: ayudar a las personas con cáncer. Ahora he decidido recopilar toda la información que imparto en los talleres en forma de libro para que todo el mundo que lo desee pueda tenerla a mano. Este libro es un gesto de amor. Es la forma de darte algo que para mí es muy importante: todos los conocimientos y experiencias adquiridos desde que escuché la palabra *cáncer*. Han sido muchas las horas dedicadas a recopilar la información, muchas las horas robadas a mi familia, porque no quiero que lo aprendido se pierda y quiero ofrecerte lo que a mí me habría gustado que me dieran cuando tuve cáncer.

Este libro está escrito desde la perspectiva de una mujer y madre que ha sufrido cáncer; que ha llorado y que ha sufrido muchísimo a causa de la palabra *cáncer*. Pero que ha sabido aprovechar la adversidad para crecer y aprender. Actualmente existen muchos libros en el mercado sobre alimentación anticáncer, la mayoría escritos por oncólogos y nutricionistas que no han vivido en primera persona el cáncer. Eso no significa que sean peores que éste ni mucho menos, probablemente sean mejores. Pero es diferente escribir sobre algo que conoces de manera teórica que cuando lo has vivido en tu propia carne. Para conocer y entender algo primero tienes que vivirlo.

Espero que esta información sea útil y pueda ayudar a muchas personas que, como yo, se sienten abatidas por la terrible palabra *cáncer*. A ti, que no tienes cáncer y deseas prevenirlo, te doy la enhorabuena por prevenir antes que curar. Así debería ser la medicina, preventiva y no curativa. En muchas ocasiones la medicina no cura, sólo palía síntomas. En el caso del cáncer, esto es bastante frecuente. Los médicos sólo actúan cuando el incendio (el cáncer) se ha declarado. Actúan a modo de bomberos que apagan el fuego con agua, pero no se preocupan de que el incendio no se produzca creando un terreno hostil para el fuego, ni después de que haya habido fuego se preocupan de que éste no vuelva a propagarse.

Antes del cáncer yo era un médico convencional, con una plaza en el Servicio Andaluz de Salud. Pero como la mayoría de los médicos de familia era diferente a los especialistas. Era más un médico de «mesa de camilla» que un médico tradicional. Me encantaba sentarme y escuchar a mis pacientes, conocer sus miedos y sus preocupaciones. Era más confesora que médico. El apoyo y la comprensión de un médico curan más que la mejor de las pastillas. Muchos pacientes no necesitan fármacos, sólo que les escuchen. Si algún día me invitan a dar una conferencia entre mis colegas oncólogos, les pediré que escuchen más a sus pacientes. Que les muestren más cariño y apoyo. Les diré que cuando tienes cáncer estás muerto de miedo y necesitas que alguien te dé una palmadita en la espalda y te diga que va a acompañarte, que estará contigo cuando lo necesites, que te trate no como un 18/ sino como a Odile Fernández. Sé que es difícil que llegue el momento de hablar ante los oncólogos, pero estoy segura de que llegará.

En este libro te contaré muchas cosas sobre el tratamiento natural del cáncer, pero sobre todo hablaremos de alimentación. La alimentación es causante de uno de cada tres cánceres, así que imagínate el peso que tiene en la prevención y el tratamiento de esta enfermedad. De todos modos, no vamos a olvidar las emociones y el ejercicio físico.

¿Estás preparado? Pues vamos allá.

Granada, junio 2013

Parte I

# CÁNCER.
# ¿DE QUÉ ESTAMOS HABLANDO?

# Biología del cáncer.
## ¿Qué es el cáncer? ¿Qué lo causa?

El cáncer es una enfermedad que existe desde que hay vida en nuestro planeta. En las momias egipcias se han encontrado tumores e incluso en los huesos de fósiles de dinosaurios.

El cáncer es consecuencia de una proliferación incontrolada de células que crecen e invaden nuestro cuerpo. Puede desarrollarse en todos los animales y en todos los tejidos. Aunque hay tejidos como los del corazón donde es muy poco probable que se desarrolle un cáncer.

El cáncer comienza en una célula que por diversos motivos se transforma y deja de trabajar en armonía con las demás células.

La célula es el elemento más simple de cualquier organismo. Nuestro cuerpo está formado por sesenta billones de células. Cada una está especializada en una función. Unas absorben nutrientes, otras nos defienden de los invasores, otras transportan oxígeno... Todas nuestras células trabajan al unísono y están coordinadas entre sí. Las células, al igual que las personas, nacen, crecen, se reproducen y mueren. Cada célula transmite a sus descendientes su material genético para que sigan cumpliendo la misma función que sus «madres». Las células saben cuándo tienen que reproducirse y cuándo deben morir, están programadas para ello y lo hacen en el momento preciso, ni antes ni después.

Nuestro organismo está en continuo cambio; periódicamente nuestros tejidos se renuevan y las células envejecidas dejan paso a nuevas células. Cuando se pierde este equilibrio en la renovación celular se produce una multiplicación descontrolada. Este descontrol se produce por un cambio o **mutación** en el material genético de una célula (ADN). La mutación puede deberse a un carcinógeno externo, a una infección por un virus o bacteria o a un exceso de radicales libres. Con frecuencia nuestras células son atacadas y sufren mutaciones, pero están programadas para suicidarse (apoptosis) cuando se altera su ADN. La célula muere sin transmitir la mutación a su descendencia y aquí no ha pasado nada, borrón y cuenta nueva. La **apoptosis** o **muerte celular programada** es, pues, un mecanismo de defensa de nuestro cuerpo que obliga a la célula a suicidarse o autodestruirse cuando por algún motivo no puede cumplir su función de manera armónica.

Continuamente se generan células mutadas o defectuosas, pero nuestro cuerpo es sabio y está preparado para eliminarlas.

## Las fases del cáncer

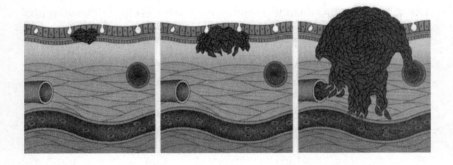

### *Fase de iniciación*

Hay veces que el ataque del carcinógeno es muy fuerte y la célula no se suicida. El ataque es tan salvaje que afecta al ADN y se desprograma el suicidio. En el ADN de la célula queda marcado este ataque en forma de «mutación». La célula mutada comienza a multiplicarse a velocidad de vértigo transmitiendo la mutación a todas sus hijas. Ésta es la iniciación del cáncer.

Para que la célula siga creciendo y mutando es necesario que encuentre un ambiente propicio, un ambiente procáncer que estimule su crecimiento como iremos viendo a lo largo del libro. Nuestro cuerpo es capaz de reconocer estas células defectuosas y eliminarlas. Tú puedes ayudar a tu cuerpo a eliminar células mutadas con una dieta anticáncer cargada de antioxidantes y eliminando tóxicos ambientales.

## Fase de promoción

Es un periodo bastante largo que tiene lugar desde que la célula muta hasta que se convierte en un cáncer compuesto por miles de células malignas. Esta fase va a ser más o menos rápida dependiendo del ambiente en que se desarrolle la célula alterada. A más influjo de carcinógenos, alimentación procáncer, estrés... más rápido se convertirá una pequeña célula mutada en un cáncer.

Esta fase es reversible y actos sencillos como dejar de fumar o beber pueden evitar que se desarrolle el cáncer.

## Fase de progresión

Las células malignas han ido mutando y se han hecho fuertes e inmortales. Se replican a velocidad vertiginosa. Aprenden a invadir los tejidos adyacentes y a través de la sangre o el sistema linfático son capaces de llegar a otros territorios alejados del tejido en el que se originaron. A esta capacidad que tienen para extenderse fuera de su origen se le denomina **metástasis**. Estas células malignas consiguen extenderse y viajar por nuestro cuerpo gracias a la capacidad que tienen los tumores para crear nuevos vasos sanguíneos; a este proceso se le llama **angiogénesis**.

Esta fase también puede ser reversible *en ocasiones* si ponemos todo nuestro empeño en ello. Aunque aquí la intervención debe ser rápida e intensa. Hay que hacer un cambio de dieta y estilo de vida radicales. Si te diagnostican el cáncer cuando éste ya está muy avanzado, será difícil que revierta sólo con intervenciones desde el cuidado de la relación cuerpo-mente y la alimentación, pero probablemente conseguiremos que mejore tu calidad de vida y aumente el tiempo de supervivencia. Existen pocos casos de cáncer avanzado en los que éste revierte sin tratamiento convencional, pero existir existen. Son las llamadas por la medicina convencional «remisiones espontaneas». También hay que saber que es en estas fases cuando la quimioterapia se muestra menos efectiva. Por eso, considero que merece la pena intentar el cambio. No quiero crearte falsas esperanzas, pero sí que juegues un papel activo en tu enfermedad para obtener los mejores resultados posibles. Quiero contarte el caso de Nani, una mujer de 50 años, de Granada, que sufrió cáncer de ovario hace unos años. Cuando se lo diagnosticaron tenía metástasis y su estado era grave por la afectación del pulmón y la pleura que sufría. Intentaron administrarle tratamiento con quimioterapia, pero no lo toleró, así que la derivaron a paliativos para administrarle tratamiento para el dolor y ayudarla a morir. Decidió intentar cambiar el rumbo de su vida con alimentación e intervenciones cuerpo-mente. Pasito a pasito, los síntomas desaparecieron y el cáncer con ellos. Hoy es una mujer feliz y activa que transmite una infinita paz y serenidad cuando hablas con ella. Soy consciente de que existen pocos casos como ella, pero sólo pensar en su ejemplo debe darnos esperanzas.

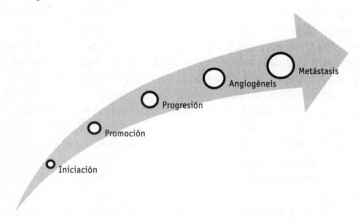

## El cáncer es un delincuente que se puede reinsertar en la sociedad

El cáncer no es un fenómeno instantáneo, no ocurre de un día para otro. Es un largo proceso durante el cual una célula normal se va transformando y convirtiendo en dañina para el órgano en el que crece y para los órganos vecinos. Esta célula dañada aprende a burlar a nuestro sistema inmune para que éste no sea capaz de eliminarla. La célula adquiere el poder para invadir tejidos y crea metástasis que se extienden por todo el cuerpo y acaban con la vida de la persona.

Si la célula normal y sana fuese un niño inocente y bondadoso, el cáncer sería un delincuente criminal en edad adulta. Que un niño bondadoso se convierta en un criminal depende del ambiente en el que se críe, del afecto recibido, de las amistades, de los acontecimientos vividos..., e igual les pasa a las células: dependiendo de su entorno se van a transformar o en criminales o en adultos que viven en armonía.

Una célula normal sufre un «ataque» o un «acontecimiento adverso» que hace que se transforme su material genético (ADN). A este cambio se le llama mutación. En el caso de nuestro niño ese acontecimiento adverso que va a dejar huella en su vida podría ser la pérdida de sus padres en su más tierna infancia y la consecuente crianza en un centro de menores donde no se le tratase nada bien.

Todos los días nuestras células sufren ataques o mutaciones, al igual que nosotros sufrimos situaciones adversas o conflictivas. Las mutaciones las producen ciertos carcinógenos presentes en el ambiente (asbestos, humo del tabaco, radiaciones), en la comida (pesticidas, nitrosaminas, radicales libres) y ciertos virus y bacterias. Pues bien, estos carcinógenos dañan a la célula y la predisponen a delinquir. Esta predisposición a delinquir puede heredarse, y algunas personas nacen con células cuyo ADN está dañado. Estas personas que han heredado el gen de «delinquir» si encuentran un ambiente hostil serán delincuentes. Pues bien, en el caso del cáncer es igual. Si heredas de tus padres oncogenes, y éstos encuentran un ambiente propicio, se expresarán y darán lugar al desarrollo de células que se replicarán de manera anómala y originarán un cáncer con el tiempo. Pero si no encuentran un ambiente favorable, estos oncogenes permanecerán dormidos y no darán lugar a un cáncer.

Puedes ser hijo de un delincuente, pero si tu entorno es amable, encuentras amor y apoyo, no serás un delincuente; probablemente serás una persona maravillosa y llena de vida y amor hacia los demás.

Para que una célula mutada se convierta en una célula tumoral tiene que aprender a burlar a nuestro sistema inmune, tiene que aprender a reproducirse sin ayuda y sobre todo tiene que buscar alimento y oxígeno para crecer y desarrollarse, ya que nuestro cuerpo no le va a dar el suministro que necesita para crecer y «fastidiarnos». La célula tiene que ir mutando para poder conseguir las circunstancias óptimas para crecer, hacerse invencible e invadir al organismo.

Habitualmente a los niños no les regalan armas y les enseñan a ser criminales desde que nacen, es un proceso progresivo en el cual el niño pierde su inocencia y se transforma en un adulto despiadado. En ocasiones, hay niños a los que se les da un arma y se les obliga a delinquir, pero esto es poco habitual. Sucede igual con el cáncer: hay veces que el ataque del carcinógeno es muy potente y el cáncer se desarrolla muy rápido.

Se calcula que son necesarios de seis a ocho años para que una célula se transforme en un cáncer. Se sabe que varias veces a lo largo de nuestra vida desarrollaremos microcánceres que no llegarán a dar la cara, pues nuestro cuerpo será capaz de eliminarlos[1,2]. Un tercio de las mujeres tienen microtumores en las mamas y dos quintas partes de los hombres presentan tumores en la próstata. Y puede que estos tumores jamás den la cara, pero en el momento en que se manifiestan clínicamente es porque han adquirido la capacidad para ser invulnerables, para alimentarse, crecer y expandirse sin ayuda, y en ese momento pueden avanzar muy rápido y dar lugar a metástasis.

Si nosotros nos preocupamos cada día de plantar cara al cáncer creando un ambiente hostil para su desarrollo, el cáncer no se manifestará, y si empezamos a plantarle cara una vez diagnosticado, podremos frenar su desarrollo despiadado.

Si a nuestro niño adolescente que sólo ha alcanzado el calificativo de pillín le damos amor y cariño no será un delincuente, y simplemente será un niño que juegue a las batallas. Pero si empezamos a darle amor y cariño cuando ya sea un adulto delincuente nos va a costar más transformarle, pero con esfuerzo y empeño podremos reinsertarlo en la sociedad.

Existen multitud de intervenciones que pueden ayudar a nuestro organismo a eliminar las células dañinas, todas ellas con reconocida base científica. Sin embargo, los oncólogos suelen ignorar o despreciar esta faceta tan importante en la lucha contra el cáncer. La medicina ha hecho muchos avances en diagnóstico y tratamiento del cáncer, pero suele ignorar la capacidad de nuestro propio cuerpo para sanar y creo que ambos enfoques son absolutamente necesarios para conseguir una verdadera curación del cáncer.

El cáncer es un delincuente, pero puede reinsertarse en la sociedad.

## ¿Cuál es el entorno que favorece la aparición del cáncer? La semilla y el cáncer

Imagina que el cáncer es una semilla de ortiga que cae en tu jardín, en un terreno donde va a estar regada cada día, donde va a recibir calor y abono. ¿Qué pasará? En poco tiempo tendremos una ortiga gigante que no permitirá crecer a otras plantas e invadirá nuestro jardín.

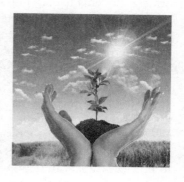

Sin embargo, si esta semilla, que es la célula mutada, no encuentra un ambiente adecuado no podrá crecer e invadir nuestro jardín.

Las células precancerosas crecen en un espacio denominado estroma. El estroma está formado por células que no les van a dejar progresar e invadir los tejidos vecinos, estas células son las llamadas células del tejido conectivo. La célula cancerosa tendrá que buscar las vueltas para destruir el tejido conectivo y echar raíces fuera, para eso cuenta con ciertos factores procancerosos que le van a ayudar a romper la defensa natural que contra los tumores tiene el estroma, y que le van a ayudar a abastecerse de energía (glucosa). Estos factores procancerosos serían el agua para nuestra semilla. Además, otros factores procancerosos le van a ayudar a crear nuevos vasos (angiogénesis) para poder crecer y extenderse, y a través de éstos va a recibir suficiente alimento y oxígeno para convertirse en invulnerable. Estos nuevos factores serían una especie de riego por goteo que permite que la semilla reciba constantemente agua para crecer. Nuestra semilla ya ha encontrado agua, ahora sólo necesita sol para crecer. En invierno las plantas apenas crecen, pero en primavera florecen y se ponen exultantes gracias a la acción del sol. En el caso del cáncer el sol serían las sustancias inflamatorias presentes en nuestro cuerpo. Todas las circunstancias que favorecen la inflamación van a hacer que nuestra semilla crezca a sus anchas. La alimentación occidental actual rica en azúcares, grasas trans, carne, leche y alimentos procesados favorece la creación de un ambiente muy inflamatorio que las células tumorales saben aprovechar muy bien. Podemos añadir más leña al fuego abonando el terreno donde crecerá el tumor. A través de la alimentación vamos a abonar el terreno donde está nuestra semilla y vamos a favorecer su desarrollo.

Tenemos el agua, el abono y el sol, los factores procancerosos y los factores inflamatorios que van a favorecer el desarrollo de la ortiga: cáncer. Si evitamos ambos factores nuestra semilla no crecerá. Parece sencillo ¿no? Pues realmente lo es. Nosotros podemos cambiar nuestros hábitos alimentarios y nuestro modo de vida y plantar cara al cáncer impidiendo su desarrollo. Nosotros podemos crear un ambiente anticáncer que impida que esa semilla crezca.

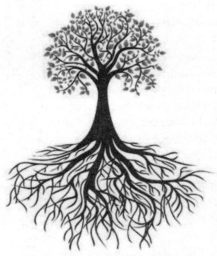

El cáncer es una semilla que crece
y desarrolla largas raíces que pueden
extenderse por nuestro cuerpo. Con una
alimentación adecuada y un estilo de vida
saludable podemos evitar su desarrollo.

# Las claves del cáncer

Vamos a ver cuáles son los factores que favorecen el desarrollo del cáncer y crean un ambiente pro cáncer que estimula el crecimiento y proliferación de las células cancerígenas. Si sabemos qué favorece la conversión de una célula sana en una célula cancerígena tendremos las claves para atacar al cáncer.

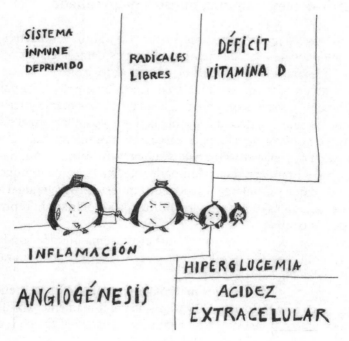

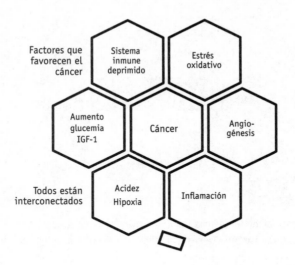

## Nuestro sistema inmune, nuestro mejor aliado

Nuestro sistema inmunitario está constituido por un verdadero ejército de soldados de élite altamente cualificados para defendernos contras las agresiones: virus, bacterias, químicos, tóxicos.

Cualquier variación en el material genético de una célula pone en marcha nuestro sistema inmune con la finalidad de evitar el inicio, promoción y progresión del cáncer. Ante la más leve mutación, el sistema inmune se pone en marcha para eliminar esa célula mutada. Cuando se forma un cáncer, éste es un tejido que nuestro sistema inmune reconoce como extraño e intenta eliminarlo. Nuestro sistema inmune ante un tumor lo que va a intentar es inducir la **muerte programada** o **apoptosis** de las células tumorales y **disminuir la velocidad de reproducción de las células**.

Los soldados que constituyen nuestro sistema inmune son las células inmunitarias. Entre todas son capaces de organizarse y librar una victoriosa batalla contra el cáncer.

Nuestros soldados son los **macrófagos**, **natural killers**, **neutrófilos**, **monocitos** y **linfocitos** (T y ß). Están continuamente patrullando por nuestro cuerpo en busca de algún virus, bacteria, tóxico o célula anómala que quiera «hacer de las suyas».

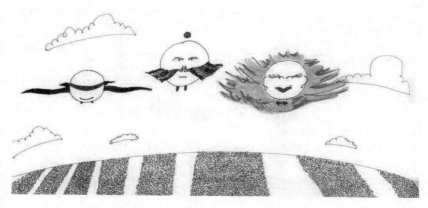

Nuestro sistema inmune es un gran ejército de élite,
especializado en eliminar células cancerígenas.

Las **natural killers** (NK) también se denominan «asesinas naturales» y son capaces de matar a cualquier célula tumoral. Cuando una NK se encuentra con una célula tumoral, la rodea, se abalanza sobre ella y le dispara un dardo venenoso que penetra en la célula y activa los mecanismos de autodestrucción programada que tienen todas las células. **Las NK obligan al cáncer a suicidarse**.

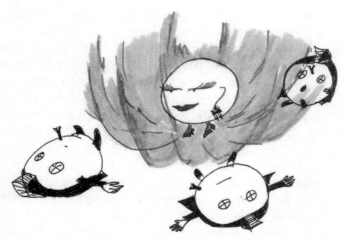

NK eliminando células cancerígenas.

La actividad y agresividad de las NK se ve influenciada por nuestras emociones. En un estudio con mujeres con cáncer de ovario se comprobó cómo el estrés, la angustia y la falta de apoyo social hacen que las NK sean poco activas y los tumores más agresivos[3].

Cuando un paciente se somete a cirugía y se le extirpa un cáncer se crea una situación de estrés que inmunodeprime al paciente, pero este estrés no es excesivamente importante. Si al estrés generado por la cirugía y la anestesia se le añade el estrés producido por la incertidumbre de los resultados y la falta de comunicación con el personal sanitario, que suele ser parco en palabras y dar poco apoyo al paciente, la posibilidad de aparición de metástasis tras la cirugía es mayor[4]. Cuando se extirpa un tumor no suele eliminarse al 100%, siempre quedan restos del mismo aunque sean microscópicos. Se ha comprobado que es primordial que el sistema inmune esté fuerte para poder eliminar esos restos de actividad tumoral residual y las micrometástasis[5] tras extirpar el tumor primario y así evitar que el cáncer vuelva a aparecer al cabo de un tiempo. Si se tomasen medidas para reducir el estrés relacionado con la cirugía y la incertidumbre que crea la palabra cáncer, la evolución de los tumores sería más benigna[6].

Antes de entrar en quirófano me realizaron una resonancia con un diagnóstico de presunción de un mioma, es decir, un tumor benigno del útero. Aparentemente no había más lesiones sospechosas en mi cuerpo. Así que entré en quirófano medianamente tranquila pensando que todo saldría bien. Aunque siempre hay una mosca detrás de la oreja que te recuerda que puede ser cáncer.

Al despertarme de la cirugía estaba atontada, sedada y dolorida. A la primera persona que vi fue a un nada oportuno médico anestesista residente que me dijo: «Hola, al final no es benigno, es un cáncer». Así de sopetón, sin medias tintas, sin preparación, me soltó que tenía cáncer. Imaginaos la situación, empecé a llorar y a aullar tanto que mis padres que estaban esperando para poder entrar a verme entraron rápidamente en la sala de reanimación para intentar consolarme. Como entré en una crisis de ansiedad tremenda me sedaron para que volviese a dormirme. Al despertar, la situación no fue mejor: mis «colegas» seguían a vueltas con la posibilidad de que fuese cáncer y además de «células pequeñas», el más agresivo de todos los cánceres de ovario. Las estadísticas me auguraban sólo unos meses de vida.

Desde ese momento hasta tres semanas después, cuando me dieron los resultados definitivos, no paré de llorar. Estaba segura de que en unos meses moriría. Me despedí de mi familia y les pedí que cuidasen de mi hijo y le hablasen de mí para que no olvidase quién había sido su mamá. Mientras esperaba mi muerte le recordaba continuamente a mi hijo que le quería más que a nadie, que era el motor de mi vida, que una sonrisa suya podía hacer olvidar cualquier problema. En mi vídeo de despedida le decía que le había amado como cualquier madre ama a su hijo, con un amor infinito. Pero sentía fallarle tan pronto y abandonarle tan pequeño. Le deseaba que fuese muy, muy feliz y que supiese que su madre siempre estaría cuidando de él aunque no pudiese verla.

Aún hoy lloro cuando recuerdo aquellos momentos. El estrés, el miedo, la incertidumbre y el dolor tanto físico como emocional de aquellos días son indescriptibles. Sufrí mucho y mi familia también. Recuerdo la cara de mis padres y de mi pareja, presas del pánico y del miedo, afligidos y compungidos por la pena de tener la certeza de que en poco tiempo iban a perder a un ser querido.

Transcurrieron tres semanas hasta recibir el veredicto final. Me dieron un papel en el que ponía: «CARCINOMA DE CÉLULAS TRANSICIONALES SIN INFILTRACIÓN CAPSULAR». ¿Y esto qué significa?, pregunté. Y una amable médica me dijo: «No te preocupes, ya te dirá el comité qué hay que hacer». Una semana más, hasta que un comité de sabios: oncólogos, radiólogos y anatomopatólogos se reunieran a ver qué hacían conmigo. Este comité ni siquiera me conocía y me iban a juzgar en una semana.

Esperando el veredicto del comité noté unos bultitos en mi vagina y un moderado dolor en el hueso sacro. Ahí sí que me desesperé; sabía que eran metástasis. Ahora sí que había caído en el abismo, ahora sí que presentía mi cercana muerte. Era el mes de noviembre, no esperaba celebrar la Navidad con mi familia.

Fui a por los resultados del comité en la fecha señalada y me dijeron: «Estás de enhorabuena, el tumor está encapsulado y no se ha extendido, el cirujano no vio ningún resto de tumor en tu abdomen». Ojalá fuese cierto, pensé. Les mostré los bultitos y empezaron nuevas pruebas que demostraron que tenía metástasis en sacro, vagina y pulmón. Vaya pastel ¿no? Para cuando llegaron los resultados de las pruebas yo ya había cambiado mi manera de afrontar la enfermedad. Ya había decidido que no iba a morir e iba a eliminar el cáncer de mi vida.

Hoy estoy convencida de que las metástasis tienen relación con todo lo vivido tras la cirugía. El miedo y el estrés que sufrí tras pasar por quirófano fueron terribles. Me habría gustado recibir otro tipo de apoyo por parte de mis compañeros. Un trato más humano. Creo que olvidaron que en aquella ocasión no era médico sino paciente y no me podían hablar como si se tratase del caso de una tercera persona.

Tras esta experiencia tan traumática no quise volver a entrar en quirófano tras la quimioterapia. Al terminarla, me propusieron someterme a una nueva cirugía que extirpase el útero, el otro ovario, el apéndice, los ganglios y el epiplón (grasa que recubre las vísceras). En la primera cirugía sólo extirparon el tumor y el ovario afectado, y como en apariencia el tumor no era maligno y todo parecía estar «limpio», no hicieron nada más. El objetivo de practicar esta cirugía radical y «vaciarme» era la de cerciorarnos de que el cáncer realmente había desaparecido y prevenir la recidiva. Era algo así como: muerto el perro, muerta la rabia.

Tenía treinta y dos años y una larga vida reproductiva por delante. Quería tener más hijos y no quería tener la menopausia tan joven. Las pruebas diagnósticas decían que desde mitad del tratamiento con quimio no había restos del cáncer. Pero ahora querían sacarme las muelas por si me salían caries.

Preferí no saber si quedaban restos de microtumores y dar la oportunidad a mi cuerpo para eliminarlos en caso de que así fuera. Me costó mucho tomar esta decisión. Tuve que meditarlo mucho hasta alcanzar la certeza de que estaba haciendo lo correcto. También me ayudó el encontrar un estudio en el que mujeres que habían decidido conservar su fertilidad y no operarse habían sido madres y tenían las mismas o menores tasas de recidiva que aquellas que se había operado[7]. Quizás es hora de revisar los protocolos y que dejen de ser tan agresivos. Tal vez son tan agresivos porque la mayoría de los cirujanos no son mujeres y le restan importancia al hecho de «dejar de ser mujer»; piensan que conservar tu útero y tus ovarios no es importante, que son una cosa prescindible que quitas y no causa ningún dolor.

Han pasado dos años desde la operación y todo sigue bien: no hay restos del cáncer. He aprendido que hay maneras menos agresivas de prevenir la recidiva. Con esto no quiero que pienses que la cirugía no es buena, al contrario. Es uno de los métodos menos agresivos para eliminar un cáncer. Pero habría que tener ciertas precauciones a la hora de intervenir a una persona. En primer lugar, si el paciente lo desea, explicarle todo el procedimiento, explicarle por qué ese tipo de cirugía y no otro. Hablar de posibles complicaciones y sus remedios. Prestar apoyo emocional a todos los pacientes intervenidos. Creo que en las unidades de poscirugía oncológica debería haber un equipo de psicooncólogos bien formados que brindasen ese apoyo psicológico tan necesario cuando vives en un mar de incertidumbre. Ni que decir tiene que el apoyo emocional que brinda la familia es esencial. Sentirte cuidada, querida y comprendida en esta dura etapa es primordial. En ese sentido yo tuve todo el calor de mis seres queridos de forma permanente.

## ¿Por qué es tan importante el sistema inmune en el cáncer?

Las NK son fundamentales para evitar la aparición de las metástasis[8]. Si las NK están activas no se desarrollan metástasis. Cuanto menos activas son las NK más rápido progresa el cáncer, más rápido crea metástasis y menor es la supervivencia a los cinco años.

Se realizó un estudio con setenta y siete mujeres con cáncer de mama y se investigó en laboratorio cuán activas eran sus natural killers. El estudio comprobó que las NK de algunas mujeres eran totalmente inactivas y no reaccionaban ante la presencia de células tumorales. El sistema inmune de estas mujeres fue estudiado durante doce años. Tras finalizar el estudio habían fallecido la mitad de las mujeres cuyas NK eran inactivas y, sin embargo, el 95% de las mujeres cuyas NK eran activas estaban vivas[9].

Vamos a ir viendo qué hace que estén inactivas y cómo podemos nosotros activarlas.

El estrés y las emociones negativas inhiben a las NK. Las intervenciones psicosociales que enseñan a los pacientes con cáncer a manejar el estrés han demostrado ser muy positivas, mejorando la actividad de las NK y ofreciendo un pronóstico favorable en la evolución del cáncer[10]. Hay menos recidivas cuando los pacientes dicen adiós al estrés y encuentran apoyo psicosocial[11].

Pero no sólo lo que pensamos influye en la actividad de las NK. Hay fármacos que inhiben a las NK, como los corticoides, y otros que las activan, como el interferón.

Volvamos a nuestro sistema inmune y sigamos presentando a nuestras células inmunitarias. Una vez que la célula cancerosa se ha suicidado por acción de las NK entran en acción los **macrófagos** que engullen los restos de la célula muerta y se encargan de eliminarlos de nuestro cuerpo. Los macrófagos son una especie de basureros que siempre acompañan a las NK a la espera de que haya «basura» que recoger.

Los **linfocitos T** son otras células implicadas en la guerra contra el cáncer. Producen anticuerpos y citoquinas. Estas sustancias se encargan de activar los linfocitos y las NK para que sean más activas frente al cáncer.

Las células cancerígenas presentan antígenos en su superficie y frente a estos antígenos actúan los linfocitos T. Los linfocitos T se acoplan con los antígenos de la célula cancerosa y les inyecta un dardo envenenado (granzimas) que les hace morir. En esta ocasión también serán los macrófagos quienes vendrán a barrer los restos.

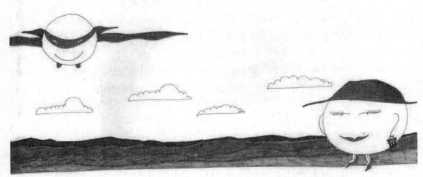

El linfocito T es un superhéroe y la NK es una asesina
de criminales despiadada.

## ¿Cómo intenta el cáncer engañar a nuestro sistema inmune?

A pesar de existir un mecanismo de vigilancia inmunológica constante que evita el desarrollo de tumores malignos en el organismo, con cierta frecuencia las células tumorales logran evadir estas defensas, estableciéndose verdaderas masas celulares que crecen y se extienden pudiendo acabar con la vida del paciente. Veamos cómo se las ingenia el cáncer para burlar a nuestro sistema inmune[12,13].

Las células cancerígenas van a liberar factores inmunosupresores como el **factor de crecimiento y transformación beta** (TGFß) que va a inactivar al sistema inmune y lo va a bloquear. Las NK y los linfocitos ven que hay células cancerígenas, pero no son capaces de actuar. También van a **enmascarar** a los **antígenos** que presenta en su superficie para que los linfocitos T no las reconozcan y no las maten. Y van a crear en su membrana unas moléculas denominadas **Fas ligando** que lo que hacen es devolverle el dardo envenenado a los linfocitos T, originando la muerte de éstos.

Las células tumorales van a intentar multiplicarse muy rápido, superando la capacidad de respuesta del sistema inmune. Cuanto más crece, más le cuesta al sistema inmune sitiar al invasor.

> ☼ El cáncer se desarrolla en personas cuyo sistema inmune
> está deprimido[14].
> ☼ El sistema inmune es capaz de mantener a los tumores «dormidos»,
> presentes pero sin desarrollarse.
> ☼ ¡Nuestro sistema inmune es clave para frenar
> y eliminar al cáncer!

## ¿Qué estimula al sistema inmune?

Si imaginamos a nuestro sistema inmune como un ejército de élite, ¿qué hará que esté siempre listo para batallar? Una buena alimentación, el ejercicio físico y la no exposición a tóxicos que le haga enfermar.

Para que un batallón sea efectivo debe tener un general que le sepa guiar y mantenga la cabeza fría en todo momento a pesar de las situaciones de pánico (control de las emociones, búsqueda de amor y felicidad). Será un general que no maltrate a su ejército y le trate con todo el amor del mundo.

Además de una buena alimentación hay ciertas plantas medicinales que pueden estimular nuestras defensas: uña de gato, equinácea y sabal[15].

### ¿Qué inhibe a nuestro sistema inmune?

El sistema inmune es sensible a nuestras emociones, a nuestros sentimientos y a nuestras creencias. Si nos dicen que tenemos cáncer y consideramos que esa palabra nos va a matar, al final nos matará. Los sentimientos de desesperanza y miedo los transmitiremos a nuestro sistema inmune, que pensará que no merece la pena plantar cara al enemigo si damos la batalla por perdida antes de empezar. Sin embargo, si el general del ejército (nuestra mente) jalea a sus soldados y les imprime un espíritu positivo y entusiasta, ellos irán a la guerra sabiendo que son fuertes, poderosos y van a ganar la batalla.

Determinados fármacos son inmunodepresores (corticoides, quimioterapia...) y predisponen a las personas que los toman a sufrir cáncer. La quimio se administra para destruir al cáncer, pero puede inducir cáncer. Paradójico, ¿no? Las personas con inmunodeficiencias[16] padecen más cáncer, por ejemplo pacientes con sida, diabetes, trasplantados (toman de forma crónica inmunodepresores), etc. Cuando hay inmunodeficiencias congénitas como en el síndrome ataxia-telangiectasia, síndrome Wiskott-Aldrich o síndrome Chédiak-Higashi, la posibilidad de sufrir cáncer es mayor que en la población sana.

Parece que sería útil encontrar fármacos que estimulasen al sistema inmune, ¿verdad? Pues bien, se ha intentado buscar múltiples fármacos capaces de estimular al sistema inmune, pero no hay nada más potente para activar a nuestras células inmunitarias que los betaglucanos extraídos en laboratorio de las algas y las setas[17]. Una cosa que podemos hacer nosotros para estimular a nuestro sistema inmune es introducir en nuestra dieta estos dos alimentos de forma regular.

| Inhiben el sistema inmune | Estimulan el sistema inmune |
|---|---|
| Alimentación occidental (grasas, azúcar, alimentos procesados) | Alimentación anticáncer: fruta, verdura, semillas, frutos secos |
| Estrés | La serenidad. La meditación |
| Sentimientos negativos: la depresión, la negación de la realidad, el miedo, la angustia, la desesperanza | Sentimientos positivos: la alegría, la felicidad, la confianza, la paciencia, la comprensión |
| El rencor, la ira, la envidia | La generosidad, el amor |
| Los conflictos no resueltos | Conflictos resueltos en armonía |
| El sedentarismo | La actividad física |
| El aislamiento social | El apoyo de la familia y los amigos |

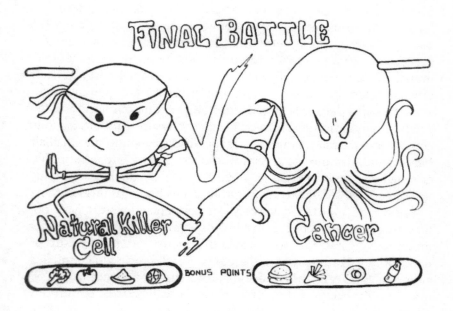

Para que nuestro sistema inmune gane la batalla al cáncer es importante que lo alimentemos con fruta y vegetales. Por el contrario, el cáncer vencerá si lo alimentamos con comida basura.

## El terreno inflamado favorece la aparición de cáncer

La inflamación se ha relacionado con la aparición de cáncer. La inflamación es un proceso natural de nuestro organismo que nos permite defendernos ante las heridas, traumatismos, quemaduras, venenos o infecciones.

Los macrófagos son células que además de comerse los restos de células tumorales muertas, se comportan como células inflamatorias que se encargan de producir sustancias que generan inflamación para eliminar a los agentes patógenos y para reparar tejidos dañados. Estas sustancias inflamatorias son las **citoquinas**, **prostaglandinas**, **leucotrienos** y **tromboxanos**. Los macrófagos son los encargados de que cuando nos hacemos una herida se produzca calor, rubor, edema, dolor e inflamación con el fin de cerrar la herida. Los macrófagos también generan factores de crecimiento encargados de crear tejido y vasos nuevos que permitan reparar el tejido dañado.

Cuando se produce una herida se pone en marcha un mecanismo de inflamación, en el que primero se produce la dilatación de los vasos de la zona dañada para que así puedan acudir más células inmunitarias y más oxígeno que ayude a reparar el tejido dañado. Después se sella la herida gracias a la acción de las plaquetas, las cuales activan la coagulación de la sangre y forman una costra alrededor de la herida. A continuación la zona del tejido dañado se hace permeable para que puedan entrar más células inmunitarias en busca de posibles invasores. Y, por último, se crean nuevos tejidos y vasos para reparar la zona dañada gracias a la liberación de factores de crecimiento. Estos nuevos vasos permitirán que llegue oxígeno y nutrientes al nuevo tejido creado. Este tejido nuevo es el que crece bajo las costras cuando nos hacemos una herida.

Hasta aquí todo es fisiológico y la inflamación es una respuesta normal y necesaria que pone en marcha nuestro cuerpo para protegernos. En nuestro organismo todo funciona en armonía, y cuando nuestro sistema inmune considera que el tejido ya ha sido reparado, la inflamación cesa. Y las células inmunes vuelven a sus tareas de vigilancia, por si a algún malhechor se le ocurre volver a atacar. Cuando por diversas circunstancias la presencia de sustancias inflamatorias y células inmunitarias es continua e intensa los tejidos afectados se irritan. Si la inflamación se produce en un tejido donde hay células dañadas o precancerosas, éstas van a aprovechar esta inflamación crónica para crecer y expandirse, pues aprovechan la red de vasos y los factores de crecimiento creados en este ambiente inflamatorio para su propio beneficio. El terreno inflamado es el terreno que propicia la aparición del cáncer.

### ☞ INFLAMACIÓN = CÁNCER

Hace ciento cincuenta años, el doctor Virchow ya postuló la relación entre la inflamación y el cáncer al observar a una serie de pacientes que desarrollaban cáncer donde habían sufrido un golpe o donde les rozaba el zapato, circunstancias relacionadas con una inflamación crónica de los tejidos. Desde los años ochenta esta afirmación está aceptada como válida y se ha comprobado cómo una inflamación crónica en un tejido favorece la aparición de cáncer[18].

La infección crónica por Helicobacter pylori aumenta hasta seis veces el riesgo de padecer cáncer de estómago. La enfermedad inflamatoria intestinal se compone de dos enfermedades: la enfermedad de Crohn y la colitis ulcerosa; pues bien, en estas personas el riesgo de cáncer de colon está aumentado diez veces.

☞ ¡1 de cada 6 cánceres están relacionados con una inflamación crónica de los tejidos!

| Carcinógeno | Tipo de cáncer |
| --- | --- |
| Humo tabaco | Cáncer de pulmón |
| Amianto | Mesotelioma |
| Virus papiloma humano | Cáncer de cuello de útero |
| Virus hepatitis B y C | Cáncer de hígado |
| Helicobacter pylori | Cáncer de estómago, linfoma MALT |
| Salpingitis, talco | Cáncer de ovario |
| Prostatitis | Cáncer de próstata |
| Enfermedad inflamatoria intestinal | Cáncer colorrectal |

Las circunstancias que crean inflamación crónica como la exposición al humo del tabaco, al amianto, la infección crónica por virus y bacterias (virus hepatitis B y C, Helicobacter pylori), la dieta cargada de alimentos inflamatorios, las enfermedades inflamatorias crónicas: prostatitis, salpingitis, enfermedad inflamatoria intestinal[19]... predisponen a la aparición de cáncer.

## ¿Cómo crea la inflamación el cáncer?

Las células cancerosas se las ingenian para obligar a los macrófagos a trabajar para su beneficio[20]. Los fuerzan a crear sustancias inflamatorias (prostaglandinas), enzimas y factores de crecimiento para así crear nuevos vasos (angiogénesis) a través de los que recibir nutrientes y expandirse[21]. Las células cancerosas necesitan crear inflamación para crecer e invadir tejidos lejanos (metástasis).

> 💡 El cáncer obliga a nuestro organismo
> a alimentarlo creando inflamación.

Pero no sólo obligan a los macrófagos a crear inflamación, ellas mismas activan la secreción de sustancias inflamatorias como el **factor nuclear kappa beta (NF-Kß)**, que es clave para el desarrollo, crecimiento y extensión del cáncer[22]. Es la sustancia más proinflamatoria que existe. Se encarga de llamar a todos los macrófagos de nuestro cuerpo para que trabajen para el cáncer, creando así más y más inflamación. Estimula la producción de sustancias inflamatorias asociadas al cáncer[23]: Interleuquina 1 (IL-1), IL-2, IL-6 y factor de necrosis tumoral alfa. Puede considerarse al NF-Kß como el máximo culpable de que el cáncer crezca y se extienda[24]. Si se neutraliza la producción de esta sustancia, el cáncer se vuelve vulnerable y se impide la aparición de metástasis[25]. Hay muchas sustancias presentes en los alimentos que pueden inhibir al factor NF-Kß[26], entre ellas el resveratrol del vino tinto, las catequinas del té verde[27], el licopeno del tomate, y la curcumina de la cúrcuma[28]. La industria farmacéutica se esfuerza por encontrar sustancias químicas que inhiban a este factor gastando millones de euros en la búsqueda de un súper fármaco que impida el desarrollo del cáncer. Ese súper fármaco ya nos lo ofrece la naturaleza por un bajo precio y sin efectos secundarios[29], pues casi todos los alimentos considerados anticáncer tienen la propiedad de inhibir al NF-Kß.

Hay fármacos que estimulan la expresión del NF-Kß, entre ellos fármacos ampliamente utilizados en la lucha contra el cáncer[30] como el cisplatino[31] y el paclitaxel[32]. Precisamente los dos fármacos que yo recibí. Es muy importante que las personas en tratamiento con quimio-terapia tomen con frecuencia alimentos anticáncer para evitar así la in-flamación inducida por el cáncer y la quimio e inhibir al NF-Kß.

Además de la quimioterapia estimulan al NF-Kß la radiación io-nizante, los rayos UV, el estrés, la alimentación inflamatoria y la obe-sidad.

El NF-Kß no sólo es responsable del crecimiento del cáncer, sino también de muchos de los síntomas presentes en los enfermos de cán-cer, como fatiga, cansancio, dolor, deterioro cognitivo, falta de apetito, ansiedad, insomnio o somnolencia, depresión, etc.

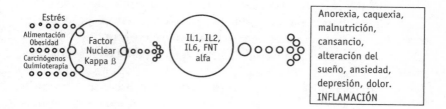

El exceso de sustancias inflamatorias en sangre bloquea la apop-tosis o suicidio de las células. La apoptosis, como hemos visto, es un proceso programado en el ADN de las células que las obliga a suici-darse cuando detectan que no son necesarias o su crecimiento es anor-mal. Pues bien, la inflamación excesiva hace que la célula cancerosa «se olvide» de suicidarse, volviéndose así inmortal. La inflamación favorece el crecimiento de las células tumorales y, además, las vuelve inmortales.

Cuando hay una respuesta inflamatoria exagerada, las células in-munitarias se vuelven locas, no están diseñadas para esta inflamación exagerada, se ven desbordadas y abandonan la misión para la que han sido concebidas: atacar a cualquier enemigo[33]. Sin el sistema inmune plantándole cara, el cáncer puede crecer a sus anchas.

### ¿Qué causa inflamación?

Como hemos visto, determinadas infecciones producen inflamación crónica, pero también la alimentación occidental, el estrés, la ira, la envidia, la ansiedad, el resentimiento, los tóxicos ambientales como las radiaciones, el humo del tabaco y la contaminación ambiental crean inflamación.

Si tenéis suerte, vuestro oncólogo os dirá que no fuméis si queréis vencer al cáncer, pero no os hablará ni de la importancia de una alimentación antiinflamatoria, ni de un ambiente limpio y libre de tóxicos, y mucho menos de desterrar los sentimientos negativos para así reducir la inflamación. La angustia, la ansiedad y el miedo crean un estado emocional que va a hacer que segreguemos dos hormonas llamadas adrenalina y cortisol. Estas hormonas son las que segregaríamos si de repente estuviésemos en mitad de la sabana y un león quisiese atacarnos. Para evitar que nos coma el león segregaremos estas hormonas llamadas hormonas del estrés y podremos salir pitando y evitar que el león nos cace. Estas hormonas además de permitirnos correr en una situación de peligro, estimulan la producción de sustancias inflamatorias, por lo que crean un ambiente favorecedor para el cáncer.

En todos los tejidos hay receptores para estas hormonas[34], por lo que el estrés crónico puede influir en el desarrollo de cualquier tipo de tumor.

### ¿La alimentación puede causar inflamación?

La alimentación basada en alimentos procesados ricos en azúcares, grasas saturadas, omega 6 y grasas trans, y pobre en vegetales y fruta causa inflamación crónica y con ello, cáncer.

### ¿Qué alimentos son inflamatorios?

Los **alimentos procesados**; la **carne**, sobre todo la rica en grasa; los **productos lácteos**, sobre todo los enteros; los **huevos**; el **aceite de soja, maíz** y **girasol**; la **margarina** y **mantequilla**; el **maíz**; las **patatas**; los productos preparados con **harinas refinadas**, como pan blanco, bollería; el **arroz blanco**; los productos que contengan **azú-**

car, **azúcar moreno**, **miel**, **sirope de arce**, **jarabe de maíz** y **gluco-sa**: helados, dulces, caramelos, bebidas azucaradas (colas, refrescos, zumos industriales...), los **aceites hidrogenados** o **parcialmente hidrogenados**.

Si el cáncer se produce por un exceso de inflamación la solución parece sencilla, ¿no? Busquemos un tratamiento antiinflamatorio. ¿Crees que la aspirina podría ser útil para prevenir el cáncer? Se ha comprobado que los fármacos antiinflamatorios, que inhiben la actividad de la COX-2, que es una enzima muy importante implicada en la producción de moléculas inflamatorias, podrían ser útiles en el cáncer[35]. Las personas que toman de forma habitual antiinflamatorios, como la aspirina, tienen menor riesgo de padecer cáncer[36]. El problema de estos fármacos son sus efectos secundarios. Pueden producir problemas digestivos graves como úlceras y hemorragias. Mejor busquemos un antiinflamatorio natural sin efectos secundarios.

*¿Hay alimentos antiinflamatorios?*

La respuesta es sí, y lo mejor es que son muchos los alimentos con propiedades antiinflamatorias[37].

- **Pescado azul** (boquerón, sardinas, caballa, atún, bonito, salmón salvaje).
- **Frutos secos** y **semillas**: las nueces y las semillas de lino son excelentes antiinflamatorios. También las almendras, nueces de Brasil, anacardos, avellanas, nueces de macadamia, nueces pecanas y pistachos.
- Las **especias** y **hierbas aromáticas** usadas en la cocina india y mediterránea son excelentes antiinflamatorios: cúrcuma (uno de los alimentos más antiinflamatorios que existen), chile, cayena, albahaca, jengibre, canela, orégano, perejil, romero, tomillo y mostaza.
- Los **vegetales** en general son antiinflamatorios, pero sobre todo la cebolla, el ajo, las crucíferas, el aguacate, los espárragos, las zanahorias (en especial el zumo de zanahoria), la calabaza, la lechuga, la patata dulce, los pimientos, las espinacas, el tomate, las aceitunas y el aceite de oliva.
- Las **algas** y las **setas**.

- **Legumbres**. En general los cereales y las legumbres son ligeramente inflamatorios salvo el arroz negro, arroz rojo, lentejas, judía mungo y guisantes. Los cereales integrales son menos inflamatorios que los refinados.
- **Frutas** como melón, acerola, grosellas, arándanos, frambuesas, fresa, uva negra, limón...
- **Bebidas**. El té verde y el vino tinto.

> 💡 **Recuerda:** El cáncer se desarrolla si el entorno es favorable.
> Un entorno antiinflamatorio va a impedir que el cáncer progrese.

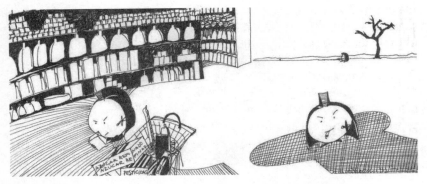

Si surtimos a las células cancerígenas de sustancias inflamatorias favorecemos su crecimiento y progresión.

| Alimentos inflamatorios | Alimentos antiinflamatorios |
|---|---|
| Carne grasa | Pescado azul |
| Leche y derivados: queso, yogur, nata, mantequilla | Té verde, vino tinto |
| Harinas refinadas: pan blanco, bollería, dulces. Arroz blanco | Frutos secos |
| Patatas, maíz | Lentejas, judías mungo, guisantes |

*(Continúa)*

| Alimentos inflamatorios | Alimentos antiinflamatorios |
| --- | --- |
| Azúcar, miel, jarabe de arce, maíz y glucosa | Frutos rojos, uva negra, melón |
| Productos procesados | Vegetales. Algas. Setas |
| Aceites hidrogenados y parcialmente hidrogenados. Aceite de maíz y girasol | Especias y hierbas aromáticas: cúrcuma, chile, cayena, albahaca, jengibre, canela, orégano, perejil, romero, tomillo, mostaza |

*Los omega 3 y 6*

Los omega 3 y 6 son dos ácidos grasos esenciales que nuestro organismo es incapaz de producir, pero los necesita para mantener nuestro cuerpo en perfecto funcionamiento. Como no los sintetiza los obtiene de la dieta. Los omega participan en la formación de las membranas celulares, el desarrollo del cerebro, la elasticidad de los vasos sanguíneos, la coagulación y la respuesta inflamatoria e inmune.

Los **omega 6** se transforman en leucotrienos, que son sustancias inflamatorias. Son útiles para reparar las heridas.

Los **omega 3** se transforman en ácido docosahexaenoico (DHA) y eicosapentaenoico (EPA). Estos ácidos son antiinflamatorios, anticoagulantes e impiden el crecimiento descontrolado de las células.

Los omega 3 y 6 se transforman en moléculas activas gracias a la misma enzima, la **desaturasa**.

Lo ideal sería que ingiriésemos ambos omega en la misma cantidad (1:1). Pero lo habitual en nuestra dieta es que tomemos más omega 6, ¡hasta cuarenta y cinco veces más! Si ingerimos mucho omega 6

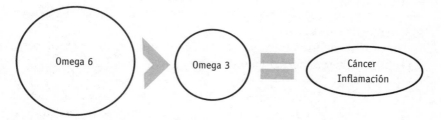

el ambiente en el que se desarrollan nuestras células será un ambiente inflamatorio y favorable para la aparición de un cáncer. Los pacientes con cáncer presentan un exceso de omega 6 en sangre.

**¿Dónde están los omega 6?** En los aceites vegetales de maíz, girasol y soja. En la carne y los lácteos.

**¿Dónde están los omega 3?** En las semillas de lino, pescado azul, frutos secos, leche materna y algas.

## Estrés oxidativo y cáncer

Hoy en día todo el mundo ha oído hablar de radicales libres y estrés oxidativo. Muchas veces más en relación con la prevención del envejecimiento y de las arrugas que con el cáncer. En el origen del cáncer es muy importante el estrés oxidativo y los radicales libres. Veamos qué son los radicales libres.

Las mitocondrias son una de las partes importantes de las que se componen las células. Las mitocondrias son las encargadas de transformar los nutrientes en energía para que la célula funcione correctamente y esté bien nutrida. Para que pueda realizar este proceso, la mitocondria necesita oxígeno y, tras producir energía, la mitocondria crea productos de desecho llamados radicales libres de oxígeno. Hay cuatro tipos de **radicales libres: el anión superóxido, el radical oxidrilo, el peróxido de hidrógeno y el óxido nítrico.** Los radicales libres son necesarios para el funcionamiento general del organismo, pues son productos de desecho generados de los procesos normales de nuestras células. El problema viene cuando hay un exceso de radicales libres. El equilibrio es la esencia de la vida y nuestro organismo funciona en perfecto equilibrio.Cuando este equilibrio se pierde es cuando aparecen las enfermedades. Cuando hay un exceso de radicales libres o un déficit de sustancias que los neutralicen (antioxidantes), se produce un acúmulo de radicales libres que atacan a las células. Es lo que se llama **estrés oxidativo.**

El estrés oxidativo o exceso de radicales libres es devastador para las células y puede inducir cáncer:

1. Destruye el tejido conectivo. El tejido conectivo es el que actúa a modo de red que atrapa al cáncer y le impide progresar. Sin

tejido conectivo que lo encapsule, el cáncer puede expandirse sin dificultad.
2. Afecta al ADN de las células produciendo mutaciones. Las mutaciones están en el origen primigenio del cáncer.
3. Activa los oncogenes. Inhibe la muerte programada de las células.
4. Afecta a las membranas celulares.

## ¿Cómo nos protegemos de los radicales libres?

Los radicales libres se pueden neutralizar gracias a las moléculas antioxidantes. Estas moléculas son de dos tipos:

1. **Sistema antioxidante endógeno** compuesto por enzimas que produce nuestro cuerpo: **superóxido dismutasa**, **catalasa** y **glutatión peroxidasa**.
2. **Sustancias exógenas** que ingerimos a través de los alimentos y son captadoras de radicales libres: **vitaminas C y E**. Fitoquímicos tales como **carotenoides**, **clorofila**, **polifenoles**, etc.

Para que el sistema de enzimas antioxidantes funcione correctamente son necesarios determinados oligoelementos: **selenio**, **cobre**, **zinc** y **manganeso**. Si no ingerimos estos oligoelementos de forma adecuada a través de la dieta, nuestro sistema antioxidante será menos eficaz.

## ¿Qué origina los radicales libres?

Los radicales libres se producen con la digestión de los alimentos, con el metabolismo, con la respiración, el ejercicio, con los conflictos emocionales, con los fármacos, las vacunas, la fiebre, los procesos inflamatorios... Entre todos los fármacos, el que más radicales libres genera es la quimioterapia, por lo que es de suma importancia que durante el tratamiento de quimioterapia nos nutramos con sustancias antioxidantes y oligoelementos que potencien nuestro sistema antioxidante y evitar así la acción carcinógena de la quimio.

El hígado es el órgano que más radicales libres produce y el que más elimina.

### *¿Qué alimentos son los más antioxidantes?*

Son importantes antioxidantes el **chocolate**, el **té verde** y las **setas**.
Dentro de las frutas[38]:
Frutas mediterráneas: limón, ciruela, albaricoque, uva, melón, mandarina, sandía, níspero, melocotón, manzana, naranja, cereza y fresa.
Frutas tropicales: fruta de la pasión, kumquats, lima, aguacate, piña, papaya, mango, plátano.
Dentro de las especias mediterráneas[39]: comino, orégano, pimienta y tomillo.
Dentro de las especias[40] usadas en repostería: canela, menta, vainilla, jengibre y nuez moscada.

## Angiogénesis y cáncer

Para que un cáncer pueda progresar necesita recibir un adecuado aporte de oxígeno y nutrientes. Para asegurarse este aporte de alimento, la célula cancerosa utiliza un mecanismo fisiológico que produce nuestro organismo para cerrar heridas y que se llama **angiogénesis**. Nuestro cuerpo de forma habitual sólo crea nuevos vasos cuando debe reparar un tejido, por ejemplo cuando nos hacemos una herida. El cáncer va a obligar a nuestro cuerpo a crear nuevos vasos para asegurarse alimento.
Imagina el proceso de angiogénesis como un sistema de tuneladoras que van creando nuevos túneles o vasos a través de los cuales las células tumorales van a obtener alimentos y viajar para crear metástasis.

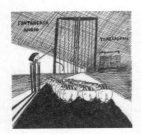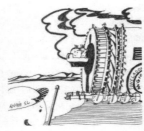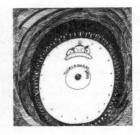

Imagina la angiogénesis como un sistema de tuneladoras que van creando nuevos túneles que le sirven al cáncer para crear nuevas vías de comunicación para obtener alimentos y viajar.

Según esta teoría, desarrollada por Judah Folkman en los años sesenta, podríamos frenar el cáncer si le cortamos el suministro de nutrientes. Sin alimento el cáncer moriría[41].

Folkman demostró que los microtumores no se convierten en tumores a menos que cuenten con una red de vasos que los alimenten. Para formar nuevos vasos los tumores crean angiogenina, que actúa a modo de hipnotizador obligando a los vasos sanguíneos de nuestro cuerpo a acercarse y crear nuevos vasos. Folkman también demostró que existe una sustancia llamada angiostatina que paraliza el crecimiento de nuevos vasos sanguíneos.

Un ayudante de Folkman llamado O'Reilly logró aislar la angiostatina en la orina de ratones y realizó un experimento excepcional[42]. Insertó en la espina dorsal de veinte ratones un cáncer muy agresivo. Con el tumor inyectado, las metástasis pulmonares aparecen rápidamente. A continuación inyectó angiostatina a la mitad de los ratones y esperó a ver si desarrollaban signos de enfermedad. Unos ratones desarrollaron signos de enfermedad y otros no. Decidió hacer autopsias tanto a los que mostraban signos de enfermedad como a los que no. Los pulmones de los ratones que no habían recibido angiostatina estaban negros, mientras que los de los ratones que habían recibido el tratamiento estaban rosas y sanos.

Si al cáncer le cortas el suministro no puede seguir creciendo, lo matas de hambre y con esto el tumor desaparece.

La industria farmacéutica se empeña en buscar fármacos angiogénicos, similares a la angiostatina. En el caso del cáncer de ovario y colon se usa el bevacizumab (Avastin®). Estos fármacos no tienen los efectos secundarios de la quimio pero también son tóxicos. En laboratorio, los resultados son esperanzadores, pero cuando se prueba en humanos su eficacia es muy limitada, probablemente porque si sólo intentas atacar a una de las causas que producen cáncer los otros frentes quedan abiertos.

Recuerda que la angiogénesis no sólo se produce por la presencia de angioestatina, sino que la propia inflamación inducida por la alimentación o producida por el tumor es capaz de producir nuevos vasos.

Creo que si desde la medicina convencional se hiciese un tratamiento holístico e integral del cáncer los resultados serían mejores. Si intentásemos crear un ambiente antiinflamatorio y además introdujésemos moléculas naturales que fueran angiogénicas en nuestra alimentación creo que obtendríamos mejores resultados que con el Avastin, con cero efectos secundarios. Por desgracia no existen estudios en los que se haya decidido dar a una persona una alimentación antiangiogénica y antiinflamatoria y a otra Avastin o similar y se hayan comparado los resultados.

Ya sabes cómo crear un ambiente antiinflamatorio. Pues bien, te doy una buena noticia: también existen **alimentos antiangiogénicos**, entre ellos la **cúrcuma**, las **setas**, el **té verde**, los **frutos rojos**, las **crucíferas** y los **cítricos** que nos permiten matar de hambre al cáncer.

Incluso hay hierbas con actividad antiangiogénica como el **té de Java** u **ortosifón**[43].

## El azúcar es el alimento del cáncer

El cáncer se alimenta de azúcar y esto es un concepto que debe quedar grabado en tu mente.

Las células cancerosas requieren combustible para crecer. Hace cerca de setenta años un científico que ganó el Premio Nobel, llamado Otto Warburg (1883-1970), descubrió que el combustible que estas células necesitan es azúcar.

Que el cáncer se alimenta de azúcar es un concepto que hasta los oncólogos tienen claro, y lo utilizan como prueba diagnóstica para saber si en el cuerpo existen o no metástasis. El PET es una prueba médica que consiste en inyectar dentro de la vena glucosa marcada con flúor radioactivo. Tras inyectar gran cantidad de azúcar en el cuerpo te invitan a reposar para que ese azúcar se distribuya por todos tus órganos y, a continuación, te introducen en una máquina llamada TAC, que lo que hace es buscar las zonas donde hay hiperglucemia o aumento de azúcar. Donde hay acúmulo de azúcar, ahí hay metástasis. Cuanta más azúcar haya concentrada en una zona, más activo y agresivo será el tumor.

Cuando ingerimos azúcar los niveles de esta sustancia en sangre se elevan rápidamente. Lo que hace nuestro cuerpo para contrarrestar este exceso de glucosa es forzar al páncreas a producir **insulina**, que lo que hace es meter el exceso de azúcar dentro de la célula. Pero la insulina no se libera sola. Junto a la insulina el páncreas secreta **factor de crecimiento similar a la insulina** (IGF-1), el cual estimula el crecimiento y proliferación celular. Tanto la insulina como el IGF-1 estimulan la inflamación al potenciar la liberación de sustancias inflamatorias y ayudan al cáncer a invadir los tejidos vecinos.

Desde los años cuarenta la industria alimentaria ha disparado el empleo de azúcar refinado en sus productos. El azúcar refinado es un veneno que está detrás del origen de la mayoría de las enfermedades de nuestra civilización: obesidad, diabetes y cáncer.

Consumimos una media de 70 kg de azúcar al año. Cuando tomamos un vaso de refresco de cola estamos ingiriendo 10 terrones de azúcar (1 terrón de azúcar = 10 g de azúcar). Imagina cuánta azúcar tomamos sólo con el hecho de beber estos refrescos. Hay gente que bebe un vaso de refresco de cola todos los días, esto equivale a 36,5 kg de azúcar al año.

El hombre primitivo el único azúcar que consumía era el procedente de la fruta y ocasionalmente la miel, lo que representaba una ingesta de 2,5 kg/año. De 2,5 kg a 70 kg hay mucho azúcar de por medio. Este incremento desmesurado en el consumo de azúcar es la causa de la epidemia de cáncer actual.

El consumo excesivo de azúcar, además de estimular la producción de insulina, puede causar cáncer debido a que esta sustancia aumenta la actividad de una proteína llamada **ß-catenina**, íntimamente relacionada con la progresión tumoral. Los niveles elevados de azúcar inducen cambios en la proteína ß-catenina que promueven la proliferación celular en células tumorales de intestino delgado, mama, ovario, páncreas, colon[44], etc.

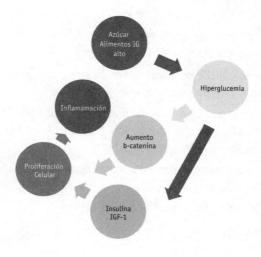

La hiperglucemia o elevación de azúcar en sangre no sólo se produce por ingerir azúcar, sino por tomar alimentos con índice glucémico. Estos alimentos tienen la peculiaridad de elevar los niveles de azúcar en sangre casi de forma inmediata.

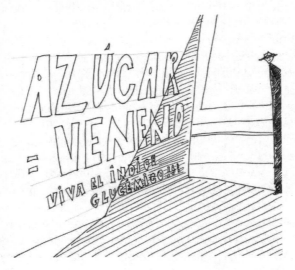

| Alimentos con IG alto | IG |
| --- | --- |
| Jarabe de maíz | 115 |
| Glucosa. Jarabe de arroz, trigo y glucosa | 100 |
| Patatas fritas. Fécula | 95 |
| Harina de arroz blanco | 90 |
| Corn flakes, tapioca, leche de arroz, tortas de arroz, maicena, palomitas de maíz, pan de hamburguesa | 85 |
| Dátil, mijo, polenta, pan blanco, arroz blanco, patatas hervidas sin piel, cereales del desayuno azucarados, harina de trigo blanca, azúcar de caña integral, bebidas azucaradas | 70 |
| Jarabe de arce, maíz, patatas con piel, fideos de arroz, cuscús de trigo, panela, mermelada | 65 |
| Miel, harina integral de trigo, pasta de trigo blanca | 60 |
| Zumos industriales | 55 |

Cuando descubrí esta clara relación entre el cáncer y el azúcar me preguntaba por qué los oncólogos no trataban a sus pacientes como si fuesen diabéticos y les recetaban metformina. La metformina es el fármaco más efectivo para controlar los niveles de azúcar en sangre. Me alegró ver cómo otros investigadores se han planteado esta posibilidad y ya hay varios estudios que muestran la efectividad de la metformina para controlar el cáncer[45,46].

No tienes por qué tomar metformina; basta con eliminar de tu dieta el azúcar y los alimentos con IG alto, o si quieres tomar alguno de los «sanos» como los dátiles o el mijo combínalos con alimentos con IG bajo. Simplemente dejando de tomar azúcar y pan blanco los niveles de azúcar descienden de forma espectacular. El consumo de alimentos con IG alto se ha relacionado con el cáncer de páncreas, colon y ovario.

Primero dejamos el azúcar, y después introducimos en nuestra dieta los alimentos con índice glucémico bajo, entre los que se encuentran todos los vegetales, las hierbas aromáticas y las especias, las setas, las algas, los frutos secos, las semillas, los cereales sin gluten y la mayoría de las frutas salvo el plátano.

| Alimentos | Índice glucémico |
|---|---|
| Pescado | 0 |
| Especias, aguacate | 5 |
| Acelgas | 10 |
| Agave, espárragos, pepino, aceitunas, almendras, avellanas, pistachos, cebolla, setas, jengibre, hinojo, apio, col, harina de algarroba, calabacín, puerro, pepino, coliflor | 15 |
| Zumo de limón, cacao, chocolate > 85%, alcachofa, berenjena, salsa de soja | 20 |
| Frutos rojos, semillas | 25 |
| Legumbres, ajo, leche de almendra, leche de avena, amaranto, quinoa, manzana, pera, naranja, arroz negro | 30 |

Si los niveles de azúcar elevados en sangre son el alimento del cáncer, ¿qué pasa con los diabéticos? ¿Crees que tienen más o menos riesgo que la población normal de padecer cáncer? Efectivamente, los diabéticos poseen mayor riesgo de padecer cáncer que los no diabéticos. Los diabéticos tienen más riesgo de padecer cáncer de hígado, páncreas, colon, recto, endometrio, mama y vejiga.

¿Si no puedo tomar azúcar cómo puedo endulzar? Si queremos tomar un plato con sabor dulce las opciones más recomendadas son la estevia y el sirope de agave, cuyo índice glucémico es bajo.

La **estevia** (stevia rebaudiana) es una planta originaria de Paraguay. Endulza trescientas veces más que el azúcar común y tiene cero calorías. Es ideal para endulzar infusiones. La estevia ayuda a regular los niveles de azúcar en sangre y además es antiinflamatoria y estimula el sistema inmune[47]. En estudios con ratones, la estevia ha demostrado su capacidad para inhibir el cáncer[48] de forma similar a la cúrcuma[49], que como veremos es uno de los anticancerígenos naturales más potentes que existen.

Además de ser útil para tratar el cáncer, también lo es para tratar la diabetes y la hipertensión.

Los compuestos anticancerígenos presentes en la estevia son el esteviósido, rebaudiósido A y steviolisosteviol.

La estevia pertenece a la misma familia de plantas que el diente de león, la achicoria y el girasol. Es fácil de cultivar en casa.

La estevia se puede consumir en diferentes formas:

- Como hoja fresca o seca, en infusión; fresca, añadiéndola en la alimentación (por ejemplo en ensaladas), o simplemente masticada.
- Como edulcorante. Es un extracto de estevia. El edulcorante puede comprarse en forma de:
  1. Polvo.
  2. Líquido preparado en goteros para su administración.
  3. Pastillas similares a la sacarina.

Lo ideal es consumir la hoja fresca o seca. En ella están concentrados todos los compuestos anticáncer de la estevia. Debemos tomar dos infusiones al día preparadas con una cucharada de hojas secas o masticar entre tres y cuatro hojas frescas al día.

El **sirope de agave**. Es un extracto de savia de cactus (la misma planta que se usa para elaborar el tequila), cuyo índice glucémico es bajo y es ideal para preparar postres o platos dulces. Su contenido en antioxidantes es alto[50] y es una alternativa sana al azúcar.

| Edulcorantes naturales con IG bajo. *Recomendables* | Edulcorantes naturales con IG alto. *Consumir con moderación* | Edulcorantes artificiales. *Evitar* |
|---|---|---|
| Estevia | Azúcar integral de caña | Azúcar blanquilla y azúcar moreno. Azúcar invertido. Azúcar mascabado |
| Sirope de agave | Panela | Glucosa, jarabe de glucosa |
| Sirope de yacón | Melazas de cereales | Jarabe de arroz, maíz o trigo |
| Miel de acacia | Miel | Aspartamo |
| Azúcar de coco | Sirope de arce | Fructosa artificial |
| Albaricoques secos | Dátiles | Sacarina |
| Sirope de frutas | | Dextrosa |

## La acidosis extracelular y la hipoxia favorecen las metástasis

Las células tumorales van a crear un microambiente a su alrededor que les facilite su crecimiento y progresión[51]. Este microambiente es ácido, falto de oxígeno y rico en ácido láctico[52].

El pH extracelular de las células malignas está en el rango 6,5-6,9, mientras que el pH de los tejidos normales es más alcalino y se sitúa entre 7,2 y 7,5. Esta acidez es responsable de la promoción y progresión de los tumores, así como de la resistencia a la quimio y la radioterapia[53].

Los tumores «lanzan» ácido al exterior produciendo irritación e inflamación, además de facilitar la progresión del tumor y la aparición de metástasis. Estos ácidos van a provocar la muerte de las células sanas que rodean al tumor e intentan encapsularlo. Las metástasis se relacionan con la capacidad de producir ácidos de los tumores. Cuanto mayor sea la acidez alrededor de un cáncer, más agresivo será y más posibilidades tendrá de extenderse y crear metástasis a distancia.

Las células tumorales crecen muy rápido y necesitan nutrientes a tutiplén, para eso crean nuevos vasos como hemos visto. Pero esta red de vasos es defectuosa, y la cantidad de oxígeno que llega a la célula tumoral es muy baja, por lo que la célula tumoral debe aprender a crear energía a través de los alimentos pero en un ambiente hipóxico (falta de oxígeno). El oxígeno es imprescindible para que la célula normal transforme la glucosa en energía.

Pues bien, la célula cancerígena se va a buscar la vida y va a transformar la glucosa sin necesitar la presencia de oxígeno, mediante un mecanismo llamado glicolisis. Este mecanismo lo pone en marcha gracias a la producción de HIF-1$\alpha$, factor de crecimiento por hipoxia[54]. Pero la glicolisis es una forma poco eficiente de obtener energía. Necesita usar mucha glucosa para obtener la misma energía que mediante la respiración celular realizada en presencia de oxígeno. En la glicolisis se van a producir muchos radicales libres y ácido láctico. Los radicales libres dañan aún más las células sanas y el ácido láctico va a crear aún más acidez, por lo que se va a crear una situación aún más favorable para la progresión del cáncer.

Como la glicolisis es poco eficiente, es similar a un motor que no arranca bien y necesita mucha gasolina para funcionar, la célula tumoral necesita mucho azúcar para producir energía. Va a conseguir este azúcar o glucosa elevando el número de receptores de insulina en su membrana, así toda la glucosa circulante en sangre la capta para ella.

A más acidez y más hipoxia, más agresivo será el tumor[55].

A nivel de laboratorio se está intentando alcalinizar el medio en el que vive el cáncer. ¿Sabéis qué se utiliza para alcalinizar? ¡Bicarbonato! Los estudios experimentales demuestran que el bicarbonato es capaz de alterar el pH de los tumores y evitar las metástasis[56]. Este consumo de bicarbonato en animales afecta al pH del tumor, pero no al pH de la sangre. Actualmente se buscan fármacos que produzcan alcalinización del pH alrededor del tumor sin afectar al pH de la sangre[57], el cual apenas debe variar para que nuestro organismo funcione a la perfección.

Recuerda que estos estudios son a nivel experimental. No vayas corriendo al supermercado a proveerte de bicarbonato. No se sabe el efecto en humanos ni la dosis óptima, así que mejor esperar a nuevos estudios.

### ¿Qué produce este exceso de ácidos?

Nuestro veneno diario es el responsable: el azúcar. El exceso de ácidos alrededor de un tumor es resultado del metabolismo de la glucosa (azúcar). A más azúcar consumida, más acidez y más expansión del cáncer.

    ¿Necesitas más razones para dejar de tomar azúcar?

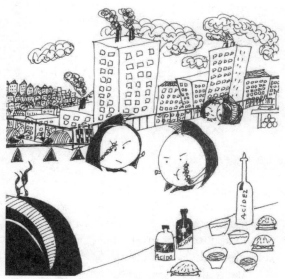

Las células cancerígenas viven en un ambiente ácido.

### Desmontando mitos. Los alimentos ácidos y alcalinos

Hay muchos defensores de la alimentación alcalina, los cuales se basan en el principio de que el cáncer crece en un ambiente ácido, por eso recomiendan eliminar los alimentos ácidos del cuerpo e ingerir alimentos alcalinos que cambien el pH de la sangre. Para saber si tu pH es ácido o alcalino te proponen usar tiras reactivas que miden el pH en la orina.

Pues bien, los alimentos cambian el pH de la orina, pero no el de la sangre. El pH de la sangre es muy difícil de cambiar y varía dependiendo del funcionamiento de nuestro riñón y pulmón, pero no de los alimentos que comemos. El rango del pH de la sangre apenas varía (7,35-7,45) y cuando lo hace nos ponemos muy, muy malitos.

¡Olvídate de clasificar los alimentos como ácidos y alcalinos! Recuerda que lo importante es reducir la ingesta de carne, azúcar y lácteos y aumentar la ingesta de vegetales y frutas.

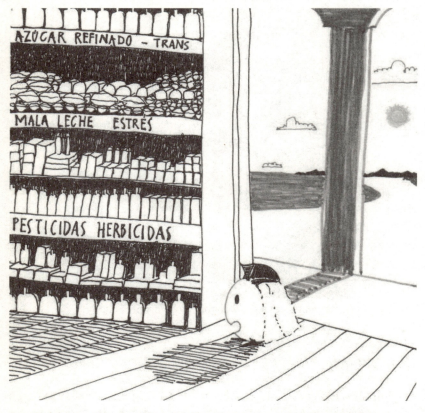

Si dejamos atrás una vida saludable y llenamos nuestro cuerpo de tóxicos, mala alimentación y estrés emocional aumentaremos las posibilidades de padecer cáncer.

# El cáncer en cifras

*Cáncer* es un término genérico que designa un amplio grupo de enfermedades que pueden afectar a cualquier parte del organismo; también se habla de «tumores malignos» o «neoplasias malignas». Hay más de cien tipos de cáncer, y cualquier parte del organismo puede verse afectada. El cáncer es la epidemia de nuestro siglo, cada vez hay más casos.

La palabra *cáncer* suele ser sinónimo de miedo a morir. Suena fatal en nuestros oídos. Las cifras y las estadísticas marean.

En la actualidad, se calcula que en España más de un millón y medio de personas padecen o han padecido cáncer en algún momento de su vida. A uno de cada dos o tres varones y a una de cada cuatro o cinco mujeres les diagnosticarán cáncer a lo largo de su vida. Cada día se diagnostican 445 nuevos casos y 308 personas mueren al día por cáncer en España. En el 2015 se diagnosticarán 222.062 nuevos casos de cáncer y las cifras van en aumento[58]. El cáncer en España, así como en otras partes del mundo, se ha convertido en un problema de salud pública. En el norte de España se diagnostican más casos de cáncer que en el sur, y las tasas de cáncer más elevadas se presentan en Navarra y País Vasco.

El cáncer es una enfermedad en constante progresión. Desde 1987 el número de casos anuales de cáncer ha aumentado en un 54%, con un **incremento** sobre todo de los casos de **cáncer de mama** (un 58,5%) y **cáncer de próstata**, con un incremento del 121,5%.

El cáncer más frecuente en **mujeres** es el de **mama**, seguido de **colon, cuello de útero, pulmón** y **estómago**.

En **hombres**, el más frecuente es el de **pulmón**, seguido del de **próstata, estómago, colon** e **hígado**.

## Muerte por cáncer

Cuando yo estudiaba medicina, en la asignatura de Medicina Preventiva nos decían que la principal causa de mortalidad en el mundo eran las enfermedades cardiovasculares, pero hoy día el panorama ha cambiado y es el CÁNCER la principal causa de muerte en muchos países desarrollados. El número de muertes por esta causa en el año 2008 fue de 7,6 millones según la OMS (13% del total de muertes por cualquier causa)[59]. Mientras que la muerte por enfermedades cardiovasculares está descendiendo, la muerte por cáncer sigue aumentando[60], a pesar del dinero invertido en investigación y desarrollo de nuevos fármacos.

Los cánceres que más muertes causan son los de **páncreas**, **pulmón**, **hígado**, **piel** y **esófago**.

---

Cada 3 segundos se diagnostica un nuevo caso de cáncer en el mundo, y cada cinco segundos muere una persona a causa del cáncer.

---

En el año 2008 se diagnosticaron 6.044.170 casos en mujeres y murieron 3.345.176 a causa del cáncer.

En el caso de los hombres, se diagnosticaron 6.617.844 casos y murieron 4.219.626 hombres por cáncer.

---

A 1 de cada 3 hombres se le diagnosticará cáncer, y a 1 de cada 4 mujeres.

---

Se prevé que la incidencia y las muertes por cáncer seguirán aumentando en todo el mundo y alcanzarán la cifra de 22,2 millones de casos y 13,1 millones de muertes en 2030, lo que supone un incremento del 70%. Este incremento es debido principalmente a los cambios en el estilo de vida.

La mayoría de los nuevos casos ocurrirán en el mundo en desarrollo, y en algunos de los países más pobres el incremento será de más del 90%. Esto es debido a que los países en desarrollo están abandonando sus dietas y sus estilos de vida tradicionales, sustituyéndolos por el modelo de vida y alimentación occidental rico en azúcar y comida procesada[61].

Hoy en día los países con muy bajos ingresos —principalmente los del África subsahariana— presentan una alta incidencia de cáncer asociado a infecciones, como el de cuello uterino, hepático, estomacal y sarcoma de Kaposi.

En los países de altos ingresos actualmente se observa una alta incidencia de cáncer asociado al tabaco, factores de riesgo reproductivo, obesidad y dieta (cáncer de mama, próstata y de colon y recto).

Para el 2030, en los países de bajos ingresos se reducirá el cáncer asociado a infecciones, pero se incrementarán los asociados a obesidad, reproducción y dieta.

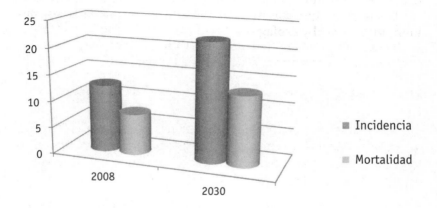

A pesar de todas las investigaciones y todo el dinero invertidos en el cáncer por los distintos gobiernos, sólo la mitad de las personas diagnosticadas de cáncer vivirán cinco años después del diagnóstico. Esto se debe a que gastamos mucho en diagnóstico precoz y tratamiento, pero nada en prevención. Es más rentable para la industria farmacéutica «curar» que prevenir.

La OMS calcula que el 30% de las muertes por cáncer son debidas a cinco factores de riesgo conductuales y dietéticos:

- **Índice de masa corporal elevado, obesidad y falta de actividad física:** En conjunto causan 274.000 defunciones anuales por cáncer.
- **Consumo de tabaco:** Causa 1,8 millones de defunciones anuales por cáncer. El consumo de tabaco es el factor de riesgo más

importante, y es la causa del 22-25% de las muertes mundiales por cáncer en general, y del 71% de las muertes mundiales por cáncer de pulmón. El tabaco es la principal causa de muerte y enfermedad prevenible.

* **Consumo de alcohol:** Causa 351.000 defunciones anuales por cáncer.
* **Infección por virus del papiloma humano** transmitido por vía sexual y **virus de la hepatitis B y C:** Causan 235.000 defunciones anuales por cáncer. Estos virus son responsables de hasta un 20% de las muertes por cáncer en los países de ingresos bajos y medios.
* **Agentes carcinógenos** en el entorno laboral, doméstico y medioambiental: Causan al menos 152.000 defunciones por cáncer.
* **Ingesta reducida de frutas y verduras. Dieta cargada de tóxicos:** Supone un 35% de las muertes por cáncer.

## Mortalidad por cáncer en España

En el año 2007 fallecieron 99.763 personas por cáncer en España, 62.430 varones y 37.333 mujeres. El tumor más mortal es el cáncer de pulmón seguido del cáncer colorrectal, según el Centro Nacional de Epidemiología del Instituto Carlos III[62].

| Localización | Mortalidad hombres | Mortalidad mujeres |
|---|---|---|
| Pulmón | 16.859 | 2.624 |
| Colon y recto | 7.585 | 5.490 |
| Próstata | 5.409 | – |
| Mama | – | 5.939 |
| Estómago | 3.533 | 2.170 |

La incidencia global prevista de cáncer para la población española en el año 2015 es de 222.069 personas (136.961 hombres y 85.108 mujeres), siendo el tipo más frecuente el **cáncer colorrectal**, por delante, en términos globales, del cáncer de pulmón y el cáncer de mama[63].

Incidencia y mortalidad mundial por cáncer en mujeres (2008)

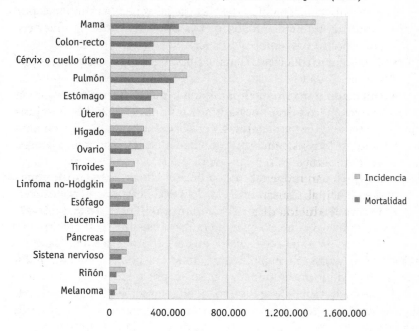

Íncidencia y mortalidad mundial por cáncer en hombres (2008)

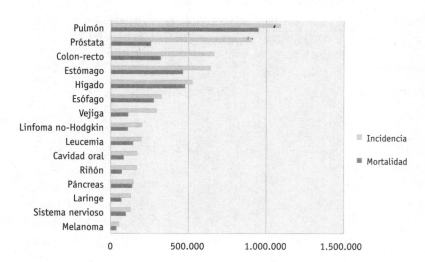

La evolución de la mortalidad ha ido en vertiginoso aumento en España. En 1975 la mortalidad por cáncer fue de 52.503 víctimas y en el 2006 prácticamente del doble, 98.000.

La OMS aún no ha publicado las estadísticas de los últimos años, pero sabemos que esta cifra ha aumentado respecto al 2008.

Todos estos datos suenan terribles, ¿verdad? Imaginaos cómo me sonó a mí cuando siendo médico descubro que tengo un cáncer de los más mortales, en estado avanzado y con múltiples metástasis. Veía a mi hijo huérfano en un par de meses. Pero decidí que estas cifras no eran para mí. Eran para personas que se quedan sentadas en el sofá esperando su inminente muerte. Porque os puede sonar terrible, pero hay personas que cuando les dicen que tienen cáncer asumen que van a morir y se mueren sólo de la pena y del miedo que les entra.

A mí me entró mucho, muchísimo miedo. Lloré y lloré, y cuando no pude llorar más, decidí que yo era responsable de mi enfermedad y de mi sanación y me puse manos a la obra, primero investigando la relación del cáncer con el ambiente, con lo que comemos y con lo que pensamos y de forma simultánea puse en práctica los conocimientos adquiridos. Ahora me tienes aquí para mostrarte lo que a mí me ayudó a curar el cáncer con el deseo de que también te sirva a ti. Olvídate de las estadísticas y de estas cifras tan terribles y desalentadoras. Juntos vamos a descubrir cómo se puede prevenir y tratar el cáncer. Así que a partir de este momento quiero que sigas leyendo, pero con una actitud positiva, una sonrisa y el deseo de sanar y, en caso de que no estés enfermo, con el deseo de no conocer jamás la palabra cáncer en tu cuerpo. ¿Estás preparado? Pues vamos allá.

# ¿Por qué se produce el cáncer? Factores medioambientales y genética[64]

El cáncer comienza en una célula. La transformación de una célula normal en tumoral es un proceso multifásico y suele consistir en la progresión de una lesión precancerosa a un tumor maligno. El cáncer está producido por múltiples causas que iremos analizando en este libro. Para que una célula evolucione de sana a cancerosa debe sufrir muchas alteraciones. Estas alteraciones son el resultado de la interacción entre los factores genéticos e internos del paciente y los agentes medioambientales.

**Factores internos**
- Mutaciones genéticas heredadas.
- Hormonas.
- Estado de nuestro sistema inmune.

**Agentes medioambientales**
- **Carcinógenos físicos**, como las radiaciones ultravioleta e ionizantes.
- **Carcinógenos químicos:** Asbestos, los componentes del humo del tabaco, las aflatoxinas (contaminantes de los alimentos), arsénico (contaminante del agua de bebida), el benzopireno (presente en los alimentos fritos u horneados a altas temperaturas). Fármacos (quimioterapia, inmunodepresores).
- **Carcinógenos biológicos**, como las infecciones causadas por determinados virus, bacterias y parásitos.
- El consumo de **tabaco y alcohol**, la **dieta insana**, la **obesidad** y la **inactividad física** son los principales factores de riesgo de cáncer en todo el mundo.

Algunos tipos de cáncer, como los de próstata, mama y colon, son más frecuentes en los países desarrollados, pues son los más relacionados con una mala alimentación. Otros tipos de cáncer, como los de hígado y cuello uterino, son más frecuentes en los países en desarrollo. Estos tumores se relacionan con la infección crónica por virus.

La exposición a un solo factor de los que hemos visto no causa cáncer, por muy cancerígeno que sea. Es necesaria la conjunción de varios factores para que el cáncer se manifieste y desarrolle. Si estamos en una habitación conviviendo varias personas y una de ellas tiene gripe, y estornuda y tose, el virus de la gripe estará en el ambiente y todas las personas de la habitación tendrán contacto con él, pero no todas las personas desarrollarán gripe. Dependerá de muchos factores que la gripe se desarrolle o no, y uno de los más importantes es nuestro sistema inmune. Si nuestro sistema inmune está sano no tendremos gripe; si nuestro sistema inmune está deprimido probablemente desarrollemos gripe.

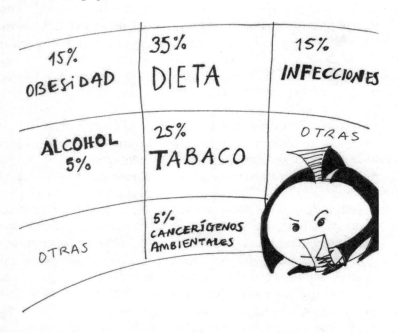

Cuantas más papeletas juguemos en la ruleta del cáncer más probabilidades tendremos de padecerlo.

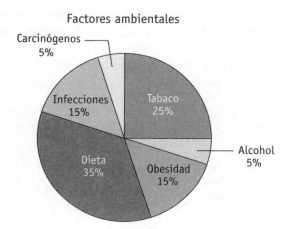

Factores ambientales

Carcinógenos 5%
Infecciones 15%
Tabaco 25%
Alcohol 5%
Dieta 35%
Obesidad 15%

## Genética y cáncer. ¿Qué papel juegan los genes?

¿Qué papel juegan los genes? Mucha gente achaca a la genética heredada de nuestros padres la causa del cáncer y creen que no pueden hacer nada para cambiar su destino, pues ya llevan la palabra cáncer escrita en su ADN. Nada de eso, el papel de los oncogenes en el origen del cáncer es muy pequeño. Puedes tener un gen que te predisponga a sufrir cáncer, pero para que ese gen se exprese y termine desarrollando un cáncer es necesario que concurran muchos factores que finalmente determinen la aparición de un tumor. El medio ambiente es lo que más influye en la aparición del cáncer por mucha carga genética que traigamos heredada de nuestros antepasados. En el caso de sufrir cáncer, el 90-95% recae en el factor ambiental y nuestro estilo de vida, y el 5-10% en la genética.

Desde el ámbito científico se pone mucho empeño en estudiar nuestros genes para así poder prevenir y tratar las enfermedades degenerativas, entre ellas el cáncer. Cuando lleguen a descifrar el ADN nos podrán decir si tenemos predisposición a sufrir cáncer de pulmón, pero de ahí a que lo suframos hay un largo camino. De hecho, tienen más influencia en la posibilidad de sufrir cáncer nuestros cambios de domicilio que nuestros genes. Cuando nos mudamos de un país a otro nuestra posibilidad de sufrir cáncer varía, adoptando la probabilidad de sufrir cáncer del país al que emigramos[65]. Cuando se estudia la posibilidad de que dos hermanos gemelos sufran cáncer, se observa que la incidencia de esta enfermedad es variable. Sin embargo, si la genética tuviese tanto peso, los gemelos deberían sufrir los mismos cánceres. De hecho, sólo el 20% de las gemelas idénticas sufren ambas cáncer de mama[66].

> ☼ El ambiente tiene más peso que la genética en el origen del cáncer.

**Causas del cáncer**

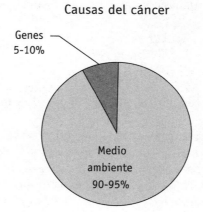

Genes 5-10%

Medio ambiente 90-95%

## La epidemia del siglo XXI

¿Por qué estamos ante una epidemia de cáncer? ¿Por qué padece tanta gente joven cáncer? ¿Por qué aumenta el número de muertes, si cada vez hay más investigaciones e innovaciones en los tratamientos? ¿Por qué recidivan tanto los cánceres? Entender por qué hay tantos casos de cáncer es el objetivo de este libro. Si sabemos por qué se produce el cáncer tendremos en nuestras manos herramientas para prevenirlo y ayudar en su tratamiento. Con sólo eliminar las causas estaremos plantando cara al cáncer y podremos reducir la probabilidad de padecerlo. Si además de eliminar los factores que causan cáncer cambiamos nuestra dieta hacia una dieta rica en fruta y verdura, reduciremos nuestra probabilidad de sufrir cáncer en un 70%[67].

Los cambios en los hábitos de vida no sólo influyen en la prevención del cáncer. Una vez diagnosticado, podemos hacer muchas cosas, además de los tratamientos médicos convencionales, para curar y evitar la muerte por cáncer.

Según la OMS, más del **30%** de **las muertes por cáncer podrían evitarse si elimináramos**:

- El consumo de tabaco.
- El exceso de peso o la obesidad.
- Las dietas insanas con un consumo insuficiente de frutas y hortalizas.
- La falta de actividad física.
- El consumo de bebidas alcohólicas.
- Las infecciones por virus.
- La contaminación del aire de las ciudades.
- El uso de productos tóxicos en cosmética y en cocina.

Si el 90-95% de los cánceres tienen una causa medioambiental, el cáncer se puede prevenir. Así que manos a la obra, vamos a ver una a una las causas del cáncer para evitarlo cuanto antes. Ya sabemos que el cáncer puede ser originado por mutaciones genéticas heredadas y eso no podemos cambiarlo, pero nuestros hábitos dietéticos y nuestro estilo de vida están en nuestras manos. Cambiemos y podremos alejar la palabra cáncer de nuestra vida.

---

🔆 En el caso de tener genes heredados que predispongan al cáncer, éste se manifestará sólo si el ambiente «le ayuda». Un oncogén se expresa si encuentra un entorno procáncer.

---

Recuerda que esto son sólo estadísticas y como tales hay que interpretarlas. Hay gente que fuma, bebe, come comida basura a diario, no hace ejercicio, es obesa y no tiene cáncer y, sin embargo, hay personas que se cuidan mucho y padecen cáncer. Pero lo habitual es que si vives presa de los tóxicos y la comida insana enfermes ya sea de cáncer, diabetes, hipertensión o infarto de miocardio, y que si sigues una vida sana goces de una buena salud. Pero si un día te tomas una copa o un día comes una hamburguesa no vas a sufrir cáncer. Lo que nos dice la

OMS y las estadísticas es que tenemos que cuidarnos, intentar llevar una vida equilibrada en la que mantengamos alejado al tabaco y al alcohol. Que realicemos ejercicio físico y comamos de forma saludable, de este modo nuestras posibilidades de padecer cáncer disminuirán de forma considerable.

## Alcohol y cáncer

La toma abundante de **alcohol** se relaciona con un aumento de incidencia y muerte por **cáncer de esófago**[68], **colorrectal**[69], **hígado**[70] y **mama**[71].

Si además de ingerir alcohol tenemos una infección por el virus de la hepatitis B o C, el efecto nefasto del alcohol se multiplica[72].

Entre el 25-65% de los cánceres de la cavidad oral y aparato digestivo son atribuidos al alcohol, y el 80% de estos tumores se podrían prevenir si dejásemos de fumar y beber[73].

Las muertes por cáncer atribuidas al alcohol varían entre el 6 y 28% dependiendo del país. En Francia el 20% de las muertes por cáncer se deben al alcohol[74].

¿Cómo influye el alcohol en el cáncer?

El alcohol es un potente **inflamatorio**, sobre todo del hígado. Además, el alcohol contiene **etanol**, otro potente carcinógeno[75]. El etanol se convierte en acetaldehído y radicales libres. El etanol podemos eliminarlo al calentar el alcohol por encima de los 80°. Si usamos el vino para dar sabor a nuestros arroces, al cocinarlo el etanol se evapora.

El alcohol también **activa el factor nuclear kappa beta (NF-kappa ß)**[76], nuestro mayor enemigo[77] si queremos vivir libres de cáncer.

Cuando se asocian alcohol y tabaco, una combinación bastante frecuente, sobre todo los fines de semana, el benzopireno presente en el humo del tabaco se absorbe más en el esófago[78] y aumenta el riesgo de padecer cáncer.

Para metabolizar el alcohol necesitamos contar con la acción de una enzima llamada aldehído deshidrogenasa. Entre las poblaciones que no poseen esta enzima o la poseen de forma deficitaria, como por ejemplo los orientales y muchas mujeres, el riesgo de cáncer de esófago atribuible al alcohol es mucho mayor[79]. El déficit de esta enzima hace que no toleremos el alcohol y que rápidamente notemos sus efectos negativos.

## Tabaco y cáncer

La relación tabaco-cáncer está muy asumida en nuestra sociedad y el gobierno poco a poco va adoptando medidas para reducir su consumo.

El tabaco debería considerarse un veneno y estar prohibida su venta, pues se sabe que es uno de los carcinógenos más potentes que existen. El tabaco influye en el origen de la mayoría de los tumores, pero especialmente en el cáncer de pulmón.

El 90% de las personas diagnosticadas de cáncer de pulmón son fumadoras. El tabaco es el causante del 25% de las muertes por cualquier tipo de cáncer.

Sobre el tabaco voy a añadir poco. El tabaco no sólo origina cáncer, sino que disminuye el efecto de la quimioterapia[80].

---

☀ El tabaco es un veneno. Por favor deja de fumar.

☀ Si fumas déjalo lo antes posible.

☀ Nunca fumes en presencia de no fumadores.

---

## Dieta y cáncer

Existe una gran correlación entre lo que comemos y las enfermedades que desarrollamos.

Habitualmente adoptamos la dieta y el estilo de vida del país en el que vivimos. Pues bien, según cual sea ese país, la repercusión del cáncer varía, así como la incidencia de los diferentes tipos de cáncer.

En los países asiáticos la incidencia de cáncer de próstata es veinticinco veces menor que en Occidente (Europa y Estados Unidos), y la de cáncer de mama diez veces menor. Cuando un asiático emigra y se va a vivir a Estados Unidos y adopta el estilo de vida y alimentación americano, las tasas de cáncer por las que puede verse afectado son similares a las de la población americana[81].

El **30-35% de los cánceres son debidos a la dieta**[82], pero la dieta que adoptemos no sólo influye en la prevención del cáncer, sino que también lo hace, y mucho, sobre la evolución y progresión de éste[83].

Mucha gente piensa que una vez que le han dicho que tiene cáncer ya no hay nada que hacer y que por mucha fruta y verdura que coma lo único que puede ayudarle a vivir es la quimio. Pues no, los cambios en la alimentación pueden ayudarte a superar el cáncer y mejorar la calidad de vida durante los tratamientos de quimio y radioterapia.

La influencia de la dieta sobre el cáncer varía dependiendo del tipo de cáncer. En el caso del cáncer de próstata el peso de la dieta es de un 75%.

**Relación entre dieta y cáncer.**
**Influencia de la dieta en la aparición y muerte por cáncer**

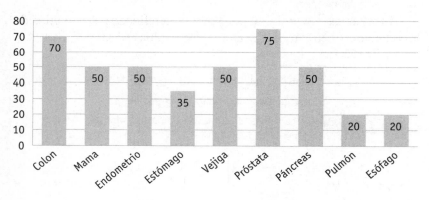

A través de la dieta no sólo ingerimos alimentos, sino que tomamos grandes cantidades de tóxicos que pueden ser cancerígenos: pesticidas, nitrosaminas, nitratos, dioxinas, aditivos, etc. Y todos estos tóxicos podemos eliminarlos en gran parte de nuestra alimentación consumiendo productos ecológicos y suprimiendo la carne de nuestra dieta; con este sencillo gesto ya estaremos plantando cara al cáncer.

Veamos cómo influye la alimentación en los cánceres más frecuentes en el mundo occidental.

## Cáncer de mama y alimentación

El **cáncer de mama** se relaciona con **una dieta rica en azúcar, alimentos refinados, grasas y proteína animal**.

| Aumenta el riesgo de padecer cáncer de mama | La dieta rica en azúcar, alimentos refinados, grasas y carne |
| --- | --- |
| La primera menstruación a una edad temprana | Adelanta la menarquía |
| La menopausia a una edad tardía | Retrasa la menopausia |
| Niveles altos de estrógenos en sangre | Aumenta los estrógenos en sangre |
| Niveles altos de colesterol en sangre | Aumenta el colesterol en sangre |

A mayor consumo de azúcar, alimentos refinados y derivados de la carne, mayores niveles de hormonas femeninas en sangre (progesterona y estrógenos). La menopausia se presentará de forma tardía y la menarquía temprana y, en consecuencia, las hormonas más tiempo estarán actuando sobre el tejido mamario.

Los niveles de estrógenos nos hablan del riesgo de padecer cáncer de mama[84]. El cáncer de mama es un tumor hormonodependiente. Depende de los niveles anormalmente altos de hormonas sexuales (estrógenos y progesterona) en sangre[85].

Los estrógenos participan directamente en el proceso canceroso[86].

Una alta ingesta de grasas saturadas en nuestra dieta aumenta en un 13% nuestro riesgo de padecer cáncer de mama.

Las mujeres chinas tienen un nivel de estrógenos en sangre entre 2,5 y 3 veces menor que las europeas y americanas. Esto es debido al tipo de alimentación de cada grupo. Las dietas ricas en grasas y proteína animal y pobres en fibra y vegetales producen unos niveles muy elevados de estrógenos[87].

Se puede evitar el riesgo de padecer cáncer de mama mediante el consumo de alimentos que regulen los niveles de estrógenos. Sin embargo, los médicos no solemos dar este tipo de información ni a las mujeres sin cáncer ni a las que ya lo padecen. Principalmente por falta de información. En las facultades de medicina se enseña mucha teoría, muchos conocimientos de fisiología y muchos datos que olvidas tras el examen de turno, pero no nos enseñan medicina preventiva práctica. No nos enseñan que no basta con lo que te cuenten en la facultad, que tenemos que investigar constantemente y estar al día de los últimos descubrimientos científicos. Los laboratorios farmacéuticos se encargan de enseñarnos las últimas novedades en cuanto a fármacos se refiere, pero nadie nos habla de cómo influye la alimentación o el ejercicio en el desarrollo y evolución de la enfermedad. Los médicos debemos tener más inquietudes científicas y pensar más en prevenir que en curar. La medicina preventiva debería ser la base del sistema sanitario y no intervenir para poner el parche una vez desarrollada la enfermedad.

En el caso del cáncer de mama lo que suele hacer la comunidad médica es prescribir durante cinco años un tratamiento con tamoxifeno a las mujeres que lo han padecido. El objetivo del tratamiento con tamoxifeno es bloquear los estrógenos e impedir que sigan actuando sobre el tejido mamario, y con ello evitar que el cáncer vuelva. Pues bien, a estas mujeres les prescriben durante cinco años un fármaco que como efectos secundarios puede producir cáncer de endometrio y tromboembolismos, pero no les dicen que además de esto dejen de tomar azúcar, carne y productos refinados, y mucho menos que tomen alimentos con fitoestrógenos que regulen los niveles de estrógenos circulantes en sangre. Si se toman el tamoxifeno pero siguen tomando alimentos que alteran sus hormonas y además no realizan ejercicio físico, el fármaco tendrá más difícil su labor de regular las hormonas femeninas. Éste es uno de los muchos ejemplos sobre lo que es poner el parche pero no ir a la raíz del problema.

El cáncer de mama y ovario se relacionan con dos genes, el BRCA-1 y el BRCA-2[88,89]. Cuando existe una mutación en estos genes, las posibilidades de padecer estos dos cánceres aumentan. Esta mutación es heredable y una de cada quinientas personas es portadora de la mutación[90]. Pero aunque tengamos esta mutación no implica que desarrollemos cáncer. Los factores medioambientales y nutricionales juegan un papel primordial para que estos genes se inhiban o se expresen. La mitad de las mujeres que son portadoras de esta mutación no desarrollan cáncer. Para que se expresen estos genes y se produzca cáncer es necesario que la mujer siga una dieta rica en proteínas animales y azúcares.

Las mujeres que presentan esta mutación se someten de forma anual o bianual a mamografías desde edades tempranas. Al hacer tantas mamografías se detecta el cáncer de mama en estadios tempranos, pero no se previene. Es más, las radiaciones frecuentes pueden aumentar el riesgo de padecer cáncer. Las mujeres que se someten a mamografías frecuentes sólo tienen un índice de mortalidad levemente inferior a las que no se las hacen.

Cuando existe una marcada historia familiar de padecer cáncer de mama, a muchas mujeres se les ofrece la posibilidad de tomar tamoxifeno de forma preventiva e incluso realizar una mastectomía. Pero a ninguna se le ofrece la opción de seguir una dieta sana y equilibrada que regule los niveles de estrógenos. ¿Por qué gastamos tanto dinero en promocionar un fármaco que tiene tantos efectos secundarios y no promocionamos una dieta vegetariana sin productos azucarados? La respuesta es: no interesa económicamente.

Hay sustancias químicas presentes en el medioambiente que elevan los niveles de estrógenos. Estas sustancias se llaman xenoestrógenos. Entre ellas encontramos las dioxinas y los policarburos. Estas sustancias no se metabolizan y se acumulan en nuestro organismo, en especial en la grasa y en la leche materna, y favorecen la aparición de cáncer.

Hay otras sustancias que sí se metabolizan y se relacionan con el cáncer de mama. Son los hidrocarburos aromáticos policíclicos (HAP) presentes en los tubos de escape, en el humo de fábricas y del tabaco, y en los productos derivados del petróleo. Los HAP favorecen la expresión de los genes BRCA-1 y BRCA-2.

La ingesta abundante de fibra procedente de las verduras se ha relacionado con una reducción de un 10% en el riesgo de padecer cáncer de mama.

El consumo de alcohol también se relaciona con el cáncer de mama: por cada 10 g de alcohol que consumamos al día, nuestro riesgo de padecer esta enfermedad aumenta en un 10%.

## Cáncer de próstata y alimentación

El cáncer de próstata es el más relacionado de todos los tumores con la alimentación, siendo este factor el responsable del 75% de estos cánceres.

La próstata es un órgano sexual masculino situado entre la vejiga y el colon. Es el cáncer más frecuente entre la población americana y europea, siendo extraordinariamente raro entre la población japonesa y china.

En Estados Unidos la mitad de la población presenta cáncer de próstata latente, es decir, lo padecen pero no se les ha diagnosticado. Es un cáncer de progresión lenta y poco agresivo, sólo el 7% de quienes lo padecen fallecen a los cinco años.

El índice de cáncer de próstata varía mucho de un país a otro. Los países con estilos de vida y alimentación occidental son los que más padecen este cáncer. Los hombres que viven en países con bajas tasas de cáncer de próstata y se trasladan a países donde esta tasa es alta adoptan la misma probabilidad de cáncer que la población a la que se trasladan. Esto indica que la dieta y los hábitos de vida están estrechamente relacionados con el cáncer.

El **cáncer de próstata** se ha relacionado especialmente con el **consumo de leche animal y derivados**[91]. Los hombres que más lácteos consumen tienen el doble de riesgo de padecer cáncer de próstata y un riesgo multiplicado por cuatro de sufrir metástasis en comparación con aquellos que apenas consumen lácteos[92].

El consumo de lácteos implica la elevación de una hormona fundamental para el cáncer, la IGF-1. Esta hormona es responsable del crecimiento descontrolado de las células cancerosas. Cuando los niveles de esta hormona están elevados en sangre el riesgo de padecer cáncer de próstata es cinco veces mayor[93]. Cuantos más y más lácteos consumimos, más IGF-1 produce nuestro cuerpo[94].

Sin embargo, un alto consumo de soja fermentada y tofu se ha asociado a una menor incidencia de cáncer de próstata[95].

## Cáncer de estómago y alimentación

La **sal** y los **alimentos salados, ahumados** y **mal refrigerados**[96] aumentan el riesgo de padecer cáncer de estómago[97]. Deberíamos consumir menos de seis gramos de sal al día (una cucharadita de café) para prevenir el cáncer de estómago. Es mejor utilizar hierbas y especias para sazonar los alimentos que la sal. Además, las especias tienen propiedades anticancerígenas como veremos.

## Cáncer de colon y alimentación

El **consumo bajo de verduras y fibra**[98] y el **alto consumo de carne** se han relacionado con una **mayor incidencia de cáncer de colon**[99].

Sin embargo, la ingesta frecuente de vegetales, fruta y pescado disminuyen el riesgo de padecerlo.

El 66-75% de estos tumores podrían evitarse con una dieta rica en vegetales y pobre en carne, acompañada de ejercicio físico regular y el abandono del alcohol[100].

Consumir 21-22 g de fibra al día disminuye un 25% el riesgo de padecer cáncer de colon.

El consumo de alcohol también incrementa el riesgo de padecer cáncer de colon.

## Cáncer de boca, faringe y esófago y alimentación

Una dieta rica en fruta y verduras junto al abandono del hábito de fumar y beber alcohol podría prevenir el 33-50% de los casos de cáncer de boca y faringe[101,102].

## Cáncer de pulmón y alimentación

Fumar es el mayor factor de riesgo en el desarrollo de cáncer de pulmón. Sin embargo, la alimentación también influye en la aparición de esta enfermedad.

La alta ingesta de fruta y verdura disminuye el riesgo de padecer este cáncer en un 40%; **por cada 100 g de verdura que consumamos el riesgo se reduce un 12%**. Esto es especialmente importante en fumadores. Además de la cantidad de fruta y verdura consumida, es importante la variedad. El riesgo de padecer cáncer de pulmón disminuye un 3% por cada dos frutas y verduras diferentes que consumamos. A mayor variedad, más disminución del riesgo.

Si no puedes dejar de fumar, al menos consume abundante fruta variada y verduras.

## Cáncer y alimentación

El riesgo de padecer cáncer de cualquier localización disminuye si aumentamos el consumo de fruta y verdura. **Por cada 200 g de fruta y verdura que ingiramos al día nuestro riesgo de padecer cáncer disminuye en un 3%.**

## Obesidad y cáncer

La obesidad se asocia con un mayor riesgo de cáncer y muerte por cáncer[103], especialmente de **colon**, **mama**, **endometrio**, **ovario**, **riñón**, **esófago**, **estómago**, **páncreas**, **próstata**, **vejiga** e **hígado**.

Entre el 15-20% de las muertes por cáncer se atribuyen a la obesidad.

La obesidad y el sobrepeso vienen definidos por el índice de masa corporal (IMC), resultante de dividir el peso en kilos por la talla en metros al cuadrado: $kg/m^2$. Un peso adecuado corresponde a valores del IMC entre 18,5 y 24,9.

En los países occidentales cada vez se impone más la comida rápida, rica en patatas fritas, hamburguesas y bollería, y con ella el sobrepeso y la obesidad[104].

La obesidad se asocia con una alimentación rica en grasas y azúcares. Los países de la cuenca mediterránea estamos abandonando nuestra saludable dieta en favor de la dieta americana, y con ello cada día vemos más obesos y más personas con cáncer.

Cuando me diagnosticaron cáncer pesaba veinticinco kilos más que ahora. Una de las primeras cosas que hice tras el diagnóstico fue algo que hacía años que tenía pendiente: perder peso.

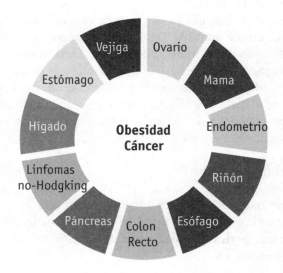

## *¿Qué relación hay entre el cáncer y la obesidad?*

Hay varios factores que relacionan la obesidad y el cáncer[105]:

1. Hormonas como el **factor de crecimiento insulínico tipo 1 (IGF-1), la insulina**, los **estrógenos** y la **leptina** están elevadas en los obesos y éstas se relacionan con el cáncer.
2. El **tejido adiposo**. Los adipocitos producen leptina, factor de necrosis tumoral e interleuquina 1, sustancias que activan el factor nuclear kappa beta[106], que es la sustancia más inflamatoria que existe. Si hay inflamación hay cáncer.

   Además, en el tejido adiposo abdominal, también conocido como michelines, se acumulan todos los tóxicos con los que tenemos contacto a través del medio ambiente y de la dieta.
3. La **resistencia a la insulina**. Los obesos presentan resistencia a la acción de la insulina, por lo que su páncreas debe trabajar más para producir más insulina que «meta» la glucosa en las células y evite la aparición de diabetes. Al sintetizar insulina también producimos IGF-1, hormona pro cáncer.

   Las personas obesas suelen tener niveles de azúcar en sangre elevados aunque no llegan a ser diabéticos. La hiperglucemia activa el factor nuclear kappa beta[107].

   Los obesos tienen más riesgo de padecer diabetes y cáncer que la población con un peso equilibrado.
4. La **inflamación**. La obesidad se asocia a la inflamación y la inflamación al cáncer.

   A lo largo de este libro veremos cómo decir adiós a esos kilos de más de una forma sencilla y saludable, una forma saludable de perder peso y prevenir el cáncer es comer menos, parece obvio, pero pocas veces lo hacemos.

## Ayuno, restricción calórica y cáncer

El ayuno consiste en una restricción en la ingesta de calorías y ha sido usado tradicionalmente por todas las culturas para curar enfermedades.

Los animales cuando están enfermos ayunan. Los niños pequeños cuando están enfermos se niegan a comer, sólo quieren dormir y descansar.

Sin embargo, los adultos creemos que si no comemos estamos más débiles y nos obligamos a comer por más que nuestro cuerpo rechace el alimento. Cuántos pacientes con quimioterapia, sin apenas apetito, son «obligados» a comer, sobre todo pasteles y dulces, para que se recuperen rápido.

Pues bien, se ha comprobado en animales que **el ayuno puede curar el cáncer**[108] y hacerlo desaparecer. En humanos no se ha probado esta teoría.

Cuando la restricción de calorías en ratas es de un 36% (no llega a ser un ayuno, sería una alimentación frugal), disminuye drásticamente la incidencia de cáncer inducido por la radiación[109].

Ayunar o tan sólo disminuir la ingesta de calorías hace que los niveles de glucemia en sangre bajen y con ello la secreción de insulina, IGF-1 y la inflamación[110].

Limitar nuestra ingesta de calorías nos va a servir para prevenir y tratar el cáncer[111]. No es necesario hacer ayunos de días ni meses, como algunos gurús de la alimentación, para notar sus efectos positivos. Simplemente hablamos de comer menos. Tendemos a comer más de lo que necesitamos.

En general comemos más de lo que nuestro cuerpo nos pide, unas veces por un tema social (reuniones familiares, fiestas, celebraciones...) y otras por cuestiones emocionales (solemos comer y picotear para apaciguar nuestra pena o nuestra ansiedad).

Algunas personas utilizan el ayuno como depuración. Se pasan días comiendo sin control lo que les apetece, ya sea bollería, refrescos, carne, patatas fritas, y cuando se sienten suficientemente culpables realizan ayunos depurativos.

No defiendo este tipo de ayunos. Mi idea es que debemos ser conscientes de lo que comemos, debemos saber qué es bueno y qué es malo para nuestro cuerpo y en la medida de lo posible ceñirnos a esa alimentación. Debemos comer sólo cuando tengamos hambre y no por imposición social o porque no sepamos cómo sosegar nuestra mente. Más adelante hablaremos de los okinaweses, la población mundial con menos cáncer. En esta sociedad nunca se come hasta hartarse como solemos hacer aquí. Sólo lo justo para saciarse.

Las personas con cáncer no deben hacer ayunos; es mejor limitarse a comer cuando se tiene hambre y cuando comamos nos nutramos con alimentos saludables y no con comida basura y azucarada.

> 💡 Come menos, perderás peso y reducirás el riesgo de cáncer.

## Ejercicio físico y cáncer

El ejercicio físico regular se relaciona con una menor posibilidad de sufrir cáncer. Por el contrario, el **sedentarismo** se asocia con un mayor riesgo de padecer **cáncer de mama**, **próstata**, **piel**, **páncreas** y **colon**[112].

Hoy en día nuestros niños apenas juegan en la calle como antaño, pasan el día encerrados en casa sin hacer ningún tipo de ejercicio, jugando a la Wii, la Playstation o viendo la tele. Si a la inactividad le sumamos la comida basura que comen nuestros peques: bollería industrial, cereales refinados para desayunar, galletas, bocadillos de pan blanco y embutidos..., estamos creando un cóctel pro enfermedad perfecto: obesidad, diabetes, baja autoestima, cáncer.

Los niños deben jugar, correr, saltar... para un desarrollo físico e intelectual armónico.

Pero ¿y los adultos?, ¿hacemos suficiente ejercicio?

Las mujeres sedentarias presentan un mayor nivel de estrógenos e insulina en sangre y más grasa o michelines que las que practican ejercicio de forma regular; en consecuencia, las mujeres sedentarias tienen más cáncer que las activas.

Las personas más activas y que realizan más ejercicio tras superar un cáncer tienen menos riesgo de recaída que aquellas que se mantienen sedentarias.

El sedentarismo nos inmunodeprime, aumenta los niveles de insulina en sangre al igual que los de moléculas inflamatorias, como las prostaglandinas. Todos estos factores favorecen el desarrollo del cáncer.

Además, al realizar ejercicio físico se pierden los michelines, nuestro principal reservorio de sustancias cancerígenas. Los michelines son como una especie de vertedero de sustancias tóxicas que pueden vivir en nuestro cuerpo prácticamente los mismos años que nosotros si no hacemos nada por eliminarlas.

Por el contrario, el ejercicio físico regular estimula el sistema inmune, libera endorfinas que nos hacen sentir felices y ayuda a regular el nivel de azúcar e insulina en sangre.

Hacer ejercicio de forma regular reduce la tasa de recidiva en un 50-60%. Mirad qué resultados más increíbles con tan sólo mantenernos activos y abandonar la comodidad de nuestro sofá.

Además de reducir la tasa de recidiva se ha demostrado que la práctica de ejercicio puede disminuir los efectos secundarios de la quimioterapia. Por ejemplo, en el caso del cáncer de mama, en ocasiones se utilizan dos fármacos que pueden afectar al corazón y ser cardiotóxicos: la doxirrubicina y el trastuzumab; pues bien, su efecto negativo para el corazón de estas mujeres puede ser contrarrestado con la práctica habitual de ejercicio físico[113].

Las personas con cáncer deberían practicar ejercicio físico de forma regular, a ser posible a diario. Al igual que todas las personas sanas deberían practicar ejercicio para así gozar de una buena salud. La duración mínima del ejercicio debería ser de treinta minutos y éste debería ser de intensidad moderada, es decir, debemos sentir la sensación de calor, una ligera sudoración y notar incrementados tanto el ritmo de la respiración como el ritmo cardiaco.

Con la práctica de ejercicio se combate la fatiga y el agotamiento causado por el cáncer y la quimioterapia.

Los ejercicios más recomendados para una persona con cáncer pueden ser caminar a paso ligero, el yoga y el chikung. Caminar es un ejercicio agradable y sencillo. Podemos ir aumentando de forma progresiva la distancia a recorrer y la velocidad de nuestro paso. El yoga y el chikung (o qigong) no requieren un gran esfuerzo físico y además nos van a ayudar a relajar nuestra mente y a mantenernos en un estado de ánimo positivo. En un reciente estudio realizado en el centro Anderson de Estados Unidos demostraron que las mujeres con cáncer de mama que realizaban chikung de forma regular tenían mejor estado de ánimo, mejor calidad de vida y afrontaban la enfermedad de una manera más positiva que aquellas que no lo practicaban[114]. De todos modos, cada uno debe encontrar el tipo de actividad física que más le guste y se adecue a su condición física.

Algunos cánceres hacen que estén contraindicados algunos ejercicios. Por ejemplo, si tienes metástasis óseas puede no ser una buena idea correr. Consulta siempre con tu oncólogo.

Lo ideal es practicar ejercicio al aire libre para así aprovechar los beneficios de la vitamina D, teniendo la precaución de protegerse bien del sol y no practicarlo en las horas de máxima insolación. Una buena opción sería practicar senderismo: nos permite estar en contacto con la naturaleza, caminar y compartir buenos momentos en compañía.

Ponte ropa cómoda, comienza a moverte y siente los beneficios del ejercicio sobre tu cuerpo y tu mente.

## Infecciones y cáncer

Del 10 al 25% de los cánceres están asociados con las infecciones, sobre todo en África[115]. Los virus y las bacterias producen una inflamación crónica que conduce a la aparición de cáncer.

Los virus y bacterias implicados en la aparición de cáncer son:

| | |
|---|---|
| **Virus hepatitis B y C** | Cáncer de hígado |
| **Virus del papiloma humano** | Cáncer de cuello de útero o cérvix |
| **Virus de la Inmunodeficiencia Humana (VIH)** | Sarcoma de Kaposi, linfoma |
| **Virus Epstein Barr** | Linfoma Burkitt |
| **Bacteria Helicobacter pylori** | Cáncer de estómago |
| **Parásitos** | Linfomas |
| **Esquistosomiasis** | Cáncer de vejiga |

El virus de la hepatitis B y C producen una inflamación crónica en el hígado y secundariamente cáncer de hígado[116].

El virus del papiloma humano se transmite a través de las relaciones sexuales y produce mutaciones en las células que inducen la aparición de cáncer de cervix[117].

Todos los virus, bacterias y parásitos relacionados con la aparición de cáncer tienen la particularidad de activar al factor NF-kappa ß[118,119].

# El ambiente procáncer.
# Carcinógenos ambientales.
# ¿Qué sustancias producen cáncer?

Vivimos en un ambiente procáncer dentro de un planeta enfermo. Vivimos en un ambiente contaminado en el que estamos expuestos a multitud de tóxicos que son potentes carcinógenos. Cada vez nos apartamos más de la naturaleza y cada día estamos en contacto con nuevas sustancias nada saludables.

Las **sustancias cancerígenas** son aquellas capaces de inducir una lesión en el ADN de la célula. Estas sustancias producen una mutación en la célula y si se crea un ambiente favorable para el desarrollo de un tumor, esta célula mutada se convertirá en un cáncer.

Los factores ambientales son responsables de buena parte de los cánceres, sobre todo de los de origen laboral. El carácter cancerígeno de las exposiciones ambientales se evalúa de forma continua en las publicaciones científicas y existe un organismo llamado Agencia Internacional para la Investigación del Cáncer (IARC), de la Organización Mundial de la Salud (OMS), que evalúa sistemáticamente sustancias químicas o agentes físicos y biológicos sospechosos de causar cáncer. En total 953 sustancias han sido evaluadas hasta el momento.

Puedes consultar la lista completa de sustancias evaluadas en el siguiente enlace: http://monographs.iarc.fr/ENG/Classification/ClassificationsGroupOrder.pdf. La lista fue actualizada en noviembre del 2012.

Desde los años cuarenta la industria ha emitido más de ciento catorce mil nuevas moléculas al medio ambiente de las cuales sólo novecientas han sido evaluadas. Imagina la gran cantidad de sustancias que posiblemente sean cancerígenas, pero hasta el momento no han sido evaluadas. Se calcula que existen entre tres mil y siete mil sustancias cancerígenas presentes en nuestro medio ambiente. De éstas se calcula que unas seiscientas alteran nuestro equilibrio hormonal y pueden ser causantes de cánceres hormonodependientes, como el de mama y testículo.

Muchas de las sustancias evaluadas como carcinógenas se siguen utilizando por parte de la industria alegando que las dosis utilizadas son menores que las establecidas como tóxicas. Pero esto es un error: la existencia de tantas sustancias tóxicas posibilita y favorece la acción combinada de varias de ellas, con un resultado final impredecible. Hay que tener en cuenta dos fenómenos a la hora de evaluar el efecto tóxico de una sustancia: la bioacumulación —algunos de los compuestos se depositan de forma persistente en los tejidos del organismo vivo—, y la biomagnificación —los seres humanos estamos al final de la cadena trófica y nos comemos todos los tóxicos que los otros animales han acumulado—. Curiosamente los cánceres que más han aumentado en los últimos años son los que se encuentran en tejidos que contienen grasa o están rodeados de ella: mama, ovario, próstata y colon.

Nicolás Olea, investigador y catedrático de la Universidad de Granada, es uno de los puntales de la medicina ambiental en España. Lidera un grupo de investigación pluridisciplinar experto en toxicología humana y epidemiología, con especial énfasis en el desarrollo de biomarcadores de la exposición humana a los disruptores endocrinos y sus efectos en los sistemas inmunitario y reproductor. Nicolás Olea es el representante español en el comité de expertos sobre disruptores endocrinos de la Unión Europea. Ha estudiado los efectos de determinados compuestos químicos en enfermedades como el cáncer de mama, y sabe el peso que tantas sustancias contaminantes que imitan a las hormonas pueden tener sobre la enfermedad. La exposición a sustancias contenidas en pesticidas, plásticos y cosméticos son tres de los factores que él asocia al incremento actual de esta patología.

El doctor Olea comenzó a investigar la relación cáncer-medio ambiente por casualidad. En 1982 se encontraba en Boston investigando sobre el cáncer de próstata. Tenía que realizar un test, pero siempre le salía positivo, algo que científicamente no era posible. Nadie en el laboratorio entendía qué estaba pasando y finalmente tuvieron que interrumpir el estudio. Investigando consiguieron saber qué estaba ocurriendo. Resultó que los tubos de ensayo donde guardaban las muestras de suero de los pacientes estaban contaminados por alquifenoles, potentes disruptores endocrinos que estrogenizaban las muestras e imposibilitaban realizar el estudio. Un hallazgo casual dio pie a investigar la relación entre ciertas sustancias químicas y la aparición de cáncer.

La exposición química ambiental de la población en condiciones normales es muy importante en cuanto a cantidad de compuestos químicos, variedad y frecuencia. Muchos de esos compuestos, clasificados durante años como inertes, pueden actuar de forma combinada y tener un efecto hormonal. Estos compuestos son muy diversos: pesticidas, componentes de los plásticos, cosméticos, etc. El doctor Olea mantiene que una exposición prolongada y en bajas dosis pueden provocar un efecto «cóctel» sobre la salud humana. Para él, el problema no es exponerse a uno o dos compuestos muy tóxicos, sino que hoy en día la exposición generalizada de la población a niveles bajos de múltiples sustancias es generalizada y dicha exposición genera un cóctel procáncer. Pero no sólo el cáncer se relaciona con la exposición a tóxicos ambientales, también enfermedades como la diabetes, la infertilidad, las alergias, el asma y la demencia.

En especies animales se ha comprobado el efecto de ciertas sustancias sobre las hormonas. Se ha comprobado el cambio de sexo en peces del río Ebro y el desarrollo de pene en las hembras de moluscos de las rías gallegas por la exposición de éstos a sustancias tóxicas. En el río Ebro, desde Zaragoza hasta su desembocadura, a las carpas macho les han aparecido una especie de ovarios por los compuestos estrogénicos —con efecto similar a las hormonas femeninas— presentes en el cauce del río por los vertidos de sustancias con efecto similar a estas hormonas o el etinilestradiol (compuesto de la píldora anticonceptiva que llega a los ríos procedente de la orina de las mujeres que la consumen). En el caso de los moluscos gallegos esta anomalía se debe al tribulito de estaño (TBT), un compuesto químico, altamente tóxico, que se emplea en la pintura con la que se barniza el casco de los barcos que surcan las rías gallegas[120].

Cuando esas alteraciones ambientales hormonales pasan a la especie humana, se relaciona con problemas en el desarrollo de los niños y la aparición de cáncer: cada vez vemos más casos de cáncer testicular, que era uno de los menos frecuentes. En la mujer toda la atención está en el cáncer de mama y cómo la exposición química ambiental contribuye, junto con otros factores, a elevar las cifras de incidencia de esta enfermedad. Pero el doctor Olea no es el único investigador que reconoce esta relación cáncer-exposición química. Doscientos investi-gadores se han unido en el proyecto CASCADE para investigar y di-fundir información sobre la toxicidad de ciertas sustancias presentes en nuestra comida y en nuestro medio ambiente, con el fin de alertar a la población y a las autoridades sobre su uso nocivo. Este grupo con-siguió que en el 2007 la Unión Europea modernizara la legislación europea en materia de sustancias químicas y creara el sistema REACH, un sistema integrado de registro, evaluación, autorización y restricción de sustancias químicas. Este sistema pretende mejorar la protección de la salud humana y del medio ambiente.

Con este sistema se pretende que antes de que la industria utilice una nueva sustancia, ésta sea evaluada y una vez descartado su posi-ble efecto negativo para nuestra salud o la del medio ambiente se aprue-be su uso. Hasta ahora venía siendo al revés, se lanzaban nuevas sustan-cias al ambiente y a posteriori se comprobaba (en contadas ocasiones) su efecto nefasto para la salud retirándose del mercado. Es el caso, por ejemplo, del DDT, un pesticida ampliamente utilizado pero clasificado como potente cancerígeno.

La población tiene derecho a estar informada. Tenemos que saber qué sustancias son nocivas para nuestra salud y actuar en consecuencia excluyéndolas de nuestra vida. Pero la sociedad suele estar desinforma-da y las noticias relacionadas con la toxicidad ambiental pasan inadver-tidas. Sin embargo, los devaneos amorosos del famoso o la famosa de turno son archiconocidos. En el 2008 los ministros de Sanidad y Me-dio Ambiente de Canadá convocaron una rueda de prensa donde dije-ron textualmente que desaconsejaban el uso de biberones de plástico, porque en contacto con líquidos calientes liberaban una sustancia tó-xica, el bisfenol A, por el monómero con el que estaban fabricados. Esta noticia no trascendió de manera global, a pesar de que provenía de fuentes acreditadas, y millones de personas de todo el mundo están alimentando a sus hijos con biberones de plástico ignorantes de este hecho. No interesa difundir este tipo de noticias porque de lo contra-rio la industria se vería afectada, y eso es algo que no interesa.

Hay contaminantes por todas partes, en infinidad de productos y de alimentos, y no somos conscientes. Es una contaminación invisible. Pero como tú, lector, tienes un espíritu crítico y deseas estar informa-do, vamos a ir viendo una breve lista de esos tóxicos ambientales. No se trata de infundir miedo ni de crear alarma social, sino sencillamente, de ser un poco más conscientes y tratar de evitarlos en la medida que sea posible.

Los carcinógenos ambientales son importantes, pero recuerda que sólo son el origen de un 5% de los cánceres. Lo que más peso tiene en el origen del cáncer es una mala alimentación.

## Los tóxicos ambientales

### Contaminación ambiental y cáncer

La contaminación ambiental se relaciona con la aparición de cáncer. El aire que respiramos cada vez está más contaminado y la polución ambiental se relaciona con el cáncer. Vivimos en un planeta enfermo. Buena parte de los contaminantes atmosféricos de interés provienen de la combustión de derivados del petróleo y carbón para usos industriales, residenciales o en el transporte.

En el aire que respiramos hay **hidrocarburos aromáticos policíclicos** (PAH), que son partículas procedentes del carbón utilizado en los procesos industriales. Dentro de nuestras casas y en los espacios cerrados podemos respirar estos tóxicos procedentes del humo del tabaco en forma de formaldehído, benceno y 1-3 butadieno.

Los PAH presentes en el ambiente se relacionan con el **cáncer de pulmón**. Una exposición prolongada a estos hidrocarburos, omnipresentes en las ciudades, se relaciona con mayor riesgo de muerte por cáncer de pulmón. Siempre se achaca el cáncer de pulmón al tabaco y parece que los no fumadores están exentos de riesgo. Pero la relación PAH-cáncer de pulmón explica por qué los no fumadores (no expuestos al tabaco como fumadores pasivos) también sufren cáncer de pulmón. La contaminación por PAH de una ciudad a otra es muy diferente, por cada 1% que aumente la contaminación, el cáncer de pulmón aumenta un 14%.

El cáncer de pulmón en no fumadores o ex fumadores, con más de diez años en tal categoría, residentes en zonas cercanas a carreteras de alta densidad de tráfico se ha atribuido a la inhalación de aire contaminado.

El **humo** procedente de los **tubos de escape** se relaciona con la **leucemia infantil**. Los niños que se desplazan en sillitas de paseo están a la misma altura que el tubo de escape de los coches, por tanto son ellos los que más notan su efecto negativo. Los niños que viven cerca de carreteras con alta densidad de tráfico o cerca de gasolineras parecen tener incrementado su riesgo de padecer leucemia o linfoma de Hodgkin.

A diario también estamos expuestos a **tóxicos** presentes en los **alimentos** (nitrosaminas, pesticidas, dioxinas, metales pesados) y en la **cosmética** (parabenes, derivados del petróleo, siliconas)[121] todos ellos con potencial cancerígeno. Hablaremos a lo largo de este capítulo de ellos.

El riesgo de sufrir cáncer si vives en una ciudad es más alto que si vives en el campo y aún más bajo si en la casa nadie fuma.

Pero sería una utopía proponer a la población que se traslade a vivir al campo. Si no puedes vivir en el campo intenta descongestionarte un poco de la ciudad dando paseos por la naturaleza o junto al mar con frecuencia. Aprovecha estos paseos para quitarte los zapatos y caminar en contacto con el suelo y sentir la tierra. Abraza a los árboles para que te transmitan su energía positiva.

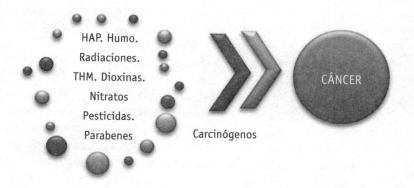

HAP. Humo.
Radiaciones.
THM. Dioxinas.
Nitratos
Pesticidas.
Parabenes        Carcinógenos

CÁNCER

## Radiación y cáncer

El 10% de los cánceres pueden ser inducidos por la radiación. Al hablar de radiación y cáncer incluimos la radiación nuclear, la solar y electromagnética. El cáncer de piel, tiroides, pulmón, mama, así como los linfomas y leucemias se han relacionado con el efecto de la radiación sobre las células.

Las principales radiaciones identificadas como cancerígenas son[122]:

*Radiación nuclear, rayos X, rayos gamma, contaminación
electromagnética, radiación solar y radiación ultravioleta.*

**Contaminación radioactiva:** Vivimos rodeados de la radioactividad natural presente en la Tierra y en los rayos cósmicos. Nosotros contenemos elementos radioactivos. Esta radioactividad no es evitable, y desde que existe la humanidad hemos convivido con ella. El progreso nos ha traído otras fuentes de radioactividad para las que no estamos preparados.

La radioactividad genera un exceso de radicales libres que puede dañar al ADN[123].

En el caso de la **radiación nuclear** sólo tienes que poner tu vista sobre Chernobyl para ver cómo la radiación puede afectar a la salud. Tras el accidente de Chernobyl, en 1986, aumentaron los casos de cáncer de tiroides[124,125] entre la población de la zona, especialmente en niños, donde este cáncer es poco frecuente. El incremento de cáncer en esta población se relaciona con la ingesta de leche contaminada por yodo radioactivo liberado tras la explosión nuclear[126]. La leche acumula todos los tóxicos, mucho más que los productos vegetales, pues las toxinas se acumulan en la grasa.

El **radón** es un elemento radioactivo y gaseoso. Por su elevada densidad tiende a concentrarse en las partes bajas de los edificios. La principal vía de exposición a este gas es por vía respiratoria.

El **gas radón** está implicado en la aparición de cáncer, sobre todo cáncer de estómago y pulmón[127]. Es un gas de origen natural. Se produce por la descomposición del uranio 238 (U238), elemento presente en pequeñas cantidades en los terrenos graníticos y en otras rocas.

El gas radón está presente en nuestros hogares (sobre todo en los sótanos mal ventilados) y en el agua, especialmente en el agua caliente. Cuando nos damos una ducha con agua caliente la concentración de gas radón se eleva rápidamente, por eso es importante tras una ducha ventilar el baño. Habitualmente el baño es la habitación peor ventilada de toda la casa, cuando debería ser todo lo contrario. Es importante ventilar la casa a diario, especialmente tras la ducha. El gas radón también está presente en el humo del tabaco y es una de las principales sustancias cancerígenas presentes en él[128]. En Europa se ha estimado que entre un 4-5% de los cánceres de pulmón podría deberse a la exposición a radón en ambientes interiores.

Los **rayos X**, las **radiografías**, las exploraciones con **contraste radioactivo** y los **TAC**[129] utilizados con frecuencia para hacer diagnósticos y tratamientos médicos también pueden inducir cáncer. El riesgo de padecer cáncer de mama es mayor entre las mujeres a las que les realizaron una radiografía de tórax durante la pubertad, época en la que la mama está en pleno desarrollo. Las **mamografías** pueden inducir cáncer de mama[130]. Pero ojo, por hacerte una radiografía no vas a desarrollar cáncer. Que no cunda el pánico. Esto es sólo una advertencia de que la realización injustificada de radiografías a la larga puede ser perjudicial. No podéis imaginar la cantidad de usuarios de la sanidad que presionan a los médicos, en especial a los médicos en formación, para que les soliciten una radiografía ante el más mínimo golpe o contusión. Las radiografías pueden ser muy útiles cuando su solicitud está justificada.

A través de los **alimentos** ingerimos radioactividad, sobre todo de los alimentos que crecen en el suelo. Pero no sólo tomamos la radioactividad del suelo, sino que también estamos expuestos a la artificial generada por el hombre para manipular los alimentos. Las patatas suelen radiarse para que no desarrollen tubérculos. El marisco es el alimento que más radioactividad acumula.

**Radiación solar:** Los **rayos UV** provenientes del sol también pueden ser cancerígenos[131] y se relacionan con el cáncer de piel basocelular y escamocelular y el envejecimiento prematuro de la piel. Pero a pesar del riesgo para la piel es beneficioso exponerse a los rayos del sol con moderación y precaución, pues nos permiten sintetizar vitamina D, que es una gran aliada frente al cáncer.

**La contaminación electromagnética:** La exposición a campos electromagnéticos de radiofrecuencia puede causar mutaciones en el ADN. Las fuentes de exposición a campos electromagnéticos de radiofrecuencia son el uso de teléfonos móviles.

La IARC ha clasificado la exposición a campos electromagnéticos de radiofrecuencias (las emitidas por los teléfonos móviles) como posible carcinógeno humano (Grupo 2B)[132]. La IARC nos invita a ser cautos con el uso del teléfono móvil por su posible efecto cancerígeno. Pero esta reciente clasificación como carcinógeno no ha parecido afectar a los gobiernos, que no han hecho nada para alertar a la población y proteger nuestra salud.

¡Precaución con el uso del teléfono móvil!

Hay estudios que apuntan que el uso prolongado del móvil puede incrementar el riesgo de sufrir tumores cerebrales[133,134].

- El porcentaje de muertes por cáncer cerebral es menor entre quienes no utilizan teléfonos móviles.
- Hablar una media de treinta minutos diarios durante diez años incrementa en un 50% la posibilidad de sufrir un glioma (tumor cerebral)[135].

Un grupo de investigadores israelíes ha detectado un importante incremento del cáncer de parótida en su país desde hace treinta años, especialmente desde el 2001. La glándula parótida es un tipo de glándula salival que se encuentra cerca de la mejilla, la misma área en donde la mayoría de las personas se colocan el móvil cuando hablan[136].

En un trabajo realizado también en Israel los investigadores afirman que el riesgo de sufrir cáncer de parótida aumenta con el uso del móvil[137]: un 34% si se utiliza el teléfono móvil de manera regular y durante más de cinco años, y un 58% si se realizan más de cinco mil quinientas llamadas.

Os voy a contar un caso inusual publicado en *Environmental Health Trust* en mayo del 2012[138]. En él los doctores Robert Nagourney y John West nos relatan el caso de una chica joven sin factores de riesgo para cáncer de mama que tenía la costumbre de guardar el móvil dentro de su sujetador. Esta chica desarrolló un cáncer de mama multifocal, es decir, tenía varios tumores cuya disposición en la mama coincidía con el sitio en el que colocaba su teléfono móvil. Este caso, aunque excepcional, debe advertirnos sobre los efectos nocivos del uso del móvil.

Cuando más contaminación electromagnética genera un móvil es cuando hacemos o recibimos una llamada y cuando hay poca cobertura.

Para evitar los efectos nocivos del móvil procura no llevarlo cerca del cuerpo; procura no hablar en zonas con poca cobertura, deja la llamada para más tarde; mientras marcas y el móvil hace la llamada no tengas el aparato cerca de la oreja; úsalo lo menos posible; usa auriculares o kit de manos libres para hablar; compra una funda metálica que te proteja de las radiofrecuencias; no uses pegatinas que venden como eliminadoras de radiofrecuencias, ya que la mayoría de ellas son inútiles y en ocasiones lo que hacen es lo contrario: crear zonas de más radiación.

A la hora de elegir un móvil podemos consultar el índice SAR del modelo que quieras elegir. El índice SAR es la medida de la radiación absorbida por el cuerpo cuando el teléfono está enviando una señal a la red. Los teléfonos de última tecnología son los que tienen un índice SAR mayor.

Los niños son especialmente sensibles al efecto de estos campos, por eso no deben utilizar móviles, y si lo hacen debe configurarse el modo «avión» del móvil. Las mujeres embarazadas deben reducir el uso del teléfono móvil, especialmente deben evitar llevarlo cerca de la zona abdominal, pues los fetos son muy sensibles a las radiaciones.

Los campos electromagnéticos alteran la secreción de **melatonina**, una hormona fundamental para que nuestro organismo funcione en armonía. Esta hormona la segregamos mientras dormimos. La disminución de la secreción de esta hormona favorece la acción nefasta de los radicales libres y produce inmunosupresión. Por eso los campos electromagnéticos debemos evitarlos especialmente durante las horas de descanso nocturno. Evita dormir junto al móvil.

Tenemos que intentar reducir al máximo las dosis de radiación electromagnética que recibimos, por eso debemos limitar el uso del móvil, aunque nos hemos acostumbrado tanto a su uso que nos puede parecer imposible mantenernos alejados de quien en ocasiones es nuestra segunda piel.

---

### ☀ Uso responsable del teléfono móvil

- Limita su uso. Aprende a «desconectarte» del móvil. Es preferible que mandes mensajes a que realices llamadas. Si llamas, que las conversaciones sean breves.

- No dejes que los menores de doce años utilicen el móvil. Si lo hacen, configúralos en modo «avión». Sus órganos están en formación y son más sensibles a las radiaciones.

- Mientras el móvil esté haciendo la llamada mantente alejado de él, es cuando más radiaciones emite.

- Utiliza dispositivos de manos libres o auriculares cuando hables. Si no dispones de estos dispositivos mantén el móvil alejado de tu oreja mientras hablas, al menos a unos diez centímetros.

- No lo uses en zonas con poca cobertura (túneles, aparcamientos, ascensores...).
- No duermas junto al teléfono móvil. Apágalo por la noche o mantenlo alejado de las zonas de sueño.
- Ten en cuenta el índice SAR del móvil a la hora de elegir un nuevo modelo. Elige móviles con bajo índice SAR.

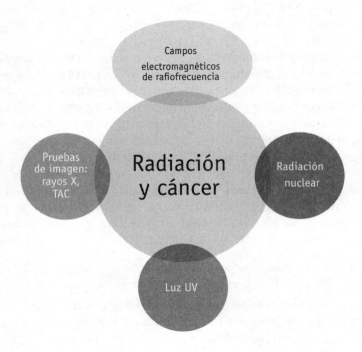

## Nitratos y cáncer

Los nitratos, nitritos, nitrosamidas y nitrosaminas son los llamados compuestos N-nitrosos. Están en el origen de algunos tipos de cáncer.

Los nitratos son sustancias que se usan como fertilizantes y se filtran en la tierra y en el agua, de modo que son abundantes en el suelo y en el agua subterránea. Por esta razón, podemos encontrarlos en el agua potable, en la fruta y en los vegetales, sobre todo en las espinacas. También se encuentran en alimentos tratados (adobados, ahumados, curados en salazón, encurtidos, etc.) y en el tabaco. Los nitritos son aditivos que se emplean en la industria alimentaria para conservar la carne y darle sabor y color. Los podemos encontrar en las etiquetas alimentarias como:

E 249...... Nitrito potásico
E 250...... Nitrito sódico
E 251...... Nitrato sódico
E 252...... Nitrato potásico

Los nitratos y nitritos abundan en los embutidos, los pescados ahumados, la leche y el queso, así como en salchichas, cerveza negra, whisky e infusiones de hierbas. Estas sustancias se convierten en cancerígenas cuando por una reacción química se transforman en nitrosamidas y nitrosaminas. Esto ocurre en condiciones de pH bajo y alta temperatura. El pH del estómago es ácido y ello favorece la formación de nitrosaminas al ingerir productos que contengan nitratos y nitritos. La ingesta abundante de carne hace que el pH de los jugos gástricos disminuya favoreciendo la formación de nitrosaminas que son cancerígenas.

La vitamina C inhibe la formación de nitrosaminas in vitro y podría ayudar a protegernos de las sustancias nitrosadas[139]. Cuando comemos fruta y vegetales ingerimos nitratos, pero su contenido en vitamina C impide la formación de nitrosaminas.

Si freímos o asamos a altas temperaturas los nitritos se convierten en nitrosamidas. Pero éstos son volátiles, de modo que para disminuir el contenido en nitrosamidas en nuestro plato debemos freír sin tapar la sartén. En la carne cruda y adobada abundan estas sustancias al freírlas, por ejemplo en el lomo adobado.

Las nitrosamidas y nitrosaminas se relacionan con el **cáncer oral**, **de estómago**, **esófago**[140] y **colon-recto**[141].

Podemos evitar estas sustancias lavando bien la fruta y verdura, consumiendo productos ecológicos, evitando salazones, ahumados y encurtidos al máximo y reduciendo las frituras y las barbacoas.

## Las aminas aromáticas

Se relacionan con el **cáncer de vejiga**[142]. Estas sustancias se encuentran en carnes y pescados a la brasa y alimentos sometidos a altas temperaturas.

## El benzopireno y los hidrocarburos aromáticos policíclicos

Hablaremos extensamente de ellos al tratar los métodos de cocción. Se generan al someter a los alimentos o cualquier material orgánico a altas temperaturas.

Son cancerígenos[143]. Se encuentran en los alimentos preparados a la brasa, a la parrilla, en hornos de leña, ahumados y torrefactos. También en los alimentos cultivados en zonas con elevada contaminación ambiental, en el humo del tabaco, en los tintes, en los perfumes y en el gas lacrimógeno que lanza la policía para disolver disturbios.

Cuando comemos pollo asado, hecho al «butano», estamos tomando gran cantidad de sustancias cancerígenas. Igual que cuando tomamos una taza de café tostado o un plato de beicon ahumado. En el aceite de oliva y girasol puede haber grandes cantidades de benzopirenos al someter el aceite a altas temperaturas durante su manufacturación. Por eso, elige siempre aceite de primera presión en frío, está libre de benzopirenos.

Los cultivos vegetales en áreas industriales o próximas a las autopistas pueden contener cien veces más benzopirenos que los no expuestos, ya que la industria y el tráfico generan estas sustancias tóxicas.

## Las dioxinas

Son sustancias de la familia de los HAP. Son tóxicas para el sistema nervioso y para el sistema inmune, además de cancerígenas[144]. Las consumimos a través del pescado, la carne, los huevos y la leche. Los animales ingieren las dioxinas al alimentarse con piensos y vegetales contaminados. Los peces las acumulan por los vertidos industriales a ríos y mares. También los encontramos en el papel de film que usamos para envolver los alimentos.

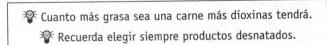

> ☀ Cuanto más grasa sea una carne más dioxinas tendrá.
>
> ☀ Recuerda elegir siempre productos desnatados.

## Los disruptores endocrinos

Existen muchas sustancias ambientales que tienen la capacidad de alterar el equilibrio hormonal de nuestro cuerpo y producir disfunciones tiroideas, alteración del crecimiento y desarrollo, alteraciones metabólicas y de la fertilidad e incluso cáncer.

El incremento de determinados tipos de cáncer (mama, próstata, ovario y testículo) puede tener su origen en la exposición a sustancias químicas con capacidad de alterar el equilibrio hormonal. La evidencia de esta asociación ya ha sido demostrada en la vida salvaje[145]. Se ha comprobado cómo el sexo de los peces cambia cuando se exponen al efecto de estas sustancias.

Son sustancias con una estructura similar a nuestras hormonas que activan nuestras propias hormonas o las inhiben. Pueden estimular o inhibir tanto a los estrógenos como a los andrógenos.

Muchas de estas sustancias se comportan como los estrógenos y se denominan **xenoestrógenos**. Interfieren con la hormona femenina llamada estradiol y aumentan o bloquean su acción natural. Se relacionan los xenoestrógenos con el **cáncer de mama**[146] **y ovario**[147].

En España, los investigadores Nicolás Olea y Marieta Fernández son pioneros en la investigación del efecto de los disruptores endocrinos en la aparición de cáncer. Estudian la relación entre la exposición a disruptores endocrinos y el aumento de cáncer de mama, especialmente en la provincia de Granada, donde desarrollan su labor de investigación.

Los casos de infertilidad se han incrementado durante los últimos cuarenta años, las alteraciones en el desarrollo del sistema genitourinario, entre ellas el criptorquidismo, o no descenso testicular, frecuente en el hombre y asociado con el cáncer de testículo e infertilidad, son cada vez más frecuentes. Parece que la exposición a disruptores endocrinos pudiera estar ligada al incremento de estas patologías[148].

Los xenoestrógenos los encontramos en los plásticos, en los pesticidas, en los productos cosméticos y de limpieza.

Tienen la particularidad de acumularse en la grasa de los animales y humanos. Por lo que pueden estar ejerciendo su acción tóxica sobre nuestro organismo durante años.

El efecto tóxico de estas sustancias no tiene por qué ser inmediato y las alteraciones derivadas de la exposición pueden aparecer años después. Las consecuencias de la exposición se expresan más en los hijos que en el progenitor expuesto.

El momento de la exposición parece ser crítico para la aparición de estas enfermedades. Las exposiciones dentro del útero materno y durante la primera infancia son críticas y pueden influir en la aparición de patologías durante la edad adulta. Los tóxicos acumulados en la grasa de la madre pasan al feto durante el embarazo a través de la placenta y el cordón umbilical, siendo el primogénito el que más tóxicos recibe[149]. En un estudio realizado en el 2004 en Estados Unidos se estudió la presencia de sustancias tóxicas en el cordón umbilical de niños recién nacidos[150]. Se identificaron 287 sustancias químicas, de las cuales 187 eran cancerígenas para humanos y/o animales, 217 eran tóxicas para el sistema nervioso y el cerebro, y 208 podían causar defectos de nacimiento o desarrollo anormal en pruebas con animales. Imagina lo contaminados que nacemos. Muchas de las sustancias identificadas se comportan como disruptores endocrinos: bisfenol A, pesticidas, PCB, PFOA.

No existe una dosis mínima para el efecto de los disruptores sobre nuestro cuerpo. Ese nivel es inferior al reconocido como límite de seguridad para otros aspectos toxicológicos.

Es posible la acción combinada de los disruptores endocrinos.

| Mujeres | Hijos | Hijas | Hombres |
|---|---|---|---|
| Cáncer de mama y ovario | Malformaciones en el aparato genital | Cáncer vaginal | Cáncer de testículo y próstata |
| Endometriosis | Bajo peso al nacer | Pubertad precoz | Disminución de testosterona |
| Muerte fetal y embrionaria | Hiperactividad | Malformaciones aparato genital | Disminución de la cantidad y calidad del esperma |
| Malformaciones en los hijos | Problemas de aprendizaje; bajo coeficiente intelectual | Problemas de aprendizaje; bajo coeficiente intelectual | Alteración hormonas tiroideas |

Efectos sobre la salud humana de los disruptores endocrinos[151].

*¿Qué sustancias se comportan como xenoestrógenos o disruptores endocrinos?*

Existen 563 sustancias químicas identificadas como disruptores endocrinos[152].

Puedes encontrar un listado completo de sustancias que se comportan como disruptores endocrinos en el enlace http://scorecard. goodguide.com/health-effects/chemicals-2.tcl?short_hazard_name =endo

Veamos algunas de las más utilizadas.

❖ **Los absorbentes de la radiación ultravioleta**
Son utilizados en las cremas solares, en cosmética y geles de baño. Los encontramos con el nombre de **3-benzofenona (3Bp), 4-metilbencilideno alcanfor**.

❖ **El bisfenol A (BFA)**
Es un aditivo presente en los plásticos, en el recubrimiento de las latas de conservas, barnices, tintes, papel reciclado y en el composite dental. Es un estrógeno sintético que fue sintetizado por primera vez en 1936 por el doctor Dodds. Se acumula en la grasa y en las placentas humanas. No es biodegradable.

El BFA, hasta hace unos años, se utilizaba en los biberones que con tanto amor damos a nuestros niños sin saber que los estábamos envenenando. Los plásticos de **policarbonato (PC)** y **cloruro de polivinilo (PVC)** son los que liberan bisfenol A especialmente al calentarlos o entrar en contacto con alimentos calientes. El PVC y el policarbonato se encuentran omnipresentes en nuestra sociedad. Se utilizan para fabricar recipientes plásticos, latas de refresco, biberones, latas de conserva.

Al esterilizar los alimentos en las latas de conserva se calientan a 110° C, lo que hace que el bisfenol A se difunda por la comida. Debes evitar la comida enlatada.

Se ha comprobado que el bisfenol A se relaciona con la aparición de cáncer de mama[153], próstata y ovario[154], pero además hace resistentes a los tumores a la acción de algunas quimioterapias utilizadas de forma habitual en el cáncer de ovario[155] y mama[156]. También se relaciona con pubertad precoz, obesidad, abortos, esterilidad, diabetes mellitus y alteraciones del sistema inmune.

El resveratrol presente de forma natural en la uva negra y en el vino tinto ayuda a inhibir el efecto cancerígeno del bisfenol sobre nuestras células[157].

¡Evita los plásticos con el símbolo PC y PVC!

Algunos países ya han prohibido el uso del bisfenol A. En Francia, Bélgica, Dinamarca y Suecia se ha prohibido en todos los materiales que estén en contacto con alimentos infantiles. En diciembre de 2012 se prohibió en Francia el uso de bisfenol A en todos los materiales de cocina.

❖ **Los ftalatos (phthal y phthalate)**
Son sustancias disolventes y suavizantes que se pueden encontrar con excesiva facilidad en cremas, esmaltes de uñas, perfumes, colonias, lacas de pelo y desodorantes. En colonias y perfumes se utilizan como conservantes del olor. Cuanto más perdura el olor de un perfume, más ftalatos contiene. También se utilizan para fabricar plásticos, sobre todo PVC, aceites lubricantes, adhesivos, en la industria alimentaria como antioxidantes y en la fabricación de pesticidas. Están presentes en tetinas y chupetes. Ojo, pues se utilizan en muchos de los plásticos usados para fabricar juguetes, a pesar de que el Parlamento Europeo prohibió su uso en la fabricación de juguetes que puedan meterse en la boca y en artículos de puericultura, ya que se les relaciona con daños en los sistemas reproductor y endocrino, así como con un aumento del riesgo de padecer asma y cáncer. Cuando compres un juguete para tus hijos evita los que contengan PVC (está indicado con el número 3 o con la letra «v»).

Puedes consultar la guía para elegir juguetes libres de tóxicos publicada por la WECF (*Women in Europe for a Common Future*) a la hora de elegir un juguete para tu hijo:

http://www.wecf.eu/download/2009/W.163engl-RZknecht.pdf

o bien consultar la guía para comprar sin tóxicos publicada por Greenpeace:

http://www.asquifyde.es/uploads/documentos/GuiacomprarSinToxicos.pdf

Al encontrarse en envases plásticos los tenemos en las incubadoras de los hospitales y en el material utilizado para diálisis.

De entre todos los ftalatos los más tóxicos son el **dietilhexiloftalato (DEHP)**, el **dibutilftalato (DBP)**, el **butilbenzilftalato (BBP)**, el **diisononilftalato (DINP)**, el **diisodeciloftalato (DIDP)** y el **dinoctilftalato (DNOP)**.

Revisa las etiquetas para evitarlos. En algunos países están prohibidos. En Dinamarca se prohibió en el 2012 el uso de varias ftalatos (DEHP, DBP, DIBP y BBP), en cortinas de baño, manteles y otros materiales de consumo.

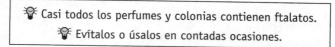

Casi todos los perfumes y colonias contienen ftalatos.

Evítalos o úsalos en contadas ocasiones.

❖ **Los pesticidas**

Los **pesticidas organoclorados** se ha demostrado que se comportan como disruptores endocrinos[158].

En esta familia encontramos: DDT, HCB, endosulfán, aldrin, dieldrin, lindano, endrina, mirex y pentaclorofenol.

Son difícilmente degradables y son persistentes, por lo que se acumulan en la tierra durante años. También se acumulan en la grasa de los animales y del ser humano.

Hay un pesticida especialmente cancerígeno y nocivo para la salud: el **DDT**. Su uso está prohibido. Pero aún hoy se encuentran restos de DDT en la tierra y en nuestra grasa y en la de los animales que comemos. Además, se comercializa aún «de contrabando» a pesar de su prohibicón.

En los años cincuenta y sesenta se pusieron a la venta insecticidas con DDT; años después se demostró que era cancerígeno. Esta sustancia está prohibida desde 1986, pero a día de hoy las mujeres de treinta años todavía tienen DDT en sus placentas. Estas sustancias sufren una degradación muy lenta en el medio ambiente (entre cincuenta y sesenta años), pero, además, se reciclan al incorporarse a la cadena alimenticia y se acumulan en el organismo. Desgraciadamente, la única manera de disminuir la cantidad de DDT es tener hijos y dar el pecho; el primogénito puede llevarse hasta el 65% del DDT que la madre había acumulado antes de dar a luz.

Muchos españoles han aplicado a diario DDT en su cabello. En los años cincuenta existía una colonia con DDT de la marca Cruz Verde. En sus anuncios te prometían que olerías bien, no tendrías caspa y mantendrías alejados a los piojos si la usabas.

El Zeta-Zeta usado para combatir los piojos contiene lindano, por lo que muchos españoles hemos estado directamente expuestos a este pesticida.

En España el endosulfán ha sido uno de los pesticidas más utilizados y se ha demostrado su actividad como potente disruptor endocrino[159], pero las autoridades no prohibieron su uso hasta el 2005, permitiéndolo hasta el 2007. A nivel mundial fue prohibido en el 2012.

Con una dieta rica en alimentos anticáncer como crucíferas, cúrcuma y productos fermentados de la soja podemos reducir la toxicidad de los pesticidas[160]. Así, aunque no consumamos productos ecológicos (que siempre deberíamos consumir) reducimos el riesgo derivado de los alimentos procedentes de la agricultura convencional.

Debes consumir alimentos procedentes de la agricultura ecológica para evitar al máximo la contaminación por pesticidas. Pero es más importante consumir frutas y verduras a diario que consumir alimentos ecológicos. Los alimentos ecológicos nos ayudan a «rizar el rizo», pues evitamos añadir tóxicos a nuestro organismo y aportamos más nutrientes que con los alimentos convencionales, pero no debemos

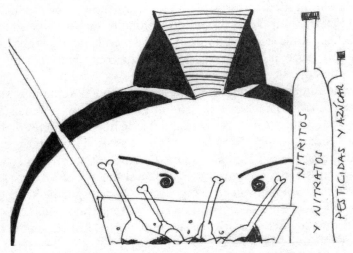

Las células cancerígenas crecen en ambientes cargados de tóxicos.

dejar de consumir frutas y verduras porque no sean ecológicas. Recuerda que la dieta es el factor de riesgo más importante para que se produzca cáncer.

### ❖ Los PCB o bifenilos policlorados

Son utilizados en lubricantes hidráulicos, aceites aislantes, insecticidas, aislantes usados en los transformadores...; son disruptores endocrinos. En España su fabricación está prohibida por su riesgo para la salud, pero siguen presentes en nuestro medio ambiente a través de transformadores y condensadores con PCB. También se generan en las incineradoras. La exposición a estos contaminantes es prácticamente universal. Es posible encontrar PCB en la leche materna humana y hasta en los tejidos adiposos, cerebro e hígado de niños pequeños. Entre el 80 y el 100% de la población española tiene PCB en su organismo, a pesar de estar prohibido, pues se acumula en las grasas. ¿Os acordáis de la «crisis de los pollos belgas»? Hace unos años a alguien se le ocurrió que los PCB podrían servir para engordar a los pollos y empezaron a añadirlos en los piensos. Cuando se detectaron restos de PCB en estos pollos se despertó una alerta sanitaria y todos fueron incinerados por su potencial cancerígeno.

### ❖ Los retardantes de la llama

Son utilizados para que televisiones, ordenadores, ropa y muebles no ardan en contacto con el fuego.

### ❖ Dietilestilbestrol (DES)

Es un fármaco que fue utilizado como antiabortivo y posee efecto disruptor endocrino al ser un estrógeno de origen sintético. Existe evidencia científica que demuestra la asociación que hay entre el consumo de este antiabortivo, y el desarrollo de cáncer de células claras de vagina, en las hijas de las mujeres a las que se lo prescribieron durante el embarazo. Su uso fue prohibido en los años sesenta. Otros estrógenos sintéticos que se han relacionado con la aparición de cáncer de mama son los utilizados en las píldoras anticonceptivas.

### ❖ Los nonifenoles

Están presentes en gran cantidad de productos bajo el calificativo de tensioactivos. Su bajo coste los ha convertido en la base de detergentes, tintes, espermicidas e insecticidas. Evítalos buscando productos libres de tensioactivos.

❖ **El lindano**
Hasta hace poco se utilizaba **lindano** en las lociones y champús destinados a acabar con los molestos piojos. Además, el lindano se ha utilizado hasta hace poco como insecticida en los campos españoles. Y, aunque hoy en día ya no se usa, seguimos acumulando éste y otros muchos disruptores endocrinos en nuestro cuerpo, dado que estas sustancias se acumulan con gran facilidad en la grasa, o sea, en los michelines, y persisten ahí durante muchos años.

❖ **Los parabenes**
Los parabenes se usan como conservantes en cosmética y en productos alimentarios. Los podemos encontrar en los alimentos tras el nombre de **E 214-215-216-217-218-219**. En cosmética los encontramos con el nombre de **benzylparaben**, **butylparaben**, **ethylparaben**, **isobutylparaben**, **isopropylparaben**, **methylparaben**, **n-propylparaben**, entre otros.

Actúan como disruptores endocrinos.

Los parabenes se utilizan desde 1925 como conservantes cosméticos en dentífricos, cremas, desodorantes, champús, cosmética infantil, geles, lubricantes, tónicos, maquillaje, laca de uñas, etc., pero también se utilizan en sus diferentes tipos para conservar bollería, comida precocinada, refrescos, salsas e incluso en la carne fresca.

Se emplean también en la composición de varios productos farmacéuticos, como jarabes para la tos, antiácidos, fungicidas vaginales, antibióticos y en composiciones de paracetamol e ibuprofeno.

Tienen una función conservante y protectora. Los parabenes se utilizan mucho en la industria cosmética, aproximadamente en un 70-90% de los productos cosméticos de uso frecuente.

Los parabenes, en especial el **n-propylparaben**, se acumulan en los tejidos, principalmente en el tejido mamario, en la axila y tejidos colindantes. Tienen actividad estrogénica[161] por lo que pueden desarrollar **cáncer de mama**[162]. Se ha comprobado la presencia de parabenes en el 99% del tejido canceroso tras extirpar la mama[163,164].

> 💡 Los parabenes se han relacionado con el cáncer de mama. Utiliza cosmética y desodorantes libres de parabenes.

❖ **Los plásticos**

Hay tres productos químicos presentes en los plásticos que son tóxicos y peligrosos para nuestra salud. Estas sustancias se liberan especialmente cuando los plásticos se calientan o desgastan. Son el **bisfenol A**, el **estireno** y el **cloruro de polivinilo**.

El **bisfenol A** se libera del **policarbonato (PC)**, que es el plástico número 7. Se encuentra en múltiples envases de plástico y en el recubrimiento de las latas. Hasta hace poco se usaba para la fabricación de biberones. También puede encontrarse en el PVC o plástico número 3. Busca el símbolo «BPA free» cuando compres un envase de plástico. Se libera especialmente cuando pones en contacto un alimento graso y caliente en contacto con el plástico, por eso nunca se debe cocinar con plástico.

El **estireno** es una sustancia que puede filtrarse del **poliestireno** o plástico número 6 al calentarse. Se encuentra en las bandejas de comida de espuma de poliestireno, en los envases de cartón de los huevos, en los vasos desechables, recipientes de comida para llevar y cubiertos de plástico opaco. El estireno ha sido considerado por la IARC como posible cancerígeno para los seres humanos. Evítalo.

En el **cloruro de polivinilo (PVC)** o plástico número 3, se forma **cloruro de vinilo**, el cual fue uno de los primeros carcinógenos identificados por la Agencia Internacional para la Investigación del Cáncer (IARC). Se ha demostrado un claro aumento de la incidencia de cáncer entre los trabajadores que manipulan el PVC. En el PVC, además de bisfenol A, también se encuentran ftalatos que se han relacionado con una mayor incidencia de cáncer de mama y pubertad precoz en niñas. Y para rematar, en el PVC podemos encontrar dioxinas que son carcinógenos comprobados y disruptores endocrinos.

El PVC es un plástico muy resistente, por lo que es muy utilizado en limpiadores de ventanas, botellas de detergente, champú, aceites, mangueras, equipamientos médicos, ventanas, materiales de construcción, forro para cables, etc.

| Número | Nomenclatura | Nombre | Recomendación |
|--------|--------------|--------|---------------|
| 1 | PET | Polietileno | SÍ |
| 2 | HDPE | Polietileno de alta densidad | SÍ |
| 3 | PVC | Policloruro de vinilo | NO |
| 4 | LDPE | Polietileno de baja densidad | SÍ |
| 5 | PP | Polipropileno | SÍ |
| 6 | PS | Poliestireno | NO |
| 7 | PC | Policarbonato | NO |

Cada día tenemos contacto con nuevas sustancias que en principio nos las presentan como inocuas para la salud, pero que con el tiempo resultan ser cancerígenas. Y luego nos extraña que cada vez haya más cáncer. El problema no es sólo la gran cantidad de tóxicos, sino la sinergia entre ellos que hace que sean aún más nefastos para nuestra salud cuando entran en contacto con nuestro organismo de manera combinada, creando sustancias muy dañinas.

*¿Cómo evitar los disruptores endocrinos?*

- Utilizando cremas solares con pantalla mineral. Aunque su aspecto sea blanquecino son más saludables.
- Evitando comprar comida envasada en plástico. Sobre todo si ese plástico es policarbonato, poliestireno o PVC.
- Evitando las latas de conservas y de refrescos; en su interior hay bisfenol A.
- Comprando los alimentos frescos sin envasar o envasados en cristal.
- No calentando alimentos en recipientes de plástico. En ese momento es cuando más bisfenol A se libera. Es mejor utilizar recipientes de vidrio, porcelana o cerámica para calentar.
- Evitando los perfumes y fragancias artificiales. Contienen ftalatos. Mejor no usar nada o usar agua de colonia, que contiene menos ftalatos.

- Evitando la cosmética que contenga parabenes. Pásate a la cosmética con certificación ecológica.
- Evitando productos de limpieza que contengan alquifelones. Busca productos libres de tensioactivos.

## El formaldehído

El formaldehído o metanal es un compuesto químico cuyo uso está muy extendido. A temperatura normal es un gas incoloro de un olor penetrante, muy soluble en agua y en ésteres. Las disoluciones acuosas al ≈ 40% se conocen con el nombre de **formol**.

Se usa para la conservación de cadáveres y en la fabricación de textiles libres de arrugas o desarrugados. Se utiliza como conservante en la formulación de algunos cosméticos y productos de higiene personal como champús, cremas para baño, para la higiene íntima femenina, etc. Se está utilizando también en los famosos alisados permanentes (alisado japonés), pero su uso en estos productos se ha prohibido ya en algunos países debido al alto riesgo para la salud de quien trabaja con ellos habitualmente. También está presente en la construcción en los aglomerados de madera.

Se trata de un compuesto tóxico que ha demostrado tener propiedades cancerígenas en diversos experimentos con animales. En ratas puede provocar cáncer si se aplica de forma prolongada en concentraciones superiores a 6 ppm en el aire respirado. En el ser humano estas concentraciones provocan ya irritaciones en ojos y mucosidades en poco tiempo (10 a 15 minutos tras la exposición). Se ha relacionado con el **cáncer nasofaríngeo**[165].

Los embalsamadores y profesionales sanitarios que trabajan en contacto con formol tienen mayor riesgo de padecer leucemia mieloide[166].

## Los metales pesados

Los metales pesados tienen gran capacidad de acumulación en el organismo y no somos capaces de eliminarlos. Los más tóxicos son el arsénico, el cadmio, el mercurio y el plomo.

Los metales pesados nos roban las vitaminas y los minerales: calcio, magnesio, zinc, manganeso, fósforo, hierro, selenio, vitamina A, C y E.

Con el **aluminio** tenemos contacto a través del agua del grifo, los utensilios de cocina y el papel de aluminio utilizado para cocinar. También encontramos aluminio en el recubrimiento de latas y tetrabriks que contaminan los alimentos que contienen; asimismo está presente en las vacunas y algunos fármacos antiácidos (como Almax®). Hay estudios que relacionan el aluminio usado como antitranspirante en los desodorantes con un incremento en el riesgo de padecer cáncer de mama[167].

---

Usa desodorantes sin plomo, especialmente tras depilarte, pues la depilación facilita la penetración del aluminio en la piel.

---

El **plomo** lo encontramos en el esmalte de las cazuelas de barro y cerámica, en las antiguas tuberías de plomo, en las latas y en algunos pesticidas.

El **arsénico** está presente en algunos pesticidas, en el marisco, en la industria del cristal y la madera y en el agua del grifo[168]. El arsénico se relaciona con el cáncer de colon[169], pulmón, piel y vejiga[170]. El **cromo** junto al arsénico están presentes habitualmente en el agua que bebemos y son potentes carcinógenos[171].

El **mercurio** se acumula en la grasa de animales y personas. Lo ingerimos a través de la ingesta de pescado, sobre todo de pescados grandes como el atún y el pez espada y en el marisco. En algunas vacunas también hay mercurio.

El **cadmio** es muy utilizado en la agricultura convencional tanto en abonos como en pesticidas y por tanto contamina los alimentos. Se encuentra en algunos colorantes y pigmentos, así como en el PVC y en las baterías recargables. Puede inducir cáncer de pulmón.

## El asbesto o amianto

Es una sustancia mineral muy cancerígena[172], asociada a una alta mortalidad. Se relaciona con el cáncer de pulmón[173], laringe, ovario y con el mesotelioma[174].

El cáncer provocado por el **amianto** puede aparecer incluso hasta treinta años después de haber respirado o haber estado en contacto con las fibras del polvo de amianto, resultando prácticamente imposible demostrar que fue el culpable del cáncer.

Cuando el polvo de amianto se esparce por el aire, las fibras de amianto se pegan a la ropa o a la piel y la persona queda fatalmente expuesta. El amianto se encuentra oculto en los materiales de construcción y en los hogares en los que vivimos: techos, tejas, tuberías, tejados de uralita, incluso en los termos que utilizamos para beber, en los frenos y embragues, en las arandelas, juntas, lámparas de jardín, en el fibrocemento, en las baldosas, azulejos y en el talco.

La mayoría de los edificios construidos en España entre 1965 y 1984 contienen amianto, bien en sus elementos de construcción o bien en sus instalaciones. Algunos expertos estiman que los ciudadanos de España viven rodeados de tres millones de toneladas de amianto.

En España, en el 2001, se prohibió su uso, pero sigue estando presente en artículos de importación. Actualmente se registran en España entre doscientos cincuenta y trescientos casos anuales de mesotelioma, un tipo de cáncer pulmonar de extrema mortalidad, que en un 85% de los casos se vincula a la exposición laboral al amianto. Como el amianto produce cáncer años después de haberse producido la exposición, el número de casos de cáncer relacionados con el amianto va en aumento. En España es más frecuente entre los trabajadores de zonas de fundición industrial y naval como Oviedo, Ferrol y el País Vasco.

## El talco

El uso de talco en niñas se ha relacionado con el cáncer de ovario. A largo plazo, usar talco en la zona genital hace que el riesgo de padecer cáncer de ovario aumente hasta un 60%[175,176].

El talco forma parte de numerosos productos cosméticos, entre ellos los maquillajes y los polvos para los bebés. Pero también se emplea para lubricar los preservativos y los guantes de uso sanitario.

Para fabricar máscaras de gas se usa talco y fue durante la Segunda Guerra Mundial cuando se observó un incremento inesperado del cáncer de ovario en mujeres. La causa de este aumento se relacionó con mujeres que trabajaban en fábricas produciendo máscaras de gas[177].

## Las tintas y los colorantes de los tatuajes

Se ha asociado la realización de tatuajes en la piel con un mayor riesgo de padecer cáncer de piel[178]. Piénsatelo antes de tatuarte.

## Los tintes para el cabello

El uso de productos permanentes o semipermanentes para teñir el pelo, en especial los colores marrones y sobre todo negros y oscuros, se asocia con mayor incidencia de cáncer humano, incluido el linfoma no-Hodgkin, mieloma múltiple y enfermedad de Hodgkin.

## Óxido de etileno

Es una sustancia clasificada como cancerígena por la OMS[179].

El óxido de etileno está presente en los insecticidas y es usado en laboratorio para esterilizar. También se usa para fabricar poliéster y anticongelante. Está presente en el humo del tabaco.

## Alcohol

El alcohol es un claro cancerígeno. El 10% de todos los cánceres en hombres y el 3% de todos los presentados en mujeres son debidos a la ingesta de alcohol[180]. Se relaciona el consumo de alcohol con un mayor riesgo de padecer cáncer de la cavidad oral, faringe, laringe, esófago, colon y mama.

Los bebedores crónicos además suelen seguir una dieta pobre en hortalizas, verduras y fruta, por lo que el riesgo de padecer cáncer aumenta aún más en alcohólicos.

¿Qué cantidad de alcohol puede determinar un aumento del riesgo en la aparición de cáncer?

Esta cifra es variable, pero cantidades de 20 g/día en mujeres y 40 g en hombres, pueden ser consideradas como cantidades que aumentan el riesgo en todos los tipos de cáncer. Si traducimos estas cifras a copas de vino: las mujeres no deben tomar más de una copa y los hombres no deben tomar más de dos; en el caso de la cerveza, las mujeres no deben tomar más de un tercio (333 cc), y los hombres dos, y en el caso de los licores y bebidas espirituosas (vodka, whisky, ginebra) las mujeres podrían tomar una copa pequeña de 40 cc y los hombres dos.

Por cada 10 g de incremento de alcohol al día, el riesgo de cáncer se incrementa en un 7,1%.

Los bebedores de fin de semana también deben tener cuidado: la toma de cinco copas una vez a la semana, todas las semanas, los califica como bebedores crónicos, y los daños en la célula pueden ser importantes.

El consumo de alcohol suele ir unido al del tabaco. Cada factor multiplica el efecto del otro. Las personas que fuman y beben aumentan entre diez y cien veces el riesgo de padecer cáncer en comparación con las que no lo hacen.

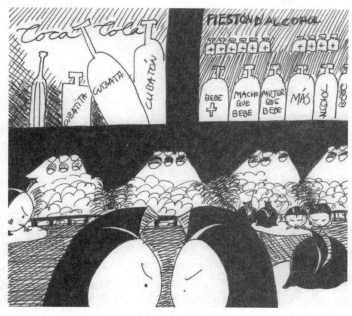

El alcohol es un potente cancerígeno.

## Tabaco

4.000.000 de personas mueren cada año por fumar.

Cada 10 segundos muere una persona por culpa del tabaco.

El tabaco es la principal causa de enfermedad y muerte.

Entre el 25-30% de todos los casos de cáncer que se diagnostican en los países desarrollados están relacionados con la exposición al tabaco.

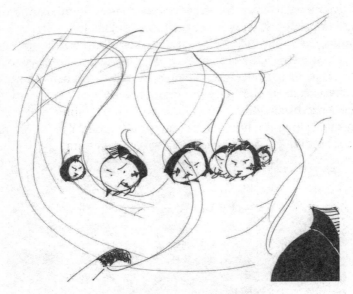

El consumo de tabaco favorece el crecimiento
de las células cancerosas.

El tabaco es una DROGA que produce más dependencia en quien la consume que la heroína o la cocaína. Hace que el fumador se mantenga fumando durante años (una media de treinta años).

El tabaco se relaciona con un incremento en el riesgo de padecer cáncer de pulmón, cáncer de la cavidad oral (laringe, lengua, glándulas salivales, labio, boca y faringe), cáncer de esófago, estómago, de la vejiga urinaria y los riñones, cuello uterino, mama, páncreas, colon y leucemia mieloide aguda.

En promedio, los fumadores aumentan su riesgo de cáncer de pulmón entre cinco y diez veces y, en los países desarrollados, el tabaquismo es responsable de más del 80% de todos los cánceres de pulmón. El 24% de los hombres que fuman pueden esperar desarrollar un cáncer a lo largo de su vida. Los fumadores tienen tres veces más riesgo de muerte que los no fumadores. Los fumadores pierden entre veinte y veinticinco años de esperanza de vida comparado con los no fumadores.

El 30% de la población española mayor de dieciséis años fuma. Lo que significa que catorce millones de personas están inhalando directamente un carcinógeno, como es el humo del tabaco.

Actualmente el consumo de tabaco se está reduciendo en Europa gracias a las leyes antitabaco, pero está aumentando en los países en vías de desarrollo, habiéndose incrementado de forma alarmante el número de casos de cáncer de pulmón en esos países.

Hasta hace unos años, en España se podía fumar libremente en cualquier establecimiento, hubiese presentes niños o no. Y todos en mayor o menor medida éramos fumadores pasivos. Antes era habitual fumar en bares, restaurantes, oficinas, colegios... En los viajes en coche los adultos fumaban con las ventanillas cerradas sin importarles que los niños pudieran estar inhalando dicho veneno.

¡Cuánto humo he tragado yo de mi padre! De los cuatro paquetes al día que fumaba, yo me «fumaba» como mínimo dos.

El consumo de tabaco no sólo se relaciona con el riesgo de padecer cáncer, sino también con la aparición de enfermedades cardiovasculares y respiratorias, esterilidad, impotencia, abortos de repetición, fracturas de cadera, cataratas y lesiones en la piel, además de las indeseadas arrugas. Las mujeres embarazadas que fuman corren un riesgo mayor de que sus bebés nazcan prematuramente o con peso anormalmente bajo. La mujer que fuma durante el embarazo o después de él aumenta el riesgo de que su bebé muera por síndrome de muerte infantil súbita. Los niños son especialmente sensibles a los efectos nocivos del humo del tabaco.

Durante la combustión del tabaco, se han detectado más de siete mil sustancias en el humo, de las cuáles más de doscientas cincuenta son tóxicas y, de éstas, sesenta y nueve son carcinógenas:

Encontramos amoniaco, sustancia usada en la fabricación de explosivos y en productos de limpieza doméstica, que destruye la mucosa gástrica. Al fumar un cigarro también consumimos una buena porción de cadmio, sustancia que se emplea en la elaboración de baterías y de extintores. Con cada bocanada se consume arsénico, químico usado en la fabricación de venenos y cuya secuela son las lesiones degenerativas del hígado, la cirrosis y el cáncer de hígado. También la nicotina, principal causante de la adicción al tabaco y que se usa, a su vez, para fabricar insecticidas.

Asimismo, otras de las sustancias encontradas son: el metano, que se emplea en las turbinas de gas y generadores de vapor; el tolueno, que se agrega a los combustibles y se usa como disolvente de pinturas y causa pérdida de memoria, de audición y visión; el butano, que se usa en los mecheros de gas; y el metanol, disolvente industrial que provoca ceguera y cirrosis. Encontramos grandes cantidades de benzopirenos, los cuales también se encuentran en la carne quemada y son potentes cancerígenos. Encontramos alquitrán, que literalmente se pega a nuestros pulmones al igual que se pegaba el chapapote a las costas gallegas y torna los pulmones del fumador de un desagradable color negro-grisáceo. El monóxido de carbono es un gas que se desprende tras la combustión del cigarrillo y tiene el poder de envenenarnos y reducir el transporte de oxígeno por la sangre.

Sustancias carcinógenas en el humo del cigarro: arsénico, benceno, berilio, 1,3-butadieno, cadmio, cromo, óxido de etileno, níquel, polonio-210, cloruro de vinilo, formaldehído, benzopirenos y tolueno.

El humo del tabaco es cancerígeno para el fumador y para el que lo inhala de forma pasiva. El humo de tabaco en el ambiente es la combinación del humo que resulta de la combustión de un producto de tabaco, y el humo que exhala el fumador, un humo que ha sido considerado por la IARC como cancerígeno. Por eso, inhalar humo de tabaco en el ambiente causa cáncer en adultos y niños que no fuman.

Hay gente que cree que si no se traga el humo al fumar no va a padecer cáncer; esto es un grave error. También hay personas que creen que fumar tabaco de liar o fumar en pipa no causa cáncer. Se ha demostrado que todos los productos del tabaco son nocivos y causan cáncer, y se desaconseja firmemente su uso. No existe un grado de uso del tabaco que no sea perjudicial.

Si además de fumar bebemos alcohol, nuestro riesgo de padecer cáncer se ve incrementado[181]. El alcohol favorece la penetración en las mucosas de las sustancias cancerígenas presentes en el tabaco. Por tanto, la combinación fin de semana-tabaco-alcohol puede ser nefasta.

*¿Cuáles son los beneficios a largo plazo de dejar de fumar?*

Dejar de fumar reduce el riesgo de cáncer y de otras enfermedades, como las enfermedades cardiacas y la enfermedad pulmonar obstructiva crónica.

Las personas que dejan de fumar, sin importar la edad, presentan un menor riesgo de morir por enfermedades asociadas con el tabaco que quienes continúan fumando[182]:

- **Dejar de fumar a los 30 años:** Los fumadores que dejan el tabaco alrededor de esta edad reducen su probabilidad de morir prematuramente por enfermedades relacionadas con fumar en más de un 90%.
- **Dejar de fumar a los 50 años:** Las personas que dejan de fumar alrededor de esta edad reducen su riesgo de muerte prematura en más de un 50% en comparación con quienes siguen fumando.
- **Dejar de fumar a los 60 años:** Aun las personas que dejan el tabaco alrededor de esta edad o más viven más tiempo que quienes siguen fumando.

Dejar de fumar reduce el riesgo de padecer cáncer y de morir a causa de esta enfermedad. Sin embargo, son necesarios algunos años después de dejar el hábito para que el riesgo de cáncer comience a descender. Este beneficio aumenta cuanto más tiempo permanece la persona sin fumar.

Las posibilidades de padecer cáncer si fumamos se ven influidas por el número de años que fuma la persona, el número de cigarrillos que fuma al día y la edad cuando comenzó a fumar.

Para quienes ya presentan cáncer, dejar de fumar reduce el riesgo de la formación de un segundo cáncer o de que éste regrese[183]. Para quienes se someten a cirugía o a quimioterapia, dejar de fumar ayuda a mejorar la capacidad del cuerpo para sanar y para responder a los tratamientos[184]. Asimismo, reduce el riesgo de padecer neumonía e insuficiencia respiratoria.

Dejando de fumar estarás haciendo mucho por tu salud. Si no sabes cómo hacerlo, habla con tu médico de familia, él te asesorará.

También puedes dirigirte a la Asociación Española contra el Cáncer, donde se desarrollan programas para ayudar a dejar de fumar.

## Fármacos

Hay numerosos fármacos que son cancerígenos:

**Citostáticos** usados como **quimioterapia**: clorambucil[185] (usado en leucemia linfática crónica), cisplatino[186,187] (usado en cáncer de pulmón, ovario y testículos), tamoxifeno[188] (usado para prevenir el cáncer de mama, pero puede producir cáncer de cuello de útero[189]), adriamicina o doxirrubicina (ampliamente utilizada; se usa en cáncer de pulmón, estómago, tiroides, vejiga, mama, ovario, etc.), ciclofosfamida[190] (cáncer de ovario, linfomas, neuroblastoma, etc.), MOPP[191] (combinación de fármacos usados en el tratamiento del linfoma Hodgkin).

Para protegernos de la toxicidad de la quimioterapia debemos incluir en nuestra dieta alimentos antioxidantes que eliminen los radicales libres generados por la quimio y ayuden a eliminar células mutadas. Los alimentos que pueden ser útiles para evitar la posibilidad de sufrir cáncer son el alga espirulina, los alimentos ricos en vitamina C[192] (vegetales de hoja verde, brócoli, pimientos, acerola...), y betaglucanos[193] (setas). Utiliza únicamente antioxidantes naturales presentes sólo en los alimentos, los antioxidantes en forma de suplementos pueden interferir con el efecto de la quimioterapia según ciertos estudios.

En mi caso me llevé doble ración de cancerígenos durante mi quimio: cisplatino y placlitaxel.

**Inmunosupresores:** Azatriopina[194] y ciclosporina. Se utilizan para evitar el rechazo a los trasplantes. Inmunodeprimen.

**Hormonas:** La terapia hormonal sustitutiva usada en la menopausia puede causar cáncer de ovario[195]. Los anabolizantes y los anticonceptivos pueden causar cáncer de hígado[196].

## Bebidas

**Mate caliente.** El consumo de mate caliente se relaciona con el cáncer de esófago, laringe, orofaringe y boca[197].

## Los tóxicos en el ambiente laboral

Hay muchas sustancias presentes en el ámbito laboral que son carcinógenos en potencia.

El **caucho** es una sustancia cancerígena. Los trabajadores de la industria del caucho tienen un mayor riesgo de desarrollar leucemia, linfoma y cáncer de vejiga, pulmón y estómago[198].

En la industria se generan diferentes **hidrocarburos aromáticos policíclicos** que respiran los trabajadores, lo que conlleva un aumento del riesgo de padecer cáncer, principalmente de pulmón[199]. Estas sustancias se generan en la industria del carbón, al fabricar perfumes, tintes, TNT y gases lacrimógenos.

Los **pintores** trabajan con disolventes, pigmentos y aditivos cancerígenos. Esta exposición supone un incremento del 20% de riesgo de padecer cáncer de pulmón, que se incrementa en un 50% si el trabajador fuma[200].

Los **bomberos** están expuestos a sustancias tóxicas que incrementan el riesgo de padecer cáncer de próstata, testículo y linfoma no-Hodgkin[201].

El trabajar en contacto con el **carbón** se asocia a un mayor riesgo de cáncer, como es el caso de los mineros en los que las probabilidades de sufrir cáncer de pulmón es mayor que en el resto de la población[202].

**Trabajar por turnos** y sobre todo en **turno de noche** se ha relacionado con una mayor probabilidad de padecer cáncer[203] y la OMS lo ha declarado como cancerígeno. En un estudio hecho con enfermeras se comprobó que las que trabajan en turno de noche tenían más riesgo de padecer cáncer de mama que las que no hacían estos turnos[204]. Sucede igual en el caso de las auxiliares de vuelo que cambian continuamente de huso horario[205].

La falta de sueño es la causante de un mayor riesgo de cáncer, pues se alteran nuestros biorritmos y no permitimos que nuestro organismo trabaje de forma natural y fisiológica al eliminar las horas de descanso nocturno.

Durante los dos años anteriores a padecer cáncer trabajaba en turnos de cuarenta y ocho horas de guardia seguidas. Era horrible, tantas horas de cara al público sin poder dormir, sin descansar, siempre alerta por si llegaba una urgencia. Entre mis compañeras de promoción sé al menos de cuatro que han padecido cáncer antes de los treinta y cinco años.

Mientras me formaba como médico de familia en el hospital Virgen de las Nieves de Granada realicé dos estudios para calcular la calidad de vida de los médicos residentes (en periodo de formación) y el *burnout* (sensación de estar quemados por el trabajo). Comprobé cómo tras un corto periodo de uno a tres años trabajando como médicos, haciendo guardias en un servicio de urgencias, nuestra calida d de vida había mermado de manera alarmante, afectando a nuestro sueño y a nuestro humor y estado de ánimo[206].

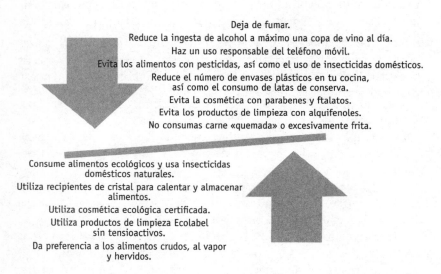

Deja de fumar.
Reduce la ingesta de alcohol a máximo una copa de vino al día.
Haz un uso responsable del teléfono móvil.
Evita los alimentos con pesticidas, así como el uso de insecticidas domésticos.
Reduce el número de envases plásticos en tu cocina,
así como el consumo de latas de conserva.
Evita la cosmética con parabenes y ftalatos.
Evita los productos de limpieza con alquifenoles.
No consumas carne «quemada» o excesivamente frita.

Consume alimentos ecológicos y usa insecticidas
domésticos naturales.
Utiliza recipientes de cristal para calentar y almacenar
alimentos.
Utiliza cosmética ecológica certificada.
Utiliza productos de limpieza Ecolabel
sin tensioactivos.
Da preferencia a los alimentos crudos, al vapor
y hervidos.

## Mecanismos de defensa frente a los carcinógenos

De forma permanente estamos expuestos a los carcinógenos; por el simple hecho de respirar inhalamos carcinógenos. Los rayos del sol nos dan la vida, pero también pueden dañar nuestras células.

Nuestro organismo está preparado para hacer frente a todos estos tóxicos. Existen mecanismos de desintoxicación que neutralizan y eliminan las sustancias cancerígenas de nuestro cuerpo.

A través de la piel, de las mucosas, del hígado, del bazo, de los riñones y del sistema linfático eliminamos estas sustancias que no necesitamos.

Gracias a múltiples sistemas enzimáticos, los carcinógenos son neutralizados. La neutralización y metabolización de estos tóxicos es llevada a cabo por el sistema **xantino oxidasa** y el **citocromo P450**.

En este proceso de desintoxicación se generan muchos radicales libres que como ya sabes pueden ser cancerígenos. A los radicales libres los elimina nuestro sistema antioxidante, compuesto por las enzimas **superóxido dismutasa**, **catalasa** y **glutatión peroxidasa**.

Pero todas estas enzimas tienen un límite: están diseñadas para soportar un número máximo de tóxicos. Imagina nuestro cuerpo como un vaso al que vamos añadiendo tóxicos de forma continua; por muy rápido que bebamos el agua llega un momento en que el vaso se desborda porque somos incapaces de beber más. Hoy en día estamos expuestos a tantos tóxicos que nuestras defensas naturales no dan abasto y el vaso se colma con demasiada frecuencia.

Con la alimentación podemos ayudar a nuestro organismo a desintoxicarnos.

La actividad del sistema antioxidante se incrementa si tomamos alimentos ricos en selenio, vitamina C, cobre y zinc.

Hay muchos alimentos que actúan como neutralizadores y quelantes de sustancias tóxicas, son los alimentos ricos en polifenoles y especialmente en flavonoides (cítricos, cebolla, ajo, manzana...).

Después de leer este capítulo seguro que te acuerdas de ese amigo al que le sobran unos kilos, que se alimenta a base de carne, grasa y azúcar y que fuma y bebe como un cosaco y sin embargo no tiene cáncer. El nivel de tolerancia a los tóxicos de cada uno es diferente. Mientras que unos llenan el vaso muy rápido, otros tardan muchísimo en llenarlo. Como no sabemos cuál es la capacidad de nuestro vaso, es importante que potenciemos nuestro sistema antioxidante con una correcta alimentación y evitemos en lo posible el contacto con tóxicos. Pero no sólo los tóxicos con los que tenemos contacto juegan un papel decisivo en el desarrollo del cáncer. Las emociones y los sentimientos influyen y mucho, como irás viendo a lo largo del libro.

Llegados a este punto, ya sabemos bastantes cosas sobre el origen del cáncer. Hemos visto cómo el cáncer es una enfermedad multifactorial en la que es necesaria una combinación de factores para que se manifieste la enfermedad.

Una única exposición a un carcinógeno no determina la aparición de cáncer. Si un día nos tomamos una carne quemada, nos fumamos un cigarrillo o nos realizan una radiografía no vamos a padecer cáncer, pero si fumamos de forma habitual o abusamos de los fritos y las barbacoas nuestras probabilidades de padecerlo aumentarán.

Si el cáncer es una lotería, tendremos más posibilidades de que nos toque cuantos más boletos juguemos. Después está la susceptibilidad genética de cada uno. Hay gente que juega todos los días a la lotería durante años y nunca le toca y hay personas que juegan una sola vez y les toca el gordo.

Cuanto más se investigue sobre el origen del cáncer, más podremos reducir nuestras posibilidades de que nos toque el gordo, siempre y cuando nos llegue información referente a dónde se encuentran esas papeletas. Se puede investigar, pero si el mensaje no llega a la población el excelente trabajo de los investigadores no sirve de nada.

No fumes, no bebas, no te expongas a las radiaciones, evita el contagio por determinados virus, come mucha fruta y verdura, realiza ejercicio, mantente delgado, y reducirás el número de papeletas para el sorteo y por ende tus posibilidades de padecer cáncer.

Parte II

# EL HOGAR ANTICÁNCER

# Ingredientes no recomendables
# en cosmética

Los cosméticos convencionales son un cóctel de sustancias químicas. Algunas de ellas se han evaluado y presentan riesgos para la salud.

Son muchas las sustancias no recomendables usadas en cosmética, ya sea por su poder irritante o por su efecto cancerígeno o alergénico, entre otros. Nuestra piel es muy permeable y especialmente vulnerable. Cualquier tóxico que entre en contacto con nuestra piel penetrará a través de ella y llegará hasta el torrente sanguíneo. Además, hoy en día se diseñan los cosméticos para que penetren profundamente en la piel. Cuanto más tiempo estén estas sustancias tóxicas en nuestra piel, más se absorberán. En el caso del maquillaje imagina qué cantidad de tóxicos puedes absorber si te maquillas a diario. Las sustancias peligrosas, incluso si están perfectamente integradas en los productos que las contienen, pueden liberarse a lo largo del tiempo y como consecuencia del uso. También se liberan al medio ambiente durante su proceso de producción y cuando se convierten en residuos. Estas sustancias se acumulan en la grasa corporal, además se encuentran en la leche materna y en el cordón umbilical. Nuestro primogénito recibirá todas las sustancias nocivas con las que hemos tenido contacto a lo largo de nuestra vida y se han acumulado en nuestra grasa. A nuestro primer hijo pasa el 70% de estas sustancias, y sus efectos durante el desarrollo pueden causar problemas de salud permanentes e irreversibles, y algunos de ellos pueden no manifestarse hasta la edad adulta.

Ya hemos visto algunas de estas sustancias. Repasemos y completemos la lista.

## Los ftalatos

Usados como plastificantes en el PVC flexible o en cosméticos son contaminantes muy extendidos en el medio ambiente mundial y se comportan como disruptores endocrinos. Se encuentran en los cosméticos y en los esmaltes de uñas, perfumes, lacas, limpiadores domésticos y desodorantes. Ya se han prohibido muchos de sus usos, pero en cosmética se utilizan para desnaturalizar el alcohol en los perfumes. Muchas veces no están indicados en el listado de ingredientes porque están incluidos dentro de la fragancia o perfume.

Los encontramos bajo el nombre: Diethyl phthalate; Isophthalate; Butylbenzylphthalate; Polyethylene terephthalate; Polybutylene Terephthalate; Dibutylphthalate; Dimethicone Colpoyol phthalate; Sodium phthalate, entre otros.

## Parabenos

Los **parabenos** son disruptores endocrinos presentes en la mayoría de los cosméticos. Se encuentran en cremas, esmaltes de uñas, perfumes, lacas de pelo, desodorantes y juguetes.

Los encontramos con el nombre de:

- Benzylparaben; Butylparaben; Ethylparaben; Isobutylparaben; Methylparaben; N-Propylparaben; Calcium Paraben; Sodium Paraben, entre otros.

## Placenta

El **extracto de placenta humana o animal** se utiliza en la elaboración de champús y acondicionadores para el pelo. En el extracto de placenta se ha identificado la presencia de progesterona, que puede inducir cánceres hormonodependientes.

## Talco

El **talco** usado en los polvos de maquillaje y los polvos para bebés se relaciona con el cáncer de ovario.

## Glicol de polipropileno

Los derivados del petróleo no son aconsejables para nuestra piel, pues bloquean los poros e impiden la eliminación de toxinas por la misma. Entre los derivados del petróleo destaca especialmente el **glicol de polipropileno (propylene glycol)**. Se trata de un líquido incoloro que forma parte de la composición de multitud de productos cosméticos, ¡y también de pinturas, detergentes para ropa, ceras para suelos y anticongelantes y líquidos de freno de los coches! De esta sustancia se dice que ayuda a retener la humedad de la piel y que hace que ésta se perciba al tacto suave y sedosa, pero lo que no se dice es que numerosos estudios relacionan el glicol de propileno con la dermatitis de contacto[207] y algunos trastornos del riñón o del hígado, además de ser inhibidor del crecimiento de las células epidérmicas e irritarlas (de hecho se le considera el principal irritante de la piel, incluso en concentraciones muy bajas). Puede también irritar los ojos, causar trastornos gastrointestinales, náuseas, dolor de cabeza y vómitos, e incluso puede ser cancerígeno[208] en las dosis utilizadas habitualmente en cosmética.

## Fragancias artificiales

Los **almizcles sintéticos**, usados como fragancias, son sustancias químicas persistentes y bioacumulativas. Se relacionan con efectos tóxicos en los sistemas reproductor y endocrino humanos[209]. Son fragancias baratas y de fácil producción que se añaden a los productos como detergentes para ropa, geles de ducha, jabones, cremas de manos y perfumes.

En este grupo encontramos el **acetyl hexametyl**, que incide sobre el sistema nervioso. El **benzyl alcohol** insensibiliza la piel y el **bromocinnamal** resulta irritante para la piel. Una de las más utilizadas es el **tonalide**: evítalo.

## Metales pesados

En las biopsias de mamas afectadas por cáncer se han observado grandes acumulaciones de metales pesados tales como **hierro**, **níquel**, **mercurio**, **plomo** y **aluminio**[210]. Estos metales pesados tienen efectos estrogénicos pudiendo inducir la formación de cáncer de mama.

## Plomo

El plomo puede estar presente en más de seiscientos productos cosméticos utilizados de forma habitual: pintaúñas, barras de labios, pasta de dientes con efecto blanqueante, etc. El plomo es una toxina que afecta al sistema nervioso y puede provocar alteraciones del aprendizaje y del lenguaje, así como problemas de comportamiento. También se ha relacionado con problemas de fertilidad.

## Aluminio

Es otro elemento sobre el que también existen sospechas fundadas acerca de su toxicidad. De hecho, se han realizado numerosos estudios —algunos de ellos por parte de la Organización Mundial de la Salud— sobre la relación entre el aluminio y el **alzhéimer**, destacando el hecho de que en las autopsias realizadas a pacientes que padecían la enfermedad se encontraron en sus cerebros grandes concentraciones de aluminio. Además, gracias a esas investigaciones se sabe que el aluminio puede unirse al ADN y modificar su estructura, así como alterar la actividad de los genes. Y su absorción se produce tanto por vía oral como a través de la piel. De ahí que los cosméticos que lo contienen sean una fuente de contaminación a tener muy en cuenta. Especialmente porque el aluminio —en sus distintas formas— puede encontrarse en cremas hidratantes, pintalabios, desodorantes, antitranspirantes, etc. Un ejemplo de la utilización cosmética del aluminio es su presencia —en forma de **clorhidrato de aluminio**— en la mayoría de los antitranspirantes que se encuentran en el mercado. Pero lo cierto es que, si bien su acción astringente consigue reducir o inhibir el flujo de sudor, también puede causar cáncer de mama al provocar la mutación de las células[211]. Ello se debe al parecer a que al evitar la eliminación de toxinas a través de las axilas, el cuerpo se ve forzado a depositarlas en las glándulas linfáticas que se encuentran bajo los brazos. Y ésta podría ser una de las razones de que la mayoría de los tumores cancerígenos de mama se encuentren precisamente donde se encuentran esas glándulas.

El clorhidrato de aluminio al igual que los parabenos y ciertas sustancias bacteriostáticas y fungicidas utilizadas en multitud de productos de belleza pueden imitar el comportamiento de los estrógenos y favorecer el crecimiento de tumores, como es el caso del cáncer de mama. Lamentablemente, los parabenos —en cualquiera de sus formas— se encuentran en más del 90% de los productos que permanecen en la piel y en más del 70% de los que se enjuagan.

Sin embargo, cabe destacar que hay estudios que descartan esta relación entre el aluminio y el cáncer de mama[212]. Yo prefiero eliminar el aluminio de mis desodorantes y recurrir a fórmulas más naturales y sencillas.

El aluminio lo encontramos bajo la denominación **aluminium chloride**, y todas las palabras que contengan la palabra *aluminium*.

Las sales de aluminio naturales no tienen efectos tan negativos como las de síntesis, con más capacidad de taponar las glándulas sudoríparas y provocar su inflamación.

## Protectores solares

En los protectores solares se encuentran sustancias que pueden imitar a los estrógenos e inducir cáncer hormonodependiente[213]. Debemos evitarlos a toda costa.

**Methyl-benzylidene camphor (4-MBC), benzophenone-3 (Bp-3), octyl-dimethyl-PABA (OD-PABA), diethyl phthalate homosalate (HMS), octyl-methoxycinnamate (OMC).**

## Productos cosméticos a evitar:

| Evitar o reducir al máximo | Sustituir por |
| --- | --- |
| Cosmética, champús, geles, filtros solares, laca de uñas, quitaesmalte, perfumes que contengan ftalatos y parabenes. | Productos libres de parabenes y ftalatos. Productos con certificación ecológica. |
| Productos que contengan fragancias «baratas», contienen almizcles sintéticos. La mayoría de las colonias, contienen ftalatos. | Fragancias naturales basadas en aceites esenciales. |

*Continúa*

| Evitar o reducir al máximo | Sustituir por |
|---|---|
| Los desodorantes con aluminio. | Desodorantes naturales sin aluminio. |
| Los protectores solares con pantallas químicas. | Protectores solares con filtros minerales. |

# Ingredientes no recomendables
# en productos de limpieza y en el hogar

En nuestros hogares hay numerosas sustancias sintéticas que incluyen todo tipo de productos químicos de síntesis, algunos de los cuales son carcinógenos.

Artículos de uso diario, tales como muebles, productos de limpieza de platos, pintura y plástico, pueden introducir sustancias químicas dañinas en nuestro ambiente y nuestro organismo.

Además de los ingredientes no recomendables en cosmética que acabamos de ver, y que con frecuencia se usan en los productos de limpieza, vamos a ver algunos de los usados específicamente para la limpieza del hogar y que deben ser evitados.

## Insecticidas domésticos

Los insecticidas usados en casa para acabar con moscas y mosquitos pueden ser muy tóxicos y cancerígenos[214]. Evita los insecticidas y busca alternativas naturales para acabar con las plagas.

**Piretroides:** aletrín, tetrametrín, resmetrín, d-fenotrín, permetrín, cipermetrín, deltametrín, ciflutrín, cifenotrín, empentrín...

**Organofosforados:** malatión, diclorvos (DDVP), fenitrotión, clorpirifos, paratión, diazinón...

**Carbamatos:** propoxur, bendiocarb, carbaril, aldicarb...

## Retardantes de la llama

Colchones, cables, muebles, calzado, ropa infantil, fundas de almohadas y almohadones, y todos los electrodomésticos, pueden contener retardantes de llama con bromo como el éter de **polibromodifenilo** (PBDE) y el **penta y octa BDE**.

Los PBB, como se les llama genéricamente (hidrocarburos aromáticos polibromados), son antideflagrantes y contaminan durante mucho tiempo, dado que no son fácilmente degradables. Un estudio llevado a cabo en la Universidad de Michigan deja clara la nefasta relación de los PBB con la salud humana. Cáncer, muerte fetal y alteraciones del sistema nervioso son algunos de los efectos que la exposición al PBB causa[215].

## Alquilfenoles

Son productos químicos industriales utilizados en la elaboración de detergentes y otros productos de limpieza, y como antioxidantes en los productos hechos de plásticos y caucho. También se encuentran en productos de cuidado personal, especialmente los destinados al cuidado del cabello, y como un componente activo en muchos espermicidas.

Los alquilfenoles se ha demostrado que imitan las acciones del estradiol, mediando sus efectos a través de los receptores de estrógenos celulares[216].

Los encontramos bajo la denominación **nonoxinol**, **octoxinol**, **nonilfenol**, **octilfenol**, etc.

En los productos de limpieza se encuentran detrás de la calificación de «tensioactivos no iónicos».

## Solventes usados en limpieza en seco de tintorerías

En la industria se utilizan diferentes solventes que pueden inducir cáncer[217]. A menudo la limpieza en seco es poco ecológica y un proceso tóxico en donde se utilizan ingredientes corrosivos, cancerígenos, como el **percloroetileno** (conocido como perc), que ha sido relacionado con una gran variedad de cánceres.

Como solventes tóxicos se usan el **tetracloroethylene**, el **methylene chloride** y el **trichloroethylene**.

Si llevas a lavar una prenda a la lavandería, tras recogerla espera al menos dos horas antes de usarla.

## Triclosán

Es un agente antimicrobiano incluido en gran cantidad de productos. Siempre que leas la palabra *antibacteriano*, detrás de ella está el triclosán. Lo encontramos en jabones, pasta de dientes, desodorantes, ropa y cojines. Y de aquí pasa a la leche materna y al medio ambiente[218]. Se comporta como un disruptor endocrino. Y aunque su efecto sobre el cáncer de mama no es concluyente, se recomienda aplicar el principio de prudencia y evitarlo[219].

**Productos de limpieza a evitar**

| Evitar o reducir al máximo | Sustituir por |
| --- | --- |
| Alquilfenoles (tensioactivos). | Productos de limpieza sin tensioactivos. Usar bicarbonato y vinagre para limpiar. |
| Insecticidas químicos domésticos. | Insecticidas preparados con aceites esenciales o ácido bórico. |
| Percloroetileno/ tetracloroetileno en limpieza en seco. | Compra prendas que puedan lavarse en casa. Si acudes a una tintorería airea las prendas varias horas antes de usarlas |
| Triclosán. | Evitar productos antibacterianos. |

🐂 En julio del 2012 una conocida cadena de supermercados española fue obligada a retirar del mercado once de los productos cosméticos que vendía bajo su marca blanca, a causa de su potencial cancerígeno. Si se revisasen más los componentes de los productos cosméticos serían muchos más los que se retirasen del mercado.

🐂 Busca siempre cosméticos con pocos ingredientes y de origen natural. No te la juegues, es tu salud. Elige cosmética y productos de limpieza ecológicos.

# El hogar libre de tóxicos

Te he ido mostrando muchas de las sustancias declaradas como cancerígenas por la OMS. Pero hay muchas más de las que no he hablado por no hacer este libro interminable. Si quieres leer todos los monográficos escritos por la OMS y el Instituto Internacional para la Investigación del Cáncer (IARC) sobre sustancias carcinógenas, puedes entrar en su web y leerlos detenidamente: http://monographs.iarc.fr/ENG/Monographs/PDFs/index.php

Sé que estás en estado de *shock* después de tanta información. ¡Todo lo que hacemos a diario es cancerígeno! Seguramente llegados a este punto tendrás muchas dudas. ¿Cómo vivir en un ambiente libre de tóxicos?

Voy a hacerte una propuesta de cómo debería ser un hogar y un entorno libre de tóxicos. Te propongo varias recetas de cosmética casera fáciles de elaborar.

## Cosmética e higiene personal

Pásate a la **cosmética natural y ecológica**. Se elabora con componentes vegetales, de cultivo ecológico o silvestre. No se realizan pruebas con animales. No están permitidos el uso de colorantes sintéticos, siliconas, parafinas ni derivados del petróleo. No se permite el tratamiento radioactivo de los productos. No se incluyen materias primas, especialmente compuestos químicos, sobre los que existen dudas sobre su inocuidad para el medio ambiente o la salud de las personas. Para asegurarte de que el producto es ecológico busca el sello que así lo certifique.

La cosmética ecológica y natural usa ingredientes naturales que son afines a la piel y aportan grandes beneficios. Contienen ingredientes de origen vegetal como aceites y grasas procedentes de semillas, frutas y cortezas, que contienen ácidos grasos parecidos a los de la piel que permiten una mejor eficacia del producto.

Los ingredientes son de origen ecológico o biológico certificados que garantizan que el cultivo de las plantas se realiza respetando el entorno natural, produciendo ingredientes libres de toda contaminación.

Elegiremos productos sin conservantes sintéticos, colorantes, fragancias ni derivados del petróleo. Elige productos con muy pocos ingredientes. Un simple aceite de oliva o de almendras puede ser suficiente para mantener hidratada nuestra piel.

## Desodorante

Sin alcohol, aluminio, colorantes, conservantes ni fragancias. Elegiremos desodorantes de origen vegetal sin fragancia. Una opción natural es utilizar piedra de alumbre. La ideal y más efectiva es la piedra de alumbre sin pulir.

Receta de **desodorante casero**: 200 ml de agua destilada + 200 ml de alcohol de 70 °C + 1 ml de glicerina líquida + 25 gotas de aceites esenciales a nuestro gusto según olor deseado (canela, limón, salvia, menta, eucalipto, lavanda...).

## Aceite corporal, bálsamo y cremas

Utilizaremos aceites 100% ecológicos y a poder ser de primera prensada. El aceite de jojoba es muy recomendable, así como la manteca de karité para las cremas. Muy recomendables son los aceites de almendras dulces, de oliva y de sésamo.

Receta de **bálsamo labial**: 50 g de manteca de cacao + 70 g de aceite de oliva virgen extra + 20 g de cera pura de abeja + 20 g de aceite esencial de menta. Derretimos la cera de abeja y la manteca de cacao calentándolas al baño María junto al aceite de oliva, cuanto estén líquidos añadimos el aceite esencial que deseemos.

Receta de **crema corporal de aloe vera**: 200 g de aloe vera batido + 250 g de aceite de oliva virgen extra o aceite de almendras
dulces + 30 g de cera de abeja. Calentamos al baño María el aceite
y la cera hasta que se derrita, después añadimos el aloe vera y mezclamos con delicadeza. Dejamos enfriar y envasamos.

Receta de **crema facial limpiadora**: 40 g de lanolina, 60 g de aceite de almendras, 75 ml de agua destilada, 3 gotas de aceite esencial
de lavanda. Calentamos la lanolina hasta que se derrita, añadimos
el resto de ingredientes y mezclamos enérgicamente. Envasamos y
conservamos en un lugar frío y seco.

Receta de **mascarilla facial de melocotón**: 50 g de melocotón +30 g
de aceite de oliva. Trituramos el melocotón con ayuda de una batidora. Mezclamos el aceite de oliva y el melocotón y templamos calentando a fuego lento dos minutos. Dejamos enfriar antes de aplicar.

## Champú y gel

Lo ideal son los jabones en pastilla con certificación ecológica. Busca
champús sin derivados del petróleo ni siliconas, así como libres de parabenos.
No te seques el pelo con secador, crea campos electromagnéticos.

Receta de **champú casero**: 2/4 partes de agua filtrada + 1/4 parte
de tegobetaína de coco + 1/4 parte de infusión de lavanda. Mezclamos todos los ingredientes, envasamos y dejamos enfriar.

Para darle brillo a tu pelo aplica unas cucharaditas de vinagre de
manzana mientras te estés aclarando el pelo.
Si quieres usar gomina casera prueba con unas gotas de limón.

## Pasta de dientes

Utiliza pasta sin flúor ni colorantes artificiales.

Receta de **pasta de dientes casera**: 80 g de aloe vera; 80 g de infusión de tomillo, caléndula (niños), cola de caballo o la que guste;

16 g de glicerina; 2 g de goma xantana; 5 g de propóleo (opcional, pero junto con el tomillo forman un tándem ideal para prevenir y curar infecciones); 20 gotas de aceite esencial de menta, hierbabuena; 10 gotas de algún conservante natural (semilla de pomelo por ejemplo), aunque sin él aguanta un mes por lo menos.

Desinfecta los recipientes que vayas a usar con alcohol, por ejemplo. Se pasa todo por la batidora. Hay que tener en cuenta que al enfriar espesa; si se desea más espesa hay que añadir más goma xantana.

En los países musulmanes en vez de utilizar pasta y cepillo de dientes utilizan la rama de un árbol llamado arak. Este árbol tiene propiedades terapéuticas y actúa reforzando las encías.

Como **colutorio bucal** puedes hacer enjuagues con unas gotas de propóleo.

## Depilación

La **depilación** mejor con cuchilla. El pelo no va a crecer más fuerte tal y como dice la leyenda urbana.

## Higiene íntima

Las compresas y tampones convencionales están blanqueados con cloro, perfumados y llevan plástico, por lo que no son recomendables. Tenemos varias opciones: las compresas y tampones hechos de materiales naturales, sin blanquear con cloro, sin fragancia y sin restos de tóxicos; las compresas lavables de algodón orgánico sin tratar o de seda, que son muy absorbentes, delicadas con la piel y duraderas; la copa vaginal, fabricada con silicona médica hipoalergénica. Personalmente la opción que uso es la copa vaginal.

## Protectores solares

Cada año se vierten al mar entre cuatro mil y seis mil toneladas de protector solar, con una serie de compuestos químicos que afectan a las colonias de corales y a un gran número de especies marinas. Además, cuatro de cada cinco protectores contienen sustancias dañinas para la salud. Veamos cuál sería la mejor opción para protegernos de forma saludable de la radiación ultravioleta (UV).

A la hora de elegir un protector solar tenemos dos opciones:

*Protectores con filtros solares químicos:*

Los filtros químicos convierten la luz UV en una forma menos dañina de radiación, como los rayos infrarrojos (calor). Para hacer esto, los filtros químicos absorben la radiación, y durante este proceso el filtro pierde gradualmente su capacidad para proteger contra los rayos del sol, por lo que deben aplicarse con frecuencia.

Hay filtros que absorben la radiación UV-A, la UV-B o ambas (son los protectores solares de amplio espectro). Lo ideal es protegernos de ambas radiaciones.

Estos filtros de protección solar están hechos con ingredientes sintéticos que se comportan como xenoestrógenos y penetran a través de la piel, por ejemplo benzofenona, oxibenzona y 4-MBC. Estas sustancias pueden desencadenar reacciones alérgicas, se comportan como disruptor hormonal potencial y penetran en la piel en cantidades relativamente importantes. Algunos expertos advierten que no se deben utilizar en niños.

Las cremas tradicionales con filtros químicos están compuestas por partículas muy pequeñas, llamadas nanopartículas, que son lo suficientemente diminutas como para penetrar en la piel y entrar en el torrente sanguíneo.

Además de estos disruptores endocrinos, estos filtros pueden contener otras sustancias tóxicas como vitamina A o repelente para mosquitos.

En un estudio liderado por investigadores del Environmental Working Group se encontró que los quinientos productos de protección solar más populares en Estados Unidos pueden en realidad aumentar la velocidad en la cual las células malignas desarrollan y extienden el cáncer de piel, ya que contienen vitamina A y sus derivados, retinol y palmitato de retinol[220].

*Protectores con filtro mineral:*

Un filtro mineral funciona como una barrera total contra los rayos UV. Se aplican en forma de crema o loción. El filtro mineral es un escudo invisible que impide que la radiación UV llegue hasta la parte inferior de la piel. Cuando la crema es aplicada en la piel, los filtros empiezan a funcionar de inmediato y su efecto no desaparece hasta que no se elimina o se arrastra con el sudor.

Los filtros solares minerales están hechos con dióxido de titanio u óxido de zinc (Titanium Dioxide o Zinc Oxide). Elegiremos filtros preparados con óxido de zinc sin nanopartículas, que en lugar de penetrar en la piel como los filtros químicos clásicos, permanecen en su superficie haciendo de pantalla y reflejan todos los rayos UV; actúan como una pantalla física. Cuando se utiliza el zinc en forma de nanopartículas, éste penetra en la piel y por tanto en el torrente sanguíneo. Las nanopartículas son partículas ultrafinas que actualmente están siendo muy utilizadas en una amplia gama de productos y sustancias, entre ellas ropa, preparados para el tratamiento de superficies y productos cosméticos. Su tamaño es tan reducido que pueden atravesar las paredes celulares y ser inhalados por el ser humano. Las nanopartículas pueden ser peligrosas si se inhalan o pasan al torrente sanguíneo causando efectos tales como la inflamación, enfermedades cardiovasculares, efectos negativos en los órganos internos y cáncer tras una exposición prolongada. Hoy en día su seguridad es controvertida, por eso es mejor aplicar el principio de precaución y evitarlas[221]. En algunos países está prohibido el uso de nanopartículas en cosmética. Las nanopartículas logran que la crema solar sea más transparente a fin de evitar la antiestética capa blanca sobre la piel y ésta es la razón por la que se usan en los filtros solares. En las etiquetas aparecen con la denominación «nano»

El dióxido de titanio es un ingrediente peligroso incluso si no está en forma de nanopartículas. Es altamente fotorreactivo, es decir, genera los dañinos radicales libres al reaccionar con la luz, incluso puede producir un severo quemado solar mayor que si no usáramos protector solar. Las partículas que contienen dióxido de titanio pueden causar un daño oxidativo al ADN, lo que puede llevar a que se desarrolle un cáncer en la piel[222].

Por tanto, lo más adecuado para nuestra salud sería una crema con protección física basada en el óxido de zinc. Pueden encontrarse protectores solares con un mínimo del 7% de óxido de zinc y que logran una protección de amplio espectro. Ahora bien, el problema que tienen estos filtros solares minerales es que también pueden contener nanopartículas, por lo que es conveniente buscarlos con grandes partículas minerales, por los menos de más de 100 nanómetros. Estas cremas, como hemos visto, tienen un inconveniente, dejan un aspecto blanquecino en la piel.

Para los que no quieran utilizar filtros físicos, la Avobenzona o Mexoryl SX también es utilizado como filtro químico y es aceptado como no tóxico[223].

*¿Existe el protector solar ideal?*

El protector solar ideal: Bloquearía los rayos UV que causan las quemaduras solares y los radicales libres.

Seguiría siendo eficaz en la piel durante varias horas.

No contendría ingredientes perjudiciales.

Es difícil encontrar un protector que cumpla todos estos requisitos.

*¿Qué debemos evitar en un filtro solar?*

Filtros solares químicos que contengan: oxybenzone, 4-MBC, benzophenone.

Los filtros con vitamina A (palmitato de retinol) añadida y repelente para mosquitos.

Cremas en forma de aerosol y polvo: contienen micropartículas.

Cremas con SPF (Factor de Protección Solar) mayor de cincuenta. Cuanto mayor es el nivel de protección, mayor es la concentración de ingredientes tóxicos, como la benzofenona.

*Nuestra elección:*

Lo mejor son los filtros de protección solar natural mineral elaborados con óxido de zinc que tengan certificación ecológica, ya sea en forma de loción o de crema y de alta protección, y que no contengan nanopartículas.

Lo ideal es usar filtros físicos (ropa, gorras, sombreros, gafas de sol), mantenerse en la sombra y no exponerse en horas de máxima insolación. Las prendas de algodón proporcionan un factor solar de casi 15 SPF, en otras palabras, al cubrir tu piel con ropa obtendrás quince veces más protección solar en la piel. ¿Qué hacen los bereberes? ¿Se untan en cremas? Se protegen del sol utilizando prendas que cubran toda su piel y de color oscuro para así mantener alejados los rayos del sol.

Consumir una dieta saludable llena de antioxidantes naturales es siempre una estrategia útil no sólo para mantenerse saludable, sino también para contrarrestar el daño causado por la exposición a la radiación ultravioleta. Los alimentos frescos, crudos y sin procesar proporcionan los nutrientes que tu cuerpo necesita para mantener un balance saludable de grasas omega-3 y omega-6 en la piel, y ésa es nuestra primera línea de defensa contra las quemaduras solares. En concreto el té verde, las alcachofas, las uvas y el vino tinto han demostrado ser un eficaz protector frente al daño producido por los rayos UV[224]. Lo encontramos de forma natural en el vino y la uva negra.

El aceite de sésamo, el aceite de jojoba y la manteca de karité también son excelentes protectores solares.

Es importante protegerse del sol para evitar el cáncer de piel, pero también es importante exponerse al sol para sintetizar vitamina D, la cual es muy beneficiosa para el cáncer. Protección sí, pero elige bien. No vaya a ser más perjudicial la crema que utilicemos que los rayos UV.

## Productos de limpieza

Para limpiar, lo ideal es agua, bicarbonato y vinagre. Limpian, desinfectan y dejan un acabado brillante.

### Detergente para la ropa

Debes escoger detergentes en líquido o en polvo que sean de base vegetal y sin aroma. Sin fragancias, colorantes, conservantes, enzimas, tensioactivos no iónicos, fosfatos ni ingredientes derivados del petróleo.

Podemos usar las nueces de lavado o fabricar nuestro propio detergente.

No uses suavizante, es muy contaminante.

Receta de **jabón de la abuela** para lavar a mano o como base de jabón líquido para la ropa: 420 g de aceite de oliva (mejor emplear aceite de oliva sin usar) + 56 g de sosa cáustica + 135 g de agua filtrada. Es importante respetar las cantidades indicadas para obtener un buen jabón. Coloca los ingredientes por separado en recipientes de cristal o acero inoxidable. Primero mezcla la sosa con el agua con una cuchara de madera (ponte unos guantes como precaución). Vierte esta mezcla sobre el aceite de oliva y remueve con cuidado hasta que cuaje. Puedes remover a mano o con ayuda de una batidora. Añade en este punto los ingredientes opcionales que desees, por ejemplo unas gotas de limón para potenciar su efecto blanqueante o una cucharadita de sal para facilitar el posterior corte o rallado. Remueve hasta que cuaje y deja reposar dos días antes de desmoldar. Luego debes dejarlo reposar en un lugar cálido un mes, dándole la vuelta cada diez días.

Receta de **detergente para la ropa**: Mezcla 300 g de jabón de la abuela con dos litros de agua y aceites esenciales, por ejemplo de lavanda (3 ml), mandarina (3 ml) y limón (3 ml). Ralla el jabón y hiérvelo en el agua hasta que se disuelva, añade los aceites y mezcla bien. Deja enfriar y envasa. En cada lavado usa 150 ml.

## Lavavajillas y lavaplatos

Elige detergentes de origen vegetal ecológico certificado y sin aroma. Recuerda que con este producto lavaremos los utensilios con los que después cocinamos, comemos y guardamos los alimentos. Es importante el estropajo que utilicemos; asegúrate de que no contenga formaldehído. Para el lavavajillas elige uno sin tensioactivos, fosfatos, colorantes ni conservantes.

Receta de **lavavajillas casero**: Mezcla tres cucharadas de jabón de la abuela con 150 ml de vinagre, 1 litro de agua y 5 ml de aceite esencial de limón.

## Multiusos y limpiador del hogar

El **bicarbonato de sodio** y el **bórax** los podemos usar para desinfectar.
El ácido cítrico del limón es ideal como antical. Para **desincrustar la cal** lo más efectivo es frotar con **limón**.
La dolomita se usa como abrillantador de metal, cerámica, etc. La cera natural abrillanta la madera. Para limpiar los cristales nada mejor que un chorrito de bicarbonato y vinagre y un paño de microfibra.

El vinagre es ideal para la limpieza del hogar. Es barato y da muy buenos resultados.

Receta de **limpiador multiusos**: 800 ml de vinagre + 150 ml de alcohol de 96° + 15 ml de aceite de eucalipto + 5 ml de aceite esencial de limón. Se mezclan todos los ingredientes y se envasa. Basta con dos cucharadas soperas por cada litro de agua para obtener una limpieza brillante.

## Insecticidas domésticos

El **ácido bórico** es un excelente insecticida. Basta con aplicar una delgadísima capa en las zonas frecuentadas por hormigas o cucarachas. Ojo, nunca debe usarse en productos de cosmética. En cosmética convencional se usa el ácido bórico en hidratantes y cremas para el culito irritado.

Para ahuyentar a las hormigas prueba a poner trocitos de pimienta de cayena, clavo molido y ajo en su camino. Rocía el recorrido hasta el hormiguero con limón.

Para las moscas y mosquitos lo más efectivo es instalar una **mosquitera**.

Para las moscas puedes crear una trampa casera cortando tiras de papel (puede ser periódico, cartulina, papel para regalo, etc.) y untándolas con miel, acudirán «como moscas».

Para los mosquitos compra velas de **citronela**, los tendrás alejados de la zona.

Receta de **espray antimosquitos**: 50 g de agua destilada o agua floral (de rosas) + 8 gotas de aceite esencial de citronela + 8 gotas de aceite esencial de geranio + 8 gotas de aceite del árbol de té + 2 g de glicerina vegetal. Diluir los aceites en la glicerina, mezclar con varillas y añadir el agua. Envasar en un bote pulverizador.

---

Las recetas de cosmética han sido cedidas y recopiladas por Naturalia Vida Sana, Ana Rene y Odile Fernández.

Parte III

# LA ALIMENTACIÓN ANTICÁNCER

# Hablemos de nutrientes
## y cáncer

Para muchos lectores este capítulo puede resultar tedioso. Demasiados datos. Lo sé, lo sé. Pero nos ayuda a comprender mejor la importancia de una buena alimentación para luchar contra el cáncer. A lo largo de este capítulo descubrirás muchos trucos para mejorar tu salud realizando pequeños (o no tan pequeños) cambios en tu dieta.

Vamos a analizar los nutrientes imprescindibles para que nuestro organismo funcione de manera correcta y armónica. Necesitamos alimentarnos para vivir y mantenernos sanos, sin embargo los alimentos pueden, literalmente, matarnos. Para comprender cómo los alimentos pueden generar salud y enfermedad vamos a ir desgranando todos sus componentes: los nutrientes.

Los **nutrientes imprescindibles** para el desarrollo de nuestro organismo son[225]:

1. Proteínas. Incluidos los aminoácidos esenciales.
2. Hidratos de carbono.
3. Grasas (o lípidos).
4. Vitaminas.
5. Minerales.
6. Agua.

Veamos uno a uno cuáles son estos nutrientes y su influencia en el cáncer.

## Las proteínas y el cáncer

La palabra proteína procede del griego *proteios*, que significa «lo primero» o «lo más importante». Las proteínas sirven para formar estructuras celulares: músculos, huesos, piel, etc. Suministran el material necesario para el crecimiento y reparación de los tejidos y órganos de nuestro cuerpo. Las necesitamos para formar anticuerpos, hormonas, enzimas, etc., y para obtener energía. Las proteínas son imprescindibles para el crecimiento del organismo.

En la infancia es cuando más proteínas necesitamos y en la vejez cuando menos.

Casi todos asociamos la palabra proteína a la carne y creemos que sin carne no podríamos vivir. Cuando le digo a alguien que soy vegetariana, lo primero que me dice es: «¿De dónde sacas las proteínas?» Esta creencia de que el único alimento que contiene proteínas es la carne está muy extendida. En el pasado, el consumo de proteínas cárnicas se asociaba a opulencia y riqueza. La carne estaba reservada para los ricos. Estos ricos consumidores de carne sufrían gota y cálculos renales con gran frecuencia por este excesivo consumo. Recordad el caso de Carlos V, cuya dieta era básicamente carne, carne y más carne. Murió deformado por la gota.

El tema de las proteínas en la dieta suscita muchas dudas. La historia de las proteínas es una historia de mentiras y errores que voy a intentar aclararos.

¿Qué son las proteínas? ¿Qué alimentos las contienen? ¿Dónde están las proteínas en los vegetales? ¿Hay que combinar las proteínas vegetales para obtener proteínas de calidad? ¿Cuántas proteínas debemos consumir? ¿Es malo un exceso de proteínas? ¿Se relacionan las proteínas con el cáncer?

### ¿De qué se componen las proteínas?

Las proteínas están formadas por largas cadenas de cientos e incluso miles de aminoácidos. Las proteínas vegetales son más cortas y las animales más largas. Las proteínas de nuestro organismo se desgastan y hay que reponerlas con frecuencia. Para sintetizar proteínas nuestro organismo necesita veinte aminoácidos, de los cuales ocho son esenciales (nueve en los niños), es decir, necesitamos ingerirlos con la dieta dado que nuestro organismo no los sintetiza. Los **aminoácidos esenciales** son: histidina (en los niños), triptófano, valina, leucina, isoleucina, fenilalanina, treonina, metionina y lisina.

Nuestro cuerpo no puede utilizar las proteínas de los alimentos tal y como las ingerimos: tiene que desmenuzarlas para obtener los aminoácidos esenciales necesarios para formar nuestras propias proteínas que reemplacen a las desgastadas. Cuando ingerimos un alimento, lo que necesitamos obtener son los aminoácidos de los alimentos, no sus proteínas.

Hay aminoácidos que son especialmente importantes para sintetizar una enzima con alto poder antioxidante, y por tanto muy importante en la lucha contra el cáncer: el **glutation**. Estos aminoácidos son los llamados **aminoácidos azufrados**: metionina, taurina, glicina, cisteína, cistina, ácido glutámico y glutamina. Estos aminoácidos los podemos encontrar en alta concentración en las algas, el ajo, la cebolla, las coles, los cereales integrales, los pseudocereales y en la soja.

Para sintetizar **anticuerpos** que nos ayuden a luchar contra los invasores, necesitamos fenilalanina, triptófano, lisina, cisteína y metionina. Los alimentos ricos en estos aminoácidos son la cebolla, el ajo, el brócoli y las legumbres.

## ¿Cómo se forma una proteína?

La formación de proteínas se podría comparar con la confección de un collar compuesto por múltiples abalorios de diferentes colores. Cuando se desgasta el collar nuestro cuerpo tiene que formar uno nuevo. Para ello necesita encontrar de nuevo esos abalorios. Algunos los puede sintetizar, pero otros debe tomarlos de los alimentos que ingerimos.

Para que se forme una proteína completa, es decir, para que nuestro collar esté completo, éste debe tener los ocho aminoácidos esenciales en proporciones adecuadas. Cada aminoácido lo necesitamos en una cantidad determinada en función del papel que ese aminoácido desempeña en nuestro cuerpo. A nuestro cuerpo no le sirve que un alimento tenga mucha leucina si después es deficiente en metionina, por poner un ejemplo.

Imaginemos que los abolorios de nuestro collar son de ocho colores diferentes y necesitamos tener cinco abalorios de cada color para formar un precioso collar. En total necesitaríamos cuarenta abalorios,

¿no? Cuando un alimento no tiene los ocho abalorios en las proporciones adecuadas para formar el collar debe esperar a que el abalorio que falta le llegue a través de otro alimento. El número de abalorios que contiene una proteína alimenticia es lo que se llama **valor biológico de una proteína**.

| Triptófano | Valina | Leucina | Isoleucina | Fenilalanina | Metionina | Treonina | Lisina |
|---|---|---|---|---|---|---|---|
| Triptófano | Valina | Leucina | Isoleucina | Fenilalanina | Metionina | Treonina | Lisina |
| Triptófano | Valina | Leucina | Isoleucina | Fenilalanina | Metionina | Treonina | Lisina |
| Triptófano | Valina | Leucina | Isoleucina | Fenilalanina | Metionina | Treonina | Lisina |
| Triptófano | Valina | Leucina | Isoleucina | Fenilalanina | Metionina | Treonina | Lisina |

Proteína completa

## Clasificación de las proteínas

Las proteínas presentes en los alimentos se clasifican como de **alto valor biológico** o **completas** cuando contienen todos los aminoácidos esenciales y en las proporciones adecuadas para poder formar nuevas proteínas, y de **escaso valor biológico** o **incompletas** cuando no poseen todos los aminoácidos o los poseen pero algunos en pequeñas cantidades, por ejemplo en vez de cinco abalorios de lisina puede contener tres. Y aunque del resto de colores tenga los cinco abalorios, no será una proteína completa. Estos aminoácidos presentes en algunos alimentos en pequeñas proporciones son los llamados **aminoácidos limitantes** y serían el abalorio que nos faltaría para completar el collar. Tradicionalmente, las proteínas animales se han considerado de alto valor biológico o de calidad y las vegetales de bajo valor o baja calidad por presentar aminoácidos limitantes. También podemos hablar de *score* de aminoácidos, el cual determina el total de aminoácidos esenciales en una proteína. La carne, la leche y los huevos poseerían un valor biológico alto y un *score* de aminoácidos de cien por no tener aminoácidos limitantes y presentar un mayor equilibrio de aminoácidos. La carne en general tiene una mejor proporción de aminoácidos esenciales con respecto a algunos vegetales, pero sin embargo algunos vegetales tienen mejor proporción de aminoácidos que la carne y esto poca gente lo sabe.

Todas las proteínas vegetales tienen todos los aminoácidos esenciales, aunque en ocasiones tienen aminoácidos limitantes. ¿Hay algún alimento animal al que le falte alguno de los aminoácidos esenciales? La respuesta es sí. La gelatina, un producto animal recomendado para los niños que no contiene nada de triptófano. A pesar de ser proteína pura (85%) no contiene uno de los aminoácidos esenciales. Curioso, ¿no? ¿Sabéis qué es la gelatina? Es una mezcla semisólida, incolora y casi insípida que se obtiene a partir del tejido conectivo de despojos de animales hervidos en agua. No suena muy apetecible, ¿verdad? Pues nuestros niños la toman en grandes cantidades. Existe una gelatina vegetal llamada agar-agar que es un sustituto saludable para las recetas que precisen gelatina.

La calidad biológica de una proteína será mayor cuanto más similar sea su composición a la de las proteínas de nuestro cuerpo. De hecho, la leche materna es el patrón con el que se compara el valor biológico de las demás proteínas de la dieta.

En el caso de la carne no es oro todo lo que reluce. No todas las carnes contienen los aminoácidos esenciales en buenas proporciones. Cuando la carne contiene más de un 10% de grasa ya no tiene un buen patrón de aminoácidos y su *score* es menor de cien. Por ejemplo, una hamburguesa tiene un 25% de grasa y su *score* es de cincuenta y nueve.

Veamos algunas proteínas vegetales.

El **arroz** posee poca lisina, ése es su aminoácido limitante. Contiene poca lisina pero mucha metionina (más de cinco abalorios de metionina, por lo que puede compartirla con otro collar al que le falte este abalorio). Como le falta lisina, nuestro cuerpo deja de formar el collar y lo deja en *stand by* para cuando llegue más lisina. Si comemos algo más durante el día obtendremos la lisina que nos falta y podremos formar un collar completo.

| | | | | | Metionina | | |
|---|---|---|---|---|---|---|---|
| Triptófano | Valina | Leucina | Isoleucina | Fenilalanina | Metionina | Treonina | |
| Triptófano | Valina | Leucina | Isoleucina | Fenilalanina | Metionina | Treonina | |
| Triptófano | Valina | Leucina | Isoleucina | Fenilalanina | Metionina | Treonina | Lisina |
| Triptófano | Valina | Leucina | Isoleucina | Fenilalanina | Metionina | Treonina | Lisina |
| Triptófano | Valina | Leucina | Isoleucina | Fenilalanina | Metionina | Treonina | Lisina |

Las **legumbres** poseen todos los aminoácidos, pero tiene como aminoácido limitante la metionina. Sin embargo, tienen mucha lisina. Legumbres y arroz forman una pareja perfecta.

| | | | | | | | | Lisina |
|---|---|---|---|---|---|---|---|---|
| Triptófano | Valina | Leucina | Isoleucina | Fenilalanina | | | Treonina | Lisina |
| Triptófano | Valina | Leucina | Isoleucina | Fenilalanina | | | Treonina | Lisina |
| Triptófano | Valina | Leucina | Isoleucina | Fenilalanina | | | Treonina | Lisina |
| Triptófano | Valina | Leucina | Isoleucina | Fenilalanina | Metionina | | Treonina | Lisina |
| Triptófano | Valina | Leucina | Isoleucina | Fenilalanina | Metionina | | Treonina | Lisina |

| Alimento | Aminoácido en superávit | Aminoácido en déficit |
|---|---|---|
| Arroz | Metionina | Lisina |
| Legumbres | Lisina | Metionina |
| Sésamo | Metionina | |

La **quinoa** es una **proteína vegetal ideal**; contiene todos los aminoácidos esenciales y además en proporciones equilibradas similares a la carne[226], su *score* es de 106 y contiene un 15% de proteínas. De hecho, en la NASA la quinoa se usa para hacer fórmulas de comida concentrada para los astronautas. La quinoa además posee hidratos de carbono y un índice glucémico bajo, lo que la convierte en un alimento ideal.

También contienen todos los aminoácidos esenciales en buenas proporciones los pistachos, la soja, los garbanzos, la levadura de cerveza, la remolacha y la espirulina.

Pero «calidad o valor biológico» no es igual a salud. Que la proteína de la carne sea de calidad no equivale a que sea sana. Por eso, hablar de calidad de las proteínas nos induce a confusión y a pensar que la carne es el alimento proteico ideal.

Para analizar «la mal llamada calidad» de la proteína de un alimento, conviene saber cuánta proteína total posee, qué tipo de aminoácidos tiene, cuántos aminoácidos esenciales están presentes y en qué proporción, y cómo se digieren y absorben. El parámetro utilizado actualmente para medir la calidad de las proteínas es el PDCAAS o *score* de aminoácidos corregido por digestibilidad.

El *score* de aminoácidos sería equivalente al valor biológico. La carne, los lácteos y los huevos presentan un *score* superior a cien al no poseer aminoácidos limitantes, pero no sólo las proteínas animales tienen un *score* alto, también muchas proteínas vegetales como ya hemos visto tienen un *score* superior a cien: quinoa, garbanzos, pistachos, etc.

No todas las proteínas que ingerimos se digieren y asimilan. Hay proteínas de origen vegetal, como los garbanzos, que a pesar de tener menor valor biológico que otras proteínas de origen animal, su aporte proteico neto es mayor por asimilarse mucho mejor en nuestro sistema digestivo. La calidad biológica de una proteína también se ve influenciada por el método de cocción y manufacturación utilizado para procesarlas: esto es más patente en la leche y derivados, que pierden calidad al procesarse[227].

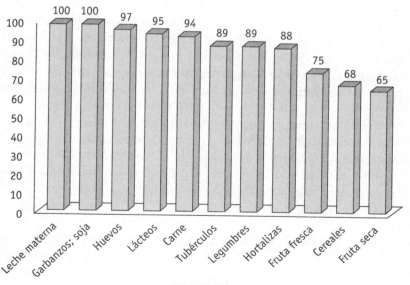

Índice o *score* de aminoácidos corregido por la digestibilidad de proteínas de los diferentes alimentos[228]

PDCAAS

Cuando ingerimos proteínas vegetales las cadenas de aminoácidos son muy cortas y nuestro aparato digestivo las digiere y asimila muy rápido, por eso las comidas vegetarianas no resultan pesadas. Sin embargo, si te comes un chuletón el sistema digestivo tiene que hacer un esfuerzo extra para digerirlas, amén de un gran gasto energético. Las proteínas vegetales aunque en general tienen un *score* menor con respecto a las proteínas animales, su PDCAAS aumenta al ser más digeribles que las proteínas animales.

El PDCAAS de los cereales y la fruta es bajo por contener gran cantidad de fibra, que hace que no se absorba toda la proteína que contienen. La fibra puede parecer un inconveniente, pero nada más lejos de la realidad. La fibra es necesaria para tener un intestino sano, como veremos más adelante. Un intestino enfermo es la base de toda enfermedad, como ya preconizaba Hipócrates en el siglo V a.C.

## ¿Cuál es la mejor proteína?

Las proteínas de mayor calidad son las de la leche materna, además de ser las más saludables. Un recién nacido siempre debería tomar leche materna. La leche materna ha sido especialmente diseñada para él, para que crezca sano y fuerte. La carne humana también es de muy buena calidad, para eso la formamos nosotros mismos, pero de momento no somos caníbales, salvo circunstancias excepcionales.

## ¿Qué alimentos contienen más proteínas?

Los alimentos que más proteínas poseen son la carne, los huevos, el pescado, los lácteos, las legumbres y los frutos secos.

La cantidad de proteínas que contiene un alimento no nos habla de si es sano o no para el organismo. Nuestro organismo lo que necesita son determinados aminoácidos en una cantidad justa para formar proteínas y no ingentes cantidades de proteínas.

Como hemos visto, la leche materna es la proteína ideal, la que nuestro cuerpo diseña para adaptarse a las necesidades del bebé. La cantidad de proteína presente en la leche humana es muy pequeña, sólo el 0,9%. Y aunque el porcentaje de proteínas que contenga un alimento no nos habla de si son o no sanas, hay muchos alimentos vegetales ricos en proteínas.

Siempre se ha pensado que la carne y la leche son los únicos alimentos que contienen proteínas. La carne de cerdo puede contener hasta un 20% de proteínas, la de ternera un 21%, los huevos un 12% y el bacalao salado hasta un 47%[229]. En el mundo vegetal los alimentos con más proteínas son las lentejas (24%), las alubias (22%), la soja (36,5%), los garbanzos (18%), los cacahuetes (23%) y las semillas de girasol (22,5%). Sorpresa: las legumbres tienen más proteínas que la carne.

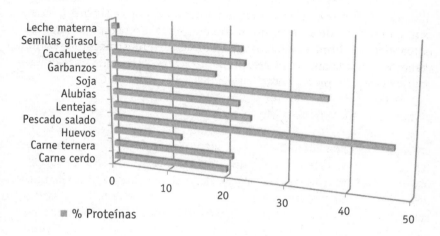

## ¿Podemos estar bien nutridos con proteínas vegetales? ¿Necesitamos combinar las proteínas vegetales?

El cuerpo humano puede obtener todos los aminoácidos esenciales de la variedad natural de proteínas vegetales ingeridas cada día sin tener que tomar grandes cantidades de proteínas. Los alimentos vegetales tienen pocas proteínas, pero las que tienen son de verdadera calidad, aunque su valor biológico no sea tan alto como la proteína animal.

Para que las proteínas puedan cumplir sus funciones y formar nuevas proteínas debemos ingerirlas acompañadas de fibra, agua y potasio. Esta condición se cumple en las proteínas vegetales, pero no en las animales. Los alimentos animales carecen de fibra y tienen un exceso de sodio y un déficit de potasio y agua.

Las proteínas animales son de difícil digestión y su metabolización y asimilación crea muchos residuos (urea, creatinina y ácido úrico) que nuestros riñones tienen que eliminar realizando un sobreesfuerzo[230]. Además, habitualmente la carne se consume frita o preparada en barbacoa, lo que hace que se produzcan más productos tóxicos durante su digestión. Se ha asociado un alto consumo de proteínas cárnicas elaboradas con un aumento de cáncer de páncreas[231], colon[232] y mama[233], entre otros.

Que no todas las proteínas vegetales contengan los ocho aminoácidos esenciales en proporciones ideales no significa que si somos veganos tengamos que combinar proteínas en una misma comida para comer todos los aminoácidos esenciales. Llevando una alimentación variada a lo largo del día obtendremos los aminoácidos esenciales necesarios para sintetizar proteínas.

Raramente una persona se alimenta exclusivamente de un solo alimento. No solemos desayunar, comer y cenar lentejas. Si hiciéramos esto tendríamos un déficit de metionina. Lo habitual es que nuestra dieta sea variada, pero si sólo comiéramos lentejas durante todo el día, pero las comiéramos con verduras y algas, ya tendríamos cubiertas todas las necesidades de proteínas. Si comiésemos carne sin grasa en el desayuno, el almuerzo y la cena no tendríamos déficit de proteínas, pero seguro que sentiríamos cansancio y fatiga y saturaríamos el hígado y los riñones. Y si además esta carne fuese grasa, tendríamos déficit de aminoácidos esenciales.

Si miramos hacia nuestra cultura, la cocina tradicional de nuestras abuelas ha sabido complementar muy bien las proteínas vegetales sin estar pendientes de cuál era o no el aminoácido limitante. La cocina mediterránea tiene una representación estupenda en una buena combinación proteica en los potajes de verduras y legumbres. Los potajes de la dieta mediterránea se cocinan utilizando una gran variedad de verduras, una legumbre y un puñadito de arroz. Aquí tenemos una perfecta combinación de proteínas en un solo plato. Pero como os he dicho, no tenemos que estar pendientes de combinar proteínas en un solo plato, ya las obtendremos a lo largo del día.

La proteína vegetal puede satisfacer los requerimientos proteicos siempre que se consuma una variedad de alimentos vegetales y se cubran las necesidades calóricas. La American Dietetic Association afirma que las proteínas vegetales pueden aportar por ellas mismas las cantidades adecuadas de aminoácidos esenciales y no esenciales, no siendo necesario consumir proteínas complementarias en la misma comida[234]. Habitualmente no comemos un solo alimento a lo largo del día, sino que consumimos varios alimentos que por tanto contienen diferentes proteínas. Con esto es suficiente para conseguir un aporte completo de aminoácidos y poder formar nuevas proteínas.

Citando a Hannah Allen: «No hay aminoácidos en la carne que el animal no los haya obtenido de las plantas y que el ser humano no pueda hacerlo también»[235].

Después de todo lo que os he contado, cuando escuchéis decir que las proteínas vegetales son de segunda clase, ya tenéis argumentos para rebatir esta errónea opinión.

El mito de los vegetarianos y su falta de proteínas por no comer carne es precisamente eso, un mito. Los vegetales contienen menos proteínas, sí, pero no necesitamos tantas proteínas. Lo que sí necesitamos son proteínas «buenas» y las buenas están en el mundo vegetal.

## ¿Cuántas proteínas necesitamos?

La cantidad de proteínas diarias recomendadas por la OMS ha ido descendiendo desde principios de siglo, conforme se ha ido observando que un exceso de proteínas causa enfermedades.

Los adultos necesitamos de promedio 0,6 g/kg/día durante la edad adulta, según cifras establecidas por la OMS[236]. Lo que equivale a 42 g al día para una persona de 70 kg. Esto equivale a extraer sólo el 10% de nuestra energía diaria de las proteínas.

Se considera segura una ingesta de 0,83 g/kg/día, es decir, 58 g al día para un adulto.

El consumo de proteínas en España supera el 150% de las recomendaciones de la OMS[237], y la mayoría de las proteínas que consumimos son de origen animal.

No necesitamos ingerir una gran cantidad de proteínas, incluso con 25 g de proteínas al día sería suficiente si éstas son de buena calidad.

Los niños pequeños necesitan muchas proteínas «buenas» para crecer. La leche materna es el alimento ideal para un niño, porque contiene las proteínas de máxima calidad existentes y sin embargo contiene muy pocas proteínas.

¡Recuerda! Que un alimento contenga pocas proteínas no quiere decir que las que tenga no sean de buena calidad. Mira el ejemplo de la leche materna.

Hay estudios que demuestran que una disminución del aporte proteico, sobre todo de proteínas cárnicas, puede frenar la actividad tumoral y prevenir la aparición de cáncer[238].

## ¿Qué ocurre con el exceso de proteínas?

Un exceso de proteínas produce un exceso de productos de desecho que sobrecargan el hígado y el riñón.

Cuando tomamos proteínas en exceso, los aminoácidos que no necesitamos no se almacenan y nuestro organismo los utiliza para producir energía y con ello quemar calorías.

Hay dietas de adelgazamiento basadas en un excesivo consumo de proteínas y grasas, sobre todo de origen animal. Por ejemplo, la dieta Atkins o Montignac. Este tipo de dietas permiten el uso casi ilimitado de proteína animal y limitan el consumo de alimentos vegetales por considerarlos ricos en carbohidratos. Para estas dietas los carbohidratos equivalen a engordar, y la proteína animal a adelgazar. En estas dietas te puedes atiborrar de salchichas, tocino y jamón york, pero no puedes comer dátiles o garbanzos. Algunas son tan absurdas que ni siquiera puedes comer ajo o cebolla. Con una dieta hiperproteica, adelgazar adelgazaremos, pero también perderemos nuestra salud. En estas dietas acumulamos grandes productos de desecho resultantes del metabolismo de la proteína animal, productos que pueden ser tóxicos y afectar a la función del hígado y los riñones. Como las proteínas animales son difíciles de digerir, el organismo necesita un gran consumo energético para digerirlas y por eso se pierde peso. En estas dietas, a más ingesta de carne más calorías se queman y más peso se pierde. Pero en contrapartida, al ingerir tantas proteínas, nuestro sistema inmune, nuestros riñones y nuestro hígado se van a centrar en eliminar toxinas en vez de centrarse en eliminar sustancias carcinogénicas y células tumorales.

Dieta hiperproteica y baja en hidratos de carbono a la larga es igual a organismo intoxicado. A los seguidores de estas dietas no les debe extrañar sufrir ataques de gota (por exceso de ácido úrico), insuficiencia renal (exceso de creatina y urea)[239], osteoporosis, arritmias cardiacas[240], cálculos renales, migrañas e incluso muerte súbita[241].

**Las dietas hiperproteicas se asocian con un incremento de la**

**posibilidad de padecer cáncer**[242]. Si tras sufrir cáncer se sigue este tipo de dietas la posibilidad de recidiva del cáncer se incrementa como veremos a continuación.

Un exceso de proteínas se ha relacionado además de con una mayor posibilidad de sufrir cáncer[243,244] con mayores posibilidades de sufrir osteoporosis[245,246]. Los países que más proteínas lácteas consumen son los que más osteoporosis sufren[247]. A menos leche consumida, menores tasas de osteoporosis[248].

Las dietas hiperproteicas son un verdadero negocio y sus libros suelen figurar entre las listas de *best sellers*. Además de libros, sus autores suelen vender suplementos, productos alimenticios específicos producidos por ellos para poder seguir sus dietas y no perder la salud. Desconfía de los métodos que para adelgazar te proponen complementos alimenticios varios. Si de verdad fuesen sanas y efectivas no necesitaríamos nada más.

Debes pensártelo mucho antes de seguir este tipo de dietas para adelgazar. Con lo que os propongo en este libro conseguiréis perder peso y, lo más importante, ganar salud. Por favor no cambies peso por salud. Tu salud es lo más importante.

## ¿Se asocia la ingesta de proteínas con el cáncer? El caso de las ratas de Campbell

Thomas Collin Campbell es un científico norteamericano que ha dedicado parte de su vida científica a estudiar la relación entre la ingesta de proteínas y el cáncer.

Campbell se encontraba en Filipinas liderando un programa contra la malnutrición infantil cuando descubrió por casualidad que había un número inusitado de cánceres de hígado entre la población infantil de la zona. El cáncer de hígado suele afectar a personas mayores de cuarenta años, sin embargo en Filipinas en los años setenta comenzaron a proliferar los casos de cáncer de hígado entre la población infantil, incluso había casos en niños menores de cuatro años. Campbell y su equipo investigaron y encontraron las causas de esta «epidemia»: una crema de cacahuete y granos de maíz infectados por aflatoxina, una toxina producida por un hongo que afecta al maíz y los cacahuetes enmohecidos. La aflatoxina es un potente carcinógeno relacionado con la aparición de cáncer de hígado[249].

Campbell y su equipo localizaron los alimentos infectados con aflatoxina y comprobaron que los niveles de esta sustancia eran trescientas
veces superiores a los permitidos. Pero no todos los niños que habían
consumido las cremas y granos contaminados habían desarrollado cáncer de hígado. Precisamente era en las familias más ricas, las mejor
nutridas y en las que más carne se consumía en las que más casos se
daban[250].

Casualmente Campbell encontró un artículo publicado en los años
sesenta y realizado en la India donde se estudiaba la relación de las
proteínas en el origen del cáncer. En este estudio inyectaron aflatoxina
a un grupo de ratas y observaron si desarrollaban o no cáncer de hígado y si la aparición del cáncer tenía relación con la dieta administrada
a las ratas tras la exposición a la aflatoxina. En el experimento, tras la
exposición a la aflatoxina, un grupo de ratas recibió una dieta con un
alto contenido en proteínas (20%) y otro una alimentación con un bajo
contenido proteico (5%). Los resultados fueron sorprendentes, el 100%
de las ratas que habían recibido una dieta rica en proteínas desarrolló
cáncer, y sin embargo ninguna rata (0%) de las que habían sido alimentadas con una dieta pobre en proteínas lo desarrolló[251]. Sorprendente ¿no? Un 100% de cáncer frente a un 0%. Este estudio pasó sin
pena ni gloria por los foros médicos hasta que el investigador Thomas
Campbell lo rescató e intentó reproducir los resultados en su laboratorio de la Universidad de Cornell, en Estados Unidos.

Campbell consiguió exactamente los mismos resultados que habían
obtenido los investigadores en la India, demostrando así la relación en-

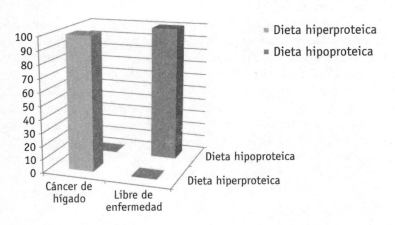

tre la ingesta de proteínas y la aparición de cáncer. Campbell demostró que las células tumorales frenan su replicación cuando la dieta es baja en proteínas[252]. Campbell estaba seguro de la estrecha relación entre el consumo de proteínas y el desarrollo del cáncer, por eso demostró en repetidas ocasiones con sus experimentos que una dieta rica en proteínas se relaciona con la aparición de cáncer y que la disminución en la ingesta de proteínas puede frenar el desarrollo de un tumor. En su laboratorio Campbell volvía a exponer a las ratas una y otra vez a la aflatoxina y a diferentes dietas híper o hipoproteicas y los resultados siempre eran los mismos: las ratas con dietas ricas en proteínas desarrollaban cáncer y las que apenas consumían proteínas no desarrollaban cáncer a pesar de estar expuestas a un potente cancerígeno como la aflatoxina a altas dosis.

Campbell fue más allá demostrando que la ingesta de proteínas se relacionaba con las tres etapas del cáncer: inicio, desarrollo y propagación. Demostrando que hasta los cánceres avanzados eran reversibles en las ratas.

Para demostrar esta relación no sólo expuso a las ratas a la aflatoxina, sino que directamente les inyectó células tumorales producidas tras la exposición de las células al efecto carcinógeno de la aflatoxina. Alimentó a un grupo de ratas con una dieta rica en proteínas (20%) y a otro con una dieta baja en proteínas (5%) y comprobó sus efectos sobre la aparición de cáncer. Los resultados fueron similares a los obtenidos tras exponerlas a la acción de la aflatoxina, demostrando así que el desarrollo del cáncer dependía de la cantidad de proteínas que las ratas consumían[253].

Campbell ya sabía, tras sus múltiples experimentos, que la ingesta de proteínas influía en el inicio del cáncer; a continuación tenía que demostrar si tenía relación con el desarrollo y propagación de la enfermedad. Comprobó que todas las ratas que alimentaba con una dieta rica en proteínas desarrollaban cáncer de hígado y cuando reducía la ingesta proteica de estas ratas al 5% los tumores regresaban y desaparecían. Y lo más importante, cuando volvía a aumentar el aporte proteico a las ratas el tumor volvía a aparecer y volvía a desaparecer cuando volvía a disminuir la ingesta de proteínas[254]. Increíble ¿no? Parece sencillo, basta con reducir la ingesta de proteínas para hacer desaparecer un tumor como por arte de magia.

Campbell y su equipo obtuvieron los mismos resultados que el estudio realizado anteriormente en la India[255], pero ampliaron sus investigaciones demostrando que los tumores pueden desaparecer y recidivar en función de las proteínas ingeridas. El desarrollo de los tumores podía aumentar y disminuir modificando la cantidad de proteínas consumidas a través de la dieta.

Me parecen muy alentadores los resultados de Campbell, pues demostró el carácter reversible de los tumores simplemente modificando la ingesta de proteínas en la dieta, algo que está al alcance de todos nosotros de manera sencilla, basta con decir no a la carne y a los lácteos.

*¿Qué cantidad de proteínas eran necesarias para que apareciesen los tumores?*

En sus experimentos demostró que la ingesta de menos de un 10% de proteínas diarias por parte de las ratas no hacía progresar los tumores latentes, y cuando superaba el 12% los tumores comenzaban a desarrollarse. Un 10% de proteínas es la ingesta diaria recomendada actualmente por la OMS. Parece que todo está en consonancia: pocas proteínas, pocas enfermedades.

*¿Con qué fuente de proteínas eran alimentadas las ratas?*

Os preguntaréis con qué proteínas alimentaba Campbell a sus ratas para no volver a consumirlas nunca más, ¿no? Pues bien, os voy a contar algo más a favor de las proteínas vegetales. En sus primeros ensayos Campbell y sus colaboradores alimentaron a las ratas exclusivamente con caseína procedente de la leche de vaca. Tras comprobar cómo el exceso de proteínas se relacionaba con la aparición de cáncer decidieron comprobar si este hecho se repetía con todos los tipos de proteínas. Sus experimentos demostraron que las proteínas de origen vegetal no se relacionaban con la aparición de cáncer, aun cuando la cantidad de proteína vegetal administrada fuera del 20%[256].

*¿La ingesta de proteínas se relaciona sólo con los tumores inducidos por la aflatoxina?*

Campbell siguió investigando la relación entre la ingesta de proteínas y el desarrollo de tumores y pasó a estudiar la relación del virus de la hepatitis B y el cáncer de hígado (este virus se ha relacionado con el cáncer de hígado al igual que la aflatoxina). Cuando contagiaba a sus ratas con el virus de la hepatitis B los resultados se volvían a repetir[257].

Las ratas con una dieta rica en proteínas desarrollaban tumores, y las que mantenían una dieta baja en proteínas no los padecían.

Otros investigadores han llegado a las mismas conclusiones que Campbell, incluso en el caso del cáncer de páncreas. El cáncer de páncreas es muy agresivo y muchas veces no responde a la quimioterapia. Pues bien, en las ratas se observa un incremento de la supervivencia simplemente con la disminución de la ingesta de proteínas[258].

Los resultados de Campbell hacen suponer que se puede frenar la evolución de los tumores disminuyendo la ingesta de proteína animal, pero ¿son reproducibles los estudios experimentales de las ratas en los humanos?

Pues bien, Campbell demostró que los resultados de laboratorio eran reproducibles en humanos gracias a *El Estudio de China*, el estudio sobre nutrición más ambicioso jamás realizado. En él se ha relacionado la dieta de seis mil quinientas personas con las tasas de cáncer de los participantes a los que se les ha hecho un seguimiento durante más de veintitrés años. Comprobaron que las personas que seguían dietas pobres en proteína animal presentaban menores tasas de cáncer de mama, colon y próstata, y que quienes se alimentaban básicamente con proteínas vegetales apenas padecían cáncer. Las personas que comían muchas proteínas animales presentaban mayores tasas de cáncer, considerándose el cáncer una enfermedad de ricos. Os recomiendo leer *El Estudio de China*, donde Campbell describe de forma pormenorizada los resultados de esta increíble investigación[259].

Posteriormente se han ido sumando investigaciones que relacionan una mayor tasa de cáncer entre las personas que toman grandes cantidades de proteína animal[260]. Las personas con una alta ingesta de proteína animal son más propensas a padecer cáncer de colon, entre otros.

En humanos, cuando se realizan encuestas alimentarias para analizar el consumo de proteína animal y la aparición de cáncer, obtenemos resultados similares a los obtenidos en laboratorio.

Pero no sólo el consumo de leche tiene una implicación en el desarrollo de cáncer a corto plazo. Se ha asociado el consumo de altas cantidades de leche de vaca en la niñez y adolescencia con un incremento de la probabilidad de padecer cáncer de próstata en estadio avanzado en la edad adulta[261].

Pues sí, parece que en humanos se cumple la regla de las ratas de Campbell.

## Los hidratos de carbono y el cáncer

Los hidratos de carbono (HC) constituyen la principal fuente de energía para el ser humano y deberían constituir la fracción más importante de nuestra dieta (60%). Son el mejor combustible para nuestras células. Forman parte de nuestro ADN y proporcionan energía a nuestro organismo de forma rápida y efectiva.

Los hidratos de carbono que no consumimos se almacenan en el hígado y músculo esquelético en forma de glucógeno, que estará listo para cuando necesitemos obtener energía.

El exceso de hidratos de carbono no se elimina y se convierte en grasa, creándose adipocitos y con ello los indeseables michelines.

Si tomamos alimentos refinados, que son inmensamente ricos en hidratos de carbono y carentes de fibra, vamos a transformar ese azúcar en grasa de forma rápida, yendo así el consumo de una galleta directamente a nuestras cartucheras.

Los HC están presentes en la mayoría de los alimentos de origen vegetal y en baja proporción en la leche. La carne y el pescado apenas contienen hidratos de carbono.

Los hidratos de carbono se clasifican en:

**Azúcares**. Dentro de los azúcares encontramos la glucosa, la fructosa y la galactosa.

La glucosa está extendida en la mayoría de los alimentos vegetales.

La fructosa se encuentra en la fruta y en la miel. No confundir con la fructosa sintética que se vende en supermercados.

La galactosa es el azúcar de la leche materna, vegetales y leche animal.

**Almidones** o **féculas**. Están presentes en los cereales, en los tubérculos (las patatas, los boniatos), la calabaza, las castañas y las hortalizas de raíz (remolacha, zanahoria, nabo). Al cocinarlos adquieren una textura y sabor muy agradables para las personas con la mucosa intestinal irritada por efecto de la quimio o radioterapia.

**Celulosa** o **fibra**. Es la fibra de los vegetales y hablaremos extensamente de ella.

Según la **velocidad de absorción** pueden clasificarse en:

- **HC de absorción muy rápida:** zumos de frutas, miel, azúcar, melazas. etc.

- **HC de absorción rápida:** frutas, pan blanco, harina, arroz blanco, etc.
- **HC de absorción lenta:** cereales integrales, pseudocereales, legumbres y hortalizas.

## ¿Cuántos hidratos de carbono necesitamos?

Según la OMS, el 55-75% de nuestra dieta deberían ser hidratos de carbono[262]. Pero de este porcentaje deben estar excluidos los hidratos de carbono procedentes del azúcar blanquilla o refinada.

## Fibra alimentaria

Es la parte comestible de las plantas resistente a la acción de las enzimas digestivas. Se encuentra en la fruta, las verduras, en la cubierta de los cereales y en las legumbres. La fibra no se digiere, pero es vital para la salud.

Podemos imaginarnos la fibra como un papel adhesivo al que se van pegando todas las sustancias tóxicas y potencialmente cancerígenas que se encuentran en el intestino.

La fibra se encuentra exclusivamente en los alimentos vegetales. Se recomienda consumir 30 g de fibra al día para prevenir el cáncer.

*Características:*

- Aporta sensación de saciedad.
- Regula el tránsito intestinal aumentando el volumen de las heces y la velocidad del tránsito intestinal. Si estamos estreñidos las heces se acumulan y los productos de desecho con ellas. A más estreñimiento, más tiempo estarán las sustancias cancerígenas ingeridas con la comida en nuestro organismo y más posibilidades tendremos de desarrollar cáncer. Es primordial en las personas con cáncer evitar el estreñimiento con el fin de no acumular productos de desecho tóxicos. Si no consumimos fibra nos estreñimos y aparecen las enfermedades relacionadas con el estreñimiento, como cáncer de colon, diverticulitis, fisura anal y hemorroides. Nunca evites el deseo de defecar: si tienes ganas de ir al baño no lo dejes para otro momento.

- Inhibe la absorción del colesterol a nivel intestinal ayudando así a controlar los niveles de colesterol en sangre.
- Ralentiza la absorción de glucosa a nivel digestivo ayudando a controlar los niveles de glucosa en sangre y evitando picos de hiperglucemia. Esto es fundamental para las personas con cáncer, pues las células tumorales se alimentan de glucosa como ya bien sabéis.
- La ingesta de fibra se ha relacionado con una menor incidencia de cáncer[263].
- Es beneficiosa para la flora intestinal, favoreciendo el crecimiento de bacterias «buenas» con capacidad antiinflamatoria.
- Favorece la eliminación de tóxicos a nivel intestinal junto a las heces.
- Activa la capacidad de los macrófagos para eliminar células cancerígenas[264].

Un tipo de fibra llamada **arabinoxilano** es capaz de aumentar el número de leucocitos, linfocitos y NK[265]. Está presente en la cebolla, el puerro, la remolacha, el brócoli, el pimiento rojo, el arroz integral y los champiñones.

*Fuentes de fibra en los alimentos*

Los alimentos ricos en fibra son frutas, verduras, cereales y legumbres. Los que no contienen fibra son la carne, el pescado, la leche, el azúcar y los huevos.

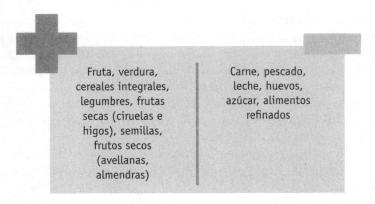

| Fruta, verdura, cereales integrales, legumbres, frutas secas (ciruelas e higos), semillas, frutos secos (avellanas, almendras) | Carne, pescado, leche, huevos, azúcar, alimentos refinados |

Un exceso de fibra puede ser perjudicial en personas con la mucosa intestinal irritada, como pueden ser las personas sometidas a quimio y radioterapia.

La fibra es mejor tomarla de forma natural, es decir, de los alimentos. Los suplementos, el goma guar y el salvado pueden bloquear la absorción de ciertos minerales y proteínas.

Las **mejores fuentes de fibra y más eficaces para evitar el estreñimiento** son el pan germinado o esenio, los copos de avena, las semillas de lino y las ciruelas pasas.

Una dieta pobre en fibra se ha relacionado con la aparición de cáncer[266].

¿Inhibe la fibra la absorción del hierro?

Hay expertos en nutrición que afirman que un exceso de fibra y alimentos integrales impide la absorción de hierro. Esta afirmación no es cierta. En *El Estudio de China* se demostró que la cantidad de fibra consumida en las zonas rurales era mucho mayor a la recomendada por algunos expertos (30-35 g/día). Pues bien, se midieron los niveles de hierro en las personas con un alto consumo de fibra y se encontró que éstas presentaban una mayor concentración de hierro y hemoglobina que las que consumían menos fibra. Otra nueva sorpresa que no esperaban los científicos.

Los alimentos ricos en fibra también suelen ser ricos en hierro, así, a más consumo de fibra, mayor consumo de hierro como efecto secundario.

## Alimentos integrales versus alimentos refinados

Los **alimentos integrales** tienen más vitaminas y minerales que los alimentos refinados. Son ricos en fibra, siendo carbohidratos de absorción lenta, por lo que no provocan una elevación de azúcar o glucosa en sangre. ¿Dónde se encuentran? En los cereales integrales, pseudocereales, legumbres y hortalizas.

**Alimentos procesados y refinados.** A éstos se les ha retirado la fibra, los minerales y las vitaminas. Podemos considerarlos alimentos muertos, que lo único que nos aportan son calorías. Se absorben rápido, provocando hiperglucemia. ¿Dónde se encuentran? En el pan blanco; galletas; pizzas; bollería industrial tipo palmeras, donuts, napolitanas; pasteles; patatas fritas de bolsa; barritas energéticas; cereales del

desayuno; zumos industriales; refrescos azucarados tipo colas, bebidas
energéticas, limonadas y en general en todo lo que lleve azúcar.

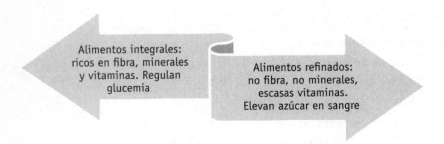

Los hidratos de carbono tienen mala fama y se cree que engordan.
Esto es totalmente falso, siempre y cuando lo que consumamos sean
hidratos de carbono saludables. Los HC procedentes de los alimentos
integrales son los alimentos más saludables que existen, nos van a ayudar a prevenir enfermedades y nos aportarán vitalidad.

Si los vegetarianos no toman proteínas animales, entonces ¿todos
los vegetarianos gozan de buena salud?

No todos los vegetarianos tienen una dieta sana y equilibrada. Puedes no comer proteína animal y eso está bien, pero si basas tu dieta en
el consumo de pan blanco, pasta, galletas, pizza y patatas fritas te sentirás cansado, aumentarás de peso y enfermarás. Un omnívoro con una
dieta variada puede alimentarse mejor que un vegetariano devorador
de pan blanco y bollería.

La dieta ideal es la dieta vegetariana, pero basada en el consumo de
alimentos integrales.

### Índice glucémico y cáncer

El índice glucémico (IG) de un alimento indica la rapidez con la que
éste puede elevar las cifras de glucosa (o azúcar) en sangre.

Los niveles normales de glucosa en sangre son los inferiores a
110 mg/dl.

Los alimentos con índice glucémico más alto son la glucosa o azúcar blanquilla (100), las patatas fritas (95), el arroz blanco (90), las palomitas (85), el pan blanco (85), la pasta de trigo blanca (70)...

| Alimentos con IG alto | Índice glucémico |
|---|:---:|
| Jarabe de maíz | 115 |
| Glucosa. Jarabe de arroz, trigo y glucosa | 100 |
| Patatas fritas. Fécula | 95 |
| Harina de arroz blanco | 90 |
| Corn flakes, tapioca, leche de arroz, tortas de arroz, maicena, palomitas de maíz, pan, hamburguesa | 85 |
| Dátil, mijo, polenta, pan blanco, arroz blanco, patatas hervidas sin piel, cereales del desayuno azucarados, harina de trigo blanca, azúcar de caña integral, bebidas azucaradas | 70 |
| Jarabe de arce, maíz, patatas con piel, fideos de arroz, cuscús de trigo, panela, mermelada | 65 |
| Miel, harina integral de trigo, pasta de trigo blanca | 60 |
| Zumos industriales | 55 |

Los alimentos con índice glucémico bajo son las frutas, verduras, legumbres, pseudocereales y cereales integrales.

| Alimentos con IG bajo | Índice glucémico |
|---|:---:|
| Pescado | 0 |
| Especias, aguacate | 5 |
| Acelgas | 10 |
| Agave, espárragos, pepino, aceitunas, almendras, avellanas, pistachos, cebolla, setas, jengibre, hinojo, apio, col, harina de algarroba, calabacín, puerro, pepino, coliflor | 15 |
| Zumo de limón, cacao, chocolate >85%, alcachofa, berenjena, salsa de soja | 20 |
| Frutos rojos, semillas | 25 |
| Legumbres, ajo, leche de almendra, leche de avena, amaranto, quinoa, manzana, pera, naranja, arroz negro | 30 |

Cuanto más procesado, más descortezado, tamizado y manipulado está un alimento mayor es su índice glucémico.

La cocción también aumenta el índice glucémico de los alimentos.

Cuando consumimos un alimento con índice glucémico alto se produce una hiperglucemia (o elevación del nivel de glucosa/azúcar en sangre) que estimula al páncreas a producir insulina, que es la hormona que se encarga de «meter» la glucosa en las células y así descender la glucemia. Esta descarga rápida de insulina provoca una hipoglucemia secundaria y la transformación de los HC en grasas y michelines.

Cuando nos damos un atracón de espaguetis bien cocidos nos sentimos pesados, pero en poco rato volvemos a tener mucha hambre. Los espaguetis son harina de trigo blanco, y esta harina tiene un índice glucémico muy alto, sobre todo si está bien cocida. Esto significa que va a provocar una subida de azúcar en la sangre que nuestro cuerpo va a intentar resolver rápidamente produciendo mucha insulina, para llevar esa glucosa a las células y mantener los niveles de glucosa normales; como la descarga de insulina es muy brusca, la cifra de azúcar en sangre desciende rápidamente y provoca la sensación de hambre con el objetivo de volver a subir los niveles de azúcar en sangre. Si tras el atracón de espaguetis no realizamos ejercicio y utilizamos esa glucosa para producir energía, ese azúcar sobrante se va a transformar directamente en michelines. Ya sabéis por qué el pan blanco engorda. Entonces, ¿ya no podemos comer pasta? Sí que podemos, pero debemos tomarla integral y cocinarla al dente, para así obtener un índice glucémico más bajo y no provocar subidas de azúcar.

Los alimentos integrales al ser ricos en fibra van a producir una descarga de insulina más lenta y no van a provocar picos ni de hiperglucemia ni de hipoglucemia.

Como ya hemos visto con anterioridad las células tumorales viven del azúcar, y es nefasto para el desarrollo de los tumores mantener niveles altos de azúcar en sangre de forma mantenida.

Por eso, los enfermos de cáncer deben basar su dieta en alimentos con índice glucémico bajo o moderado. Pero ojo, no sólo debemos fijarnos en el IG. Las dietas con IG alto inducen una mayor respuesta insulínica, lo que contribuiría a mantener niveles altos de insulina circulante y de factores de crecimiento análogos a la insulina (IGF), que a su vez podrían incrementar el riesgo de ciertos cánceres como el de mama y de colon[267].

El índice glucémico refleja con eficacia la capacidad de un carbohidrato para provocar una respuesta glucémica, pero la magnitud de ésta depende, muy especialmente, de la cantidad de dicho carbohidrato. Se introdujo, entonces, el concepto de *carga glucémica*.

La carga glucémica (CG) se calcula multiplicando el índice glucémico de un alimento por la cantidad de hidratos de carbono que posee y dividiéndolo por cien.

$$CG = IG \times \% \text{ carbohidratos por porción.}$$

*Por ejemplo:*

Una manzana tiene un IG de 38 y contiene aproximadamente 16 g de hidratos de carbono por porción. Su carga glucémica es: (38 × 16) / 100 = 6,08.

Un plátano tiene un IG de 52 y 23,09 g de hidratos de carbono por porción. Por lo tanto, su CG es: (52 × 23,09) / 100 = 12.

Esto significa que la respuesta glucémica será dos veces mayor si tomamos plátano que manzana. Además, la demanda insulínica para metabolizarlo también será dos veces mayor.

No siempre se corresponden índice glucémico y carga glucémica.

Los lácteos tienen un índice glucémico bajo, pero su carga glucémica es media, por lo que no son aptos ni para diabéticos ni para personas con cáncer.

Se puede consultar el índice glucémico y la carga glucémica de todos los alimentos en «International tables of glycemic index and glycemic load values: 2002»[268].

| Los alimentos | Índice glucémico (glucosa = 100) | Tamaño de la porción en g | Carga glucémica por porción |
|---|---|---|---|
| PRODUCTOS DE PANADERÍA Y PANES | | | |
| Bizcocho | 46 ± 6 | 63 | 17 |
| Manzana cocida con azúcar | 44 ± 6 | 60 | 13 |
| Manzana cocida sin azúcar | 48 ± 10 | 60 | 9 |

*(Continúa)*

| Los alimentos | Índice glucémico (glucosa = 100) | Tamaño de la porción en g | Carga glucémica por porción |
|---|---|---|---|
| Baguette blanca | 95 ± 15 | 30 | 15 |
| Pan integral, 75-80% de granos | 34 ± 4 | 30 | 7 |
| Pan de hamburguesa | 61 | 30 | 9 |
| Pan integral de centeno | 50 ± 4 | 30 | 6 |
| Pan blanco de harina de trigo | 70 ± 0 | 30 | 10 |
| Tortita de maíz | 52 | 50 | 12 |
| Tortita de trigo | 30 | 50 | 8 |
| BEBIDAS | | | |
| Coca-Cola ® | 58 ± 5 | 250 | 15 |
| Fanta ® | 68 ± 6 | 250 | 23 |
| Zumo de manzana, sin azúcar | 40 ± 1 | 250 | 12 |
| Zumo de pomelo, sin azúcar | 48 | 250 | 11 |
| Zumo de naranja | 50 ± 4 | 250 | 13 |
| Zumo de tomate | 38 ± 4 | 250 | 4 |
| CEREALES PARA EL DESAYUNO Y PRODUCTOS RELACIONADOS | | | |
| All-Bran™ | 42 ± 5 | 30 | 4 |
| Arroz inflado | 77 | 30 | 20 |
| Copos de maíz | 81 ± 3 | 30 | 21 |
| Muesli | 66 ± 9 | 30 | 16 |
| Harina y copos de avena | 58 ± 4 | 250 | 13 |
| Avena instantánea | 66 ± 1 | 250 | 17 |
| Trigo inflado | 74 ± 7 | 30 | 16 |
| Especial K™ (Kellogg) | 69 ± 5 | 30 | 14 |
| GRANOS | | | |
| Cebada perlada | 25 ± 1 | 150 | 11 |
| Maíz dulce en mazorca | 53 ± 4 | 150 | 17 |
| Cuscús | 65 ± 4 | 150 | 23 |
| Arroz blanco | 64 ± 7 | 150 | 23 |
| Arroz integral | 55 ± 5 | 150 | 18 |

*(Continúa)*

| Los alimentos | Índice glucémico (glucosa = 100) | Tamaño de la porción en g | Carga glucémica por porción |
|---|---|---|---|
| Granos enteros de trigo | 41 ± 3 | 50 | 14 |
| Bulgur | 48 ± 2 | 150 | 12 |
| Galletas integrales | 74 | 25 | 14 |
| PRODUCTOS LÁCTEOS Y ALTERNATIVAS | | | |
| Helado | 61 ± 7 | 50 | 8 |
| Leche entera | 27 ± 4 | 250 | 3 |
| Leche desnatada | 32 ± 5 | 250 | 4 |
| Yogur desnatado | 27 ± 1 | 200 | 7 |
| FRUTAS | | | |
| Manzana | 38 ± 2 | 120 | 6 |
| Plátano | 51 | 120 | 13 |
| Dátil | 103 ± 21 | 60 | 42 |
| Pomelo | 25 | 120 | 3 |
| Uva | 46 ± 3 | 120 | 8 |
| Naranja | 42 ± 3 | 120 | 5 |
| Melocotón | 42 ± 14 | 120 | 5 |
| Melocotón en almíbar | 52 | 120 | 9 |
| Pera | 38 ± 2 | 120 | 4 |
| Pera en su jugo | 44 | 120 | 5 |
| Ciruela pasa | 29 ± 4 | 60 | 10 |
| Uva pasa | 64 ± 11 | 60 | 28 |
| Sandía | 72 ± 13 | 120 | 4 |
| LEGUMBRES Y NUECES | | | |
| Habas cocidas al horno | 48 ± 8 | 150 | 7 |
| Guisantes | 42 ± 9 | 150 | 13 |
| Fríjoles o alubias negras | 30 | 150 | 7 |
| Garbanzos | 28 ± 6 | 150 | 8 |
| Garbanzos en conserva | 42 | 150 | 9 |
| Judías | 38 ± 6 | 150 | 12 |

*(Continúa)*

| Los alimentos | Índice glucémico (glucosa = 100) | Tamaño de la porción en g | Carga glucémica por porción |
|---|---|---|---|
| Judías azuki | 28 ± 4 | 150 | 7 |
| Lentejas | 29 ± 1 | 150 | 5 |
| Soja | 18 ± 3 | 150 | 1 |
| Anacardo | 22 ± 5 | 50 | 3 |
| Cacahuete | 14 ± 8 | 50 | 1 |
| PASTAS Y FIDEOS | | | |
| Fettucini | 40 ± 8 | 180 | 18 |
| Macarrones | 47 ± 2 | 180 | 23 |
| Espagueti blanco al dente (5 minutos) | 38 ± 3 | 180 | 18 |
| Espagueti, blanco, muy cocidos (20 minutos) | 61 ± 3 | 180 | 27 |
| VERDURAS | | | |
| Guisantes verdes | 48 ± 5 | 80 | 3 |
| Zanahoria | 47 ± 16 | 80 | 3 |
| Chirivía | 97 ± 19 | 80 | 12 |
| Patata al horno | 85 ± 12 | 150 | 26 |
| Patata hervida | 50 ± 9 | 150 | 14 |
| Puré de patatas instantáneo | 85 ± 3 | 150 | 17 |
| Batata | 61 ± 7 | 150 | 17 |
| VARIOS | | | |
| Hummus (salsa de garbanzos, ensalada) | 6 ± 4 | 30 | 0 |
| Pizza, pasta al horno normal, con queso parmesano y salsa de tomate | 80 | 100 | 22 |
| Miel | 55 ± 5 | 25 | 10 |

## El jarabe de maíz... desafiando a la naturaleza

En los años cincuenta apareció en el mercado el jarabe de maíz, un edulcorante líquido compuesto de una mezcla de fructosa y glucosa y cuyo índice glucémico es 115. Es altamente tóxico para el organismo. Si a nuestro cuerpo ya le cuesta digerir el azúcar refinado (IG 100), imaginaos el jarabe de maíz. Así que atentos a las etiquetas en las que leáis jarabe de maíz: alejaos de esos productos. Se usa mucho para endulzar bebidas. En Estados Unidos, en el 2001, el promedio de consumo de jarabe de maíz fue de 28,4 kg por persona. Se relaciona el jarabe de maíz con la epidemia de obesidad, cáncer y diabetes que sufre este país.

## Las grasas o lípidos y el cáncer

Bajo el nombre de grasas se agrupan una serie de sustancias que tienen la característica de no disolverse en agua. Las grasas sirven para dotar al cuerpo de energía, proporcionan 9 kcal/g.

Las grasas están presentes en casi todos los alimentos, ya sean vegetales o animales.

Al digerir las grasas se forman ácidos grasos que llevan energía a las células. Las grasas tardan en digerirse, por eso una comida muy grasa causa pesadez.

Las grasas no se eliminan, sino que se acumulan para cuando las necesitemos en forma de adipocitos o células grasas.

*Funciones*
- Las grasas forman parte de las membranas celulares.
- Intervienen en el buen funcionamiento de los linfocitos y los macrófagos.
- Las grasas acumuladas bajo la piel nos aíslan del frío, por eso las personas obesas son muy calurosas y las delgadas frioleras.
- Crean una envoltura alrededor de los órganos vitales para protegerlos: hígado, corazón, riñón, cerebro, intestino...
- Algunas grasas sirven para sintetizar vitaminas (A, D, E y K), hormonas, ácidos biliares, prostaglandinas y pigmentos.
- Actúan como transportadoras de vitaminas liposolubles (A, D, E y K).

*Fuentes de grasas:* Aceites, mantequilla, margarina, nata, carne, leche, productos procesados, bollería, frutos secos, aguacate...

*Clasificación*
   1. Ácidos grasos (AG)
   2. Triglicéridos
   3. Fosfolípidos
   4. Lipoproteínas
   5. Esteroides, terpenos, carotenos...

## Ácidos grasos y cáncer

En el cáncer lo que más nos interesa estudiar son los ácidos grasos.
   Los ácidos grasos se clasifican en:

   1. **Saturados** (butírico, láurico, palmítico, esteárico y mirístico).
   2. **Insaturados**. Dentro de éstos encontramos los **monoinsaturados** y los **poliinsaturados**, según los enlaces de átomos de sus moléculas.

   Los **saturados** abundan en el **reino animal**.
   Los **insaturados** los encontramos en el **mundo vegetal**.

*Las grasas saturadas*

Se encuentran en las grasas animales: lácteos, huevos y carnes. La mantequilla, las mantecas y el tocino son productos especialmente ricos en grasas saturadas. También están presentes en los aceites vegetales de coco y palma y en la manteca de cacao.

   Las grasas saturadas se transforman y se tornan indigestas cuando se someten a altas temperaturas, como cuando se fríen, hornean o se cocinan en barbacoa.

   En las grasas es donde se acumulan todos los tóxicos con los que tenemos contacto. Esto se cumple tanto para los animales como para los humanos. Por eso, si decidimos tomar leche o carne, mejor que sean pobres en grasas, es decir, son preferibles la leche desnatada a la entera, y la carne de pollo o pavo a la de cerdo. Siempre elegiremos productos de producción ecológica para asegurarnos la mínima ingesta posible de tóxicos a través de estos productos.

Hay una correlación entre el consumo de grasas saturadas y la aparición de cáncer[269] de distintos tipos: colon, mama, próstata, páncreas, cuello de útero y ovario.

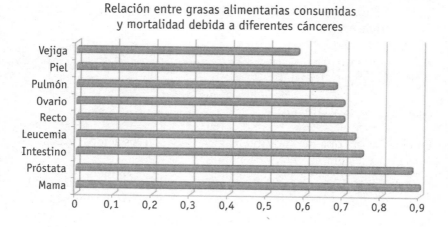

*Relación entre grasas alimentarias consumidas y mortalidad debida a diferentes cánceres*

## Ácidos grasos (AG) insaturados

1. **AG monoinsaturados: ácido oleico** (aceite de oliva, aguacate y cacahuetes).
2. **AG poliinsaturados: ácido linoleico, linolénico** y **araquidónico** (aceites de semillas de lino, sésamo, germen de trigo, onagra, calabaza, borraja, etc.).

Los **AG esenciales**. Hablemos de **omega 3** y **omega 6**.

Nuestro organismo es capaz de sintetizar todos los ácidos grasos salvo el linoleico y el linolénico, por eso a estos dos últimos se les denomina **AG esenciales**. A raíz del ácido linoleico se obtiene una serie de ácidos grasos llamados omega 6, y a raíz del linolénico se obtienen los omega 3.

**Omega 3: Ácido linolénico, eicosapentanoico (EPA) y docosahexaenoico (DHA)**.

**Omega 6: Ácido linoleico, gammalinoleico, araquidónico, tromboxanos y prostanglandinas inflamatorias (PGE)**.

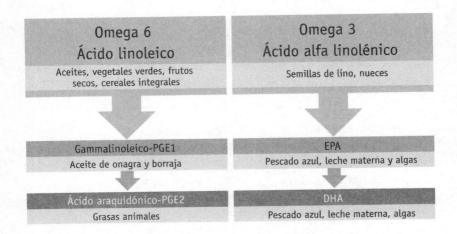

Los omega 3 y 6 necesitamos obtenerlos de los alimentos. ¡No somos capaces de producirlos!

Ambos omegas tienen acciones opuestas.

❖ **Funciones de los omega 6 y 3**
Los **omega 6** derivados del **ácido araquidónico**, denominados **PEG2**, producen **inflamación**, **coagulación** y **estimulan el crecimiento celular**. Estimulan también el almacenamiento de las grasas y la producción de células grasas. Hacen que las membranas celulares sean más rígidas. Inhiben el sistema inmune, sobre todo a las natural killers o asesinas naturales. Serían los omega 6 «malos».

Los **omega 6** derivados del **ácido linoleico** se denominan **PGE1** y son **broncodilatadores**, **antiagregantes**, **antiinflamatorios** y **reguladores de las hormonas**. Serían los omega 6 «buenos».

Los **omega 3** son **antiinflamatorios** y **anticoagulantes**. Hacen que las membranas celulares sean más flexibles y ayudan al desarrollo del sistema nervioso. Limitan la producción de células grasas. Actúan como protectores de las neuronas y de la retina. Regulan el funcionamiento del ovario y del testículo. Controlan el crecimiento de las células tumorales[270] y regulan la glucemia. Estimulan el sistema inmune.

Los dos tipos de omegas son necesarios. Si nos hacemos una herida sangrante necesitamos los omegas 6 para que produzcan inflamación y coagulación cicatrizándose así la herida. La proporción omega 3/ omega 6 ideal es 1/1 para un correcto funcionamiento de nuestro or-

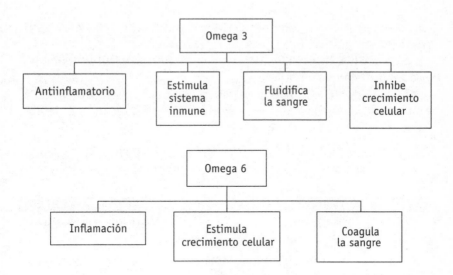

ganismo. Cuando existe un desequilibrio a favor de los omega 6 se incrementa el riesgo de padecer cáncer[271] y otras enfermedades inflamatorias.

Una alta ingesta de omega 3 se ha relacionado con una menor probabilidad de padecer cáncer[272,273]. Mientras que un exceso en la ingesta de omega 6 se ha relacionado con un mayor riesgo de padecer esta enfermedad[274].

❖ **Fuentes de omega 6 y 3**
Los **omega 6 vegetales** están presentes en forma de **ácido linoleico** en la soja, las semillas de calabaza, el sésamo, el maíz y las semillas de girasol así como en sus respectivos aceites; estos aceites si se toman refinados y en alta cantidad pueden dar lugar a la aparición de tumores, sobre todo de mama, de colon, de páncreas y de próstata.

Además encontramos omega 6 derivados del linoleico en la margarina y en los cacahuetes.

En la espirulina y los aceites de onagra y borraja encontramos principalmente **gammalinoleico**.

Los **omega 6 animales** están presentes en forma de **ácido araquidónico** en las carnes rojas, las vísceras, los lácteos y los huevos.

Los **omega 3** son escasos en la naturaleza y se encuentran en:
**Ácido linolénico:** Las semillas de lino y su aceite (contiene 55%

de omega 3), las semillas de chia, los vegetales verdes, las nueces, el pescado azul y la leche materna.

**EPA y DHA:** Aceite de pescado azul, sobre todo caballa, boquerón y sardina. Leche materna. Algas.

El pescado no es la mejor opción para obtener los omega 3 por la cantidad de grasas que contienen y la cantidad de mercurio que se encuentra acumulada en su grasa. Mucho mejor son las semillas de lino.

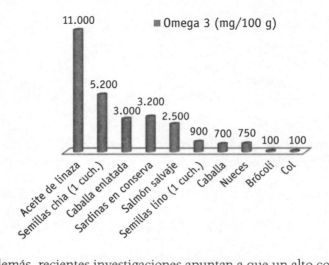

Además, recientes investigaciones apuntan a que un alto consumo de omega 3 procedentes del pescado no disminuye la tasa de cáncer de próstata, es más, pueden aumentar el riesgo[275] de padecerlo. Sin embargo, el riesgo de cáncer parece disminuir cuando se consume pescado azul pequeño en pequeñas dosis[276] (máximo dos veces por semana). En el caso de los omega 3 procedentes del lino se ha observado que son protectores del cáncer[277] aunque sean consumidos en altas dosis o en suplementos[278,279].

En un estudio liderado por el investigador francés Bougnoux, se demostró que las mujeres con cáncer de mama cuyos tejidos mostraban un alto nivel de omega 3 de origen vegetal presentaban menor riesgo de metástasis[280].

Los omega 3 inducen el suicidio de las células tumorales y además hacen que los tumores sean más sensibles a la acción de la quimioterapia[281].

Si ingerimos una gran cantidad de omega 6 «buenos», éstos interfieren en la formación de los omega 3. Las enzimas que transforman los omega 3 y los omega 6 son las mismas. Si ingerimos muchos omega 6 estas enzimas llamadas desaturasas trabajan para transformar los omega 6 y se «olvidan» de los omega 3, por lo que una dieta rica en aceites vegetales como el del maíz y el girasol puede inhibir la producción de omega 3. Los omega 6 vegetales y no refinados son buenos, pero sólo en muy pequeñas cantidades, si no producen un desequilibrio de omega 3/omega 6, el cual se ha relacionado con la aparición de cáncer[282].

A través de la carne, los lácteos y los huevos ingerimos grandes cantidades de omega 6, las mismas con las que los animales son alimentados.

La ganadería actualmente trata de ser lo más rentable posible. Para ello, las vacas son enclaustradas en pequeños espacios, donde hacen sus necesidades en el mismo sitio donde comen y son alimentadas básicamente con piensos preparados con soja, trigo y maíz, transgénicos, por supuesto. Estos piensos son una fuente de omega 6.

Si las vacas que nos comemos pastasen e ingiriesen hierba fresca, el contenido de su carne sería muy rico en omega 3, pues la hierba es

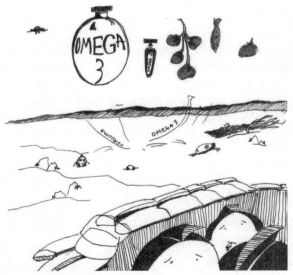

Los omega 3 son una bomba anticáncer.

una excelente fuente de omega 3. En el caso de que las vacas pastasen en libertad, la relación omega 3/omega 6 sería 1, es decir, el equilibrio perfecto. Sin embargo, la relación omega 3/omega 6 de su carne, y por tanto la nuestra al consumirla, suele estar entre 1/15 y 1/40[283].

Igual que las vacas, si las gallinas en vez de con maíz se alimentasen con semillas de lino y con forraje, sus huevos serían ricos en omega 3.

Una razón más para consumir alimentos ecológicos.

❖ **¿Qué son las *grasas trans*?**

Las grasas trans no existen en la naturaleza, se producen en la industria alimentaria de manera artificial a raíz de los omega 6.

Con el calor, los omega 6 sufren procesos de hidrogenación y se transforman en grasas trans. Los omega 6 vegetales al calentarlos pierden todas sus propiedades beneficiosas[284] y se transforman en malos, malísimos. Las grasas trans son grasas vegetales transformadas, que son aún más perjudiciales que las grasas saturadas[285].

Hasta los años sesenta, las grasas trans eran prácticamente desconocidas en nuestra dieta; empezaron a introducirse en nuestra alimentación a raíz de la implantación de la industria de los alimentos procesados.

Estas **grasas trans** están presentes en la **bollería** y **panadería**, en las **patatas fritas**, las **margarinas** y los **aceites vegetales refinados**.

Estas grasas son aceites ricos en omega 6, sobre todo de girasol, soja y colza, que han sido manipulados con un objetivo: que no se estropeen ni se enrancien, permaneciendo así en estado sólido a temperatura ambiente, cuando su estado natural es líquido. Esta modificación hace que sean grasas difíciles de digerir y sobre todo muy, muy inflamatorias[286] y muy dañinas para nuestro organismo[287]. Estas grasas producen un incremento en la incidencia de cáncer[288], diabetes tipo 2[289], obesidad, infartos de miocardio[290] y tromboembolismos[291].

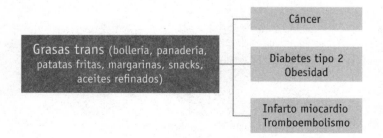

Pero no sólo en la bollería y en las margarinas hay grasas trans, también se encuentran en la leche de vaca[292], aunque no lo indique la etiqueta de estos productos. Los animales se alimentan con grasas trans y esta grasa nos la bebemos con su leche y nos la comemos con su carne.

David Servan-Schreiber en su libro *Anticáncer* hace una observación muy aclaratoria sobre el nefasto efecto de las grasas trans. El doctor Servan nos indica que en Holanda mueren más personas por efecto de las grasas trans que a causa de los accidentes de tráfico. En el 2004, en Holanda, se calcula que murieron más de mil personas por efecto de estas grasas, mientras que los accidentes de tráfico causaron ochocientas ochenta víctimas[293]. Parafraseando a Frits Muskiet, investigador holandés: «Los holandeses gastamos millones de euros en obligar a la gente a usar el cinturón de seguridad y a respetar el límite de velocidad para que puedan llegar al restaurante donde atiborrarse de grasas trans».

Los aceites que solemos consumir en los restaurantes y en la mayoría de los hogares son refinados y ricos en grasas trans, pues han sido manipulados a altas temperaturas.

Estas grasas hidrogenadas o parcialmente hidrogenadas son muy inflamatorias, el organismo las reconoce como extrañas y tóxicas, y de nuevo su digestión entretiene a nuestro sistema inmune, el cual estará ocupado luchando contra estas grasas extrañas en lugar de estar eliminando células tumorales[294].

Las mujeres que consumen una alta tasa de grasas trans tienen el doble de probabilidad de padecer cáncer de mama respecto a las mujeres que apenas las consumen[295].

La margarina es una grasa trans muy tóxica que se elabora con una mezcla de aceite de girasol, soja y colza, lo que la convierte en un alimento muy inflamatorio. En países donde se utiliza mucho la margarina para cocinar, como es Israel, las tasas de enfermedades cardiovasculares[296], infarto y obesidad son mayores que en otros donde se emplea la mantequilla[297]. Los países que utilizan mantequilla para cocinar, por el contrario, presentan una alta tasa de colesterol.

Grasas trans es sinónimo de cáncer[298] y obesidad. Si a esto añadimos la alta ingesta de alimentos con índice glucémico alto tenemos un buen cóctel para estar gordos y padecer cáncer[299].

❖ **¿Cuál es la solución gastronómica?**
Cocinar con **aceite de oliva virgen extra de primera prensión en frío**.Pero hay que evitar las frituras. El aceite de oliva es rico en omega 9, otro AG esencial.

Lo ideal es aliñar las ensaladas con aceite de oliva o aceite de semillas de lino. Este último no sirve para cocinar, sólo debe usarse crudo.

A partir de ahora te sugiero que antes de comprar un alimento procesado leas la etiqueta para no comprar alimentos que contengan grasas hidrogenadas o parcialmente hidrogenadas.

En Dinamarca y Suiza está prohibido el uso de estos aceites en la industria alimentaria. Esperemos que pronto España tome ejemplo y los prohíba también. Ahorraríamos mucho en gasto sanitario y ganaríamos muchas vidas.

El consumo de mucho omega 6 inhibe la producción de omega 3, así que no olvides tomar a diario semillas de lino.

Lo ideal sería consumir mucho omega 3, un poquito de omega 6 vegetal de buena calidad y poco o nada de omega 6 animal, y absolutamente nada de grasas trans, para así mantener la inflamación y el cáncer a raya[300].

---

En resumen, los **omega 3** serían los **buenos de la película**, los **omega 6** serían **unos son buenos y otros malos**, pero hasta los buenos (los vegetales) en alta cantidad pueden ser malos, pues inhiben la formación de omega 3. Los **malos malísimos** serían las **grasas trans** que son omega 6 manipulados industrialmente.

---

## ¿Cuántas grasas necesitamos? ¿Son dañinas las dietas ricas en grasas?

Se recomienda ingerir el menor porcentaje calórico posible de grasa, entre un 15 y un 30%, dando preferencia a los alimentos ricos en ácidos grasos insaturados. Las grasas saturadas nunca deberían superar el 10% del total de calorías diarias consumidas según datos de la OMS.

Sin embargo, entre un 35 y un 40% de las calorías ingeridas diariamente son grasas.

Los alimentos de origen animal contienen una alta cantidad de proteínas y de grasas, de nuevo dos factores procáncer que se unen. Sin embargo, en el mundo vegetal pocos alimentos superan en cantidad de grasas a los productos animales.

En los países asiáticos, donde la dieta occidental aún no se ha impuesto, la ingesta de grasas es muy baja, en torno a un 15%, y precisamente en estos países la tasa de cáncer de próstata, mama y colon es la más baja del mundo[301,302,303].

La ingesta de dietas bajas en grasas se ha relacionado con una menor incidencia de cáncer[304].

Una dieta rica en grasas de origen animal produce:

- Menarquía precoz.
- Aumento del colesterol en sangre.
- Menopausia tardía.
- Alta exposición a las hormonas femeninas.

En China la primera regla aparece más tarde (entre los 15 y 19 años) que en las niñas europeas y americanas (11 años de media), y la menopausia es más precoz que en las occidentales. Esto se traduce en una menor exposición al efecto de los estrógenos, y como los tumores de mama son dependientes de la acción de las hormonas, no es de extrañar que una menarquía precoz se asocie a un mayor riesgo de padecer cáncer de mama[305].

¿Cuántas veces hemos escuchado que ahora las mujeres tenemos la regla antes que nuestras madres porque comemos mejor que ellas? Hoy más que mejor alimentadas, lo que estamos es alimentadas a base de grasas. Una afirmación muy extendida y en cierto modo cierta es la de achacar la temprana edad a la que las niñas tienen hoy la regla a la ingesta de *petit-suise*. Nuestras madres y abuelas por suerte no conocían estos postres cargados de grasas, pues al fin y al cabo los *petit-suise* son eso, pura grasa. Las niñas que mantienen una dieta rica en grasas desde pequeñas crecen más rápido, tienen la regla antes y son más gorditas y altas que aquellas que consumen pocas grasas. Estas niñas tendrán más probabilidades de padecer cáncer de mama en la edad adulta.

Cuanto más tardía es la menopausia más riesgo hay de padecer cáncer de pulmón[306] y cánceres ginecológicos[307]: ovario, mama[308] y endometrio.

A mayor consumo de grasas en nuestra dieta, sobre todo animales, más obesidad, y a más obesidad, más cáncer[309].

La obesidad es un factor de riesgo en los cánceres de útero[310], mama[311], ovario, esófago, intestino[312], colon[313], hígado[314], leucemia linfoblástica aguda[315], próstata[316], riñón, vesícula... La obesidad en Occidente explica el 11% de los casos de cáncer de colon, 39% de endometrio, 37% de esófago y 25% de riñón.

La obesidad no sólo se relaciona con un mayor riesgo de padecer cáncer, sino también con un peor pronóstico. En el caso del cáncer de mama, aunque éste se haya diagnosticado en una fase temprana, la probabilidad de recidiva es mayor en mujeres obesas que en las delgadas[317]. Ponte a perder peso si tienes o has tenido cáncer; esos kilos de más pueden influir mucho en tu pronóstico.

Cuantas menos grasas ingiramos mejor; siempre deberíamos estar por debajo del 30%. Para eso deberíamos eliminar o limitar los productos animales de nuestra dieta y reducir la ingesta de aceites de girasol y de soja, así como eliminar las grasas trans de nuestra dieta.

Ahora podemos entender por qué el consumo de pescado azul en grandes dosis puede producir cáncer por mucho omega 3 que tenga. El pescado azul es muy graso y como ya sabes grasa es igual a cáncer. Además, estos pescados suelen consumirse fritos o a la brasa, como es el típico espeto malagueño. Esta forma de cocinar ya sabemos que produce benzopirenos, y esto puede ocasionar cáncer.

### Las vitaminas

Son nutrientes que nuestro cuerpo necesita en pequeñas cantidades para realizar muchas de sus funciones primordiales. Son esenciales, nuestro organismo no las puede sintetizar y necesitamos ingerirlas con los alimentos.

Se clasifican en **hidrosolubles** y **liposolubles**.

1. **Hidrosolubles.** Son solubles en agua y se deterioran con facilidad. Se pierden al cocinar a altas temperaturas los alimentos, al cortarlos en exceso y al exponerlos a la luz y el aire. Se eliminan por la orina y deben tomarse a diario en los alimentos.
2. **Liposolubles.** Son solubles en grasas y estables al calor. Pueden almacenarse durante meses e incluso años en nuestro cuerpo. Si se ingieren durante mucho tiempo y en exceso pueden ser tóxicas. Así que ojo con los suplementos vitamínicos.

## Las vitaminas hidrosolubles

Son la vitamina C y el complejo vitamínico B.

### Vitamina C

La vitamina C es un buen antioxidante y actúa bloqueando la acción de los radicales libres; interviene en la síntesis de colágeno; en la producción de hormonas; estimula el sistema inmune y aumenta la absorción de hierro a nivel intestinal.

Es una vitamina muy termosensible, es decir, que se destruye por el efecto del calor. Es la vitamina que más se pierde al calentar los alimentos. A partir de los 25 minutos de cocción a 100° se pierde el 50% de la vitamina C, pasando al caldo de cocción, por eso debemos aprovechar siempre los caldos. Pero no sólo se pierde por el calor; también cuando la verdura está pocha, por eso es importante adquirir los alimentos frescos y consumirlos rápidamente.

### ❖ Vitamina C y cáncer

La vitamina C en megadosis por vía intravenosa se ha usado mucho en medicina alternativa para tratar a los enfermos de cáncer con muy buenos resultados[318].

En el año 2006 el doctor Padayatty presentó tres casos de enfermos de cáncer terminal desahuciados por la medicina occidental que se recuperaron y sobrevivieron tras un tratamiento intensivo con vitamina C intravenosa[319].

Las dosis utilizadas en medicina natural varían entre 7,5 y 30 g al día hasta 100 g, y esto durante semanas o meses, según la evolución del cáncer. Estas megadosis de vitamina C han demostrado no tener efectos secundarios y estar sólo contraindicadas en caso de insuficiencia renal[320].

Pero no sólo en medicina alternativa se ha utilizado la vitamina C para tratar el cáncer. Existen muchos estudios experimentales en ratones con vitamina C intravenosa que demuestran la acción antitumoral de esta vitamina[321]:

La vitamina C se ha utilizado en asociación con citostáticos, por ejemplo, con la gencibanina[322] (para el cáncer de páncreas); en otros casos, se ha utilizado sola y siempre por vía intravenosa (IV) para tratar el cáncer en ratas y otros animales de experimentación. Parece que su mecanismo de acción es la formación de peróxido de hidrógeno (agua oxigenada) en el tejido intersticial del tumor, con lo cual se destruyen muchas células tumorales[323], pero este peróxido no se forma en la sangre y así se evitan efectos secundarios en el resto del organismo. Otro posible mecanismo de acción es la modulación inmunitaria de las células tumorales, produciéndose apoptosis (suicidio) de las mismas. Los tumores en los que se ha evidenciado disminución del desarrollo del cáncer son: cáncer de próstata[324], páncreas[325], colon[326], leucemias[327], melanomas[328] y mama[329] entre otros.

Cuando se intenta suplementar con vitamina C oral a humanos, los resultados no se correlacionan[330] con los obtenidos en animales o con la administración intravenosa en humanos. Los suplementos de vitamina C en humanos no tienen efectos antitumorales tal y como demuestra una revisión llevada a cabo por el doctor Cabanillas en 1.600 pacientes tratados con suplementos de vitamina C por vía oral[331]. Cuando ingerimos vitamina C en altas dosis, éstas no se absorben y se eliminan por la orina, por eso de poco sirve tomar grandes cantidades de suplementos.

Los suplementos orales no han demostrado una mayor supervivencia en enfermos de cáncer ni tampoco ser útiles para la prevención de esta enfermedad[332].

Cuando la vitamina C se administra por vía IV, las concentraciones que adquiere en sangre son diez veces más altas que por vía oral, y a esas dosis es cuando la vitamina C ejerce su efecto anticáncer. Tendríamos que tomar enormes cantidades de alimentos o suplementos para alcanzar las dosis efectivas utilizadas en estudios experimentales.

Se recomienda la ingestión de entre 75 y 100 mg de vitamina C al día para prevenir el cáncer. Lo que equivale a dos naranjas al día, o una guayaba, o un pimiento rojo crudo, un buen puñado de fresas, dos kiwis, o una papaya.

Pero los efectos anticáncer de los alimentos ricos en vitamina C no sólo radican en la vitamina C, como veremos más adelante los cítricos contienen moléculas con importante acción anticáncer, las crucíferas son ricas en vitamina C y agentes anticáncer como el sulforafano o el Indol-3-carbinol.

### ❖ Fuentes de vitamina C

Las fuentes más ricas son el escaramujo, la acerola, la guayaba, la grosella y el perejil. Le siguen el pimiento rojo, el kiwi, las crucíferas, la papaya, las fresas, las frambuesas, el hinojo, la naranja, el limón, el pomelo, la mandarina, el mango, las espinacas, los canónigos, los espárragos, los tomates, las patatas y la piña.

La cantidad de vitamina C que contiene un alimento es muy variable. Al cocinar los alimentos, parte de la vitamina C se pierde. En el caso de las espinacas pasan de contener 115 mg de vitamina C en crudo a 60 mg cuando se hierven.

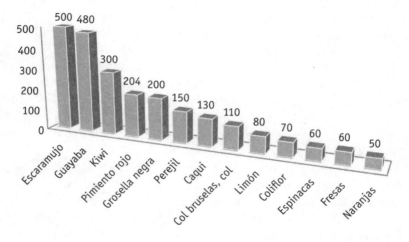

■ Vitamina C mg/100 g

Con la ingesta de vitamina C a través de los alimentos tenemos asegurada la dosis de esta vitamina necesaria para nuestro organismo; por lo tanto no necesitamos tomar suplementos. Pero como sí resulta útil administrada por vía intravenosa, creo que debería considerarse dentro de los protocolos de medicina «convencional» el tratar a los enfermos de cáncer con vitamina C intravenosa, pudiendo ser un complemento efectivo a la quimioterapia y sin efectos secundarios. Pero como esto no creo que sea muy rentable para la industria farmacéutica, ya que es excesivamente barato en comparación con un tratamiento de quimioterapia, las investigaciones una vez más se quedarán en los laboratorios.

Otro mito más es el de que las naranjas no son la mejor fuente de vitamina C como siempre nos han hecho creer. Lo que sí es cierto es que de las naranjas solemos obtener más vitamina C que de las coles o los pimientos, pues las naranjas las comemos crudas y las verduras casi siempre cocinadas. ¡Otro argumento a favor de consumir alimentos crudos!

Impiden la absorción de vitamina C los medicamentos, entre ellos los corticoides y los antibióticos.

La vitamina C se almacena en pequeñas cantidades y el exceso se elimina por la orina. Se recomienda ingerirla a diario a través de los alimentos.

## El complejo vitamínico B

Este complejo de vitaminas es crucial para la activación de las enzimas producidas por nuestro organismo para la realización de las funciones vitales. Está compuesto por varias vitaminas: vitamina B1 o tiamina; vitamina B2 o riboflavina; vitamina B3 o niacina; vitamina B5 o ácido pantoténico; vitamina B6; vitamina B8 o biotina; vitamina B9 o ácido fólico y vitamina B12 o cianocobalamina.

Se encuentran en las verduras de hoja verde, los cereales integrales, las legumbres, en la fruta, la leche, en la carne... La B12 se encuentra principalmente en la carne y derivados.

### ❖ Niacina o B3
Es un potente inhibidor de la degeneración y el envejecimiento celulares.

Se encuentra en la levadura de cerveza, el salvado, los cacahuetes, las almendras, el germen de trigo, los orejones, el arroz integral y las setas.

Se recomienda la ingesta de 15-20 mg al día.

### ❖ Ácido fólico o vitamina B9
El ácido fólico también es importante en el desarrollo del cáncer por su efecto protector o fortalecedor del material genético de las células, evitando así las mutaciones. Su carencia favorece el desarrollo de tumores de colon, hígado y cuello uterino entre otros.

Es una vitamina muy sensible a la luz y al calor. Se disuelve fácilmente en el agua de cocción, por lo que es importante ingerir alimentos crudos que la contengan. Se recomienda la ingesta de 200-300 mcg al día.

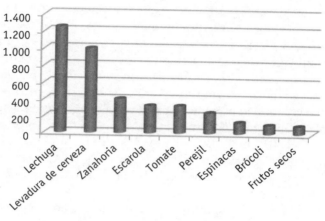

■ Ácido fólico (microgramos/100 g)

### ❖ Vitamina B12

La vitamina B12 es necesaria junto al ácido fólico para la formación de glóbulos rojos y para el funcionamiento de las células nerviosas y digestivas. Su déficit produce unos glóbulos rojos anómalos, lo que se traduce en la aparición de anemia perniciosa o megaloblástica; además de síntomas neurológicos como hormigueos y alteraciones del comportamiento.

Existen pocas fuentes vegetales de B12: la levadura de cerveza, las algas, la jalea real y el pan integral, pero esta B12 parece tener poca actividad como vitamina.

### ❖ Vegetarianos y vitamina B12

Siempre se asocia una dieta vegana al déficit de vitamina B12. Pero ¿es esto cierto? Ni todos los vegetarianos tienen déficit de vitamina B12 ni todos los devoradores de carne tienen suficiente B12.

Para que se absorba la vitamina B12 hace falta que nuestro estómago produzca factor intrínseco. Cuando no se produce este factor, por ejemplo por padecer gastritis atrófica, aparece la anemia por déficit de vitamina B12.

También puede existir un déficit de B12 por falta de absorción a nivel intestinal. No se absorbe la B12 cuando hay un acúmulo de productos de desecho resultante de los procesos de fermentación y putrefacción de los alimentos en el intestino, o cuando existen problemas intestinales. Una dieta carnívora produce muchos productos de desecho y puede no absorberse la B12, por eso una persona muy carnívora puede tener déficit de esta vitamina.

Una persona puede comer mucha carne y no absorber nada de vitamina B12. Un intestino sano absorberá la B12 presente en los alimentos aunque la cantidad presente sea mínima. Por eso una alimentación vegana bien equilibrada no tiene por qué resultar en un déficit de B12. ¡La cantidad de B12 necesaria a diario es de dos microgramos! Por eso un vegano con una dieta equilibrada y rica en alimentos generadores de salud puede tener unos niveles de B12 normales a pesar de no comer carne.

Los medicamentos también destruyen la B12 e impiden su absorción. Con una dieta rica en fruta y verdura enfermaremos menos y necesitaremos menos medicamentos.

Los niños y las embarazadas veganas pueden presentar déficits de vitamina B12 dado que sus requerimientos son mayores que los de los adultos, por eso en estos casos se recomienda tomar alimentos fortificados en B12 o tomar suplementos. Pero si seguimos las recomendaciones del American Institute of Medicine, todas las personas mayores de cincuenta años, sea cual sea su dieta, deberían tomar suplementos de B12[333].

**¿Indica esto que la dieta vegetariana es antinatural?** Pues no. Indica que nos hemos alejado de la tierra, ya que la tierra es la principal fuente de dicha vitamina; así, si hubiésemos vivido hace trescientos años, nuestras uñas, así como todos los alimentos que hubiéramos tomado, tendrían suficiente B12. Sin embargo, la higiene actual, así como el uso masivo de sustancias químicas en la agricultura, provocan una clara disminución en nuestro ingreso de dicha vitamina. Las vacas poseen B12 en sus músculos porque comen hierba y arrancan restos de tierra que contienen microorganismos productores de B12 (los mismos que producen la B12 de los suplementos o alimentos fortificados). Ingieren esos microorganismos que la producen y luego pasa a sus músculos e hígado. Pero la vaca no la fabricó, sino que es B12 de origen bacteriano[334].

Así que para obtener mayores niveles de B12 a través de los alimentos, una vez más tenemos que recurrir a los productos ecológicos, que siempre serán más ricos en B12 que los tratados con pesticidas y abonos químicos.

En caso de requerir suplementos de B12 contamos con varias opciones:

1. Consumir alimentos enriquecidos dos o tres veces al día para obtener al menos 3 mcg de B12 diarios, o bien,
2. tomar un suplemento de B12 diario que proporcione al menos 10 mcg, o bien,
3. tomar un suplemento de B12 semanal que proporcione al menos 2.000 mcg.

Los comprimidos masticables son los que mejor se asimilan.

*Mi opinión:*

No creo que un adulto sano deba tomar suplementos de B12 de forma rutinaria.

Creo que existe mucha confusión en torno a las fuentes de vitamina B12. Hay millones de personas que no consumen productos animales y no sufren déficit de B12. Estoy segura de que los veganos saben cómo buscar su vitamina B12, siempre y cuando basen su alimentación en productos saludables, locales, ecológicos y de temporada.

El déficit de vitamina B12 puede aparecer entre el año y los tres años de no consumir ningún alimento animal. Para estar seguros de que ese aporte es suficiente, podríamos realizar una analítica anual para determinar los niveles de B12, y sobre todo de ácido metilmalónico en sangre, y evaluar si necesitamos o no un suplemento. Si existe una carencia de B12, el ácido metilmalónico se eleva en sangre y orina y nos habla de la existencia de un déficit de B12 aun antes de que éste se detecte en una analítica.

En personas con cáncer que sigan una dieta vegana sí creo que podría ser un buen suplemento la B12, pues en un estado crítico de enfermedad no nos podemos permitir tener ninguna carencia.

Pero el sentido común me hace pensar que en vez de tomar suplementos de B12 es más natural consumir pescado de forma periódica siempre y cuando nuestra decisión de ser veganos no sea ética y se base en motivos de salud.

## Las vitaminas liposolubles

*Vitamina A o retinol*

Como vitamina A se encuentra en la carne y en los lácteos, como provitamina A se encuentra en el mundo vegetal. En todas las frutas y verduras de pigmento rojo, amarillo, verde y naranja encontramos los carotenos que se convierten en vitamina A en el intestino.

Los carotenos son importantes antioxidantes y ayudan a eliminar los radicales libres, tan importantes en el origen del cáncer. Protegen la piel y las mucosas, por lo que previenen el cáncer de boca, estómago, colon y cuello uterino.

El déficit de vitamina A puede provocar problemas de visión, piel seca y áspera y retraso del crecimiento.

Se recomienda la ingesta de 800-1.000 mcg de vitamina A o retinol al día.

Un exceso de vitamina A (más de 25.000 UI) en forma de suplementos se ha relacionado con el incremento de cáncer de pulmón[335], sobre todo en el caso de que quienes tomen los suplementos sean personas fumadoras[336].

❖ **Fuentes de carotenos (provitamina A)**
Zanahoria, diente de león, espinaca, perejil, canónigos, pimiento rojo, col, calabaza, acelga, tomillo, melón, albaricoque, papaya, brócoli, berro, tomate, melocotón, sandía, mandarina, naranja, calabacín, puerro, cerezas, etc.

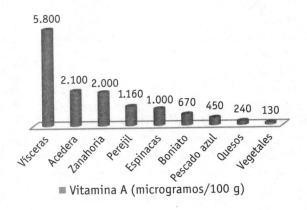

Vitamina A (microgramos/100 g)

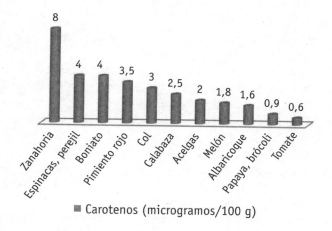

■ Carotenos (microgramos/100 g)

*Vitamina D*

La vitamina D la formamos en la piel gracias a la influencia del sol. A partir del 7-dihidrocolesterol presente en la piel y con ayuda de la radiación ultravioleta, se produce vitamina D3 o colecalciferol. Esta vitamina también se puede obtener sin ayuda del sol, a partir de la vitamina D2 o ergosterol presente en la dieta.

- Es difícil obtener vitamina D a través de la comida (salmón, atún, sardinas, caballa, ostras, huevos, queso, leche y cereales enriquecidos, alimentos todos ellos poco recomendables para nuestra dieta anticáncer, salvo el pescado azul pequeño).
  Su déficit ocasiona osteoporosis en adultos y raquitismo en los niños.
- Se obtiene principalmente al **tomar el sol**. Son necesarios como mínimo veinte minutos de exposición al día para sintetizar suficiente vitamina D (8.000-10.000 UI). Debemos tomar el sol en las horas que no quema, o a primera hora de la mañana o bien entrada la tarde. Los esquimales no pueden tomar el sol, pero ellos obtienen la vitamina D de la grasa de los pescados que ingieren[337]. El 90% de la vitamina D que utilizamos proviene del sol y sólo el 10% proviene de los alimentos.
- Los pacientes con cáncer suelen presentar déficit de D3[338].

*Propiedades:*

- Fortalece el sistema inmune[339], potenciando la acción de los macrófagos sobre las células tumorales[340].
- Previene el cáncer[341], inhibiendo la transformación de los tejidos sanos en tejidos enfermos[342]. Su efecto anticáncer se debe a sus propiedades antiinflamatorias y antiproliferativas[343].
- Ayuda a eliminar el cáncer una vez que éste ya se ha manifestado[344].
- Ayuda a eliminar el plomo del organismo.
- Interviene en la metabolización y absorción del calcio. Fortalece huesos y dientes. Previene la aparición de fracturas óseas[345] y caries[346].
- Mantiene arterias y sistema nervioso en buen estado, previniendo las enfermedades cardiovasculares[347].
- Regula las hormonas, el estado de ánimo, el sueño, el pensamiento positivo...

Los suplementos pueden ser útiles, sobre todo en invierno y en pacientes con cáncer que no reciben luz solar[348].

Si todo esto fuera cierto, la incidencia de cáncer en los países donde hay menos horas de sol, es decir, en las zonas más próximas a los polos, debería ser mayor... Pues sí, lo es; en estos países hay mayor incidencia de cáncer de próstata, mama, colon, ovario, pulmón, esófago, estómago y páncreas[349].

En la mayoría de los cánceres se da una relación inversa entre exposición solar y cáncer, es decir, a más luz solar menos cáncer. Sólo el cáncer de piel está relacionado con una alta exposición a la luz solar[350]. Para prevenir el cáncer de piel hay que evitar la luz solar, pero sin luz solar aumenta la probabilidad de sufrir cáncer de cualquier tipo, por eso se está investigando el uso de suplementos de vitamina D con el fin de prevenir el cáncer. En un estudio liderado por el dermatólogo Jean Tang se demostró que la suplementación con vitamina D puede reducir hasta un 57% la posibilidad de sufrir un melanoma en personas con riesgo de padecerlo[351].

La mortalidad en el caso del cáncer de ovario es mayor en los países con pocas horas de luz que en los países que más horas de luz reciben[352].

Las posibilidades de sobrevivir tras el diagnóstico de cáncer son mayores cuando éste se diagnostica en primavera o en verano que cuando se diagnostica en invierno u otoño[353]. Durante el invierno la cantidad de vitamina D que obtenemos a través del sol disminuye entre un 10 y un 100% dependiendo de la latitud en la que nos encontremos.

Se ha comprobado que los enfermos con cáncer presentan unos niveles de vitamina D en sangre deficientes en el momento del diagnóstico[354,355].

Si la vitamina D la obtenemos al tomar el sol, ¿no bastaría con tomar el sol a diario para tener un excelente nivel de vitamina D? En España hay bastante sol, y si sólo necesitamos 20 minutos de exposición diaria ¿por qué las personas con cáncer presentan déficit de vitamina D? Los alimentos que contienen proteínas animales provocan una disminución de los niveles de vitamina D[356], pues al digerir la carne y derivados se va a crear un ambiente ácido en la sangre que bloquea la formación de vitamina D[357].

❖ **¿Cómo se encuentran los niveles de vitamina D
en los españoles?**

Los españoles a pesar de vivir en un país con muchas horas de sol solemos presentar déficit de vitamina D[358], siendo este déficit vitamínico el más frecuente entre nuestra población[359]. Parece contradictorio, pero en los países nórdicos el déficit de vitamina D es menor que en los españoles[360]. Este hecho parece estar relacionado con el mayor consumo de pescado azul en el norte con respecto a España, y con una suplementación rutinaria durante el invierno.

El 40% de los jóvenes y el 57% de los ancianos de los países mediterráneos[361] presentan déficit de vitamina D.

❖ **¿Necesitamos tomar calcio y vitamina D como suplemento
si padecemos cáncer?**

La vitamina D regula el metabolismo del calcio y también qué calcio va a los huesos y cuál se excreta, pero si las cantidades de calcio ingeridas por la dieta o en forma de suplementos son muy altas, la vitamina D se inactiva[362].

Los suplementos de vitamina D pueden ser útiles para los enfermos con cáncer[363], pero la dosis efectiva para prevenir y tratar el cáncer no está del todo establecida[364]. Una administración diaria de 1.000 UI de vitamina D pueden reducir considerablemente la aparición de cáncer[365]. Pero para que estos suplementos sean efectivos lo más importante sería abandonar el consumo de carne y lácteos con el fin de que la vitamina D que obtengamos del sol y de los suplementos pueda cumplir todas sus funciones de forma adecuada.

### ❖ ¿Cuánta vitamina D necesitamos?

Se estima que son necesarias 1.000-2.000 UI de vitamina D al día[366] para que pueda cumplir todas sus funciones.

En enfermos con cáncer estas cantidades pueden ascender hasta 1.500 UI diarias.

La Asociación Canadiense contra el Cáncer recomienda tomar 1.000 UI de vitamina D durante los meses de otoño e invierno y durante todo el año a las personas mayores y a las menos expuestas al sol por motivos de enfermedad[367].

Un exceso de vitamina D puede causar hipercalciuria e hipercalcemia, pero esas complicaciones no aparecen salvo que la dosis pase de 2.400 UI diarias.

### ❖ ¿Cómo obtener un buen aporte de vitamina D?

Tomando el sol a diario, pero el sol que no quema. Debemos exponernos unos 20 minutos al día y durante las horas en que no quema, entre las ocho y las once de la mañana, y entre las seis y las ocho de la tarde. Si usamos crema protectora para el sol, como prevención para el cáncer de piel, deberemos optar por cremas protectoras solares de pantalla mineral. Las cremas protectoras químicas se absorben por la piel y son tóxicas para el organismo. Así que todos a tomar el sol a primera

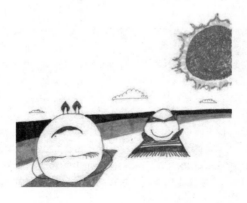

hora del día o al atardecer. Aunque la quimio y la radio nos dejan sin ganas de salir ni movernos, es importante que recibamos la luz solar. El sol, esa gran estrella que nos da calor, nos va a aportar vitamina D, la cual nos va a ayudar a luchar contra el cáncer, pero además va a mejorar nuestro estado de ánimo, nos va a ayudar a dormir y va a fortalecer nuestros huesos, nuestros dientes y nuestro sistema inmune.

❖ **¿Cómo podemos saber si tenemos un déficit de vitamina D?**
Midiendo en una muestra de sangre nuestro nivel de 25-hidroxi vitamina D podemos saber si tenemos déficit o no y si necesitamos un suplemento vitamínico. El rango normal es de 30 a 74 ng/mL.

*Vitamina E*

Es antioxidante, y su labor como capturador de radicales libres es muy importante. Protege a las membranas celulares salvaguardándolas de la acción de los radicales libres. Favorece la circulación sanguínea y la formación de colesterol bueno (HDL). Estimula el sistema inmune.

Junto al selenio se ha asociado con la prevención del cáncer de mama.

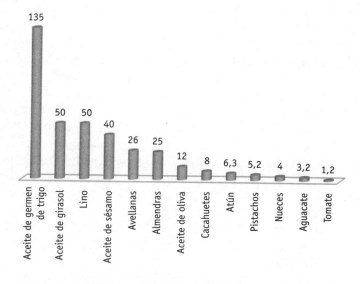

▬ Vitamina E (microgramos/100 g)

❖ **Fuentes de vitamina E saludables:**
Aceite de germen de trigo, aceites de girasol y oliva sin refinar, almendras, germen de trigo, nueces, coquitos de Brasil, hinojo, boniato, guisantes, copos de avena, sésamo, avellanas, perejil, ciruelas pasas, aguacates, crucíferas, puerro, tomate, etc.

El uso de dosis elevadas de vitamina E en forma de suplementos se ha asociado a un mayor riesgo de padecer cáncer de próstata[368]. Debemos limitarnos a consumirla en los alimentos de la dieta.

*Vitamina K*

Interviene en los procesos de coagulación de la sangre. Es formada por las bacterias intestinales a partir de los alimentos que le llegan. No suele haber déficit salvo que se destruya la flora intestinal, hecho que es muy frecuente durante los tratamientos de quimioterapia.

Un déficit de vitamina K produce problemas de coagulación, por eso las personas sometidas a quimioterapia presentan hematomas con frecuencia ante mínimos golpes. También impide su absorción el uso de anticoagulantes.

❖ **Fuentes de vitamina K saludables:**
Vegetales de hoja verde y legumbres.

## ¿Son necesarios los suplementos de vitaminas?

Las vitaminas artificiales son diferentes de las naturales. Si tomamos vitaminas en exceso nuestro cuerpo no las utiliza y las elimina por vía renal o hepática. Su acumulación puede dar lugar a diarreas, dolor de cabeza, osteoporosis, epilepsia, debilidad muscular, etc.

Las vitaminas artificiales no sólo se encuentran en los complejos vitamínicos que se venden en farmacias, sino también en los alimentos enriquecidos: cereales del desayuno, leches, margarinas, etc.

Una dieta rica en frutas y verduras nos proporciona las vitaminas necesarias para nuestras funciones vitales. No necesitamos vitaminas prefabricadas, si abogamos por una alimentación y vida sana no vamos ahora a atiborrarnos de pastillas.

Los suplementos vitamínicos de vitamina C, E y A no son útiles para prevenir el cáncer[369,370]. Es más, por ejemplo, la ingesta de vitamina E en suplementos no sólo no ayuda a eliminar células tumorales, sino que puede aumentar su mortalidad[371,372].

Sin embargo, cuando estas vitaminas se consumen con los alimentos sí pueden prevenir la aparición de cáncer[373].

La incidencia de cáncer de próstata es más alta en personas que toman suplementos de vitamina C y E según algunos estudios[374].

La ingesta de complejos multivitamínicos no previene la aparición de enfermedades[375]. Estos resultados son de esperar, ¿no creéis? ¡De qué me sirve tomar quince pastillas de vitamina C si después sigo atiborrándome de pastelitos y carne a la brasa! Los complejos vitamínicos no pueden ser el sustituto de una dieta sana. Cuando tomamos frutas y verduras no sólo estamos tomando vitaminas, sino que estamos ingiriendo una gran cantidad de sustancias con capacidad antitumoral, las cuales se potencian unas a las otras haciendo un efecto sinérgico al ingerirlas juntas.

Recurrir a los suplementos en vez de a una dieta sana es lo mismo que recibir un tratamiento de quimioterapia: en ninguno de los dos casos estamos yendo a la raíz del problema ni estamos tratando la enfermedad de una manera integral.

El único suplemento que puede ser necesario en los enfermos con cáncer es la vitamina D.

## Los minerales

Los minerales los necesitamos al igual que las vitaminas para que se produzcan todas las reacciones celulares necesarias para que nuestro cuerpo trabaje en armonía. Pero los necesitamos en cantidades muy pequeñas. Con una dieta rica en fruta y verdura tendremos cubiertos los requerimientos diarios de minerales.

Se clasifican en dos grupos:

1. **Macrominerales:** calcio, magnesio, sodio, potasio, fósforo, cloro y azufre.
2. **Microminerales:** hierro, zinc, flúor, yodo, cobalto, cromo, selenio, manganeso, cobre y molibdeno.

Como este libro no pretende ser un tratado de nutrición sólo vamos a hablar de algunos por su importancia en el cáncer.

## Calcio

El calcio es muy importante para nuestro organismo. Interviene en la formación de los huesos y su déficit causa su descalcificación y la consabida osteoporosis. Para que el calcio que ingerimos con los alimentos se absorba es necesaria la presencia de vitamina D. La actividad física también interviene en la absorción del calcio. El calcio se almacena en los huesos y en los dientes y contribuye a que ambos se formen sanos y fuertes.

El calcio se almacena en los huesos junto al fósforo y ambos trabajan en equilibrio.

### ¿De dónde obtener el calcio? Fuentes de calcio

Pensemos en lo que comen los animales que tienen unos huesos fuertes y robustos: vacas, caballos, rinocerontes, elefantes... Comen hojas verdes. Las hojas verdes son muy ricas en calcio y magnesio.

Los alimentos ricos en calcio son: algas, sésamo, frutos secos, los higos secos, las coles, los berros, las berenjenas, las espinacas, los puerros, los garbanzos, las lentejas, la leche y derivados, etc.

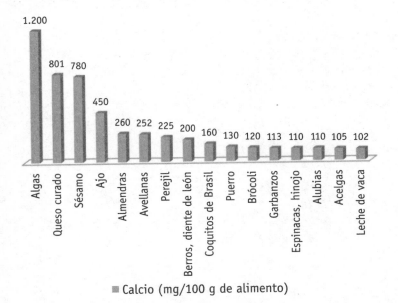

■ Calcio (mg/100 g de alimento)

Impiden la absorción del calcio: el déficit de vitamina D, la falta de ejercicio, un exceso de fósforo (en la leche de vaca hay exceso de fósforo), medicamentos antiácidos, la fibra dietética (salvado, goma guar...), la ingesta alta de proteínas, el estrés, los fosfatos de los aditivos químicos (E442, E450, E338 y E343), etc.

Favorece la absorción del calcio: la vitamina D.

## Hierro

Forma parte de la hemoglobina de la sangre. Interviene en el transporte de oxígeno a las células, por lo que es muy importante para que nuestras células estén bien oxigenadas. Interviene en los procesos de respiración celular mediante los cuales la célula obtiene energía. Como ya hemos visto, la hipoxia o falta de oxígeno es favorable para las células tumorales.

Cuando hay un sangrado (úlceras gástricas, menstruaciones abundantes...) se pierde hierro y a la larga puede aparecer anemia. Cuando una persona tiene anemia siente que le falta energía. Ya sabéis por qué es: sin hierro la célula no produce energía.

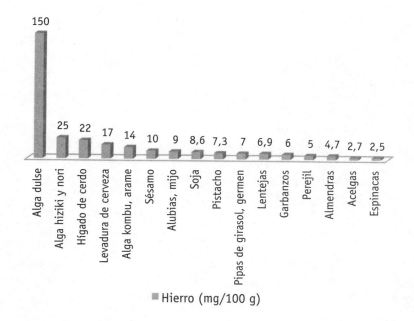

Cuando hay anemia por déficit de hierro y te prescriben hierro en forma de pastillas, muchas veces éste no es eficaz. ¿Sabéis por qué? Para que se absorba el hierro nuestro aparato digestivo debe estar limpio y sano. Si estamos intoxicados por efecto de una mala alimentación y un entorno tóxico, no absorberemos el hierro por muchos candados que chupemos. No somos lo que comemos sino lo que absorbemos.

*Alimentos ricos en hierro:*

Algas, hígado, legumbres, frutos secos, germinados, cereales integrales, sésamo, manzanas, espinacas, acelgas...

La vitamina C favorece la absorción del hierro; de ahí la habitual recomendación médica de tomar el hierro junto a un zumo de naranja. Las hojas verdes son muy ricas en vitamina C, por eso el hierro de las hojas verdes se absorbe muy bien a nivel intestinal.

Ojo con los excesos de hierro: pueden ser tóxicos, ya que el hierro es muy oxidante y genera radicales libres. De modo que conviene ir con cuidado con los suplementos de hierro durante el embarazo. Además, estos suplementos irritan la mucosa digestiva y esto limita su absorción.

## Selenio

Disminuye el índice de cáncer al proteger a los tejidos del efecto de los radicales libres.

Necesitamos ingerir al menos 55-70 mcg al día para protegernos frente al cáncer.

*Fuentes de selenio*

Se encuentra en el germen de trigo, la cebolla, el ajo, el tomate, el brócoli, la levadura de cerveza y las nueces.

## Zinc

Los niveles bajos de zinc se asocian con un incremento en el índice de tumores producidos por las nitrosaminas, sobre todo de esófago y estómago.

Su presencia en la dieta junto a las vitaminas A, C y E es fundamental para prevenir el cáncer.

Estimula al sistema inmune.

*Fuentes de zinc*

Se encuentra en la levadura de cerveza, el germen de trigo, las semillas de sésamo, los crustáceos y los huevos.

El aporte diario recomendado es de 12-15 mg/día.

## El agua y el cáncer. ¿Es seguro beber agua del grifo?

Nuestro cuerpo es en gran parte agua. Somos un 75% de agua y por tanto necesitamos ingerir agua a diario para reponer la que perdemos a través del sudor, de la orina, de la saliva y de la respiración.

Todas las reacciones que se producen en nuestro cuerpo ocurren en un medio acuoso. Nuestra sangre es en su mayor parte agua, nuestro cerebro flota en el líquido cefalorraquídeo, cuando somos fetos nos acuna otro líquido compuesto por agua, el líquido amniótico; somos agua y necesitamos agua para vivir.

El agua y principalmente el agua contenida en los alimentos es necesaria para gozar de una buena salud.

¿Cuánta agua necesitamos beber? Continuamente se emiten anuncios en televisión que dicen que tenemos que beber entre un litro y medio y dos litros de agua diarios, según las necesidades de venta de la industria del agua.

Pero realmente ¿cuánta agua necesitamos? La respuesta es difícil de responder. Depende del individuo y las condiciones personales: estación del año y temperatura, ejercicio físico, alimentación, sexo, edad, etc.

Las pérdidas diarias son de 1.500 ml por la orina, 100 ml por las heces y 1.000 ml por el sudor y respiración (en verano mucho más). En total solemos eliminar un mínimo de 2,5 litros al día, y esas pérdidas tenemos que reponerlas.

La alimentación juega un papel muy importante en las necesidades de agua. A través de los alimentos ingerimos mucha agua, aproximadamente un litro, pero, además, cuando los alimentos se digieren, en su combustión se libera agua, $CO_2$ y energía. Por ejemplo, por cada kilo de hidratos de carbono consumido liberamos medio litro de agua.

La sed es el mejor indicativo del agua que debemos beber. Si comemos algo muy salado tendremos mucha sed, pues nuestro cuerpo necesita líquidos para diluir tanta sal e impedir que ésta provoque efectos negativos para nuestra salud. ¡Qué sabio es nuestro cuerpo!

Los alimentos más sanos y más fáciles de digerir son los más ricos en agua. Las frutas y las verduras contienen más del 80% de agua. Si nuestra dieta se basa en alimentos más secos como el pan o la carne, necesitaremos beber mucho líquido para rellenar ese 75% de agua que somos.

Si nuestra dieta es rica en frutas, vegetales, zumos, batidos verdes, infusiones, sopas y cremas, y no consumimos ni carne ni sal, apenas tendremos sed, a no ser que haga mucho calor o realicemos ejercicio físico intenso.

Lo más importante es escuchar a nuestro cuerpo y nunca pasar sed. Podemos apaciguar nuestra sed con agua o infusiones, pero ¡¡nunca con coca cola!!

Pero ¿es seguro beber agua del grifo?

Se ha relacionado la ingesta de agua clorada del grifo con un mayor riesgo de padecer cáncer, principalmente de vejiga[376]. Cuando descubrí esto no me lo podía creer; ¡hasta el agua que consumimos a diario puede causar cáncer!

La ciudad de Canadá que más casos de cáncer registra por año es Quebec. Realizaron un estudio para saber si el agua que consumían sus habitantes estaba relacionada con el incremento en el número de casos de cáncer[377] y sus resultados fueron increíbles: más del 20% de los casos de cáncer podían ser atribuidos al consumo de agua potable[378].

## Cloro y cáncer

El agua del grifo está clorada con fines desinfectantes.

La cloración del agua supuso un avance en salud pública a principios del siglo XX al eliminar patógenos del agua reduciendo así la incidencia de enfermedades infecciosas. El cloro es un excelente desinfectante usado y aceptado en todo el mundo para potabilizar el agua para consumo humano. Las enfermedades propagadas por el agua (cólera, fiebre tifoidea, disentería, giardiasis y hepatitis A) han disminuido gracias al uso de este desinfectante. Además, es una sustancia que resulta económica y práctica para ser usada en las plantas de tratamiento de agua.

Según la Organización Mundial de la Salud (OMS), las enfermedades relacionadas con la falta de agua potable son las responsables de las tres causas principales de muerte en el mundo. Se calcula que más de nueve millones de personas mueren cada año por este motivo.

A pesar de este beneficio, el cloro reacciona con precursores orgánicos del agua generando una mezcla compleja de subproductos organoclorados y organobromados con propiedades mutágenas y cancerígenas[379], son los llamados **trihalometanos** (THMs). Los THM más predominantes en el agua son el cloroformo y el bromodicloroetano.

La concentración de THM en el agua depende de la presencia de precursores (compuestos activos que pueden reaccionar con el cloro), así como de la dosis de cloro, tiempo de contacto, temperatura del agua y pH.

El cloro del agua es un agente oxidante muy potente que destruye la flora intestinal y la vitamina E. La cloración del agua potable genera trihalometanos y otros subproductos con propiedades mutágenas y cancerígenas en experimentos con animales, además de poder dañar hígado, riñones y sistema nervioso central. Los trihalometanos se han relacionado con un incremento del riesgo de cáncer de vejiga urinaria, como demuestra un estudio realizado en España donde se analizaron las aguas cloradas de cuatro ciudades españolas y se estudiaron las tasas de cáncer de vejiga. En las ciudades donde en el agua potable había más restos químicos procedentes del proceso de cloración, las tasas de cáncer de vejiga eran más altas[380]. Los niveles más altos de trihalometanos se encontraron en las áreas de Sabadell, Alicante, Barcelona y Manresa, y las más bajas en Tenerife y Asturias. Un 20% de los cánceres de vejiga en las áreas con más trihalometanos fueron atribuidos al consumo de agua clorada.

También se han relacionado los trihalometanos con el riesgo de padecer cáncer de colon[381] y de mama[382].

Las aguas subterráneas (pozos y minas) contienen menor cantidad de precursores orgánicos y requieren un menor tratamiento con cloro. En Tenerife, donde el agua potable es de origen subterráneo, se encuentran los niveles más bajos de cáncer de vejiga asociado al consumo de agua.

En Alemania, donde no se cloran las aguas de consumo y donde el agua que se ingiere es embotellada, las tasas en el año 2000 de cáncer de vejiga en hombres por cada cien mil habitantes fue de veintisiete casos. En España, sin embargo, la tasa fue de cuarenta y cuatro casos. Las cifras llevan a considerar estas sustancias como potencialmente peligrosas. Deberíamos plantearnos filtrar el agua del grifo que consumimos para evitar la presencia de sustancias nocivas. Los trihalometanos son compuestos volátiles que pueden incorporarse al cuerpo humano por ingestión al consumir agua del grifo, pero también por inhalación de los vapores liberados en las duchas o por absorción dérmica durante el baño o la ducha[383], o incluso al acudir a piscinas públicas cloradas[384]. Y tanto por inhalación, ingestión o evaporación, los THM se relacionan con la aparición de cáncer de vejiga.

Los trihalometanos presentes en el agua de las piscinas se absorben a través de la piel y pueden inducir daños en el ADN de las células tal y como demuestra un estudio realizado en una piscina interior climatizada de Barcelona[385]. Se midió la cantidad de THM presentes en la sangre de cuarenta y nueve nadadores sanos tras bañarse en agua clorada durante una hora, y se comprobó que los niveles de THM en sangre aumentaban hasta en siete veces con respecto a los valores previos al baño, y aparecían daños mutagénicos en las células del sistema renal. Se ha encontrado un mayor riesgo de padecer cáncer de vejiga entre los usuarios habituales de las piscinas[386].

**Flúor y cáncer.** El consumo de aguas fluoradas se ha asociado con la incidencia de diferentes tipos de cáncer[387]: vejiga, esófago, colon, tiroides, hígado y huesos[388].

## Otros contaminantes presentes en el agua

El agua del grifo no contiene microorganismos vivos, pero sí sus cadáveres y sus heces, además de contaminantes como **nitratos** y **nitritos**, **restos de pesticidas** y **fertilizantes**, **metales pesados**[389] (aluminio, arsénico, cadmio, mercurio...), **plásticos**, **bisfenol A** (potente cancerígeno), **derivados del petróleo**, **fármacos**, restos de contaminantes utilizados en la industria como **hidrocarburos**, **bencenos**, **benzopirenos**[390]... Tras el accidente de Fukushima se detectaron restos radiactivos en el agua potable y se aconsejó a la población no beberla, aunque sí se permitía emplearla para lavarse. ¿Te apetecería darte una ducha radioactiva?

En el 2010, en una investigación encabezada por la doctora Yolanda Valcárcel y realizada por la Universidad Rey Juan Carlos se detectó la presencia de restos de fármacos en el agua potable de Madrid[391]. En este estudio se encontraron restos de cincuenta y cinco fármacos en el agua, principalmente antiinflamatorios, antidepresivos, carbamazepina (fármaco utilizado para tratar la epilepsia), anticonceptivos e incluso fármacos usados como quimioterapia (ifosfamida). En un estudio similar realizado en Toledo se encontraron restos de ansiolíticos (diazepam y lorazepam), y restos de cocaína y anfetaminas[392].

Así que uno intentando comer sano para curar las enfermedades sin recurrir a los fármacos, y sin saberlo estamos recibiendo quimioterapia a través del agua.

## ¿Qué podemos hacer con el agua potable?

Lo ideal es que en las plantas potabilizadoras se utilizasen filtros de carbono u ozono para filtrar y purificar el agua. En vez de eso, se utilizan sales de aluminio que son más baratas (los restos de este aluminio van directamente al agua que consumimos). Con filtros de carbono u ozono se eliminarían la mayoría de las sustancias indeseables presentes en nuestras aguas, pero como esto supone una gran inversión y el gobierno no lo va a hacer, tenemos que buscar una solución en casa.

Podemos utilizar para filtrar el agua varios sistemas:

- Filtros de carbono: son las jarras tipo Brita que se venden en la mayoría de los supermercados. Estos filtros filtran: cloro, pesticidas, herbicidas, fármacos, benceno, trihalometanos (THM) y policlorobifenilos (PCB).
- El filtro de osmosis inversa funciona haciendo pasar el agua pura a través de una membrana semiimpermeable utilizando fuertes presiones. El proceso de osmosis inversa permite eliminar partículas de hasta 0,001 micras (el cabello humano mide entre 60 y 80 micras). Se aconseja instalar estos equipos para uso doméstico cuando el agua de consumo (beber, cocinar, etc.) está contaminada con productos químicos, es decir, la mayoría de

las aguas potables. Filtran lo mismo que el carbón activado, además de arsénico, boro, cadmio, cobre, calcio, cromo, plata, manganeso, mercurio, sulfatos, cloruros, sodio, selenio, zinc, estroncio 90, radio 226 y 228, tanino, microalgas, bacterias, hongos y moho. No todos los filtros eliminan los nitratos.

En el caso de la ducha también podemos instalar una ecoducha con un filtro de carbono; de esta forma notaremos la piel menos seca al eliminar los restos de cloro del agua, pero sobre todo estaremos eliminando un riesgo potencial de cáncer. Ducharnos es un gesto que solemos repetir a diario y con este gesto diario almacenamos THM en nuestro organismo.

En el caso de las piscinas, lo ideal sería recurrir a la cloración salina por electrólisis, un método que se está imponiendo cada vez más en las piscinas de nueva construcción.

### ¿Qué pasa con el agua mineral? ¿Tiene inconvenientes el agua embotellada?

Es poco ecológica. Gastamos grandes cantidades de plástico al consumir agua embotellada. La comercialización de agua embotellada está provocando una sobreexplotación de manantiales con los consecuentes impactos en el ambiente que los circunda.

Pero además del problema medioambiental, ¿están exentas de tóxicos?

Podemos beber agua embotellada, pero no con demasiada tranquilidad. Siempre debemos buscar botellas con el símbolo de PET. Son más seguras porque no liberan bisfenol A. Sin embargo, nunca debemos consumir ni agua ni ningún alimento que esté contenido en un recipiente con policarbonato (PC), pues liberan bisfenol A en cantidades importantes[393,394].

Aunque las botellas de PET no liberan bisfenol A, parece que en las aguas minerales embotelladas hay otros xenoestrógenos con similar acción hormonal al bisfenol A, tales como el antimonio[395]. Parece que la presencia de xenoestrógenos en las aguas embotelladas no tiene relación con su envasado en PET, pero sí con el proceso de producción y embotellado[396]. En las aguas embotelladas en cristal la presencia de xenoestrógenos es menor.

La mejor agua mineral que podemos beber es aquella que contiene menos minerales. Las aguas muy duras pueden llegar a ser perjudiciales para la salud.

Los minerales contenidos en el agua no son muy asimilables por el organismo, sin embargo los minerales contenidos en los vegetales los asimilamos perfectamente.

El equilibrio del organismo acuoso depende del equilibrio entre el sodio y el potasio. Necesitamos que predomine ligeramente el potasio en nuestro cuerpo para que todas nuestras funciones se realicen correctamente. Los alimentos vegetales son ricos en potasio y los alimentos de origen animal son ricos en sodio. El sodio lo ingerimos a través de la carne y la sal (la sal es cloruro sódico). Si tomamos mucho sodio, el riñón no es capaz de eliminar su exceso y los niveles de sodio fuera de las células aumentan. Cuando esto sucede tiene que salir el agua del interior de nuestras células para diluirlo, y esta agua que sale de nuestras células produce un aumento del líquido extracelular que es el responsable de la aparición de edemas e hipertensión.

## Entonces, ¿qué bebo?

Para beber agua a diario y cocinar deberíamos utilizar algún sistema para filtrar el agua. Lo mejor sería instalar un sistema de osmosis inversa debajo del fregadero o utilizar un filtro de carbono.

De forma esporádica podemos consumir aguas embotelladas con muy baja mineralización; sobre todo debemos mirar la cantidad de sodio que contienen. El problema de las aguas embotelladas no son los trihalometanos, sino la presencia de xenoestrógenos capaces de comportarse como cancerígenos[397] provocando tumores hormonodependientes.

## ¿Cómo convertir a nuestra agua en sanadora?

En el año 2001 el japonés Masaru Emoto escribió un magnífico libro titulado *Los mensajes ocultos del agua*[398] en el que mediante increíbles fotografías demostró cómo pueden cambiar las moléculas del agua en función de los mensajes que le transmitamos. Tomó muestras de agua de manantiales, de fuentes, aguas subterráneas, ríos, lagos, pantanos y hielo del Antártico. A través de un método de resonancia magnética, fotografió todas esas aguas e hizo miles de fotografías para demostrar que las moléculas del agua son dinámicas, que su estructura cambia. Emoto demostró que el agua cambia según el sitio físico de donde emane. Tomó muestras de una fuente de agua pura en Japón, congeló unas pocas gotas, las examinó bajo un microscopio electrónico y las fotografió. Las fotografías mostraron hermosos hexágonos cristalinos parecidos a copos de nieve. Después Emoto tomó agua de un río contaminado, la congeló, fotografió unas gotas y comprobó que la imagen que aparecía en ellas no era un hermoso hexágono, sino una forma desestructurada. Es como si el agua fuera sensible al entorno donde se halla.

Pero Emoto no se quedó ahí, siguió investigando y vio que el agua reaccionaba también con palabras que expresaban sentimientos como amor, odio, gratitud, esperanza, paz, concordia, miedo, tristeza, etcétera, y comprobó que se podía fotografiar el efecto provocado por dichas emociones.

Masaru Emoto ha fotografiado las moléculas del agua en estado natural, y tras tratarlas con mensajes tanto positivos como negativos. Los cambios que se observan en las moléculas de agua son increíbles. Cuando los mensajes son positivos, las estructuras son bellas y simétricas. Cuando los mensajes son negativos, la estructura molecular es desordenada y poco estética.

Emoto nos hace ver a través de sus investigaciones que el agua no sólo recoge información del lugar donde discurre, sino que también es sensible a los sentimientos y a la consciencia. Esa información se hace maravillosamente visible al cristalizarse el agua. Si los cristales de agua se deforman ante cualquier mensaje, voz, sentimiento, música que se transmita en su entorno, modificando su misma estructura molecular, realmente nos encontramos ante un descubrimiento espectacular. Nosotros somos un 75% agua y según los estudios de Emoto podemos modificar la estructura de nuestras moléculas de agua en función de nuestros pensamientos. ¿No os parece maravilloso y alentador?

Cuando las muestras de agua fueron sonorizadas con música *heavy metal* o expuestas a palabras negativas, o cuando se enfocaron sobre ellas intencionadamente pensamientos o emociones negativas, el agua no sólo no formó cristales, sino que en su lugar se crearon estructuras caóticas y fragmentadas. Sin embargo, cuando el agua fue tratada con aceites florales aromáticos, los cristales tendieron a imitar la forma de la flor original. Maravilloso: ¡el agua es capaz de captar la información de la flor!

Emoto también demostró que se puede transmitir energía positiva al agua desde la distancia[399]. Para ello reunió a 2.000 personas en Tokio y les pidió que enviasen energía positiva, así como sentimientos de amor y gratitud a unas botellas de agua. A los participantes en esta experiencia se les mostró una imagen de las botellas a las que debían enviar dicha energía, pero no pudieron verlas físicamente, ni tampoco supieron dónde estaban. ¡¡Las botellas de agua se encontraban en una habitación blindada en California, donde la radiación electromagnética no podía penetrar!! Tras la experiencia, se analizó la estructura del agua guardada en California y se comparó con un agua obtenida de la misma fuente, pero no tratada mediante energía positiva. Pues bien, Emoto demostró sus teorías, pues el agua dinamizada tenía una estructura no sólo diferente, sino mucho más bella y estética.

Emoto afirma que el agua puede curarnos[400] (y también enfermarnos), para ello sólo tenemos que transmitirle esa intención. ¿Y cómo podemos hacerlo?

Compra una botella de cristal transparente, vierte en ella tu agua filtrada o mineral y con un bolígrafo permanente escribe en la botella tu mensaje positivo y sanador. Hay personas que eligen la palabra AMOR, otras SANACIÓN. La mía durante la quimio fue YO PUEDO. Elige la tuya y transmítesela a tu agua con toda la fuerza de tus pensamientos.

Después deja tu botella al sol para que se vitalice, pierda el cloro y reciba toda la energía lumínica de nuestro gran astro. Y ya tienes lista tu agua sanadora.

Cada vez que vayas a beber repítele tu mensaje sanador a tu agua.

¿Por qué no lo intentas? Es algo precioso. A través de nuestros pensamientos podemos transmitir un mensaje sanador al agua que bebemos y ese agua puede ayudarnos a eliminar la enfermedad y recuperar el equilibrio perdido. Emoto nos muestra dónde está el poder para curarnos; ahora que sabemos dónde está, podemos emplearlo para curarnos y realizar el milagro de sanar.

¿Has visto qué medicina más barata e inocua? Efectos secundarios, cero. Efectos positivos..., inimaginables, no hay límites. El límite lo pones tú y tus pensamientos.

# Fitoquímicos y cáncer.
## La quimioterapia en los alimentos

Los alimentos, además de aportar nutrientes, contienen una serie de sustancias que protegen contra las enfermedades crónicas; a estas sustancias se les ha denominado **fitoquímicos o fitonutrientes**. Los fitoquímicos son sustancias que se encuentran en los alimentos de origen vegetal, biológicamente activas, que no son nutrientes esenciales para la vida (por lo menos a corto plazo), pero que tienen efectos positivos en la salud. Se encuentran de forma natural en las plantas (frutas, vegetales, legumbres, granos enteros, nueces, semillas, hongos, hierbas aromáticas y especias). No esperes encontrar estas maravillas en la leche o en la carne. Aunque se encuentran en cantidades muy pequeñas (microgramos o miligramos por cada cien gramos de alimento) su acción es de lo más beneficiosa para las personas con cáncer. Se ha comprobado que estas sustancias pueden actuar como inhibidoras del cáncer.

Los fitoquímicos son sustancias producidas por las plantas para su propio beneficio, pero cuando las ingerimos, actúan como auténticas medicinas naturales en las personas. Habitualmente un vegetal no contiene un único fitoquímico sino varios. Cada día conocemos un fitoquímico nuevo con extraordinarias propiedades beneficiosas para nuestra salud. Tenemos en el mundo vegetal una auténtica farmacia a nuestro alcance. Sólo tenemos que incorporar el mundo vegetal en nuestra cocina.

La calidad y cantidad de fitonutrientes presentes en un alimento depende de la variedad genética del alimento, del tipo de cultivo, de las condiciones de conservación y de la forma de cocinarlo. Existen grandes diferencias entre la cantidad de fitoquímicos presentes en los productos frescos y ecológicos, y en los procesados y cargados de pesticidas. Siempre preferiremos los productos ecológicos y crudos o poco cocinados.

## Propiedades de los fitoquímicos

- **Protección contra el cáncer**[401,402,403]: Los fitoquímicos pueden prevenir tanto el inicio como la promoción y la progresión del cáncer dado su potencial antiinflamatorio, antioxidante e inhibidor del NF-kappa ß. Además, actúan en la detoxificación de drogas, toxinas, carcinógenos y mutágenos (como bloqueadores y supresores) impidiendo su acción tóxica sobre las células. Pueden evitar la expresión de los genes que predisponen a sufrir cáncer[404]. Incluso algunos inducen el suicidio de las células tumorales, inhiben el crecimiento de los tumores y evitan la aparición de metástasis.
- **Protección cardiovascular:** Evitan la oxidación del colesterol LDL (el «malo»), reducen la síntesis y utilización de colesterol, reducen la presión sanguínea y regulan la coagulación.
- **Retrasan el envejecimiento y las enfermedades degenerativas.**
- Confieren **color**, **aroma** y **sabor** a los alimentos.

Existen más de cuatro mil fitoquímicos identificados hasta el momento, que se agrupan en clases de acuerdo a su función y sus características estructurales. Cada día se descubren nuevos fitoquímicos y la ciencia está dirigiendo la mirada hacia lo natural con el objetivo de encontrar una terapia definitiva contra el cáncer.

Una dieta rica en vegetales puede prevenir las enfermedades crónicas, especialmente el cáncer. **El riesgo de padecer cáncer en las personas que siguen una dieta rica en frutas y verduras es un 50% menor que en las que siguen una dieta pobre en estos alimentos**[405]. Las dietas basadas en vegetales son ricas en fitoquímicos, y éstos protegen frente a la posibilidad de padecer cáncer. En los tumores donde es más evidente que un incremento en la ingesta de alimentos vegetales y fruta previene la aparición de cáncer es en el de esófago, estómago, colon-recto, ovario, vejiga, riñón, pulmón, laringe, faringe y cavidad oral[406].

La formación de un cáncer (carcinogénesis) es un proceso con varios pasos que podría evitarse con el uso de fitoquímicos. Por eso, las frutas, hierbas y verduras se están convirtiendo en fuentes cada vez más importantes de medicamentos para combatir el cáncer[407], ya sea en forma de quimioterapia, tratamientos coadyuvantes a la quimio o suplementos naturales. No esperes a tener cáncer para echar mano de estos productos que puedes encontrar en la frutería a la vuelta de la esquina.

## Clasificación de fitoquímicos

### Terpenos

Poseen un importante papel antioxidante.

### Carotenoides

En esta familia se encuentran más de seiscientos compuestos. Son pigmentos naturales que dan color al mundo vegetal. Cuanto más brillante sea un alimento más contenido en fitoquímicos tendrá. Son los pigmentos amarillos, rojos y anaranjados de las frutas: cítricos, fresas, mango, melocotón, papaya, etc., y hortalizas: tomate, zanahoria, calabaza, boniato. Hay vegetales de color verde que son ricos en estos pigmentos, pero su color queda enmascarado por el verde de la clorofila.

**Propiedades:** Actúan como antioxidantes protegiendo al organismo frente a los radicales libres. Son importantes para el sistema inmunológico.

Entre los carotenoides más importantes encontramos:

- El **betacaroteno** que es el precursor de la vitamina A. Está en **zanahorias**, **uvas**, **fresas**, **frambuesas**, **té**, **tomate**, **espinacas**, **limón**, **apio**, **papaya**, **melocotón** y **naranja**.
- El **licopeno** se encuentra en el **tomate** y previene frente al cáncer de próstata[408]. También lo encontramos en la **sandía**, la **papaya** y los **pimientos**.
- Las **xantofilas**: zeaxantina (**maíz**), luteína (**judías verdes**, **espinacas**, **brócoli**) y xantinas (**té**), betacriptoxantina (**naranjas**), fucoxantina (**algas**).
- La **capsantina** de los **pimientos verdes**.

Todos estos carotenoides han demostrado tener actividad anticarcinogénica en distintos tejidos[409].

El Instituto Americano del Cáncer recomienda tomar a efectos preventivos de 5 a 6 mg de carotenoides al día.

> ☀ ¡Recuerda, cuanto más brillante sea el color de una fruta o vegetal más rico en pigmentos será y por tanto más rico en fitoquímicos. Elige siempre los vegetales de colores más fuertes y llamativos.

## Fitoesteroles

Comprenden **esteroles** y **estanoles**, que pueden reducir el colesterol y ayudan a reducir el riesgo de las enfermedades cardiovasculares. Previenen el cáncer de colon y de mama[410].

*Fuentes:* **brócoli, coliflor, pepino, productos de soja, tomate, berenjena, pimentón, aguacate, cereales integrales, frutas, nueces, avellanas, semillas de girasol, calabaza** y **sésamo.** Para prevenir los problemas prostáticos se recomienda tomar una cucharadita de semillas de calabaza de dos a tres veces al día.

## Saponinas

Tienen efecto protector contra el cáncer[411], sobre todo de estómago y colon. Además, reducen el colesterol en sangre y son potentes sustancias antiinflamatorias. En un principio se consideraron nocivas para la salud, ya que pueden dañar los glóbulos rojos de la sangre, pero en la actualidad se destaca su efecto positivo. Las saponinas presentes en las legumbres ejercen una influencia positiva sobre el sistema inmune. Actúan sobre determinados tipos de células haciendo que se produzcan más anticuerpos.

*Fuentes:* **ajo, cebolla, raíz de regaliz** y **ginseng, espárragos, quinoa, legumbres.**

## Monoterpenos

Contienen propiedades quimiopreventivas y quimioterapéuticas del cáncer de mama, piel, hígado, pulmón y estómago. Destacan **el alcanfor, mentol, geraniol** y **limoneno.**

*Fuentes dietéticas:* **frutas cítricas, cerezas, menta, perejil, tomillo, romero, eneldo, alcaravea, ajo, curcubitáceas (calabaza, calabacín, sandía, melón, pepino), y solanáceas (tomate, berenjena, pimiento y patata).**

| Terpenos | Alimentos |
|---|---|
| Carotenoides | Zanahoria, uva, fresas, frambuesas, té, tomate, espinacas, limón, apio, papaya, melocotón, naranja, sandía, maíz, judías verdes, espinacas, brócoli, algas, pimiento. |
| Fitoesteroles | Brócoli, coliflor, pepino, productos de soja, tomate, berenjena, pimentón, aguacate, cereales integrales, frutas, nueces, avellanas, semillas de girasol, calabaza y sésamo. |
| Saponinas | Legumbres, espárragos, quinoa, ajo, cebolla, regaliz y ginseng. |
| Monoterpenos | Cítricos, cerezas, hierbas aromáticas, ajo, tomate, berenjena, pimiento, calabaza. |

## Polifenoles

Esta familia es muy amplia y muy importante para combatir el cáncer. Poseen una fuerte acción antioxidante. Casi todas las frutas y vegetales frescos, así como los granos de cereales, contienen cantidades apreciables de fenoles naturales.

### Flavonoides

Aportan el pigmento amarillo y anaranjado, y son los responsables del color de la uva blanca. Son importantes antioxidantes. Se encuentran en la piel de las frutas y en las zonas más expuestas a la luz de las verduras. Los alimentos más ricos en flavonoides son los cítricos. Existen más de cuatrocientos flavonoides. Una dieta rica en flavonoides puede evitar la aparición de metástasis[412].

En este amplio grupo encontramos la **rutina** (naranjas y grosellas), **naringina** (pomelo), **hesperidina** (limón), el **resveratrol** (uva negra y vino tinto), la **apigenina** (apio y perejil), la **luteolina** (apio, diente de león, aceitunas, orégano, perejil, menta y romero), el **kaempferol**, que se encuentra en brócoli, coles de Bruselas, uvas, pomelo, té verde, albahaca, cilantro, comino e hinojo, la **miricetina** (frutos rojos, uvas, vino tinto), las **catequinas** y **epicatequinas**, muy abundantes en el té verde, pero también en las legumbres, el vino, las uvas y las manzanas, y la **curcumina** (cúrcuma).

La **quercetina** es uno de los flavonoides más potentes para inhibir al cáncer[413,414,415]. La encontramos en la **cebolla**, la **manzana**, la **uva negra**, el **vino**, las **aceitunas** y el **brócoli**. La quercetina tiene un efecto sinérgico con otro polifenol, muy importante en la lucha contra el cáncer: la **epigalocatequina-3-galato**, presente en el té verde[416].

La **curcumina** es el fitoquímico por excelencia en la lucha contra el cáncer. Cuando se expone a las células cancerosas al efecto de la cúrcuma, éstas se reducen en un 50%[417]. La curcumina ha demostrado ser efectiva en todos los cánceres en los que se ha probado.

En este grupo también encontramos las **isoflavonas: genisteína, daidzeína**; son especialmente útiles en la lucha contra el cáncer de próstata[418]. Se encuentran en las **legumbres** y especialmente en la **soja** y sus derivados.

La combinación de curcumina con isoflavonas tiene un efecto preventivo y terapéutico en el cáncer de mama y de pulmón inducido por agentes estrogénicos, como algunos pesticidas químicos, y este efecto es mayor que el que produce la curcumina por sí sola[419].

El kaempferol, la quercetina, y la miricetina reducen el riesgo de cáncer pancreático en un 23%[420].

También son buena fuente de flavonoides los cereales integrales, las semillas de lino, el tomate, las berenjenas, la calabaza, los pimientos y el calabacín.

Todas estas sustancias han demostrado ser útiles para prevenir el cáncer[421]. Reducen el riesgo de cáncer por su acción antioxidante, bloqueando el acceso de los carcinógenos a las células, suprimiendo los cambios malignos en éstas, interfiriendo con el enlace de las hormonas a las células, quelando los metales pesados, induciendo a las enzimas a modificar su carcinogenicidad, y estimulando la respuesta inmune[422,423]. ¿Se puede dar más?

Para prevenir el cáncer deberíamos consumir 1 g al día de flavonoides. El té verde es rico en flavonoides, con más de 100 mg/taza.

*Antocianinas*

Las antocianinas son moléculas de pigmentos rojos, azules y púrpuras. En este grupo encontramos los siguientes alimentos: **uva negra, moras, arándanos, frambuesas, grosellas, cerezas, ciruelas, fresas, granadas, higos, cebolla roja, rábano, remolacha, col lombarda** y **algas**. Son antioxidantes e impiden la proliferación de los tumores[424]. Ayudan a controlar la glucemia, por lo que su consumo es muy importante en las personas que padecen cáncer y diabetes[425].

Los arándanos son los alimentos más ricos en antocianinas[426].

*Ácidos fenólicos*

En este grupo destaca el **ácido elágico (frutos rojos, nueces, granada, kiwi, pera, uva negra, melocotón)**. El ácido elágico previene la acción de los carcinógenos sobre el ADN de las células[427] y fortalece el tejido conectivo evitando así que se propaguen los tumores. Es capaz de promover el suicidio del cáncer. Estimula al sistema inmune[428]. Los alimentos más ricos en ácido elágico son la frambuesa, los arándanos y las fresas. Otros compuestos de este grupo son el **ácido cafeico** presente en **frutos rojos, aceitunas, café, peras, manzanas** y **naranjas**, y el **ácido pcurámico** presente en **plátanos, manzanas, limones, arroz integral, ajo, coliflor** y **col**.

| Polifenoles | Alimentos |
| --- | --- |
| **Flavonoides**<br>Rutina, naringina, hesperidina, resveratrol, apigenina, luteolina, kaempferol, miricetina, catequinas, epicatequinas, quercetina, genisteína, daidzeína, curcumina. | Naranja, limón, pomelo, grosellas, uva negra, vino tinto, apio, perejil, diente de león, orégano, perejil, menta, romero, albahaca, cilantro, comino, hinojo, brócoli, coles de Bruselas, té verde, legumbres, aceitunas, manzana, cebolla, soja, cúrcuma. |
| **Antocianinas** | Uva negra, moras, arándanos, frambuesas, grosellas, cerezas, ciruelas, fresas, granadas, higos, cebolla roja, rábano, remolacha, col lombarda y algas. |

*(Continúa)*

| Polifenoles | Alimentos |
|---|---|
| **Ácidos fenólicos**<br>Ácido elágico, ácido cafeico, ácido pcurámico. | Frutos rojos, nueces, granada, kiwi, pera, uva negra, melocotón, café, manzana, naranja, plátano, limón, arroz integral, ajo, aceitunas, coliflor y col. |

> 💡 **La dieta anticáncer** podría llamarse **la dieta del arco iris.**
> Cuanto más colorida sea nuestra alimentación, más fitoquímicos contendrá y más armas poseeremos para luchar contra el cáncer.

## La clorofila

Es responsable del pigmento verde de los vegetales de hoja. La palabra clorofila proviene del griego *chloros* (verde) y *phyllon* (hoja). Gracias a la clorofila la planta transforma la energía del sol en nutrientes: calcio, fósforo, zinc, yodo, magnesio, hierro, cobre, vitamina C, A, B, K, omega 3, etc. El ganado criado en libertad come hierba fresca, la cual es muy rica en omega 3, y esos saludables omega 3 los ingerimos después nosotros al tomar su carne o leche. Sin embargo, si los animales son criados con piensos lo que ingerimos son los indeseados omega 6.

La clorofila estimula el desarrollo de la flora intestinal «buena», aumenta la oxigenación sanguínea, previene el estreñimiento al aumentar la motilidad intestinal, potencia a las enzimas antioxidantes, es antiinflamatoria y sedante del sistema nervioso. Durante el cáncer es importante consumir mucha clorofila para oxigenar la sangre; para ello nada mejor que consumir zumos y batidos preparados con todas las hojas verdes que encuentres: **lechuga**, **perejil**, **espinacas**, **acelgas**, **hojas de remolacha**, **zanahoria** y **rábanos**. Sí, has leído bien, las hojas de las zanahorias y demás vegetales nunca deben tirarse, úsalas para preparar ricos zumos y batidos.

Conforme la planta madura, pierde su color verde y los niveles de clorofila disminuyen, por lo que debemos dar preferencia a las verduras frescas y de color verde intenso.

A la hora de elegir una lechuga es mejor optar por las variedades hoja de roble o maravilla, son más verdes que la iceberg.

## Glucosinolatos

Se encuentran en las **crucíferas (col, brócoli, coles de Bruselas, coliflor, nabo, berros)** y algunas especias como la **mostaza** y el **rábano picante**. Constituyen un mecanismo de defensa para la planta y esta defensa frente a las agresiones externas es la que le confiere su papel anticáncer en humanos. Son los responsables del sabor picante de la mostaza, los rábanos picantes y la salsa wasabi.

Tienen poder frente al cáncer y las infecciones causadas por hongos y bacterias. Tomando 10 g de rábano picante al día se pueden curar ciertas infecciones bacterianas.

En esta familia destacan los **isotiocianatos**, que se encuentran en las **crucíferas**. Son los responsables del peculiar sabor de las coles y demás familia. Son uno de los agentes quimiopreventivos más eficaces que existen. Son útiles frente a multitud de cánceres[429] (mama, pulmón, colon, esófago, hígado...). Producen una desintoxicación del organismo eliminando sustancias carcinógenas, además de inducir el suicidio de las células tumorales[430]. Deben consumirse cuando estemos expuestos al carcinógeno para que ejerzan su acción. Como la quimioterapia puede ser carcinógena para las células sanas, sería importante tomar una ración de crucíferas el día previo a la quimio y los días posteriores.

En las **coles de Bruselas** abunda la **sinigrina**, un isotiocianato que ha demostrado ser útil para prevenir el cáncer. En un estudio en el que se administraba sinigrina a ratas con lesiones precancerosas en el colon, observaron cómo estas lesiones desaparecían en tan sólo seis semanas y con ellas también la posibilidad de padecer cáncer de colon[431]. Pero no sólo previene la aparición del cáncer, sino que una vez establecido es capaz de ayudarnos a erradicarlo[432]. Cuanto más amarga es una col, más sinigrina contiene. Pero hoy en día se tiende a conseguir coles más suaves en sabor para que sean del gusto de los consumidores, algo que va en detrimento de su poder anticancerígeno.

Otro isotiocianato con acción anticáncer ampliamente reconocida es el **sulforafano**[433]. Se encuentra principalmente en el **brócoli** y la **coliflor**, sobre todo en sus germinados. El sulforafano es una quimioterapia selectiva para el cáncer[434], mata al cáncer pero no a las células sanas.

Los isotiocianatos se activan al cortar y trocear las crucíferas, que es cuando la enzima mirosinasa responsable de la activación de los isotiocianatos entra en acción. Las semillas de mostaza y los rábanos picantes potencian la acción de la mirosinasa multiplicando así el efecto anticáncer de las crucíferas[435]. También es importante ingerir las crucíferas crudas para que la mirosinasa esté activa y con ellos obtengamos todas sus propiedades anticáncer. Al cocinar las crucíferas la mirosinasa se desactiva y la cantidad de isotiocianatos que ingerimos es menor[436].

Y, por último, pero no por eso menos importante, tenemos el **Indol-3-carbinol (I3C)**. Se encuentra en las **crucíferas** y en especial en el **brócoli**. El carbinol es capaz de obligar a las células cancerígenas a suicidarse, además de impedir que éstas sean dañadas por sustancias tóxicas[437,438,439]. Se ha demostrado que el I3C inhibe el crecimiento de varias líneas de células cancerosas de ovario, mama y de próstata. En el caso del cáncer de cuello de útero el tratamiento con I3C durante doce semanas causa una regresión completa de la neoplasia intraepitelial cervical en el 50% de las pacientes[440]. Interfiere en el metabolismo de los estrógenos, desactiva a aquellos que pueden causar alteraciones malignas en los tejidos, y potencia a los que poseen efectos beneficiosos[441].

El I3C también actúa sobre nuestros genes, «despierta» a aquellos que son capaces de suprimir el cáncer y a los que nos desintoxican de los contaminantes químicos; «duerme» a los genes que permiten a las células tumorales comunicarse entre ellas. Las células cancerígenas necesitan comunicarse entre sí para planificar su guerra contra nuestro cuerpo. Sin comunicación entre ellas no saben qué hacer y cómo seguir atacando. Y ahí está el querido brócoli para cortar el *walkie talkie* del cáncer.

Al igual que con otros glucosinolatos, para que el Indol-3-carbinol se active hay que cortar sus hojas o macharlas. Bastaría con masticarlas bien en la boca, pues una vez en contacto con los jugos gástricos se produce su activación.

Donde más isotiocianatos encontramos es en los germinados de estas crucíferas. ¿Nunca has probado los germinados?

El consumo de crucíferas se asocia a un menor riesgo de padecer cáncer de cualquier tipo[442]. ¿A qué esperas para introducirlas en tu menú diario? Sólo hay que tener precaución en las personas con problemas de tiroides, pues contienen sustancias bociógenas, pudiendo inducir hipotiroidismo. Estas sustancias se inactivan durante la cocción.

Ya en época romana se conocía el efecto de los glucosinolatos y la necesidad de activarlos troceando o rompiendo sus fibras. En los tratados de medicina recomendaban aplicar en los tumores de la mama hojas de col machada[443]: «Si aparece una úlcera cancerosa en las mamas, apliquese una hoja de col machacada y se pondrá bien».

Otro glucosinolato es el **anetol** presente en el **hinojo, anís y anís estrellado**. Ha mostrado tener actividad anticancerígena, siendo especialmente eficaz en el cáncer de pulmón[444] y mama[445].

| Glucosinolatos | Alimentos |
| --- | --- |
| Sinigrina | Coles de Bruselas |
| Sulforafano | Crucíferas: brócoli++ y coliflor+++ |
| Indol-3-carbinol | Crucíferas: brócoli++++ |
| Anetol | Hinojo, anís, anís estrellado |

## Vaniloides

En este grupo encontramos uno de los antiinflamatorios más potentes que nos ofrece la naturaleza: la capsaicina.

### Capsaicina

Posee cualidades descongestionantes y favorece en el cerebro la producción de endorfinas, que son moléculas que promueven la sensación de bienestar y estimulan el sistema inmune. También posee efectos analgésicos y antiinflamatorios. Es útil para prevenir el cáncer[446] y tratar el dolor[447]. Se encuentra en el **chile** y la **cayena**.

## Los compuestos azufrados u organosulfurados

La **aliína**, la **alicina**, la **alixina**, la **S-alil-cisteína**, el **dialil sulfuro** y el **dialil disulfuro** son compuestos azufrados presentes en el **ajo**, la **cebolla**, la **cebolleta** y los **puerros** con propiedades protectoras frente al cáncer[448]. Son muy útiles para prevenir los tumores creados por sustancias carcinógenas. La cantidad de ajo necesaria para protegernos frente al cáncer ha sido establecida en 20 g al día (1 o 2 dientes de ajo) o 1,5 kg al año. El consumo de un diente de ajo al día disminuye trece veces la posibilidad de morir por cáncer de estómago[449].

## Lignanos

Son sustancias polifenólicas que también tienen una acción como fitoestrógenos. En la naturaleza encontramos los lignanos vegetales (**secoisolariciresinol** y **matairresinol**), que cuando entran en contacto con la flora intestinal se convierten en lignanos activos. Las bacterias intestinales las transforman en enterolactona y enterodiol, que son dos moléculas que interfieren en la unión de los estrógenos a las células mamarias. Los niveles altos de enterolactona en sangre se traducen en un menor riesgo de padecer cáncer de mama. Además, los lignanos actúan como antioxidantes.

Los precursores de los lignanos los encontramos en las **semillas de lino** y de **sésamo**, en el **salvado de trigo**, en la **cebada** y en la **avena**. La fuente más rica de lignanos son las semillas de lino, donde se encuentra cien veces más cantidad de precursores de los lignanos que en ninguna otra fuente vegetal.

## El ácido fítico

Se encuentra en las capas más superficiales de **cereales**, **legumbres**, **frutos secos** y **semillas oleaginosas**. Por tanto, sólo lo encontramos en los **alimentos integrales**, los alimentos refinados poseen cero ácido fítico.

El ácido fítico en la planta actúa como reservorio de fósforo. Se le considera «malo» por impedir la absorción de minerales como hierro, magnesio y zinc, pero a pesar de este inconveniente es muy útil para tratar el cáncer, pues actúa como un regulador de los niveles de azúcar en sangre y evita el desarrollo del cáncer[450,451]. El ácido fítico es un importante antioxidante[452].

Una dieta vegetariana integral puede aportarnos 2.500 mg de ácido fítico al día. Una dieta convencional sólo 300 mg.

Ayuda a digerir los almidones haciendo que su asimilación sea lenta y con ello no aumente la glucemia en sangre, por lo que es muy útil en diabéticos y enfermos con cáncer. El ácido fítico es especialmente útil para prevenir el cáncer de colon[453,454].

## Inhibidores de las proteasas

Se encuentran en todas las **legumbres**, en especial en la **soja**. Se encargan de que la legumbre no utilice sus reservas proteicas hasta la germinación.

Las proteasas son enzimas que desempeñan una función esencial en el cáncer, porque promueven el crecimiento de los tumores y fomentan la formación de metástasis[455]. Las células tumorales liberan grandes cantidades de proteasas, que favorecen la aparición de metástasis. Gracias a los inhibidores de las proteasas se puede frenar el crecimiento e invasión del cáncer.

Es importante remojar las legumbres en agua para que comience el proceso de germinación y se liberen los inhibidores de las proteasas[456]. Poseen efectos protectores frente al cáncer[457], son antiinflamatorias, antioxidantes y reguladoras de la glucemia[458].

| Fitoquímico | Alimento |
| --- | --- |
| Capsaicina | Chile, pimienta de cayena |
| Compuestos azufrados | Ajo, cebolla, puerro, cebolleta |
| Lignanos | Semillas de lino y sésamo, salvado, avena, cebada |
| Ácido fítico | Cereales integrales, legumbres, frutos secos, semillas oleaginosas |
| Inhibidores de las proteasas | Legumbres |

# Alimentos a los que debemos decir ¡no!

## ¿Por qué no a la carne y a la leche?

El consumo de grandes cantidades de carne roja se ha asociado a un incremento en la posibilidad de sufrir cáncer, principalmente cáncer de colon-recto[459,460], esófago[461], estómago[462], próstata[463], vejiga[464] y mama[465].

Por cada ración de carne roja que ingiramos el riesgo de muerte por cualquier causa se incrementa en un 13%[466] según un estudio publicado por el doctor Sinha.

Rollo Russell, en sus «Notas sobre las causas del cáncer», dice: «He encontrado que, de veinticinco países que consumen mucha carne, diecinueve tenían un índice elevado de cáncer, y sólo uno, un índice bajo; y de treinta y cinco países que consumen poco o nada de carne, todos tenían un índice bajo».

*Tipos de carne:*

Las **carnes magras** son las que presentan menos de un 10% de materia grasa, de forma genérica entran en este grupo la de caballo, ternera, conejo y pollo.

Las consideradas **carnes grasas** son las que tienen un contenido en grasa superior al 10%, son la de cordero, cerdo y pato.

## Relación cáncer-carne

1. La carne es rica en **grasas saturadas** y **grasas trans**, grasas asociadas con un mayor riesgo de cáncer de cualquier tipo. Las dietas ricas en grasas estimulan la producción de estrógenos, en

      particular de estradiol, que en altos niveles se asocia al cáncer de mama.

2. El **contenido** de **fibra** en la carne es **nulo** y ésta es una de las razones por las que el consumo de carne se asocia con el cáncer de colon.

3. Los animales que comemos suelen ser alimentados con piensos ricos en **omega 6** y esto produce inflamación, y ya hemos visto que la inflamación crónica produce cáncer.

4. La carne está cargada de **tóxicos**. La carne contiene en promedio catorce veces más pesticidas que los productos vegetales. La leche contiene casi seis veces más. Hasta los bebés lactantes consumen productos tóxicos procedentes de la carne, ya que, sin saberlo, su propia madre se los transmite a su bebé por su propio consumo de carne y leche.

## ¿Qué tóxicos hay en la carne?

Durante la cocción de la carne se generan sustancias cancerígenas, como las **aminas heterocíclicas y benzopirenos**, ambas potentes agentes relacionados con el cáncer. Si freímos la carne o la cocinamos a la brasa la producción de estas sustancias es aún mayor[467].

Tan pronto como se mata un animal, su carne comienza a pudrirse y, pasados unos días, se torna de un color gris verdoso enfermizo. La industria disfraza este descoloramiento agregando **nitritos**, **nitratos** y otros preservativos para darle a la carne un color rojo brillante. Si no fuera por estos aditivos el color café-grisáceo de la carne muerta desanimaría a muchos compradores. Los nitritos y nitratos utilizados son potentes agentes cancerígenos[468].

Desde que el animal muere, su carne empieza a pudrirse, igual que le pasa a los humanos. En su descomposición se producen sustancias tóxicas, como **cadaverinas**, **putresfaccinas**, **leucomanías**, **ácido láctico**. ¡Al comer carne estamos comiendo cadáveres!

En la carne también encontramos grandes cantidades de **arsénico**, el cual se ha relacionado con el cáncer de vejiga, riñón, hígado y pulmón[469].

El **dietilestilestrol** (DEE) es una hormona usada para incrementar el crecimiento de los animales y es un potente cancerígeno.

La carne, además, suele estar envasada en plásticos con sustancias tóxicas como el **bisfenol A**. Estas sustancias emigran a la carne que consumimos y se relacionan con la aparición de cáncer de mama[470] y de próstata[471].

## ¿Qué partes de la carne acumulan más tóxicos?

Las vísceras como el hígado, los riñones y la sangre (morcilla) son las que más tóxicos acumulan. Los embutidos tampoco son nada recomendables, contienen mucha grasa y aditivos como nitratos, nitritos, sulfitos y potenciadores del sabor como el glutamato. Si además los embutidos son cocidos y ahumados, apaga y vámonos, pues la cantidad de tóxicos es aún mayor, por ejemplo el bacón cocido y ahumado.

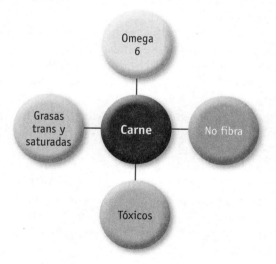

## Y la leche, ¿es buena?

Bebemos leche porque la industria láctea nos lo impone, pero no porque nuestra naturaleza lo considere necesario.

Tras el destete ninguna especie animal sigue tomando leche porque no lo necesita, ya no necesita crecer tan rápido ni desarrollarse. Nosotros somos el único animal que toma leche tras el destete y este hecho es antinatural.

Para poder digerir la lactosa (azúcar de la leche) necesitamos que actúe una enzima llama lactasa. Esta enzima la producimos en altas cantidades durante los primeros años de vida, que es cuando necesitamos consumir leche. Los mamíferos de todas las especies experimentan una reducción en la producción de lactasa al final del periodo de destete (un periodo específico para cada especie). La producción de lactasa usualmente cae en un 90% aproximadamente durante los primeros cuatro años de vida y va disminuyendo con el paso de los años; esto explica que con la edad cada vez toleremos menos la leche y derivados. Es muy común que las personas mayores no toleren la leche, que «les siente mal» y sufran síntomas digestivos cuando lo hacen, pero nos han impuesto tanto la necesidad de consumirla para no perder el calcio de los huesos que lo hacemos a pesar de que nuestro cuerpo rechace ese alimento.

¿Te has preguntado por qué los dientes de los niños se llaman dientes de leche? Los dientes están presentes mientras el niño necesita tomar leche. Cuando esta necesidad desaparece, empiezan a caerse (entre los 4 y 6 años). El saber popular ha llamado a estos dientes con mucho acierto «dientes de leche».

¡Como ves nuestra naturaleza está diseñada para no tomar leche!

La leche al igual que la carne acumula todos los tóxicos con los que ha estado en contacto el animal.

Varios estudios han demostrado la asociación entre el consumo de productos lácteos y el mayor riesgo de **cáncer de ovario**[472]. El proceso de digerir la **lactosa** (azúcar de la leche) para convertirla en galactosa daña al ovario[473].

## La IGF-1, la leche y el cáncer

La proteína IGF-1 promueve la proliferación (crecimiento) celular, y un nivel elevado de IGF-1 puede producir un crecimiento descontrolado, aumentando el riesgo de ciertos tipos de cáncer (mama, colon y próstata). Por el contrario, la proteína IGFBP-3 se une a la IGF-1 disminuyendo su potencial. Por lo tanto, un aumento del índice IGF-1/IGFBP-3 da como resultado un aumento de la proliferación celular.

La **caseína**, proteína de la leche, produce una elevación de la IGF-1 y se ha relacionado con una mayor incidencia de cáncer[474].

Una de las principales funciones de la leche es acelerar el crecimiento celular del pequeño bebé (sea de la especie mamífera que sea), mediante una serie de compuestos y hormonas, entre ellos la IGF-1. La leche de vaca está pensada para que el ternero engorde cientos de kilos en un corto periodo de tiempo, igual que la leche materna posee sustancias que van a hacer que el bebé humano crezca y engorde a gran ritmo durante los primeros meses de vida. Un bebé pesa unos 3,5 kg al nacer y unos 10 kg al cabo del año. Una ternera pesa al nacer 30 kg y en el momento del destete pesa unos 150 kg. Imagina la cantidad de IGF-1 que hay presente en la leche de la vaca.

Si basamos nuestra dieta en una dieta libre de lácteos, los niveles de IGF-1 disminuirán y con ello se eliminará un factor encargado de aumentar la replicación de las células tumorales[475].

## Alternativas a la leche de origen animal

La mejor opción para un adulto es dejar a un lado la leche animal y elegir bebidas vegetales. La leche de avena, almendras o avellanas son muy recomendables. Elígelas siempre sin azúcar añadido, o mejor aún prepáralas en casa. Preparar bebidas vegetales en casa es rápido y económico. En www.misrecetasanticancer.com tienes algunas recetas.

La mantequilla la podemos sustituir por el aceite de oliva.

## Comer carne no es ecológico

Cada año la industria de la carne mata y maltrata a nueve billones de vacas, cerdos, pavos, pollos, conejos y otros animales inocentes para el consumo humano.

Cada año la industria de la carne gasta millones de cereales en piensos animales, unos cereales que deberían estar alimentando a los millones de personas que pasan hambre en el mundo.

La industria cárnica contamina el suelo y el agua con pesticidas y fertilizantes. En las zonas donde se crían los animales existe una gran contaminación por nitratos debido a la intensa acumulación de estiércol, el cual contamina el suelo y las aguas subterráneas cercanas.

Para conseguir terrenos de cultivo y ser utilizados en la alimentación del ganado, se talan grandes extensiones de árboles, con lo que ha disminuido la capacidad depurativa del aire contaminado de $CO_2$. La

ONU afirma que la ganadería es una de las principales responsables del calentamiento global. La cría de animales es responsable del 65% de las emisiones de óxido nitroso, gas que contribuye al calentamiento de la atmósfera doscientas noventa y seis veces más que el $CO_2$. El metano emitido por las vacas en forma de ventosidades es más potente que el $CO_2$. En condiciones normales las vacas no emiten tanto metano, pero como las obligamos a comer piensos en vez de hierba, pasa lo que pasa.

Se está deforestando el Amazonas para poder cultivar la soja que se transforma en alimento de la carne que consumimos en Europa. Somos responsables de la pérdida de los pulmones de la Tierra.

### Inconvenientes de la ganadería intensiva

Los animales son criados en condiciones infrahumanas, viven hacinados e inmovilizados. Las vacas comen y hacen sus necesidades en el mismo sitio. Se crían con falta de espacio, de movimiento y de sol.

Imagina que desde tu nacimiento vivieses encerrado en un zulo de dos por dos metros. Te volverías loco. Si además te alimentaran a diario a base de dulces para cebarte serías un loco obeso.

En el caso de las vacas, no se respeta su ciclo reproductor. Las vacas son inseminadas para que paran cuando al ganadero le interesa y le retiran la cría nada más nacer, que crece sin el amor y la leche de su madre. Los terneros son criados con leche artificial y a sus madres se las ordeña a diario para que produzcan más y más leche. Pasan largos periodos de tiempo conectadas a ordeñadoras eléctricas que les producen heridas en los pezones y mastitis.

Pero como el sistema de producción no puede dejar de funcionar, siguen ordeñando a las vacas a pesar de tener sangre en sus pezones o infección. Lo que hacen es atiborrarlas de antibióticos que después nosotros tomamos a través de su carne y su leche.

Para que las vacas produzcan más leche se les administran hormonas que luego ingerimos a través de ésta. Y ésta es una de las causas por las que el desarrollo de las niñas cada vez es más precoz.

Si has sido madre y has amamantado a tus hijos imagina el sufrimiento que sería para ti que te separasen de tu hijo recién nacido (nacido sin tú desearlo porque ha sido una inseminación forzada) y en vez de amamantarle a él te tuviesen todo el día «enchufada» a un sacaleches. Seríamos mujeres estresadas, infelices y tristes, y produciríamos leche de mala gana y con mala leche. Como estamos estresadas y tristes nos dan hormonas para que produzcamos leche, pero esa dosis de hormonas extra no sólo nos hace producir leche, sino que puede generarnos nuevas enfermedades.

Debido al hacinamiento de los animales, las enfermedades infectocontagiosas son muy frecuentes. Como consecuencia, hay que usar grandes cantidades de antibióticos, lo que genera bacterias resistentes, responsables en parte de la gran resistencia a los antibióticos de las bacterias (el resto de culpa la tenemos nosotros por tomar antibióticos cuando no los necesitamos).

El trauma del dolor del animal y el estrés generado ante la muerte genera sustancias químicas como urea, ácido úrico, adrenalina, diversas hormonas, citoquinas, etc., que al llegar al consumidor causan inflamación en los tejidos, y ya sabes que inflamación es igual a cáncer. Y luego si atendemos a la cuestión espiritual, ese miedo, ese estrés y ese karma negativo nos lo comemos nosotros, y seguro que tiene repercusión en nuestra vida.

## La virtud está en el término medio

El problema asociado al consumo de carne no aparece cuando la consumimos de vez en cuando. El problema lo ha generado nuestra sociedad actual en la que se consume carne a todas horas: desayuno, almuerzo y cena.

Si lo deseas puedes consumir carne de manera ocasional, máximo una vez por semana. En caso de consumir carne elegiremos la menos grasa, es decir, la llamada carne magra: pollo, pavo. Es la que menos tóxicos acumula. Consume siempre que puedas carne ecológica, contiene muchos menos tóxicos y la libertad de los animales ha sido respetada.

## ¿Nuestra naturaleza es herbívora o carnívora?

No somos carnívoros en potencia. Nuestro cuerpo no está equipado con grandes colmillos ni garras adecuadas para desgarrar la carne como hacen los carnívoros. Necesitamos que los carniceros con sus grandes cuchillos hagan el trabajo por nosotros.

Los carnívoros sólo pueden realizar el movimiento de apertura y cierre de su mandíbula, muerden y desgarran la carne. Nosotros, además de abrir y cerrar la boca, podemos moverla de manera lateral al igual que los herbívoros.

En el intestino humano la carne sufre una rápida descomposición, pues nuestro intestino es muy largo, similar al de los herbívoros, y la carne tarda mucho en digerirse. Por el contrario, el intestino de los carnívoros es muy corto y digieren rápidamente la carne. El aparato digestivo de los carnívoros representa tres veces la longitud de su tronco. Nuestro aparato digestivo parece pequeño porque está plegado dentro de nuestro abdomen, pero tiene entre diez y doce veces la longitud de nuestro tronco.

Por la forma de nuestros dientes e intestino, nuestra naturaleza parece omnívora, pero con preferencia a la fruta y verdura.

## ¿Qué pasa con el pescado?

El pescado es muy diferente a la carne. En el pescado abundan las grasas mono y poliinsaturadas, las cuales como ya has visto son saludables.

Hay dos tipos de pescado:

- **Azul** (atún, bonito, pez espada, sardina, boquerón, caballa, jurel...).
- **Blanco** (merluza, lenguado, bacalao, salmonete, dorada, lubina...).

El pescado azul es más graso y más rico en grasas beneficiosas: omega 3. El pescado de piscifactoría es alimentado con piensos ricos en omega 6, así que éste no lo consumas ni azul ni blanco.

El problema del pescado es su contaminación. Por acción del hombre nuestros mares cada vez están más contaminados. Debido a los vertidos que hacemos al mar nuestros pescados se contaminan y todos esos tóxicos se acumulan en su grasa.

Los pescados más contaminados son los que están en una posición superior en la cadena alimentaria: atún y pez espada son los más contaminados por mercurio, dioxinas y bifenilos policlorados.

De entre todos los atunes el atún rojo es el más contaminado y el bonito el que menos.

Siempre es preferible consumir pescado azul pequeño, merluza y lenguado, pues son los menos contaminados.

Los moluscos, como mejillones, ostras y almejas se alimentan filtrando litros y litros de agua y reteniendo los nutrientes y tóxicos que hay en ella. Son auténticos filtros y acumuladores de tóxicos. Mejor consumirlos con suma moderación.

---

☀ El pescado lo preferiremos azul y de pequeño tamaño.
El pescado es mejor consumirlo salvaje que de pesca extractiva.

---

## Alimentos vegetales versus alimentos animales

La palabra vegetariano deriva del latín *vegetus*, que significa «completo, sano, fresco, vivaz». Solemos considerar al vegetariano como comedor de vegetales. El que come vegetales está más sano, más alegre y más activo que el que se atiborra de carne.

| Alimentos vegetales | Alimentos animales |
| --- | --- |
| Ricos en fitoquímicos anticáncer | No contienen sustancias anticáncer, salvo el pescado azul |
| Contienen antioxidantes | No contienen antioxidantes |
| Contienen pocos contaminantes (sobre todo los ecológicos) | Muy contaminados |
| Ricos en fibra | No contienen fibra |
| Ricos en potasio | Ricos en sodio |
| Pobres en grasas | Ricos en grasas |

## ¿Por qué no a la sal?

El consumo de sal y salazones se ha relacionado con una mayor probabilidad de sufrir cáncer de estómago[476].

Uno de cada siete casos de cáncer de estómago podría evitarse si limitáramos el consumo de sal por debajo de los 6 g diarios recomendados (una cucharadita). En promedio tomamos unos 8,3 g al día, es decir, un 43% más de la cantidad diaria recomendada.

El 75% de la sal que ingerimos proviene de los alimentos procesados, como las comidas preparadas, el queso, las patatas de bolsa, el pan, las galletas y la carne procesada a los que se añaden grandes cantidades de sal. El otro 25% lo añadimos cuando preparamos los alimentos o en la mesa.

El 14% de los casos de cáncer podrían evitarse si se limitara el consumo de alimentos salados y sal. La sal no sólo incrementa el riesgo de cáncer, también puede conducir a un aumento en la presión arterial, lo cual es un factor de riesgo de enfermedades del corazón y cerebrovasculares.

> 💡 No vacíes el salero sobre la comida si quieres mantener alejado al cáncer.

## ¿Por qué no al gluten?

El gluten es una proteína presente en ciertos cereales (trigo, cebada, espelta, centeno, kamut, avena) y a la cual muchas personas tienen alergia o intolerancia.

La intolerancia al gluten es muy común, ya sea en forma de sensibilidad, alergia o enfermedad celíaca.

Esta intolerancia crea inflamación a nivel intestinal e inmunodepresión.

La enfermedad celíaca es la forma más grave de intolerancia al gluten. Es un desorden intestinal en el cual se crean anticuerpos frente al gluten presente en los cereales (trigo, espelta, cebada, centeno y kamut) y se desarrolla una mala absorción de nutrientes en el intestino.

La celiaquía acaba con las vellosidades intestinales y puede originar osteoporosis, anemia, diabetes, tiroiditis, alteraciones del ánimo y del comportamiento, alteración del crecimiento, ascitis, cáncer hepático, linfoma intestinal, etc.

El tratamiento de la celiaquía es simple: basta con eliminar el gluten de la dieta. Pero su diagnostico certero es difícil.

La enfermedad celíaca no tratada puede evolucionar a cáncer, sobre todo a linfoma intestinal[477]. La mortalidad en personas con enfermedad celíaca no tratada es el doble que la de la población normal.

Se calcula que una persona de entre cien y trescientas es celíaca sin saberlo. Es una enfermedad infradiagnosticada.

Además, es habitual la sensibilidad al gluten sin llegar a la celiaquía. A mi consulta acuden muchas personas aquejadas de hinchazón abdominal, gases, pesadez tras la comida y colon irritable, y en el momento en que abandonan el gluten las molestias desaparecen.

Como es una enfermedad poco diagnosticada pero muy prevalente, creo que es prudente recomendar una ingesta de gluten reducida. Sobre todo porque la mayor parte del gluten que solemos consumir es en forma de pan blanco o pasta. Y la alta ingesta de alimentos refinados se asocia con un mayor riesgo de padecer cáncer.

Pero si siempre se ha consumido trigo, ¿dónde está el problema? El trigo que ingerían nuestros antepasados era muy diferente en forma, calidad y antigenicidad del que comemos hoy en día. Hasta el siglo XIX, el trigo se mezclaba generalmente con otros cereales no refinados y frutos secos. Sólo hace doscientos años que se empezó a moler el trigo hasta convertirlo en harina blanca refinada de trigo con un alto contenido en gluten. Generalmente, el trigo que la gente come ya no ha sido molido en molinos de piedra a partir de salvado de trigo, como lo elaboraban nuestros antepasados. Hoy en día consumimos alimentos hechos con harina blanca de trigo muy refinada y rica en gluten, así como pobre en nutrientes y vitaminas.

Además, las semillas de trigo han sido modificadas genéticamente y nuestro cuerpo las reconoce como extrañas creando inflamación.

Personalmente, no tolero el gluten. Antes no lo sabía y sufría continuamente de estreñimiento, gases y dolor abdominal. Fue dejar el gluten y mis problemas digestivos desaparecieron. Ahora si algún día consumo gluten en poco tiempo noto su efecto negativo y vuelve el problema de gases.

Las semillas de trigo son una de las que más han sido modificadas genéticamente. Y esta modificación puede ser responsable de muchas alergias e intolerancias. Estamos ingiriendo alimentos «extraños» que nuestro organismo no está preparado para digerir, los reconoce como alergénicos y aparecen problemas de salud.

Además del problema de alergias e intolerancias debemos tener en cuenta el índice glucémico de los productos con gluten. El índice glucémico del trigo es alto, mientras que el de otros cereales o pseudocereales sin gluten como la quinoa, el amaranto y el arroz integral es más bajo.

Es preferible tomar cereales integrales sin gluten y a ser posible limitar el consumo de trigo (es el cereal que más gluten contiene), además de eliminar por completo el seitán, que es 100% gluten. En el caso de la avena, es un cereal con gluten que se tolera bien, incluso los celiacos. El trigo es el alimento con gluten más problemático. El centeno y la espelta contienen mucho menos gluten, su índice glucémico es más bajo y sus semillas no han sido modificadas. Por tanto, si toleras el gluten éstos son los cereales más adecuados para ti.

No al gluten y sobre todo al trigo por:

- Alta prevalencia infradiagnosticada de intolerancia en la población general.
- Alto índice glucémico en los alimentos que contienen gluten, sobre todo si son refinados y provienen del trigo.
- El trigo actual ha sido muy manipulado genéticamente.

Sin embargo, el trigo puede ser útil en el abordaje del cáncer. Paradoja, ¿no? El germen del trigo, sobre todo su aceite, no contiene gluten y ha demostrado ser útil para tratar el cáncer[478], sobre todo el de colon. Se está investigando su uso como una quimioterapia selectiva[479], es decir, para matar a las células malas y respetar a las buenas.

## ¿Por qué no al azúcar?

Llegados a este punto, tienes razones más que suficientes para evitar el azúcar en todas sus formas. Comprueba con cuidado las etiquetas de los alimentos para evitarla en tu dieta.

# Los alimentos anticáncer

A los alimentos que contienen sustancias capaces de modular varias funciones en el organismo y que permiten mantener el estado de salud y bienestar se les llama **alimentos funcionales**, y también, en ciertos casos, **nutracéuticos**[480]. Los alimentos funcionales actúan de manera beneficiosa sobre una o más funciones del cuerpo, más allá de su beneficio nutricional, mejorando la salud y el bienestar y/o reduciendo el riesgo de enfermedad.

El mejor alimento funcional que existe es la leche materna; es el alimento ideal para el ser humano.

En este capítulo vamos a ir viendo cuáles son estos alimentos funcionales con reconocidas propiedades anticáncer.

## La cebolla hace llorar al cáncer

«Cada cebolla que tomamos alarga un día de vida nuestra existencia», dice un sabio dicho popular.

La cebolla es rica en vitaminas B y C y en minerales, sustancias muy importantes para que funcione nuestro sistema antioxidante y eliminemos los dañinos radicales libres.

Activan la secreción de los jugos digestivos, favoreciendo el mantenimiento de la flora intestinal, ayudando así a la eliminación en general de toxinas en nuestro organismo.

También contienen una buena proporción de enzimas y **glucoquinina**, un compuesto que, al igual que la insulina, ayuda a reducir el exceso de azúcar en la sangre[481], por lo que su consumo es favorable para los diabéticos y enfermos de cáncer. Al regular los niveles de glucemia disminuye la secreción de insulina y el factor de crecimiento secretado por el páncreas, deteniendo en consecuencia el crecimiento de las células tumorales.

Las cebollas son la fuente natural más abundante de **bioflavonoides**, entre ellos la **quercetina**. Los flavonoides son sustancias muy activas contra los tumores de colon[482], cerebro[483], leucemia[484], estómago[485], próstata[486], ovario[487], cáncer de cuello de útero[488], mama[489], etc. Entre todos los flavonoides el más activo contra el cáncer es la quercetina[490]. La **cebolla morada** es la variedad más rica en esta sustancia. Otros alimentos ricos en quercetina son la manzana, la uva negra, los arándanos, las moras y las cerezas, el té verde, el perejil y las alcaparras[491].

## Propiedades

- La quercetina de la cebolla potencia el efecto de la quimioterapia[492], disminuyendo la resistencia de los tumores a este tratamiento[493,494] y aumentando así las posibilidades de supervivencia de las personas con cáncer.
- Inhibe el crecimiento y proliferación[495] de las células tumorales[496].
- Induce la apoptosis o suicidio de las células cancerosas[497,498].
- Posee propiedades antiinflamatorias, creando así un medio hostil a los tumores[499].
- Evita la aparición de metástasis[500].
- Es antioxidante, ayudando así a eliminar radicales libres[501].
- Estimula al sistema inmune para que destruya las células tumorales.
- En estudios con ratones se ha visto que la quercetina incrementa la supervivencia y previene la caquexia inducida por el cáncer[502].
- Nos ayuda a eliminar tóxicos de nuestro organismo como el benzopireno[503]. Si te invitan a una barbacoa y no puedes rehusar la invitación, recuerda tomar después mucha cebolla, por ejemplo, una sopa de cebolla.

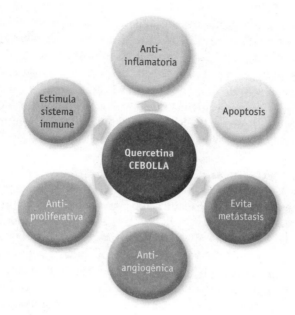

## Otras propiedades

Además de sus propiedades antitumorales provenientes de su alto contenido en quercetina, la cebolla es muy útil para **regular los niveles de colesterol y prevenir las enfermedades cardiovasculares, la osteoporosis y el envejecimiento celular**[504].

**Las crucíferas potencian el efecto anticáncer de la cebolla.** En un estudio realizado por la Universidad de Heidelberg, con ratones a los que se les inocularon células tumorales de cáncer de páncreas humano, los resultados fueron espectaculares al suministrar un tratamiento con extracto de cebolla y brócoli[505]. En el tratamiento anticáncer suministrado a los ratones se sumó el efecto de dos potentes sustancias, la quercetina y el sulforafano. La quercetina presente en la cebolla fue capaz de inducir el suicidio de las células cancerosas, evitar las metástasis y reducir la proliferación. Al añadir sulforafano presente en el brócoli y demás crucíferas se potenció el efecto de la quercetina.

**Consumo:** Sería conveniente **consumirlas a diario** para aprovechar sus excelentes propiedades antitumorales. La cebolla cruda puede dar problemas digestivos a algunas personas, por lo que puede ser conveniente tomarla cocinada aunque su contenido en quercetina disminuya. Otro truquillo para eliminar el sulfuro de alilo, responsable de que nos haga llorar y de sus molestias digestivas, es cortarla en gajos y dejarla en remojo con agua templada unas horas.

De la misma familia que la cebolla y por tanto con propiedades similares son la **cebolleta**, la **chalota** y el **puerro**.

## El ajo: el «curalotodo»

Es un alimento que ya se consumía en Egipto hace cinco mil años y se usaba con fines medicinales. Galeno, ilustre médico del Imperio romano, se refería al ajo como el «curalotodo», y recomendaba a los gladiadores que lo tomaran a diario por sus propiedades revitalizantes.

El ajo es de la misma familia que la cebolla, la cebolleta y el puerro. Contiene al igual que ellas una gran cantidad de quercetina, pero además posee otra sustancia con propiedades antitumorales: la **aliína**[506], un aceite esencial responsable del olor característico del ajo. La aliína se convierte en **alicina** por una reacción enzimática que ocurre cuando se aplastan o machacan las cabezas de ajo[507]; y es la alicina la que tiene un gran poder anticancerígeno. Pero no sólo la alicina es anticáncer, en el ajo hay más de veinte sustancias derivadas de la aliína con propiedades anticáncer: **ajoeno**, **sulfuro de dialilo**, **s-alil cisteína**, **s-metil cisteína**, etc.

Además, el ajo contiene oligoelementos tales como hierro, selenio, zinc, magnesio, azufre y calcio. También abundantes fructosanas (hasta un 75%) y arginina.

Un aumento en el consumo de ajo se asocia con una disminución del riesgo de sufrir cáncer de distintos tipos: esófago[508], estómago[509], colon, páncreas[510], piel[511], pulmón[512] y mama[513].

Las mujeres en cuya dieta la presencia del ajo es habitual presentan un 50% menos de posibilidades de sufrir cáncer que aquellas que apenas lo toman[514].

El consumo de más de 10 g de ajo al día, es decir, unos dos dientes de ajo, se asocia con una disminución del riesgo de padecer cáncer de cualquier tipo[515].

**Propiedades anticancerígenas de la aliína** y derivados (a éstas debemos añadir las de la quercetina que el ajo también contiene en altas cantidades):

- Ayuda a eliminar sustancias potencialmente cancerígenas del organismo, evitando así el riesgo de desarrollar cáncer[516].
- Ayuda a reparar daños en el ADN celular evitando así mutaciones cancerígenas[517].
- Inhibe la proliferación celular[518].

## Otras propiedades terapéuticas del ajo

Es antibacteriano, antivírico y antifúngico, ayudando así a combatir todo tipo de infecciones. Tiene propiedades anticoagulantes.

**Consumo:** Debemos tomar **entre dos y cuatro ajos al día** para plantar cara al cáncer.

Para asegurar la liberación de la aliína y su conversión en alicina debemos aplastar los dientes de ajo con la parte plana de un cuchillo y dejarlos reposar diez minutos antes de cocinarlos. Así aseguraremos la transformación de todas las sustancias anticancerígenas del ajo en sustancias activas y listas para batallar contra el cáncer.

Para contrarrestar su olor característico, lo podemos mezclar con apio y perejil, y de esta forma matizaremos su olor y estaremos aumentando sus propiedades anticancerígenas.

El ajo es más fácil de digerir cuando está cocinado. Una manera sencilla de cocinarlo y que no pierda muchas propiedades es añadirlo a todas nuestras cremas de verduras. También es más digerible y se repite menos si extraemos el germen.

## Las crucíferas repelen el cáncer

Cuando hablamos de crucíferas hablamos de **col, coles de Bruselas, col rizada, col lombarda, col china, brécol, coliflor, brócoli, repollo, grelos, rábano** y **nabo**.

Contienen glucosinolatos con reconocidas propiedades anticáncer. Los glucosinolatos más estudiados en el cáncer son el **Indol-3-carbinol** (donde más abunda es en la coliflor) y el **sulforafano** (en el brócoli). Los glucosinolatos le dan a esta familia su olor y sabor característico.

Cuando las paredes celulares de estos vegetales son rotas por efecto de la masticación o tras ser troceados con un cuchillo, entra en acción una enzima llamada mirosinasa que convierte los glucosinolatos en isotiocianatos, los verdaderos agentes anticáncer[519].

## Propiedades anticáncer

Estas sustancias, exclusivas de estas verduras, son útiles para prevenir y tratar el cáncer[520], pues **evitan que las células precancerosas malignicen**, **inducen la apoptosis** de ciertas células tumorales[521] e **impiden la aparición de nuevos vasos** por los que podría progresar el tumor[522]. **Estimulan al sistema inmune** para que elimine a las células tumorales, incrementando la actividad asesina de las natural killers en un 50%[523]. También **regulan los niveles de estrógenos circulantes en sangre**, siendo este aspecto especialmente útil para prevenir el cáncer de mama[524]. Comiendo crucíferas con regularidad las posibilidades de padecer cáncer de mama son menores[525].

Son **antioxidantes**, dado que las crucíferas son excelentes fuentes de **betacaroteno**, **vitamina C**, **selenio** y **vitamina E**; todos ellos potentes antioxidantes que ayudan a prevenir el daño celular producido por los radicales libres.

Bloquean el potencial cancerígeno de gran número de sustancias especialmente peligrosas y que podrían provocar cáncer a la larga[526].

Las crucíferas son unos **desintoxicantes** excelentes; actúan activando nuestros sistemas antioxidantes.

Hay personas que son más susceptibles de padecer cáncer porque su sistema desintoxicante no funciona. En el caso del cáncer de pulmón, hay personas especialmente sensibles a los efectos del humo del tabaco porque su sistema antioxidante no marcha bien, pero este problema tiene solución si ingerimos con frecuencia estas maravillosas verduras[527,528].

Las crucíferas **son capaces de inhibir la expresión de dos genes relacionados con el cáncer de origen genético**: el BRCA1 y el BRCA2,[529] genes relacionados con el cáncer de mama y de próstata.

El consumo regular de estas verduras permite disminuir de forma considerable el riesgo de padecer cáncer de diversos tipos[530]: cavidad oral, esófago, pulmón, riñón[531], vejiga[532], estómago, colon[533], mama, ovario[534], próstata[535]...

Las crucíferas no sólo son beneficiosas para prevenir el cáncer, también son capaces de aumentar la supervivencia de los pacientes con cáncer y evitar la recidiva. Un nuevo estudio publicado en China demuestra que la ingesta de crucíferas los tres primeros años, tras el diagnóstico, en mujeres diagnosticadas de cáncer de mama, reduce la posibilidad de sufrir una recidiva y morir por cáncer. Cuantas más crucíferas comían las mujeres del estudio, más posibilidades tenían de vivir libres de enfermedad. Las mujeres que más crucíferas consumían tenían un 62% menos de posibilidades de morir por cáncer y un 35% menos de posibilidades de sufrir una recidiva que aquellas que consumían pocas crucíferas[536]. Otros estudios han encontrado resultados similares.

Se empieza a estudiar la utilidad de los suplementos con extractos de crucíferas y parece que los resultados son muy alentadores[537] para prevenir y tratar el cáncer de mama[538].

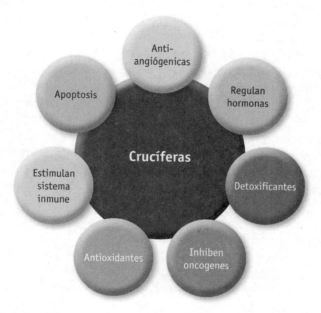

**Consumo:** Es aconsejable el **consumo tres veces por semana** de col u otros alimentos de su familia para poder beneficiarnos del efecto anticáncer de las crucíferas.

En el año 2000 se publicó un interesante estudio que mostró cómo tres o más raciones de verduras crucíferas a la semana reducían el riesgo de cáncer de próstata prácticamente a la mitad, y sobre todo disminuía el riesgo de crear metástasis[539].

En un estudio realizado en China se demostró que las mujeres que comen una ración de crucíferas al día tienen un 50% menos de posibilidades de sufrir cáncer de mama[540]. En un estudio europeo se demostró que las mujeres que consumían crucíferas al menos una vez por semana tenían un 17% menos de sufrir cáncer de mama[541].

De entre todas las crucíferas parece que la que más capacidad anticáncer posee es la más verde de ellas, el **brócoli**[542]. Así que todos a comer brócoli.

## Consejos culinarios

Hay que evitar que las crucíferas hiervan, dado que el sulforafano y el I3C pueden destruirse a altas temperaturas. Lo ideal sería consumirla cruda, cocinada al vapor o en un wok. Y si la hervimos, nunca más de diez minutos. Al hervir la col, tres cuartas partes de los glucosinatos pasan al agua de cocción, por lo que en caso de hervirla es importante aprovechar este agua como caldo de verduras o para hacer una crema, pero lo mejor es consumir las crucíferas crudas o al vapor.

¡Recuerda que las crucíferas deben ser troceadas y bien masticadas para obtener los máximos beneficios!

Una **cena** estupenda sería preparar brócoli al vapor unos diez minutos y servirlo aliñado con una cucharada de aceite, zumo de limón y pimienta negra recién molida o bien una ensalada de col con una vinagreta de cúrcuma y pimienta.

## Las algas, la quimioterapia del mar

Las algas, esas desconocidas marinas que hoy en día encontramos cada vez más en nuestros platos, cosméticos, suplementos nutricionales o fármacos, nos ayudan a prevenir el cáncer.

Aparecieron en la Tierra hace mil quinientos millones de años, siendo los antepasados de las plantas terrestres actuales. Las algas son capaces de convertir la energía del sol en sustancias fundamentales para su funcionamiento celular. Sí, parece raro, pero las algas realizan la fotosíntesis y por eso son ricas en clorofila. Una curiosidad: las algas sólo crecen en mares poco contaminados. Son un indicador de contaminación marina.

Aunque siempre tratemos de evitarlas cuando vamos a la playa o nos maravillemos al observar los bosques de algas submarinos, en realidad guardan toda una caja de sorpresas beneficiosas para nuestra salud. Las algas son ricas en minerales (calcio y yodo principalmente), en vitamina B, vitamina C, betacarotenos, vitamina E[543] y proteínas de alta calidad biológica. Son pobres en grasas. También contienen ácidos grasos poliinsaturados (omega 3 y 6)[544] en una relación ideal 1/1.

Son consideradas verduras marinas y como tales son ampliamente usadas en la gastronomía oriental, sobre todo en Japón.

Hoy en día se conocen más de veinticuatro mil especies de algas, de las cuales sólo unas cincuenta son comestibles para el hombre y veintiuna de ellas se usan en la alimentación humana o con fines terapéuticos.

Hace ya cinco mil años que se usan en China con fines medicinales, incluso en el Papiro de Ebers, que es un tratado médico egipcio, se indicaba el uso de las algas para curar el cáncer de mama. Durante mucho tiempo, se han utilizado las algas como remedio a enfermedades tales como tuberculosis, gripe, lombrices, artritis e incluso se les ha otorgado cierto poder de mejorar la atracción sexual.

En Japón las algas constituyen el 10% de la dieta diaria, lo que equivale al consumo de dos kilos de algas al año por persona. Las algas poseen importantes propiedades anticáncer. Parece que ésta es una de las causas por las que en Japón las tasas de cáncer de mama y próstata son tan bajas. Sin embargo, en Europa apenas se emplean en la cocina. El agar-agar es la única alga que los europeos solemos consumir casi sin saberlo, pues se usa como espesante y gelificante en repostería, helados, dentífricos, cosméticos, etc.

## Las algas y el cáncer

Las algas poseen múltiples propiedades anticáncer:

- Son **antioxidantes**[545]: Las algas marinas son excelentes antioxidantes. Han desarrollado fuertes sistemas antioxidantes en respuesta a las condiciones altamente oxidativas en que viven. Como organismos fotosintéticos, las algas marinas están expuestas a una combinación de luz y altas concentraciones de oxígeno que permiten la formación de radicales libres y otros agentes oxidantes fuertes. Por esta razón desarrollan para defenderse potentes mecanismos antioxidantes que permiten eliminar a los radicales libres de forma eficaz[546].

- Son **antiproliferativas**, **antiinflamatorias**, **antiangiogénicas** y **antiagregantes**[547]. Todo un cóctel anticáncer.
- **Inducen el suicidio de las células tumorales**[548].
- **Ayudan a controlar la glucemia**[549], evitando así que las células tumorales puedan aprovisionarse de su mejor alimento: el azúcar.
- Son **reguladoras hormonales**. Ayudan a regular el sistema hormonal de estrógenos y fitoestrógenos contribuyendo así a disminuir la aparición de tumores hormonodependientes[550]. Las japonesas tienen una vida fértil más corta y niveles de estrógenos en sangre más bajos que las europeas. Estos dos factores reducen la exposición de mama, endometrio y ovario a la acción de los estrógenos, y con ello la probabilidad de sufrir tumores hormonodependientes.
- Las algas **ayudan a eliminar metales pesados** acumulados en nuestro cuerpo[551].
- Contienen **fucoidanos** y **fucoxantina**, dos sustancias letales para el cáncer.

Las algas contienen fucoidanos, sobre todo el alga kombu y wakame. Son polímeros complejos de azúcar que poseen capacidad para inducir el suicidio de las células tumorales[552].

Los fucoidanos son útiles para inhibir el crecimiento de múltiples líneas celulares tumorales[553]: melanoma[554], colon[555], mama[556], leucemia[557], pulmón[558], hígado, vesícula, ovario, riñón...

La fucoxantina es un regalo del mar para combatir el cáncer. Es un pigmento amarillo que abunda en los vegetales marinos. Posee actividad antitumoral frenando el crecimiento de las células cancerígenas[559]. Además, nos ayuda a perder peso y regular el azúcar en sangre, ayudándonos a prevenir la obesidad y la diabetes mellitus.

- Las algas **estimulan el sistema inmune** de manera intensa. También son ricas en **betaglucanos**, unos potentes estimuladores del sistema inmune[560,561]. En un estudio de laboratorio realizado en ratas con leucemia avanzada, se comparó el efecto de las algas y varios fármacos para estimular el sistema inmune y las algas demostraron ser las únicas capaces de conseguirlo[562].

Debido a su efecto antiinflamatorio, anticoagulante, antiangiogénico y antiproliferativo se está investigando el uso de las algas como nanopartículas en la lucha contra el cáncer[563].

Después de conocer todas estas propiedades no debe extrañarte que el consumo frecuente de algas prevenga la aparición de cáncer[564]. Se asocia su alto consumo con una menor probabilidad de sufrir cáncer de mama[565].

Las algas actúan en dos fases del cáncer: en el inicio y en su promoción[566]. Se comportan como una quimioterapia específica sin dañar a las células sanas[567].

## ¿Cómo las encontramos en el supermercado?

Generalmente, se encuentran a la venta deshidratadas y envasadas en bolsas termoselladas. Esta presentación permite una venta más cómoda, ya que se reduce su volumen de forma considerable.

Para su posterior uso pueden ponerse previamente en remojo, aunque también se utilizan directamente deshidratadas. El remojo suele realizarse con agua fría, durante unos quince minutos. Pueden añadirse en crudo a platos ya preparados, como ensaladas, o añadirlas durante la cocción de todo tipo de recetas. Existen en el mercado mezclas de algas para ensaladas listas para hidratar y tomar.

Las algas, a pesar de su aspecto, no son plantas, sino que conforman un grupo diverso de organismos que tienen la peculiaridad de crecer dentro del agua. Debido a la gran variedad de organismos que conforman este grupo de las algas, se ha optado por clasificarlas en función de su color. De esta manera nos encontramos con las algas pardas (o marrones), las algas rojas y las algas verde-azuladas (o simplemente verdes). El color de las algas dependerá básicamente de la profundidad en el mar de su hábitat. Esta profundidad marca la cantidad de energía luminosa del sol que reciben y, por tanto, determinan todo su metabolismo. De forma general, las algas pardas y rojas destacan especialmente por su gran aporte de minerales, entre los que destaca el yodo, mineral con importancia capital a nivel tiroideo. Las algas verdes destacan por ser las mayores fuentes conocidas de clorofila, por encima de verduras como las espinacas y las acelgas.

## Tipos de algas comestibles

### Algas pardas

**Nori:** Contiene omega 3, EPA y provitamina A. Es un alga de fácil preparación y versátil en la cocina. Es indispensable en platos típicos orientales, como el sushi, bolas de arroz y makis. Muy agradable para sazonar cereales, pastas y sopas. Tiene un sabor entre el pescado y el marisco. **Consumo:** Se venden en finas láminas de color oscuro. Tostar previamente una o varias láminas de nori, pasando ligeramente por una llama suave, hasta conseguir un color verde brillante. Es un alga de fragante aroma y agradable y fino sabor. Deshacer con las manos y espolvorear el plato a sazonar. Combina muy bien con verduras, arroces y sopas. Cantidad recomendada: un cuarto de hoja por persona.

**Kombu:** Aporta yodo, potasio, calcio y hierro. Es el alga con mayor porcentaje de proteínas. Ayuda a eliminar el colesterol. Favorece el control de la tensión sanguínea. Agiliza el trabajo de los intestinos. Da sabor, ablanda y endulza las comidas. **Consumo:** Para utilizarla debemos dejarla en remojo entre cinco y diez minutos y hervirla de quince a veinte. Es ideal para cocer con legumbres, pues disminuye su tiempo de cocción y las hace más digestivas. Basta con tomar el caldo de cocción para beneficiarse de sus propiedades. Cantidad recomendada: un pedazo de 10 cm por cada litro de agua.

**Wakame:** Limpia y fortalece la sangre. Es rica en proteínas de alta digestibilidad y minerales como calcio, magnesio, fósforo y yodo, además de contener mucha fibra, por lo que es útil para saciar el apetito y controlar el estreñimiento. Es la más rica en vitamina del complejo B y calcio. El alga wakame inhibe la proliferación de las células del cáncer de mama[568]. Muy utilizada en Japón para preparar la sopa de miso. **Consumo:** Poner en remojo antes de utilizarla durante quince minutos; se trocea y se hierve de quince a veinte minutos. También podemos comerlas crudas. Añadir a ensaladas, sopas, verduras, patatas, arroz, avena, mijo, etc. La ensalada de wakame es exquisita. Cantidad recomendada: un pedazo de 10 cm por cada litro de agua o una cucharada sopera troceada por persona.

**Hiziki:** Se distingue por su sabor característico. Es muy rica en provitamina A y tiene un elevadísimo contenido en hierro y calcio (catorce veces más calcio que la leche de vaca). Las algas hiziki acumulan gran cantidad de arsénico, y una alta ingesta de hiziki en la dieta se ha relacionado con una mayor probabilidad de sufrir cáncer[569]. En el caso de consumir hiziki, parte del arsénico que contiene pasa al agua de remojo, pero, a pesar de ello, se considera que la cantidad de arsénico que contiene no es seguro para el organismo. En el Reino Unido la Agencia de Seguridad Alimentaria ha recomendado a la población no consumirla con frecuencia[570].

**Arame:** Sabor suave y delicado y textura blanda. Rica en calcio, fósforo, hierro y yodo, y en vitaminas A, B1 y B2. Favorece la circulación sanguínea. Muy bajo contenido en sodio, por lo que es muy útil en hipertensos. Al ser rica en hierro es estupenda para combatir la anemia. Antes de cocinarla se debe remojar en agua fría de ocho a diez minutos, y una vez escurrida está lista para añadir a la ensalada. Es deliciosa salteada con cebolla y salsa de soja.

**Kelp:** Rica en vitaminas y minerales, se utiliza como ingrediente en sopas. También se vende como salsa kelp con sabor parecido a la salsa de soja.

**Cochayuyo:** Es un alga comestible que proviene de Chile y otras zonas subantárticas. Puede llegar a medir hasta 15 m y durante siglos ha servido como alimento a muchas comunidades indígenas americanas. El alga cochayuyo es muy fácil de preparar. Se suele consumir cocida, hirviéndola durante quince o veinte minutos y dejándola escurrir. A continuación puede añadirse a ensaladas, sopas, estofados o como ingrediente estrella de una paella vegetariana a la marinera.

**Espagueti de mar (himanthalia elongata):** Es un alga española de excelente sabor, desconocida en la cocina japonesa. Su forma recuerda a los espaguetis, de ahí su nombre. Por su textura carnosa y paladar suave es uno de los manjares de nuestro Atlántico, muy remineralizante e indicada en dietas adelgazantes por su alto contenido en fibra. Es el alga más rica en vitamina C y fibra; rica también en calcio (siete veces más que la leche de vaca) y hierro (59 mg). En comparación con el hígado de cerdo, el espagueti de mar es siete veces más rico en hierro, y ocho veces más que la carne de ternera. En la cocina tiene una gran versatilidad: se puede añadir en pizzas, empanadas, conservas y pasta; hasta se puede fermentar como chucrut. A mí personalmente es el alga que más me gusta, y además es española y muy barata. ¿A qué estás esperando para probarla?

*Algas rojas*

**Dulse:** Cuenta con un elevado contenido en magnesio, potasio, yodo y fósforo. Es la segunda más rica en proteínas, tras la nori. Es la más famosa del Atlántico norte y se dice que los guerreros celtas y los vikingos la masticaban en sus travesías. De color rojo, es el alga más rica en hierro junto al espagueti de mar, por lo que se recomienda en casos de anemia por falta de hierro. Basta con mantenerla unos minutos en remojo para poder añadirla a las ensaladas. Combina bien con cereales cocinados.

**Agar-agar:** Es rica en fibra soluble. Sus grandes propiedades digestivas ayudan a eliminar residuos del estómago y del intestino. Regula el estreñimiento y es ideal en dietas adelgazantes, por su poder saciante y su bajo aporte en calorías. Tiene la consistencia de una gelatina suave y su sabor es neutro, por lo que constituye una alternativa saludable a la gelatina de procedencia animal. **Consumo:** Puede emplearse como gelatina natural o espesante. Para hacer gelatina hay que hervir a fuego lento dos cucharadas de agar-agar por medio litro de líquido (agua, caldo, leche...), sin dejar de remover. Al enfriarse quedará una gelatina sólida. Resulta excelente para realizar postres, compotas, mermeladas, flanes, mezclando el líquido ya hervido con los ingredientes deseados. Para ensaladas, remojar durante veinte minutos y servir.

**Carragaheen o Musgo de Irlanda:** Es un alga roja muy abundante, que en ocasiones forma tapices herbáceos sobre superficies rocosas. Se encuentra en todas las costas atlánticas de Europa y Norteamérica. Es rica en hidratos de carbono complejos, yodo, potasio y calcio. Se emplea como emulsionante en la industria alimentaria y también en la cocina doméstica por sus propiedades gelatinosas y espesantes.

*Algas azules*

**Espirulina:** Es una microalga rica en proteínas y aminoácidos. Generalmente se vende en comprimidos o en polvo. Es un alga unicelular que crece y se multiplica en aguas naturales de medio alcalino. El nombre de espirulina se deriva del latín de la palabra *espiral* o *helix*, que se refiere a su configuración física. Se le llama alga azul verdosa por su contenido en clorofila, que le da el color verde, y phycocianina, que le da el color azulado.

Contiene entre un 65 y un 70% de proteína vegetal, con todos los aminoácidos esenciales en perfecto equilibrio, y sólo un 7% de grasa. La espirulina tiene una alta concentración de fucoxantina. Es el único alimento aparte de la leche materna que contiene ácido gamma linolénico (GLA).

**Composición media por cada 100 g de las algas atlánticas españolas comparadas con la leche de vaca y las espinacas**

|  | Proteínas | Calcio | Hierro | Yodo | Vitamina C | Potasio | Fibra |
|---|---|---|---|---|---|---|---|
| Nori | 6,9% | 810 | 16,5 | 15,9 | 0,35 | 4.330 | 34,7% |
| Kombu | 29% | 330 | 23 | 17,3 | 4,2 | 2.030 | 30% |
| Wakame | 22,7% | 1.380 | 20 | 22,6 | 5,29 | 6.810 | 35,3% |
| Dulse | 18% | 560 | 50 | 55 | 34,5 | 7.310 | 2,5% |
| Musgo | 20,5% | 1.120 | 17 | 300 | 24,5 | 1.350 | 34,2% |
| Espagueti mar | 8,4% | 720 | 59 | 14,7 | 28,5 | 8.250 | 32,7% |
| Agar-agar | 0,6% | 325 | 2,2 | – | – | – | – |
| Leche vaca | 3,4% | 118 | Indicio | 0 | 1 | 144 | 0 |
| Espinacas | 3,2% | 118 | Indicio | 0 | 51 | 470 | 0,6% |

Te recomiendo que consumas algas de origen español en vez de japonesas. Hay marcas que comercializan algas atlánticas gallegas con certificado ecológico. Tras el accidente nuclear de Fukushima, ocurrido en marzo del 2011, consumir productos japoneses puede acarrear problemas para la salud.

La magnitud del accidente de Fukushima es similar en gravedad a la del accidente de Chernobyl de 1986[571].

Según la OMS existe riesgo de contaminación nuclear en los alimentos producidos en la zona donde ocurrió el accidente. Son el yodo y el cesio radiactivo las sustancias encontradas en cantidades superiores a los límites máximos regulados en ese país. Hasta treinta años tienen que pasar para que la tierra contaminada por radiación vuelva a estar libre de radioactividad.

Días después del accidente se detectó yodo radiactivo procedente de Japón en sitios tan alejados del accidente como California y Finlandia, así que imagina la magnitud de la catástrofe.

Tras el accidente nuclear, el gobierno japonés afirmó que era seguro consumir verduras de la zona de Fukushima, e instaron a algunos famosos presentadores de televisión a tomarlas en directo para demostrar que su ingesta era segura. Uno de esos presentadores era Otsuka Norikazu, a quien meses después se le diagnosticó una leucemia linfática. Hoy en día trata de luchar contra su enfermedad en Japón.

Tras el caos inicial, las recomendaciones de las autoridades japonesas a su población han sido evitar el consumo de determinados grupos de alimentos (principalmente verduras de hoja y leche producidos en zonas cercanas a Fukushima), con el fin de prevenir su comercialización y venta.

Estados Unidos ha frenado las importaciones de productos japoneses y los que entran en el país lo hacen bajo estrictos controles. **Las exportaciones de alimentos nipones disminuyeron un 7,4% en el 2011 con respecto al 2010, y las de los productos marinos cayeron un 10,9%.**

En España, antes de que un producto japonés traspase las fronteras es sometido a un análisis de cesio y yodo radiactivo. El problema es que sólo se efectúa dicho control al 50% de los productos que cruzan nuestras fronteras.

- Se ha realizado una estimación de los casos de cáncer que aparecerán en Japón tras el accidente nuclear[572]. Durante el 2012 se ha calculado que habrá 120.894 casos más de cáncer en las zonas situadas entre 100 y 200 km de Fukushima con respecto a los esperados de forma habitual en esta población. Se esperan 224.223 casos de cáncer relacionados con el accidente para los próximos diez años, y hasta dentro de cincuenta años se estima que habrá cánceres relacionados con este accidente. Las conclusiones presentadas por la OMS sobre el accidente de Fukushima hablan de un incremento del riesgo del 4% en todos los tumores sólidos (en cualquier órgano), un 6% de incremento de riesgo de padecer cáncer de mama en mujeres, y un 70% de incremento del riesgo de padecer cáncer de tiroides en niños. Este riesgo se ha calculado siguiendo las recomendaciones del comité europeo de riesgos derivados de la radiación[573] y observando los casos de cáncer ocurridos tras el accidente de Chernobyl[574].

## Las setas invitan a nuestro cuerpo a eliminar el cáncer

«Las medicinas y los alimentos tienen un origen común», reza un proverbio chino. En el caso de las setas este proverbio se cumple. El uso terapéutico de las setas es tan antiguo en algunas culturas como su uso culinario. El primer libro donde se citaron hongos medicinales fue el *Libro de las hierbas de Shen Nongs*, del 2700 a.C.

Las setas tienen un alto valor nutritivo que tiene su explicación en la presencia de ergosterol, ácidos grasos poliinsaturados (ácido linoleico, ácido araquidónico) y reducidas cantidades de ácidos grasos saturados. Son particularmente ricas en carbohidratos, fibra dietética, b-glucanos, b-proteoglucanos, heteroglucanos, quitina, peptidoglucanos, así como minerales (potasio, calcio, fósforo, magnesio, hierro, zinc, sodio), vitaminas (niacina, tiamina, riboflavina, biotina, ácido ascórbico) y enzimas hidrolíticas que ayudan a la digestión (tripsina, maltasa)[575]. Son hipocalóricas (25-35 kcal/100 g), lo que las hace ideales para el control del peso. Tienen un índice glucémico bajo, por lo que pueden ser consumidas sin problema por diabéticos y personas con cáncer.

Los agricultores japoneses que consumen setas de manera regular presentan una mortalidad por cáncer muy inferior a la de la población general; en el caso del cáncer de estómago hasta un 50% menos[576].

## ¿Dónde residen las propiedades anticáncer de las setas?

Las setas son ricas en **betaglucanos**, que son un tipo de polisacáridos que **estimulan al sistema inmunitario**[577] y **potencian el efecto de la quimioterapia**. Al estimular al sistema inmune se frena el crecimiento del tumor, pues se activan los linfocitos T, las natural killers y los macrófagos, que son los encargados de eliminar a las células tumorales. Además, los betaglucanos estimulan la producción de citoquinas, muy importantes para la lucha contra el cáncer: factor de necrosis tumoral, interleuquina 10[578]... Las setas **frenan el crecimiento de las células tumorales y la aparición de metástasis** al inhibir el temido factor nuclear kappa beta[579].

El uso de agentes que activan los mecanismos de defensa del huésped (inmunoestimuladores o inmunopotenciadores) proporciona una herramienta terapéutica adicional a la quimioterapia convencional en personas inmunocomprometidas[580]. Se destina mucho dinero a la investigación de un fármaco con estas propiedades y no observamos la naturaleza, que a través de las setas nos ofrece un magnífico estimulante del sistema inmune.

Los fármacos estimuladores del sistema inmune frecuentemente utilizados en la medicina occidental son el interferón gamma (IFN-g), el factor de necrosis tumoral alfa (TNF-a), y la interleuquina 2 (IL-2). Estas sustancias, de manera general, causan efectos secundarios como fiebre, escalofríos, erupciones, edemas, hipotensión arterial, insuficiencia cardiaca congestiva, o toxicidad a nivel del sistema nervioso central. Sin embargo, las setas son potentes estimuladores del sistema inmune sin efectos secundarios y muchísimo más baratas. En vez de investigar con moléculas artificiales volvamos la vista a la naturaleza y veamos en las setas potentes moléculas estimulantes del sistema inmune.

En mujeres con cáncer de mama avanzado tratadas con suplementos de setas se observa un importante incremento en el número de células del sistema inmune tan sólo cinco días después de tomarlos, a pesar de estar en tratamiento con quimioterapia[581]. Sin duda es la bomba más potente para estimular al sistema inmune.

En Japón el uso de setas durante la quimioterapia es habitual[582], sobre todo maitake, reishi y coriolus versicolor o cola de pavo (especie no comestible). Y se ha demostrado que estos suplementos mejoran la supervivencia[583], la calidad de vida[584], y el tiempo libre de enfermedad tras la quimioterapia al estimular de manera potente el sistema inmune[585]. Además de mejorar los vómitos relacionados con la quimioterapia.

Pero las setas no sólo son ricas en betaglucanos, también son ricas en selenio, que nos ayuda en la lucha contra el cáncer.

Las setas pueden ser muy útiles para acabar con la epidemia de cáncer actual[586].

Las mujeres chinas que consumen 10 g de setas al día ven reducido su riesgo de desarrollar cáncer de mama en un 64%. Si además toman té verde a diario, el riesgo se reduce en un 89%[587].

Entre las setas con propiedades antitumorales encontramos:

La **seta maitake** o **grifola frondosa**. Maitake significa «la seta que baila». Se dice que su nombre deriva del hecho de que cuando la gente la encontraba empezaba a bailar de alegría. Es originaria de Japón, pero también crece salvaje en algunos bosques de castaños europeos.

Dado su delicioso sabor y lo beneficioso para la salud de su consumo es muy apreciada en todo el mundo. Es la reina de las setas a la hora de luchar contra el cáncer[588], pues es la que posee mayor capacidad de estimulación del sistema inmune. El suplemento de maitake durante la quimioterapia potencia el efecto de la quimioterapia y es capaz de disminuir el tamaño de los tumores de pulmón, mama e hígado de forma significativa respecto a las personas que reciben únicamente quimioterapia.

Al administrar por vía oral e intraperitoneal maitake a ratas con diferentes carcinomas se logra la regresión del 75-85% de los tumores[589]. En humanos se ha probado los efectos de los suplementos de maitake tras la quimioterapia y se ha comprobado que hace descender los marcadores tumorales, el tamaño de los tumores e incrementa el número de células del sistema inmune (macrófagos y linfocitos)[590].

Pero no necesitamos recurrir a los suplementos para notar el beneficio del maitake sobre el cáncer; su consumo frecuente en nuestra dieta es capaz de inducir el suicidio de las células cancerosas[591]. Desde los años ochenta se cultiva, por lo que es relativamente fácil encontrarla.

Además de ser un alimento anticáncer excepcional, es útil para tratar la diabetes, cicatrizar heridas y aumentar la fertilidad. Actúa como un potente antiviral, muy útil en el tratamiento del sida[592].

Esta seta tiene un sabor y un olor extraordinarios. Durante mi cáncer tuve la suerte de que un recolector de setas muy generoso, además de extraordinario amigo, me regalara un bello ejemplar de ésta recolectado en la Alpujarra granadina. No os podéis imaginar lo intenso que es su sabor en estado salvaje. Es carnosa y deliciosa. Su olor y su sabor se quedan grabados en la memoria.

Mi querido Iván, durante mi tratamiento de quimio, fue en busca de la deseada seta tras leer acerca de sus maravillosos efectos contra el cáncer. Anduvo un día entero buscando por bosques en los que otras personas habían encontrado el codiciado ejemplar, pero no hubo suerte. Para mí fue un gesto de amor impresionante. Volvió a casa con las piernas llenas de arañazos a causa de los zarzales y apesadumbrado por no haber encontrado maitake, pero para mí fue como si lo hubiese logrado.

**Shiitake o lentinus edodes.** Es rica en lentinano (un tipo de glucano), que ayuda a activar al sistema inmune en la lucha contra el cáncer[593]. Alarga la supervivencia en mujeres con cáncer de ovario avanzado[594].

En España es fácil conseguirlo fresco y deshidratado dado que es la segunda seta más cultivada en el mundo tras el champiñón. En Asia se le considera el «elixir para una larga vida».

**Champiñón del sol.** Hay muchos estudios en los que se demuestran sus propiedades antitumorales[595], tanto induciendo el suicidio de las células cancerosas como estimulando el potencial asesino de las natural killers (NK)[596].

El champiñón del sol es útil para tratar las metástasis peritoneales[597], las cuales suelen responder mal a quimioterapia.

En el 2000, el doctor Suzuki presentó un ensayo clínico con pacientes con cáncer de útero, ovario y cuello de útero que habían sido tratadas con champiñón del sol en forma de suplemento. Respecto al grupo control que sólo había recibido quimioterapia, el champiñón del sol demostró poseer múltiples beneficios:

1. Fortaleció el sistema inmunitario de todas las pacientes con significativas diferencias sobre el grupo control, observándose un incremento en la actividad de las NK (en un mes una paciente podía pasar de apenas un 5% de forma activa a casi un 50%).

2. Se observó una disminución muy significativa de los efectos secundarios de la quimioterapia y de la radioterapia, en comparación con el grupo control[598].

**Champiñones.** Su consumo es común en Occidente. Es fácil de conseguir y muy versátil en la cocina. Contiene proteínas similares a las de las leguminosas (lectinas), que inhiben el crecimiento tumoral.

**Reishi o ganoderma lucidum.** Otro excelente antitumoral[599] ampliamente utilizado en medicina alternativa en el tratamiento contra el cáncer por su importante papel como estimulante del sistema inmune[600]. En Asia es muy apreciado por sus propiedades anticáncer. En China se usa de forma habitual la suplementación con reishi en pacientes con cáncer.

Aumenta la sensibilidad del cáncer de ovario al tratamiento con cisplatino, y es capaz de inducir el suicidio de las células del cáncer de ovario[601], así como de inhibir el crecimiento de tumores, sobre todo en mama y próstata.

El ganoderma lucidum inhibe el factor nuclear kappa beta y ha demostrado ser útil para evitar las metástasis[602].

**Consumo:** Mi recomendación es consumir a diario estas setas. Las podemos tomar en sopas, cremas, en forma de paté, etc.

En España se pueden conseguir frescas o secas y deshidratadas. Las deshidratadas conservan las mismas propiedades que las frescas. Si las consumimos deshidratadas hay que hidratarlas con antelación, y el líquido resultante de la hidratación podemos aprovecharlo para cocer verduras o arroz.

La vitamina C aumenta la acción y la absorción de las setas[603]. Al cocinarlas procuraremos acompañarlas de verduras o algas, que son ricas en esta vitamina. Si las tomamos como suplemento lo ideal sería acompañarlas con un zumo de naranja o un batido verde

## El tomate pone rojo al cáncer. Pon salsa sobre el cáncer

El tomate pertenece a la familia de las solanáceas junto al pimiento, la berenjena y la patata. Es de origen latinoamericano y fue introducido en España por Colón tras el descubrimiento de América. Su uso en la cocina mediterránea está muy extendido.

El tomate tiene mala prensa en algunos regímenes dietéticos que limitan o prohíben su uso argumentando que pueden ser tóxicos. Algo de razón hay en esta afirmación, pero veamos si es cierto o no. El tomate contiene tomatina, un glicoalcaloide con poder contra bacterias y hongos, pero que a grandes dosis puede tener efectos adversos sobre el sistema nervioso central. Ahora bien, la tomatina se encuentra presente sólo en las raíces y en las hojas de la planta, el fruto (el tomate) contiene cantidades mínimas cuando está verde, pero esas cantidades van disminuyendo cuando el tomate va madurando. Así que cuando un tomate está rojo y maduro, no contiene este glicoalcaloide y es seguro para la salud. El problema viene de la agricultura extensiva, en la cual se recolecta el tomate verde y no se deja madurar, y el consumidor no espera a que madure para comerlo. Solución: comprar siempre tomates ecológicos de temporada y consumirlos cuando estén rojos y brillantes.

Su consumo habitual resulta muy apropiado por su contenido en **vitamina C, E, carotenoides, flavonoides, minerales** y **ácido fólico**.

El tomate es rico en diversos carotenos: **betacarotenos, luteína, betacriptoxantina** y **licopeno**. Veamos la importancia de algunos de estos carotenos.

El tomate contiene betacarotenos, que son precursores de la vitamina A. La vitamina A es fundamental para regenerar mucosas, por lo que es muy útil en los pacientes sometidos a quimio y radioterapia, dado que estos tratamientos las irritan y alteran.

De entre todos los carotenos que contiene el tomate, el más importante en la lucha contra el cáncer es el **licopeno**[604]. El licopeno es un pigmento vegetal que aporta el color rojo característico al tomate y que también está presente en la sandía, la papaya, el pomelo rosa o toronja y la guayaba, aunque en menor cantidad.

### ¿Por qué es tan importante el licopeno?

- El licopeno posee **propiedades antioxidantes** y actúa protegiendo a las células humanas del estrés oxidativo producido por la acción de los radicales libres, que son uno de los responsables de la aparición del cáncer[605].
- Actúa modulando las moléculas responsables de la regulación del ciclo celular y produciendo una **regresión de los tumores**[606,607,608].

- Es capaz de inhibir la capacidad de metastatizar de los tumores[609].
- **Induce la muerte o apoptosis** de las células cancerosas[610].

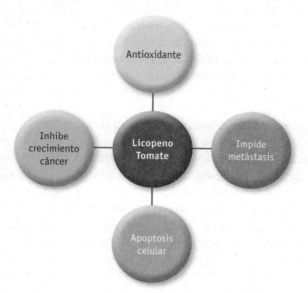

Su eficacia para luchar contra el cáncer se ha demostrado especialmente útil en el cáncer de próstata[611,612]. También hay estudios que muestran su eficacia para combatir el cáncer de la cavidad oral[613].

Un estudio realizado por investigadores de la Universidad de Harvard reveló que el consumo de licopeno había reducido en un 45% las posibilidades de desarrollar cáncer de próstata en una población de 48.000 sujetos que consumían en su dieta por lo menos diez raciones semanales de tomate[614].

En el caso del cáncer de próstata, no es sólo el licopeno del tomate el que se muestra agresivo frente a las células tumorales, parece que el resto de sustancias presentes en el tomate, vitamina C, E, betacarotenos y flavonoides, hacen un efecto sinérgico y potencian la acción antitumoral del licopeno[615]. Por eso es más útil tomar tomates que tomar suplementos de licopeno. Una pastilla sólo contiene licopeno, pero un tomate contiene licopeno y muchas más sustancias que actúan de forma conjunta para eliminar el cáncer.

### ¿Tienen todos los tomates la misma cantidad de licopeno?

Cuanto más maduro esté un tomate mayor cantidad de licopeno tendrá. Los **tomates de pera y la variedad raf** son los más ricos en licopeno[616]. El contenido en licopeno es menor en los tomates de invernadero, en cualquier estación, que en los tomates cultivados al aire libre durante el verano. Así como también el contenido de licopeno es menor en los tomates que se recolectan verdes y maduran en un almacén en comparación con los madurados en una tomatera.

### ¿Cómo mejorar la absorción del licopeno?

La facilidad con la que incorporamos el licopeno a nuestro organismo, es decir, su biodisponibilidad, es diferente según la forma en que lo consumamos; así, por ejemplo, cuando se toma con aceite de oliva se facilita su absorción[617]. Las investigaciones confirman que la absorción intestinal del licopeno es mucho mejor (hasta 2,5 veces más) si se consume el tomate en forma de salsa o ketchup que como fruta natural o zumo. Esto es debido a que el licopeno se absorbe mejor a través de las grasas y aceites por su liposolubilidad y a que, a temperaturas altas, se rompen las paredes celulares del fruto, que son las que dificultan la absorción del licopeno. Donde más licopeno encontramos es en el concentrado de tomate y en la salsa. Si se cocina a más de 100 grados el contenido en licopeno de la salsa resultante es mayor[618].

Otras sustancias con acción anticancerígena presentes en el tomate:

El tomate también contiene **flavonoides** tipo **quercetina** y **naringenina** y **ácidos cinámicos** tipo **clorogénico**, **cafeico** y **pcurámico**, los cuales son importantes en la lucha contra el cáncer. Estos compuestos también aumentan al someter al tomate a altas temperaturas.

**Consumo:** Se aconseja el consumo de 30 mg al día de licopeno, lo que equivale a 1 kg de tomate al día para asegurarnos su acción anticancerígena. Al cocinar el tomate aumenta su concentración en licopeno y flavonoides, por lo que es mejor consumirlo en salsa o en forma de ketchup (pero ketchup casero, el comercial tiene demasiado azúcar).

**Salsa de tomate anticáncer:** Sofreír en aceite de oliva virgen extra de primera extracción en frío dos dientes de ajo chafados y una cebolla. Añadir un kilo de tomates rojos y maduros triturados. Condimentar con albahaca, cúrcuma y pimienta y dejar cocinar a fuego lento unos veinte minutos.

> 💡 ¡Necesitamos ponerle salsa de tomate con aceite de oliva a nuestra vida para prevenir el cáncer!

## Cucurbitáceas y cáncer. El melón y la sandía, los reyes del verano combaten el cáncer

Las cucurbitáceas también han demostrado tener propiedades anticáncer[619]. En esta familia encontramos el **pepino**, el **melón**, la **sandía**, la **calabaza** y el **calabacín**.

Potencian la acción de la quimioterapia; resultan especialmente útiles en los tratamientos con doxorrubicina y gemcitabina[620].

**Consumo:** La calabaza es ideal para preparar cremas de verduras aportando un sabor dulzón característico. El pepino es utilizado habitualmente en la cocina japonesa junto al alga wakame para preparar ensaladas; en esta combinación tendríamos dos alimentos anticáncer potentes unidos en una única receta.

Respecto al melón y la sandía poco podemos decir, salvo que son deliciosos. Aprovecha la temporada de verano para comer melón y sandía en cantidad.

## Los granos de los cereales integrales mantienen alejado al cáncer

El consumo de cereales integrales previene la aparición de cáncer, diabetes y enfermedades cardiovasculares[621], y ayudan a controlar el peso.

Los principales cereales son **arroz** y **mijo** (no contienen gluten), **avena**, **centeno**, **cebada**, **espelta**, **kamut** y **trigo** (contienen gluten), y como pseudocereales (sin gluten) encontramos la **quinoa**, el **amaranto** y el **trigo sarraceno**. Son granos básicos que constituyen la dieta de la mayoría de la población mundial, pero en los países occidentalizados son consumidos con mucha frecuencia como productos refinados: pan blanco, galletas, bollería, arroz blanco, etc.

Para que un grano sea considerado integral debe contener todas las capas que lo componen (**pericarpo** o salvado, **endospermo** y **germen**). Los cereales son ricos en hidratos de carbono y fibra. Su contenido en almidón es de un 70%. Los hidratos de carbono del cereal son de absorción lenta, por lo que al consumirlos no se produce una rápida elevación de la glucemia en sangre, lo que es muy útil para prevenir la diabetes y el cáncer.

Los hidratos de carbono no digeribles (fibra) presentes en los granos integrales son descompuestos por la flora bacteriana y transformados en ácidos grasos «buenos» (acetato, butirato y propionato), los cuales son necesarios para una correcta salud intestinal, algo esencial en la prevención del cáncer de colon. Al ser ricos en fibra aumentan el tránsito intestinal, el volumen de las heces y previenen el estreñimiento, estando en contacto durante menos tiempo los tóxicos ingeridos por la dieta con la mucosa intestinal. La ingesta de fibra, además de actuar como laxante, hace que los ácidos biliares, que son potencialmente carcinógenos, no puedan crear daños en las células intestinales. La fibra fermenta en el intestino y disminuye el pH fecal, y en situaciones de acidosis los ácidos biliares se inactivan y pierden toxicidad. Los pacientes con cáncer de colon suelen tener un pH fecal alcalino, sin embargo, las personas que toman abundante fibra suelen tener un pH fecal ácido[622].

Los cereales, además de almidón, contienen otros hidratos de carbono muy beneficiosos para la flora intestinal, los oligosacáridos: oligofructosa e inulina. Los oligosacáridos favorecen el crecimiento de las deseadas bifidobacterias e impiden el desarrollo del temido clostrídium[623].

Los cereales integrales mejoran la salud intestinal y con ello el riesgo de sufrir cáncer, sobre todo de colon[624].

Los cereales contienen un 10% de proteínas, en las que los aminoácidos limitantes son la lisina, la metionina y el triptófano. Forman proteínas completas combinados con las legumbres y semillas.

Los granos enteros contienen **antioxidantes**, como **vitaminas E y B**; **oligoelementos como selenio**, **magnesio**, **cobre**, **zinc** y **hierro**; **ácidos fenólicos**; **lignanos**; **fitoestrógenos** y **ácido fítico**.

Los cereales integrales actúan como **fitoestrógenos**, al contener isoflavonas y lignanos. Son especialmente útiles en la prevención de los tumores hormonodependientes.

Durante el proceso de refinado se concentran los hidratos de carbono y se reduce la cantidad de otros macronutrientes, vitaminas, minerales y fitoquímicos importantes en la lucha contra el cáncer.

De hecho, todos los nutrientes con acciones preventivas contra el cáncer se reducen. Por ejemplo, la vitamina E se reduce en un 92%. Al refinarlos también pierden toda la fibra produciendo una rápida elevación de la glucosa en sangre y en consecuencia crece el número de adipocitos (michelines) de forma exponencial, por eso el pan blanco engorda y el integral no.

Los cereales integrales **regulan la respuesta de la insulina y previenen la obesidad**. La elevación del nivel de glucosa en sangre se asocia con un mayor riesgo de padecer cáncer, diabetes y obesidad[625]. Los diabéticos tienen mayor riesgo de padecer cáncer que los no diabéticos[626,627]. Los cereales integrales suelen tener un índice glucémico moderado, y los pseudocereales, bajo, por lo que su consumo no produce picos de hiperglucemia e hiperinsulinemia. Sin embargo, los cereales refinados tienen un índice glucémico alto y predisponen a padecer cáncer. Olvídate del pan blanco, las galletas y la bollería. Come mejor cereales en grano, copos o pasta.

Para que los cereales integrales tengan un efecto protector hay que tomarlos completos, es decir, con el salvado, el germen y el endospermo. Si sólo tomamos salvado este efecto protector disminuye. Olvida los *all bran* y desayuna cereales enteros en forma de crema de cereales. En el salvado se concentran la fibra, los minerales y la vitamina B. En el endospermo, el almidón y en el germen, los fitoquímicos, así como minerales y vitaminas. Necesitamos las tres partes para que hagan su labor en conjunto.

La ingesta frecuente de cereales integrales reduce en un 30-70%[628] el riesgo de padecer diversos cánceres[629], entre ellos el de cavidad oral, faringe, esófago, vesícula, laringe, intestino, colon y recto, tracto digestivo superior, senos, hígado, endometrio, ovario, próstata, vejiga, riñones, y la glándula tiroides, así como los linfomas, las leucemias y el mieloma.

Recuerda que los cereales refinados para el desayuno que se venden en los supermercados no sirven: además de no ser integrales son muy azucarados. Aprende a preparar cremas de cereales, pasta fresca o pan integral en casa. Lo ideal es consumir el grano entero, como segunda opción tenemos la pasta y, como última, el pan y la bollería, aunque sea integral. El pan está preparado con harina que habitualmente lleva mucho tiempo molida. La harina es un alimento desvitalizado y con el paso del tiempo va perdiendo propiedades, por eso si quieres comer pan es mejor que compres el grano entero, lo muelas y elabores tú el pan. Otro argumento en contra del pan es su índice glucémico. Al necesitar altas temperaturas de horneado durante un tiempo prolongado, su índice glucémico es mayor que si nos tomamos un plato de arroz integral o un plato de pasta. Cuanto menos tiempo esté sometido un alimento al efecto del calor menor índice glucémico tendrá.

Debes dar prioridad al consumo de cereales sin gluten (**arroz y mijo**) y a los pseudocereales (**amaranto, quinoa, trigo sarraceno**); entre los cereales con gluten el más adecuado es la **avena**.

## Las legumbres, base de la dieta mediterránea, son útiles frente al cáncer

Las legumbres son vegetales que se caracterizan por encontrarse su semilla dentro de una vaina.

Las principales legumbres consumidas en la alimentación humana son:

**Alfalfa, guisante, judía o alubia (judía verde, judía mungo o soja verde, azuki, alubia blanca, alubia roja y alubia negra), garbanzos, habas, lentejas, altramuces, cacahuetes, soja, algarroba**.

Las legumbres se pueden consumir secas o tiernas (guisantes y judías verdes).

En la historia de la humanidad, y muy especialmente en la zona mediterránea, las legumbres han sido siempre clave en la cocina y son la base de la mayoría de sus pucheros. Las legumbres han sido uno de los alimentos más ancestrales cultivados por el hombre. Los egipcios veneraban las lentejas y éstas acompañaban a los faraones en sus pompas fúnebres. Sin embargo, las alubias eran despreciadas tanto por egipcios como por griegos y romanos.

Las alubias negras y rojas fueron introducidas en Europa tras el descubrimiento de América.

Desde el cultivo de lentejas y garbanzos en la civilización egipcia y con la incorporación después de las alubias que llegaron procedentes

del Nuevo Mundo, las legumbres se instauraron como estrellas prota-
gonistas en las comidas y guisos de la dieta mediterránea.

Corresponde a la soja el orgullo de ser la primera leguminosa de la
que se dejó constancia escrita en los libros del emperador chino Shen
Nung, que datan del año 2800 a.C. En ellos se describen los cinco cultivos principales y sagrados de China: arroz, soja, trigo, cebada y mijo.

### ¿Qué nos aportan las legumbres?

1. **Proteínas.** Las legumbres son ricas en proteínas (entre un 20 y
   38%); poseen todos los aminoácidos aunque la metionina es su
   aminoácido limitante.
2. **Hidratos de carbono.** Son ricas en hidratos de carbono en forma de almidones. Las más ricas en almidón son las alubias y la
   soja, que son precisamente las más indigestas debido a su alto
   contenido en hidratos de carbono. Los HC de las legumbres son
   de absorción lenta, los cuales mejoran la resistencia a la insulina, e impiden la aparición de picos de hiperglucemia en diabéticos y personas con cáncer. Todas las legumbres tienen un índice glucémico bajo.

| Legumbres | Proteínas | Hidratos de carbono | Grasas | Fibra |
|---|---|---|---|---|
| Alubias | 23 | 61 | 1,3 | 21,3 |
| Garbanzos | 21,8 | 54,3 | 4,9 | 16 |
| Lentejas | 25 | 54 | 2,5 | 17 |
| Soja | 36 | 31,3 | 18 | 9,3 |

3. **Fibra.** Las legumbres incluyen también un componente importante, la fibra, que facilita los procesos gastrointestinales, evita
   el estreñimiento e interviene en los procesos de fermentación
   del intestino. Se ha descubierto que son capaces de estimular
   el crecimiento selectivo de las bacterias del colon beneficiosas
   para la salud. Su alto contenido en fibra contribuye a que la
   absorción de los HC de las legumbres se haga de forma lenta,
   sin provocar «subidas de azúcar» en sangre. Un tipo de fibra

presente en las legumbres son los betaglucanos. Los garbanzos son especialmente ricos en betaglucanos (al igual que las setas), que protegen frente al cáncer y modulan el sistema inmunitario.

4. **Lípidos.** El contenido en grasas de las legumbres es pequeño, pero las que poseen son cardiosalubles, sobre todo el ácido linoleico. Los cacahuetes son una excepción, pues poseen un 46% de grasas.

5. **Vitaminas.** Además de proteínas, fibra y carbohidratos, las legumbres son ricas en vitaminas del grupo B y en minerales que fortalecen nuestras defensas como el hierro y el magnesio, aunque también contienen fósforo y calcio.

6. **Fitoquímicos.** En las legumbres se encuentran múltiples sustancias con propiedades anticáncer.

Las lentejas son especialmente ricas en **catequinas**, al igual que el té verde. Las legumbres destacan por su contenido en **flavonoides**, que ayudan a regular los niveles de estrógenos y a inhibir a la xantino oxidasa[630], que es una enzima que juega un importante papel en la creación de los dañinos radicales libres.

Las legumbres poseen también **fitoesteroles** y **tocoferoles**, especialmente útiles para luchar contra el cáncer. Contienen **saponinas**, un compuesto antiinflamatorio que ayuda a nuestro sistema inmune a estar fuerte y eliminar el cáncer[631]. La saponina también podemos encontrarla en la quinoa en alta concentración.

Las legumbres ayudan a frenar el crecimiento de los tumores. De todas las legumbres, las judías azuki son las que más propiedades antiproliferativas tienen, siendo especialmente beneficiosas en los cánceres del aparato digestivo y en el cáncer de ovario[632]. Las legumbres son una buena fuente de antioxidantes, pero cuanto más alta es la temperatura usada para cocinarlas menos contenido en antioxidantes[633] presentan; sucede lo mismo con el resto de sustancias anticáncer que contienen. Por eso debemos olvidarnos de la olla exprés para su cocción.

La alta ingesta de legumbres se ha asociado a la reducción del riesgo de padecer distintos cánceres, entre ellos los del tracto digestivo (estómago, colon y recto), riñón y vejiga[634].

### ¿Las legumbres son indigestas?

Las legumbres producen molestias digestivas debido a su contenido en oligosacáridos que no se descomponen a nivel intestinal y que fermentan produciendo los típicos gases. El meteorismo (gases) o la distensión abdominal se pueden eliminar con una preparación culinaria tradicional: remojo y cocción a fuego lento durante varias horas. De este modo se «rompen» las largas cadenas de esos hidratos de carbono complejos y aumenta su digestibilidad.

Se desaconseja echar bicarbonato para que la legumbre esté más blanda con el fin de facilitar su digestión. El motivo: el bicarbonato destruye la vitamina B1, la tiamina que controla el estado anímico.

El agua del remojo siempre debemos tirarla.

De entre todas las legumbres, las lentejas son las más digestivas.

### Consumo y empleo en la cocina

Podemos tomarlas en guisos, curris, en ensalada, en patés. Para cocinarlas podemos cocerlas o germinarlas. Germinadas son un buen ingrediente de las ensaladas. Las legumbres más adecuadas para combatir el cáncer por sus propiedades anticáncer, índice glucémico y digestibilidad son las lentejas. En la cocina india la legumbre más utilizada es la lenteja, por algo será. En segundo lugar tendríamos las judías azukis, cuyo uso no está muy extendido en nuestra cocina, pero sí en la cocina macrobiótica.

Se aconseja el consumo de legumbres de dos a tres veces por semana para mantener un organismo sano.

### ¿Y la soja? ¿Es buena para el cáncer?

La soja es uno de los alimentos más consumidos en el mundo. Se comercializa de muy distintas maneras. La puedes encontrar en forma de grano, leche de soja, tofu, salsa de soja, miso, tempeh, harina y aceite. El aceite de soja se usa mucho en la industria alimentaria y es casi omnipresente en los productos elaborados. El pienso de los animales suele estar compuesto por soja principalmente.

Hay detractores y partidarios de la soja. Y hay muchas dudas en torno a la conveniencia de su consumo por parte de las personas con cáncer.

Voy a intentar explicarte lo que hasta hoy se sabe de los efectos de la soja sobre el cáncer.

La soja contiene **isoflavonas**, como la **genisteína**, la **daidzeína** y, en menor cantidad, la **gliciteína**. Estas isoflavonas tienen una estructura química muy parecida a la de los estrógenos (por eso se les llaman fitoestrógenos), pudiendo ocurrir que las isoflavonas, y en especial la genisteína, tengan la propiedad de bloquear algunas enzimas implicadas en la proliferación celular de los tumores hormonodependientes. Los tumores hormonodependientes son aquellos en los que las hormonas intervienen en su desarrollo. En el caso del hombre, el cáncer de próstata está influenciado por la testosterona (hormona masculina) y en la mujer, el cáncer de mama y ovario están influenciados por los estrógenos (hormonas femeninas).

Se ha discutido mucho sobre las propiedades de la soja para prevenir y tratar el cáncer, pues los resultados de los estudios son contradictorios, sobre todo en el caso del cáncer de mama.

Los países que más soja consumen son los países orientales y, en Occidente, los vegetarianos. ¿Padecen menos cáncer hormonodependiente los orientales?

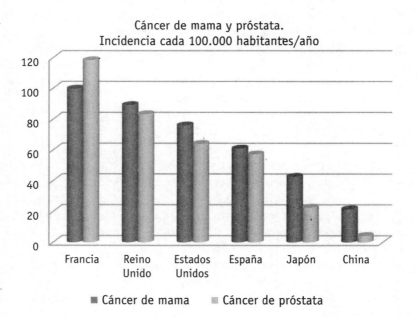

Cáncer de mama y próstata.
Incidencia cada 100.000 habitantes/año

■ Cáncer de mama     ▧ Cáncer de próstata

### Cáncer de mama.
### Incidencia por cada 100.000 mujeres y año

| País | Casos/100.000 hab./año |
|------|------------------------|
| Francia | 99,7 casos |
| Reino Unido | 89,1 |
| Estados Unidos | 76 |
| España | 61 |
| Japón | 42,7 |
| China | 21,6 |

### Cáncer de próstata.
### Incidencia por cada 100.000 hombres y año

| País | Casos/100.000 hab./año |
|------|------------------------|
| Francia | 118,3 casos |
| Reino Unido | 83,2 |
| Estados Unidos | 64 |
| España | 57,2 |
| Japón | 22,7 |
| China | 4,3 |

*Fuente:* International Agency for Research on Cancer[635]

¿Por qué hay tanta diferencia entre Oriente y Occidente? En Francia el cáncer de mama es cinco veces más frecuente que en China, y el de próstata veinticinco veces más frecuente. Parece que estas diferencias radican en la alimentación.

*Cáncer de mama y soja*

Cuando las mujeres chinas emigran y adoptan el modelo de alimentación americano, también adoptan las posibilidades de padecer cáncer de mama de las americanas[636]. Es más, en la misma China las tasas de cáncer de mama varían cuando nos fijamos en las poblaciones rurales y urbanas. En ciudades como Shanghái o Pekín se va imponiendo la comida rápida americana y con ella el riesgo de padecer cáncer de mama[637]. Si sigue esta tendencia, China será uno de los países con más alta incidencia de cáncer de mama en el año 2021: cien casos por cada cien mil habitantes.

En un principio se pensó que esta baja incidencia en los habitantes de la China rural del cáncer de mama era debida al consumo de soja. Y ahí empezó el auge de la soja. Los vegetarianos acudían en masa a comprar derivados de la soja: leche, yogures, tofu, etc., e hicieron del consumo de soja su bandera. Pero la teoría de que la soja protege frente al cáncer de mama se está viniendo abajo en los últimos años[638,639], y parece que es el tipo de alimentación semivegetariana rica en vegetales y setas la responsable de estos bajos índices, así como el menor número de tóxicos ambientales al que la población está expuesta en el medio rural.

Existen muchos estudios que demuestran que la soja no protege frente al cáncer de mama, e incluso los hay que concluyen que la genisteína puede inducir alteraciones en los cromosomas de las células y lesiones en los genes, que pueden llevar al desarrollo de cáncer de mama[640].

Lo que parece que sí protege frente al cáncer de mama es el consumo de soja desde la infancia[641], tal y como hacen los asiáticos. Los adultos que comiencen una dieta que incluya 25 g de soja o derivados al día podrán beneficiarse de los efectos de las isoflavonas sobre el colesterol y la salud cardiovascular, pero no podrán protegerse frente al cáncer al igual que las personas que la han tomado desde pequeños de forma regular.

En abril del 2008, se publicó un estudio japonés en el que se asoció el consumo de soja con las tasas de cáncer de mama. En este estudio, el doctor Iwasaki y su equipo reclutaron a 24.226 mujeres japonesas de entre cuarenta y sesenta y nueve años y siguieron sus hábitos alimentarios durante diez años. Los investigadores utilizaron muestras de sangre y de orina para medir los niveles de isoflavonas. Las mujeres que mantenían los niveles más altos de manera constante, sobre todo de genisteína, presentaron las tasas más bajas de cáncer de mama[642]. Todas estas mujeres habían tomado soja desde la infancia. La ingesta de soja desde la infancia no sólo reduce el riesgo de padecer cáncer de mama, sino que si se padece cáncer de mama reduce el riesgo de recidiva del tumor[643].

La genisteína de la soja puede interferir con los efectos inhibitorios del tamoxifeno o inhibidores de la aromatasa (son medicamentos que se emplean tras el tratamiento del cáncer de mama para frenar el nivel de estrógenos en sangre, con el fin de disminuir la probabilidad de que el cáncer vuelva). Sin embargo, hay estudios que muestran que el consumo de soja y derivados puede aumentar la supervivencia de mujeres que han padecido cáncer de mama[644], tanto si están en tratamiento con tamoxifeno como si no[645].

Pero como la mayoría de los estudios sugieren que el consumo de soja interfiere con el tamoxifeno, la Asociación Americana para el cáncer recomienda que las mujeres que hayan padecido cáncer de mama no tomen soja hasta finalizar el tratamiento con tamoxifeno[646]. Pero ojo, no bastaría con eliminar la soja de la dieta, habría que buscar la soja oculta. De modo que recuerda que en la mayor parte de la bollería y alimentos procesados se utiliza aceite de soja.

La leche de soja y los yogures son los derivados de la soja que menos isoflavonas contienen, pero son los que más productos añadidos contienen, entre ellos habitualmente azúcar. Se ha llegado a considerar la leche de soja un disruptor endocrino similar al bisfenol A[647]. Se ha observado que la exposición alta a fitoestrógenos derivados de la soja, especialmente en los momentos críticos del desarrollo y la niñez, puede dar lugar a anomalías de los sistemas de reproducción, por eso no se recomiendan las leches de soja maternizadas como sustituto a la leche de fórmula. Tampoco deben consumir soja las personas que padezcan hipotiroidismo, pues roba el yodo del cuerpo y en caso de consumirla es importante que hagan como los orientales, consumirla junto a las algas.

Hasta hace unos años, los médicos, para tratar los síntomas y signos que presentan las mujeres en la menopausia (sofocos, intranquilidad, ansiedad, osteoporosis...), les recetaban estrógenos y progesterona (hormonas femeninas) y, ¿sabes qué pasó?, pues nada más y nada menos que aumentaron los cánceres de mama[648,649,650] y ovario[651] de forma importante. Al dejar de prescribir hormonas en la menopausia disminuyó esta tendencia al alza en los países occidentales[652,653]. Después se pasó a recetar suplementos formulados a base de isoflavonas de soja, pues éstas son efectivas para disminuir los sofocos y los síntomas asociados con la menopausia. Y vuelta a empezar. Esta vez se comprobó cómo estos suplementos pueden ocasionar cáncer de mama. Por tanto, los suplementos de soja, vetados.

Entonces, ¿debemos evitar todas las isoflavonas de la dieta? Las isoflavonas que se encuentran en la soja, semillas de sésamo y las legumbres son aproximadamente una centésima de potentes que los estrógenos femeninos naturales. Por tanto, con las isoflavonas ingeridas en la dieta no vamos a tener ningún problema ni vamos a aumentar nuestro riesgo de padecer cáncer de mama, a no ser que basemos nuestra dieta en la soja tal y como hacen muchos vegetarianos: leche de soja para desayunar, tofu con salsa de soja de almuerzo, yogur de soja de merienda y sopa de miso y paté a base de tofu para cenar. Pero con una dieta variada el problema sólo vendría si tomáramos suplementos de isoflavonas de soja de forma mantenida en el tiempo.

Demasiadas controversias, ¿no? Creo prudente esperar a que haya más estudios publicados para desaconsejar el consumo de soja a las mujeres que hayan padecido cáncer de mama, lo que sí recomendaría es no tomar suplementos a base de soja para tratar los síntomas de la menopausia, sobre todo si hay riesgo familiar de padecer cáncer de mama. Y respecto a tomar soja de forma habitual o no, pues si te gusta tómala, pero mejor en forma de productos fermentados. ¡No tomes leche de soja!

### Cáncer de próstata y soja

En el caso del cáncer de próstata parece que las isoflavonas son muy beneficiosas y pueden proteger del riesgo de sufrir este cáncer. Las isoflavonas de la soja se comportan como sustancias antiinflamatorias y capaces de inducir el suicidio de las células tumorales prostáticas[654,655,656]. La soja además puede aumentar el efecto de la radioterapia y disminuir sus efectos secundarios[657]. En el caso de haber padecido cáncer de próstata, al contrario que el cáncer de mama, se recomienda tomar soja y derivados, aunque estén sometidos a tratamiento hormonal[658].

En el **cáncer de próstata** el **cóctel anticáncer** perfecto sería: **soja + cúrcuma + tomate + té verde**[659,660].

**Otros cánceres:** En el caso del cáncer de **colon** y **recto** la soja y sus productos no han demostrado su utilidad[661]. En el **cáncer de ovario** parece que muestran un discreto efecto protector[662]. La soja protege frente al cáncer de **pulmón**[663] y hace que estos tumores sean más sensibles a la radioterapia[664]. El consumo de soja en mujeres embarazadas se ha asociado a un mayor riesgo de leucemia en los niños[665].

*Consumo y presentación de la soja*

**Soja en grano o molida en forma de harina.** El grano se usa para preparar guisos y la harina suele usarse para rebozados. No confundir la mal llamada soja verde con la soja. Esta última es un tipo de judía llamada judía mungo. La soja es de color amarillo y son bolitas redondeadas.

**La leche de soja.** De todos los productos derivados de la soja los más procesados son la leche de soja y el yogur. La leche de soja se obtiene remojando la soja, haciéndola puré, filtrándola, hirviéndola brevemente y colando su líquido, finalizando con otro hervor rápido. Si se hiciera este mismo proceso con otra legumbre como la lenteja o el garbanzo, ¿te apetecería probarla? ¿Crees que te sentaría bien? Al tomar leche de soja estamos tomando la legumbre sin cocinar, y esto habitualmente genera una gran cantidad de gases, distiende nuestro estómago y crea diarrea y flatulencia, además de impedir la absorción y asimilación de otros alimentos que tomemos junto a ella. Durante el proceso térmico al que se somete a la leche de soja industrial sus isoflavonas se alteran y degradan y la soja pierde su potencial protector frente al cáncer. La leche de soja, además de ser difícil de digerir, puede ocasionar problemas de alergias y mucosidades. Si te fijas en las etiquetas, a la leche de soja se le suele añadir azúcar y si para eliminar el cáncer de nuestra vida debemos eliminar el azúcar, mejor no tomar leche de soja con azúcar añadida.

**El tofu.** Es leche de soja cuajada. Se vende en paquete de plástico, a modo de queso fresco. No tiene sabor, sin acompañamiento es de lo más insípido que existe. Nunca se debe tomar directamente del paquete, pues es muy indigesto, al igual que sucede con la leche de soja; por tanto, siempre hay que cocinarlo. Los macrobióticos y vegetarianos lo suelen consumir como sustituto de la carne y lo toman a la plancha, en salsa, en paté... Incluso existe una versión ahumada nada recomendable, pues contiene benzopirenos. Esta versión ahumada en sabor se parece a las salchichas Frankfurt. También se comercializa en forma de pastillas «mágicas» que dejas en remojo y se convierten en tofu. ¿Te parece saludable? ¿No crees que es algo demasiado procesado? Personalmente sólo lo he consumido dos veces y no me ha convencido; me parece demasiado artificial y procesado.

**La soja texturizada.** Otro producto de lo más industrial y manipulado que busca ser un sustituto a la carne.

No sé por qué algunos vegetarianos están obsesionados por buscar un sustituto a la carne. Si son vegetarianos se supone que es porque no quieren tomar carne. Entonces, ¿por qué buscar sustitutos en forma de seitán o soja?

**El miso.** Es una especie de pasta elaborada a partir de soja fermentada con sal marina y opcionalmente con otros cereales. El **miso hatcho** es sólo soja fermentada, el **miso mugi** es soja fermentada con cebada, el **miso genmai** es soja con arroz integral. Aporta sabor a nuestros platos y es muy nutritivo y rico en probióticos, que ayudan a regenerar la flora intestinal.

Cuando compres miso mejor en cristal y sin pasteurizar, así obtendrás mayores beneficios. Al ser un producto fermentado y vivo no caduca. En verano es mejor conservarlo en la nevera y en invierno puede estar a temperatura ambiente.

No se debe cocinar para que no pierda propiedades. Mezcla una cucharadita de miso con un poco de agua, remueve bien y añádelo al caldo de cocción en los últimos minutos, cocinando a fuego bajo.

**La salsa de soja.** Es otro producto, de consistencia líquida, derivado de la fermentación de la soja. Al igual que el miso debemos añadirlo al final de la cocción y cocinar a fuego bajo unos minutos. Existen dos variedades, el **shoyu**, que es trigo, soja y sal, y el **tamari**, sólo soja y sal. Mejor elegir la salsa tamari, pues no contiene trigo. No compres las típicas salsas de soja de supermercado, pues si te fijas en la etiqueta suelen contener azúcar, caramelo y otros aditivos poco deseables.

**El tempeh y el nato.** Son alimentos fermentados que se obtienen fermentando la soja previamente cocida. Personalmente no los he probado, pero al ser fermentados pueden ser una buena opción si queremos consumir soja.

Los productos fermentados se digieren mejor que los demás derivados de la soja, no produciendo flatulencias.

**El aceite de soja.** Muy usado en la industria alimentaria. Suele ser aceite modificado y por tanto hidrogenado y cargado de las insanas grasas trans. Mejor evitarlo.

**Como conclusión:** Los estudios que intentan relacionar el consumo de soja con la prevención del cáncer son contradictorios y dependen de las condiciones en las que se haya hecho el estudio. Parece que la soja tiene efectos positivos sobre la osteoporosis y el colesterol y su efectividad contra el cáncer está en entredicho salvo en el cáncer de próstata, donde parece que está claro que el consumo de soja protege al hombre de padecerlo. La soja no es inocua y tomada en altas dosis puede afectar al aparato reproductor, sobre todo al tejido mamario. La soja puede promover la producción de tumores de mama con fuerte componente hormonal. La efectividad y la seguridad de los suplementos de soja, que mucha gente toma para reducir el colesterol y tratar los síntomas de la menopausia, aún debe ser probada.

Yo te recomendaría que tomases soja si te apetece en forma de soja fermentada y de manera equilibrada, pero nunca en forma de suplementos.

Personalmente apenas tomo soja. No me gusta el tofu, lo veo algo insípido y muy manufacturado, que además viene envuelto en plástico. Si el tofu y la leche de soja se hacen en casa probablemente sí los tomaría de forma ocasional, pero creo que es demasiado esfuerzo y al no ser un alimento medicinal no merece la pena. Lo que sí consumo de vez en cuando es salsa tamari y miso, pues me gusta el sabor que le da a los platos y además es un alimento cargado de probióticos. Desde el accidente de Fukushima he dejado de consumir miso y tamari procedente de Japón por el riesgo de contaminación nuclear.

## Las semillas de lino tejen una red contra el cáncer

El lino o linaza ha sido utilizado desde tiempos de los egipcios para crear textiles. Era muy apreciado y se utilizaba para fabricar las telas que cubrían las momias de los faraones. Hoy en día se sigue utilizando en la industria textil para crear prendas ligeras, ideales para usar en verano, aunque con el inconveniente de arrugarse demasiado. El lino crece desde la cuenca mediterránea hasta la India. Es una planta de unos 120 cm de hojas verdes y flores azules. Se ha utilizado con fines alimenticios a la par que con fin textil. Los faraones consumían con frecuencia semillas de lino y los griegos preparaban pan esenio a base de estas semillas. Carlomagno obligaba a sus súbditos a consumirlas por sus efectos beneficiosos para la salud. Ojalá hoy su consumo estuviera obligado, padeceríamos menos enfermedades y disminuiría drásticamente el gasto sanitario.

Hay semillas de color dorado y de color marrón y ambas han demostrado ser unos potentes alimentos anticáncer.

Las semillas de lino son la fuente vegetal más importante de **omega 3** junto a las semillas de chía. Dos cucharadas soperas de lino proporcionan más del 140% del aporte diario recomendado de omega 3.

Las semillas de lino son ricas en **ácido linolénico**, que ha de convertirse en EPA y DHA, dos omegas 3 clave en la lucha contra el cáncer. Para que esta conversión ocurra debemos tomar en nuestra dieta pequeñas cantidades de omega 6, pues las enzimas para producir omega 3 y 6 son las mismas y ambos omegas compiten por utilizar dichas enzimas.

Como hemos visto con anterioridad, los omega 6 producen inflamación y los omega 3 son **antinflamatorios**. Debemos consumir poco omega 6 y mucho omega 3 para crear un ambiente antiinflamatorio que impida el desarrollo del cáncer. Además de ser antiinflamatorios, los omega 3 impiden el crecimiento de los tumores y la aparición de metástasis.

Además de ser ricos en omega 3, las semillas de lino contienen grandes cantidades de **fitoestrógenos**. Estas sustancias modulan los niveles de unas hormonas sexuales muy importantes en el desarrollo del cáncer, los estrógenos. **Regulan los estrógenos** presentes en sangre y evitan los efectos nefastos que su exceso tiene sobre la salud. Las semillas de lino son una fuente de fitoestrógenos más importante aún que la famosa soja. Entre estos fitoestrógenos encontramos a los **lig-nanos**. Los lignanos son muy importantes para la prevención de los tumores hormonodependientes, pues impiden la unión de los estróge-nos a las células mamarias y testiculares.

Los lignanos también son **antioxidantes**[666] y **antiangiogénicos**[667].

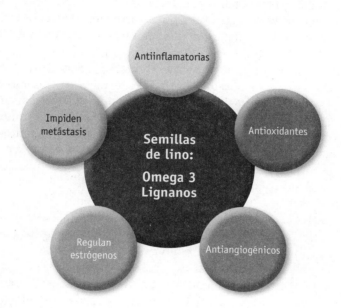

La adición en la dieta de 30 g de semillas de lino al día en pacien-tes con cáncer de próstata puede frenar el crecimiento del 30-40% de los tumores y disminuir su tamaño y los niveles de PSA antes de prac-ticar cirugía erradicadora del tumor[668,669].

En las mujeres premenopáusicas los niveles de estrógenos son es-pecialmente altos (sobre todo si la mujer usa cosmética rica en xeno-estrógenos, consume comidas procesadas y utiliza plásticos que con-tienen bisfenol A, que es un potente xenoestrógeno que eleva los niveles de estrógenos circulantes en sangre). Un nivel alto de estrógenos cir-culantes en sangre implica un mayor riesgo de cáncer de mama[670]. Pues bien, el consumo regular de semillas de lino puede disminuir la aparición de cáncer de mama por este efecto regulador de los niveles de hormonas tanto en mujeres premenopáusicas[671] como posmeno-páusicas[672].

El tamoxifeno es un fármaco habitual en mujeres que han padecido cáncer de mama, pues inhibe los estrógenos y con ello la posibilidad de recidiva. La ingesta de 25 g de semillas de lino al día tiene un efecto similar a la toma diaria de tamoxifeno[673,674], sin los importantes efectos secundarios que este fármaco provoca en las mujeres (cáncer de endometrio y tromboembolismo)[675].

La ingesta de lino en la dieta impide la aparición del cáncer de mama y la aparición de metástasis si el tumor ya ha aparecido[676], así como la disminución del tamaño de los tumores[677].

Cuando en el laboratorio se les implanta a los animales tumores mamarios, éstos no se desarrollan si siguen una dieta rica en lignanos o se utilizan suplementos a base de semillas de lino[678]. Sin embargo, los suplementos con isoflavonas de soja a dosis elevadas pueden favorecer el crecimiento de los tumores de mama, mientras que los lignanos, siendo también fitoestrógenos, disminuyen el crecimiento de los tumores. Si bien a las mujeres con cáncer de mama se les recomienda no tomar soja, el consumo de semillas de lino sí sería muy beneficioso.

Las semillas de lino también son beneficiosas para disminuir la gravedad del cáncer de ovario y aumentar la supervivencia de las mujeres que lo padecen. Tras alimentar durante un año a gallinas con cáncer epitelial de ovario con una dieta compuesta en un 10% con semillas de lino, el 61% de las que no fueron alimentadas desarrollaron metástasis frente al 47% de las alimentadas con lino. A los doce meses de desarrollar el cáncer, el 72% de las alimentadas con semillas de lino seguían vivas frente a un 51% del grupo control[679]. Además de padecer tumores menos agresivos, las gallinas alimentadas con semillas de lino perdieron más peso que las del grupo control, siendo la obesidad un factor importante en la aparición del cáncer de ovario.

Las mujeres que consumen semillas de lino de forma habitual presentan una disminución del 42% en el riesgo de muerte por cáncer de mama en la posmenopausia, y una espectacular reducción del 40% en muerte por todas las causas[680]. El aceite de lino contiene menos lignanos que las semillas, y menos fibra, y por tanto es menos útil para combatir el cáncer. Estaría indicado en personas con problemas digestivos y diarrea. Si, por el contrario, se es propenso al estreñimiento las semillas de lino regulan el tránsito intestinal de manera sorprendente.

Es tomarlas y sentir la necesidad de ir al baño. ¡Cuánto dinero podría ahorrar la Seguridad Social si recomendase el uso de estas semillas!

**Consumo:** Se aconseja tomar dos cucharadas de semillas de lino a diario (no se recomienda la ingesta de más de 25 g de semillas al día por la acumulación de cadmio). Pueden esparcirse en la ensalada, añadirse a las cremas o sopas, a los zumos, a la leche vegetal, etc., pero hay que tomar una precaución: molerlas. Al moler las semillas de lino aumenta la absorción de los omega 3 y los lignanos se vuelven activos. Pero hay que molerlas justo antes de consumirlas o como mucho una semana antes, pues los omega 3 se degradan fácilmente. Debes comprar las semillas enteras y molerlas con ayuda de un molinillo de café. No compres semillas trituradas, suelen ser muy caras y los omega 3 son nulos o escasos. Es mejor consumir las semillas de lino crudas, no las utilices para cocinar. Añádelas a las sopas o cremas justo al final, cuando el plato ya esté tibio. En la cocina cruda son muy apreciadas, pues actúan a modo de cemento y son muy útiles para espesar. ¿Qué tal una tarta crudivegana de frutas del bosque? Puedes consultar la receta en el blog www.misrecetasanticancer.com

Un kilo de semillas de lino vale unos tres euros y medio. ¿Has visto qué quimioterapia natural más barata?

Si consumes aceite de lino debe ser ecológico y de primera presión en frío. Debe comprarse en un envase opaco y guardarlo en la nevera una vez abierto, así evitamos que se enrancie y se oxide. Si su sabor no nos desagrada podemos usarlo para aliñar ensaladas, nunca para cocinar. Si el aceite de lino no es de primera presión en frío puede contener muchos radicales libres y su consumo haría más mal que bien.

Las semillas de lino sólo tienen un inconveniente: a partir de los cincuenta años de edad la capacidad de convertir el ácido linolénico en EPA y DHA disminuye, por eso la ingesta excesiva de ácido linolénico, sobre todo en forma de suplementos, puede ocasionar un exceso de este ácido graso y, al mismo tiempo, un leve aumento del riesgo de desarrollar cáncer de próstata[681], según apuntan algunos estudios. A partir de esta edad se recomienda la ingesta de omega 3 a través del pescado y de las semillas de lino para asegurar un correcto aporte de omega 3 y, en caso de recurrir a los suplementos, mejor tomarlos de aceite de pescado o krill. ¡Te recuerdo que en las algas también se encuentra omega 3, no olvides ingerirlas a diario!

## Las semillas de sésamo ahuyentan el cáncer

Las semillas de sésamo (o ajonjolí) son otro alimento con propiedades anticáncer. Son semillas minúsculas con aroma muy agradable y sabor a nuez ligeramente amarga. Se pueden consumir en forma de semillas o aceite de sésamo.

Existen semillas de sésamo amarillas y negras. Las negras son más ricas en fenoles y sustancias anticáncer[682].

Son ricas en **ácido linoleico** (omega 6), y en pequeña cantidad también contienen ácido linolénico (omega 3). Son ricas también en proteínas y en metionina y triptófano, conteniendo todos los aminoácidos esenciales, por lo que complementan muy bien a las legumbres y cereales integrales.

El sésamo destaca por su alto contenido en **calcio** (900 mg/100 g), mucho más que la leche de vaca (163 mg/100 g), y es muy útil para prevenir la osteoporosis. Es **antioxidante**[683], pues es rico en vitamina E. También posee magnesio, hierro, potasio, cobre y vitamina B3.

El sésamo contiene dos lignanos, la **sesamina** y el **sesamol**, que ayudan a combatir el cáncer. Inhiben el factor NF-kappa ß[684], haciendo que el cáncer pierda su inmortalidad.

El sesamol **previene el envejecimiento de las células**[685] y con ello la aparición de mutaciones que pueden desembocar en cáncer. Además, **detiene el crecimiento de los tumores** y **fuerza a las células a suicidarse**[686].

El sésamo actúa como un **fitoestrógeno** al igual que las semillas de lino, por lo que es eficaz para prevenir el cáncer de mama al regular el nivel de estrógenos en sangre[687]. Las semillas de sésamo y lino son la mayor fuente de lignanos existentes en la naturaleza[688]. El brócoli, la col y las semillas de chía también son una buena fuente de lignanos. El consumo de ambas semillas es útil tanto para prevenir los tumores hormonodependientes como para disminuir los niveles de colesterol LDL en sangre (colesterol malo)[689].

El sésamo **inhibe la capacidad de los tumores para formar nuevos vasos** y extenderse.

Inhibe la síntesis de sustancias pro angiogénicas y pro inflamatorias en el cáncer de mama[690].

Inhibe la proliferación de células cancerosas de pulmón, mama, colon, próstata, páncreas, leucemia y mieloma múltiple[691].

El consumo frecuente de aceite de sésamo se ha asociado con un menor riesgo de cáncer de estómago.

**Consumo:** Para aprovechar al máximo las propiedades de las semillas de sésamo conviene comprarlas crudas y molerlas en casa. Un excelente paté anticáncer sería el tahín o puré de sésamo. También puedes molerlas y hacer harina, que puedes añadir cuando hagas pan con el fin de aromatizarlo.

Al combinar las semillas de sésamo con las legumbres o cereales integrales se forman proteínas muy completas. Por eso, un alimento proteico muy completo es el hummus, que se prepara mezclando tahín con puré de garbanzos o lentejas.

También pueden ser un sustituto a la sal preparado en forma de gomasio, el cual se prepara triturando sal marina y semillas de sésamo tostadas mezcladas en proporción catorce-uno.

Un único inconveniente es que, como son una fuente de omega 6, no conviene abusar de estas semillas: si te recomendaba tomar dos cucharadas de semillas de lino a diario, con una de sésamo es suficiente.

## El aceite de oliva y las aceitunas: dos productos de la dieta mediterránea que hacen frente al cáncer

El aceite de oliva y las aceitunas son un producto muy consumido en España y beneficioso en la prevención del cáncer. Tan apreciadas son sus propiedades que se le denomina el «oro líquido de la cuenca mediterránea». En la dieta mediterránea se utiliza aceite de oliva para cocinar, al contrario que en otros países en los que se usa mantequilla, margarina o aceite de girasol. Esta simple diferencia en el tipo de grasas utilizadas para cocinar parece ser una de las causas de la menor incidencia de cáncer entre los seguidores de la dieta mediterránea[692].

El aceite de oliva contiene un ácido graso esencial, el **ácido oleico** (omega 9), que **disminuye** los niveles de un **oncogén** llamado **HER2/ neu**[693]. Altos niveles de HER2/neu están presentes en la quinta parte de las pacientes con cáncer de mama. Este gen se asocia a tumores altamente agresivos que tienen mal pronóstico, pero no sólo está presente en el cáncer de mama, también se expresa en el cáncer de ovario y estómago, por lo que el aceite de oliva podría ser útil en estos tumores[694].

El ácido oleico aumenta la eficacia del trastuzumab (Herceptin®), un tratamiento con anticuerpos monoclonales que tiene como blanco el gen HER2/neu y cuyo fin es prolongar la vida de muchas pacientes con cáncer de mama. El ácido oleico también aumenta el efecto de otro fármaco ampliamente usado en el cáncer de mama y ovario: el paclitaxel[695].

Además de ácido oleico, el aceite de oliva es rico en polifenoles **antioxidantes** y **vitamina E.**

**Consumo:** El aceite de oliva es muy rico en polifenoles, pero su contenido en grasa es altísimo por lo que se debe consumir en cantidades muy moderadas. Máximo dos cucharadas al día si no queremos coger peso. Y ya sabes que la obesidad se asocia a un mayor riesgo de cáncer. Cinco cucharadas de aceite de oliva equivalen a 600 kcal.

Para aprovechar los fenoles de este producto, debemos consumir **aceite de oliva virgen extra ecológico y de primera presión en frío.** ¿Por qué es tan importante la presión en frío? Habitualmente para que la extracción de un aceite sea rentable se emplean altas temperaturas y disolventes orgánicos como el hexano. Los aceites así obtenidos huelen mal, son ácidos y tienen un color poco agradable; para darles el aspecto con el que lo compramos deben añadirle antioxidantes artificiales y someterlo a procesos de decoloración y desodorización. El resultado final es un aceite refinado, resistente a la luz, al aire y muy barato.

El aceite de oliva de primera presión en frío es zumo de aceitunas extraído por presión a temperaturas inferiores a 70°, lo ideal es a 30°. Cuanta menor sea la temperatura de extracción mayor calidad y contenido en vitamina E y ácido oleico contendrá.

## ¿Qué temperatura aguantan los aceites al cocinar?

Los aceites sometidos a más de 70° contienen ácidos grasos trans, los cuales son difíciles de digerir por nuestro organismo. A más temperatura, más grasas saturadas contendrá el alimento frito en aceite, cuyo consumo en altas cantidades es cancerígeno. El calor acelera el proceso de enranciamiento de los aceites, produciendo radicales libres.

Cuando el aceite empieza a humear significa que ha alcanzado el punto de humo, y llegados a este punto se liberan sustancias potencialmente cancerígenas, como las acroleínas y los benzopirenos. En el caso del aceite de oliva virgen esto ocurre a los 210°, en el aceite de girasol refinado, a los 232°, en el aceite de girasol sin refinar ocurre a los 107°, en el de oliva virgen extra a los 160°, y en el de oliva virgen extra de primera presión en frío, a los 130°. Los aceites de mayor calidad son los más sensibles al nefasto efecto de la temperatura. Para freír, una buena opción puede ser el aceite de coco, siempre que sea de buena calidad, pues este aceite aguanta bien la temperatura (232°).

Debemos evitar los fritos en nuestra dieta, pero si decidimos freír un alimento siempre deberemos utilizar aceite de oliva y no reutilizarlo nunca para futuras frituras. Debemos freír a bajas temperaturas y nunca en freidora, pues las temperaturas que se alcanzan son muy altas y los alimentos se vuelven tóxicos.

Podemos saber si hemos llegado a la temperatura óptima de un aceite con un truco sencillo: ¡la prueba del cucharón! Consiste en introducir una cuchara de madera limpia y seca en el aceite caliente. Si se forman pequeñas burbujas significa que se ha alcanzado su temperatura óptima y es el momento de freír.

## Hablemos un poco del aceite de oliva

El aceite de oliva es un aceite vegetal de uso principalmente culinario que se extrae del fruto recién recolectado del olivo: la oliva o aceituna. Casi la tercera parte de la pulpa de la aceituna es aceite, y por esta razón desde muy antiguo se ha extraído fácilmente con una simple presión ejercida por un primitivo molino (almazara).

Para obtener el aceite lo primero que hacemos es someter a la aceituna al proceso de molienda. Se trata de romper los frutos para que posteriormente puedan soltar el aceite que llevan dentro de sus células. Una vez obtenida la pasta por molienda, se bate con el objetivo de sacar el aceite de las células. A continuación se somete a un proceso de extracción que es la fase en la que se separa el aceite, contenido en la masa que sale de la batidora, del resto de componentes de la aceituna; agua, hueso, piel, etc. La extracción puede ser por presión, y lo ideal es que sea por presión en frío, o por centrifugación.

Existen cuatro tipos de aceite de oliva:

- **Aceite de oliva virgen extra.**
- **Aceite de oliva virgen.**
- **Aceite lampante:** A partir de éste obtenemos el aceite de oliva refinado que da lugar al genéricamente llamado aceite de oliva.

- **Orujo:** Subproducto de los anteriores y del que obtenemos el aceite de orujo de oliva.

Los únicos que son zumo de aceituna son los tres primeros. Pero los únicos que son aptos para el consumo son los dos primeros, es decir, el de oliva virgen extra y el de oliva virgen.

El aceite lampante es aceite virgen muy defectuoso y que por tanto no se puede consumir directamente como los otros vírgenes. Su nombre procede de la utilidad que se le dio en tiempos pasados como combustible para las lámparas o candiles. Hoy se utiliza para ser refinado, proceso del que se obtiene el aceite de oliva refinado, no comercializable tal cual por su ausencia de sabor y color, pero que, mezclado con virgen o virgen extra (10%-20%), pasa a ser comercializable, denominándose en genérico **aceite de oliva**.

El proceso de refinado del aceite es un proceso físico-químico al que se someten los aceites que por sus características organolépticas y de acidez no son aptos para el consumo. Se trata pues de eliminar los sabores, olores, colores y acidez. Lo primero que se hace es someter al aceite a un proceso de saponificación que consiste en hervirlo en grandes calderas añadiendo lentamente lejía sódica —solución de sosa cáustica al 12-15%— agitándose continuamente la mezcla hasta que comienza a ponerse pastosa. La reacción que tiene da lugar a jabón y glicerina. La mezcla pasa a los decantadores donde se separa el jabón del aceite. El aceite decantado retiene residuos de jabón que deben someterse a un lavado. Con este proceso hemos eliminado la acidez, pero hemos de continuar.

Para eliminar el color necesitamos el carbón activado o las tierras absorbentes como la bentonita: arcilla de grano muy fino utilizada en la cerámica.

Para eliminar el olor se somete a un proceso de desodorización con tratamientos de agua a temperaturas entre 160° y 180°.

Existe otro proceso en el que se trata con agua y vapor a unos 70° para eliminar los sabores.

Después de esto se obtiene una grasa sin sabor, olor ni color, y con apenas acidez. Se añade el virgen o virgen extra en distintas proporciones, generalmente entre un 10-20%, y se obtiene lo que comercialmente se llama aceite de oliva. Es el aceite que se suele utilizar en hostelería por su bajo coste. ¡Evítalo a toda costa!

Otra forma de refinar el aceite es añadir disolventes como el hexano y el benceno y calentar a 180-200°. En este caso se obtiene **aceite de orujo de oliva**, que también se comercializa a muy bajo precio. Éste sí que no debes consumirlo nunca.

*Diferencia entre virgen y virgen extra*

La diferencia entre el virgen extra y el virgen es su grado de acidez y la presencia o no de «defectos». Los aceites vírgenes extra tienen muy baja acidez, en torno al 0,4, y no tienen defectos. Los aceites vírgenes tienen defectos leves. Cuando se miden los defectos se observa el color, el olor y el sabor. Opta siempre por el virgen extra, es el de mayor calidad y el que más polifenoles contiene.

> 💡 Consume aceite de oliva virgen extra ecológico de primera presión en frío.

## La cúrcuma, el oro en polvo que combate el cáncer

La **cúrcuma** es un potente antiinflamatorio[696] muy usado en la cocina hindú y en la medicina ayurvédica. Su uso como planta medicinal se remonta a cuatro mil años. Se considera el «oro en polvo» de la India.

La cúrcuma es la raíz de una planta llamada *Curcuma longa* que se cultiva en India y todo el sudeste asiático. Es el componente que le da el color amarillo al curry. En el polvo de curry la cantidad de cúrcuma usada es pequeña, constituye el 20% de los ingredientes, pero su intenso color le hace destacar. Tiene un sabor entre amargo y picante.

En España su uso no está muy extendido, es más habitual para dar color a los arroces usar azafrán o colorante alimentario E 102.

Pues bien, creo que ha llegado el momento de cambiar nuestras costumbres. La cúrcuma tiene un excelente poder antitumoral[697,698].

El principal agente antitumoral de la cúrcuma es la **curcumina**, capaz de inhibir el crecimiento de todas las células tumorales (ovario[699], mama[700], útero[701], colon[702], hígado[703], vías biliares[704], pulmón[705], páncreas[706,707], próstata[708], estómago[709], esófago[710], leucemia[711], cáncer de cuello[712], melanoma[713], osteosarcoma[714], etc.). Hay estudios realizados con ratones a los que se les implantan células tumorales humanas con resultados increíbles, desapareciendo los tumores como por arte de magia.

También se ha usado de forma exitosa como ungüento sobre lesiones cutáneas malignas.

**Propiedades antitumorales:** Probablemente sea la sustancia más anticancerosa que existe[715,716]. Veamos sus propiedades.

- Es **antiinflamatoria**, disminuyendo la inflamación peritumoral[717,718]. Al ser un potente antiinflamatorio ayuda a reducir el dolor producido por las metástasis.
- **Frena** la progresión de las **metástasis**[719].
- **Induce** la **autolisis** de las células tumorales[720] (el suicidio de las células cancerosas).
- Es **antioxidante**[721,722], previniendo así el daño sobre el ADN celular que los radicales libres pueden provocar.
- **Estimula el sistema inmune**[723], ayudando así a nuestro organismo a luchar contra el cáncer.
- **Inhibe al factor NF-kappa ß**[724], que es el que protege a las células tumorales frente a los mecanismos de nuestro sistema inmune para eliminarlas.
- **Potencia** la actividad de la **quimioterapia**[725,726,727] y **protege** a mucosas, hígado y riñones **del efecto tóxico de ésta**[728].
- **Potencia** el efecto de la **radioterapia**[729].

La cúrcuma ha demostrado tener un efecto similar a los nuevos fármacos diseñados para luchar contra el cáncer[730], como los inhibidores de la producción de factor de necrosis tumoral: Remicade, Humira y Enbrel; los inhibidores del factor de crecimiento del endotelio vascular utilizados en el cáncer de ovario: Avastin; y los bloqueadores del HER2 utilizados en el cáncer de mama, como el Herceptin.

El doctor Aggarwa del MD Anderson de Houston es experto en el uso de la cúrcuma para tratar el cáncer y es un entusiasta de esta especia hasta el punto de considerarla «el condimento para alargar la vida».

En la actualidad se está experimentando su uso en cápsulas en forma de nanopartículas[731,732]. En el caso de la cúrcuma los estudios experimentales tanto en animales como en personas[733] son alentadores. Todos los estudios realizados concluyen que la cúrcuma puede ayudar a prevenir y tratar el cáncer[734]; incluso es útil para tratar las metástasis[735].

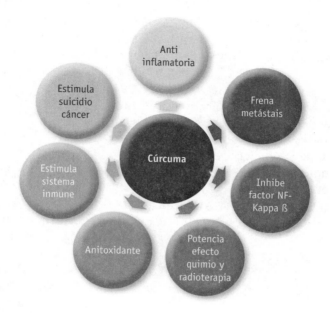

## Otros usos fuera del cáncer

Además de ser útil para prevenir y tratar el cáncer, la cúrcuma puede ser utilizada en múltiples enfermedades[736].

- Dado que es un potente antiinflamatorio es útil para tratar el dolor y las enfermedades inflamatorias: artritis[737], artrosis, enfermedad periodontal[738], etc.
- Previene las enfermedades cardiovasculares[739].
- Previene el párkinson[740] y el alzhéimer[741].
- Es útil para tratar las enfermedades gastrointestinales[742], como la fibrosis hepática y la enfermedad inflamatoria intestinal.

Lo mejor de todo: **no tiene efectos secundarios**.

¿Qué más se puede pedir? Creo que la cúrcuma es una especia milagrosa. ¡Añadámosla a diario a nuestros platos!

**Consumo:** Lo ideal sería consumir al menos cinco gramos de cúrcuma al día (una cucharadita de café). Pero ojo, para que se absorba a nivel intestinal hay que mezclarla con una pizca de pimienta negra y aceite de oliva o de lino. Si la tomamos sola deberíamos ingerir entre ocho y diez gramos al día para notar su efecto antitumoral, pero al mezclarla con pimienta negra[743] o pimienta de cayena su absorción aumenta hasta un dos mil por ciento[744]. Su eficacia también se incrementa si se toma junto al té verde[745,746]. Así que debemos tomar nuestro plato preparado con cúrcuma y pimienta y, tras reposar la comida, una taza de delicioso té verde.

La podemos añadir a todos nuestros platos: sopas, guisos, curries, arroces, zumos vegetales, ensaladas, etc.

En la cocina india la mayoría de los platos se preparan con cúrcuma, pimienta, aceite vegetal y comino. Una sabia combinación para aumentar la absorción de la cúrcuma y tener excelentes y deliciosos platos anticáncer. No es de extrañar que los indios, a la misma edad que los europeos y los americanos, presenten menores tasas de cáncer de próstata, mama, colon y riñón[747].

Para las personas con cáncer, la dosis de cúrcuma diaria debe ser de al menos tres gramos cada ocho horas. Para eso podemos preparar nuestra medicina en casa, consiguiendo una «poción» con una alta concentración de curcumina.

Llevamos a ebullición 250 ml de agua y cuando haya hervido disolvemos una cucharada de cúrcuma y una pizca de pimienta negra. Dejamos hervir diez minutos y una vez frío bebemos el preparado. Debemos consumirlo en un máximo de cuatro horas. También podemos preparar una emulsión a base de cúrcuma, combinando una cucharadita de cúrcuma con una yema de huevo ecológico y una o dos cucharaditas de aceite de oliva o lino. Para emulsionar emplearemos un mezclador de alta velocidad.

El único inconveniente que tiene la cúrcuma es que lo tiñe todo. En mi casa todos los paños de la cocina están teñidos de «oro».

**Precauciones:** En personas que estén en tratamiento con anticoagulantes la cúrcuma puede interferir en los niveles de INR y aumentar el riesgo de sangrado.

**¿De qué está hecho el curry?** El curry es una mezcla de múltiples especias que varía según la región de India en la que nos encontremos. Entre las especias más comúnmente utilizadas encontramos: el cardamomo, la pimienta de cayena, la canela, el clavo de olor, el cilantro, el comino, las semillas de hinojo, el fenogreco, la nuez moscada, la pimienta roja y negra, las semillas de amapola y sésamo, el azafrán y la cúrcuma.

Un estudio realizado con extractos de especias indias, entre las que se incluyeron todas las especias que componen el curry, se comprobó cómo la combinación de estas especias posee un gran potencial citotóxico[748]. Tras exponer a las células de cáncer de esófago a este extracto de especias, a las 24 horas el 88% de las células habían muerto.

## El jengibre, la raíz que acaba con el cáncer

El jengibre (*Zingiber officinale*) es una de las especias más utilizadas en la cocina india, un condimento común para preparar alimentos y bebidas. El jengibre cuenta con una larga historia en su uso medicinal, pues éste se remonta dos mil quinientos años. Se ha utilizado tradicionalmente para tratar una gran variedad de enfermedades en diferentes partes del mundo. Ayuda a la digestión y en el tratamiento del malestar estomacal, la diarrea y las náuseas. Algunos componentes presentes en el jengibre como el **jingerol** hacen que sea un potente **antioxidante y anti-inflamatorio**[749]. El jengibre es capaz de forzar la apoptosis o suicidio de las células cancerígenas e impedir la formación de nuevos vasos sanguíneos que permitan que el tumor crezca.

En un estudio realizado en la Universidad de Michigan se demostró que el polvo de jengibre, el mismo que se vende en supermercados, logra matar a las agresivas células del cáncer de ovario. El estudio también demostró que el jengibre tiene el beneficio adicional de evitar que las células se vuelvan resistentes al tratamiento de quimioterapia[750]. La mayoría de las mujeres con cáncer de ovario desarrollan una enfermedad recurrente que eventualmente se vuelve resistente a la quimioterapia. Esta enfermedad está asociada a una resistencia a la apoptosis de las células que puede prevenirse con el jengibre.

En pruebas con ratones, se ha demostrado que la alimentación oral diaria con jengibre inhibe el crecimiento y la progresión del cáncer de próstata en el 56% de los ratones. Lo más importante es que el jengibre no ejerce ningún tipo de toxicidad detectable en los tejidos normales, que se dividen rápidamente, como el intestino y la médula ósea, al contrario de lo que hace la quimio[751].

**Consumo:** El jengibre es útil para prevenir los vómitos y las náuseas asociadas a la quimioterapia[752].

Una **infusión** útil para tratar los **vómitos asociados a la quimio** consiste en hervir un litro de agua mineral o filtrada y añadir un trozo de jengibre de cinco centímetros cortado en láminas, un palo de canela y la piel de una manzana (mejor roja). Se hierve todo cinco minutos y se deja infusionar otros cinco minutos. Podemos ir bebiéndola a lo largo del día fría o caliente.

## Las hierbas aromáticas: su olor mantiene alejado al cáncer

Las cocinas india y mediterránea acostumbran a aderezar sus platos con hierbas aromáticas, pero éstas no sólo le dan un sabor exquisito a los guisos, sino que poseen increíbles propiedades anticáncer. La tradición de usar aromáticas en la alimentación se remonta al 5000 a.C., cuando ya se empleaban para dar sabor a la carne, y a partir del 2300 a.C. se comenzaron a añadir en la elaboración del vino. Los egipcios ya las utilizaban con fines medicinales. Las tradiciones culinarias reconocidas como más saludables son precisamente las que más aromáticas utilizan; hablamos de las dietas mediterránea e india[753].

Al acostumbrarnos a cocinar con aromáticas reducimos el consumo de sal y grasas para hacer nuestros guisos más sabrosos y con ello el riesgo de padecer cáncer.

Italia es el país de Europa donde la tasa de cáncer de estómago es más alta, pero hay una gran diferencia entre las diferentes regiones de este país. En las regiones donde más grasas, carne y salazones consumen el cáncer de estómago es más frecuente, sin embargo, en las regiones donde el uso de las especies está ampliamente extendido estas tasas son mucho más bajas[754].

Las hierbas aromáticas las podemos clasificar en dos familias:

*Lamináceas: menta, tomillo, mejorana, orégano, albahaca, romero, salvia y laurel*

Son usadas frecuentemente en la cocina mediterránea. Desprenden un olor característico gracias al alto contenido en **terpenos**, que son los responsables de su increíble olor y sus propiedades anticáncer[755]. Los terpenos son **capaces de bloquear la proliferación de las células cancerosas**[756].

Además de terpenos poseen **ácido ursólico** que ataca al cáncer desde varios frentes. **Impide la formación de nuevos vasos** por parte del tumor, actúa como **antiinflamatorio** creando un ambiente hostil para que crezca el tumor y por si fuera poco induce a las células a suicidarse. Además tiene capacidad de aumentar el efecto de la radioterapia[757].

El **carnosol** del **romero y orégano**[758] se comporta como un potente **antiinflamatorio**[759] y **antioxidante**[760] y es capaz de proteger a las células del daño producido por los tóxicos[761]. Es muy útil para aumentar la efectividad de la quimioterapia y es capaz de **inhibir la proliferación de las células cancerosas**[762,763].

La **menta** y el **tomillo** poseen **luteolina**, una sustancia capaz de **inhibir** de manera muy potente la **formación de nuevos vasos sanguíneos** y con ello impedir la progresión de los tumores[764].

Lo mejor de las aromáticas es que para que ejerzan su efecto anticáncer basta con tomarlas en cantidades pequeñas, similares a las que usamos en la cocina.

**Consumo:** Para aprovechar las propiedades anticáncer de varios alimentos en un solo gesto, te propongo preparar un aceite macerado. A un litro de aceite de oliva virgen extra de primera presión en frío añade una cucharada de cúrcuma, tres granos de pimienta negra, dos dientes de ajo machacados y aromáticas al gusto. Deja que macere durante dos semanas y ya estará listo para aliñar tus ensaladas un magnífico **aceite anticáncer**. Si además quieres que tu aceite anticáncer tenga un color y olor único, tritura un manojo de albahaca fresca con unas cucharadas de aceite y obtendrás una pasta de color verde muy llamativa: añádela al aceite para que macere junto al resto de ingredientes (cúrcuma, pimienta y ajo). El resultado es un aceite de intenso color verde que te resultará muy útil para decorar vistosos platos como si fueses un gran chef.

## Apiáceas: perejil, cilantro, hinojo, comino y apio

Estas hierbas están muy presentes en las cocinas india y mediterránea. En la cocina india no suele emplearse una sola, sino que en el mismo plato se suelen combinar cúrcuma, cayena, cilantro, comino y perejil casi de forma constante. Un cóctel anticáncer brutal.

El **perejil** y el **apio** son ricos en **apigenina**, un polifenol muy potente para combatir el cáncer. La apigenina es **capaz de inducir el suicidio e inhibir el crecimiento de las células cancerosas**[765] de pulmón[766], mama[767], colon[768], leucemia[769] y próstata[770], además de inhibir la formación de nuevos vasos y la inflamación creada por el tumor. Existe un fármaco muy utilizado por los oncólogos que se llama Glivec, el cual no actúa envenenando a las células como hace la quimio, sino que inhibe el crecimiento de los tumores, impidiendo que el tumor siga progresando y quede latente; aunque siga existiendo el cáncer éste quedaría «parado». Pues bien, las especies que hemos mencionado son igual de potentes que el Glivec, son capaces de impedir la progresión de los tumores. La apigenina del perejil y el apio es igual de eficaz que el Glivec en concentraciones muy pequeñas, similares a las observadas en sangre después de haber tomado perejil con la comida[771].

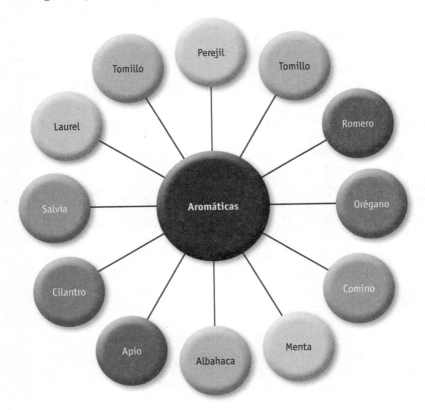

Se ha evaluado la capacidad preventiva del comino sobre la aparición de cáncer alimentando a ratas con comino a diario. Las ratas que consumieron comino a baja concentración presentaron un 28,6% menos de tumores que aquellas que no recibieron comino, y las que comieron comino a más alta concentración presentaron un 35,7% menos de cáncer[772].

**Consumo:** Acostúmbrate a decorar tus platos con perejil picado. El apio puedes usarlo crudo en tus ensaladas o añadirlo a tus batidos y zumos verdes.

Las especies como el **chile**[773], la **cayena**, el **clavo**[774], el **cardamomo**[775] y la **canela** son especies también con importante actividad anticáncer, sobre todo la **capsaicina** presente en el chile y la cayena, la cual se está investigando para usar como tratamiento para esta enfermedad[776]. Todas estas especies son utilizadas con frecuencia en la cocina india. Ya tienes otra razón para entender por qué los indios a la misma edad que los europeos tienen la mitad de probabilidades de sufrir cáncer[777].

**Consumo:** Acostúmbrate a espolvorear canela en tus comidas dulces, además de darle un sabor especial y poseer propiedades anticáncer es muy digestiva. El chile y la cayena son picantes, así que si te gusta el picante añade una pequeña cantidad a tus platos.

En la cocina india se suele aderezar la mayoría de los platos con *garam masala* y/o curry, ambos una mezcla de especias entre las que se encuentran la mayoría de las catalogadas como anticáncer.

El uso de *garam masala* de forma habitual ha demostrado ser útil para prevenir el cáncer, pues impide que los agentes carcinógenos produzcan mutaciones en las células[778], además de ayudar al hígado a limpiar de tóxicos la sangre de nuestro organismo[779].

Receta de *garam masala*: seis cucharaditas de semillas de cardamomo, seis cucharaditas de granos de pimienta negra, seis cucharaditas de clavo, un palo de canela en rama (30 cm), tres piezas de anís estrellado, seis cucharaditas de comino. Se muelen todos los ingredientes y se guardan en un recipiente de cristal listas para usar. Aguantan mucho tiempo una vez molidas.

Las **aromáticas** se encuentran entre los **alimentos con mayor poder antioxidante**, entre ellas destacan el **clavo**, el **orégano**, el **jengibre**, la **canela** y la **cúrcuma**[780].

## La leche materna: el alimento perfecto que mata las células cancerosas

La leche materna contiene azúcares, grasas, minerales, vitaminas, hormonas, enzimas y proteínas. Componentes, muchos de ellos, que el bebé es incapaz de sintetizar y no podría recibir de otra fuente más que de su madre.

La leche materna contiene las proteínas de mayor valor biológico existentes, su proporción de aminoácidos es perfecta. Las madres producen un oro blanco líquido ideal para que el bebé crezca y se desarrolle de la manera más sana y natural posible. El alfa lactalbúmina es la proteína de presencia mayoritaria en el suero lácteo y es fundamental para los requerimientos alimenticios del neonato.

La leche materna aporta anticuerpos al recién nacido para que no enferme y lo protege frente al cáncer.

Un estudio liderado por el doctor Davis demuestra que la incidencia total de tumores en los niños hasta la edad de quince años es menor en aquellos que han sido alimentados con leche materna que entre los que han sido alimentados con fórmula[781]. Este efecto es especialmente pronunciado para los linfomas. El riesgo relativo de padecer cáncer es nueve veces mayor en los niños que toman leches modificadas, en relación con los que toman leche de su madre[782]. A más tiempo de lactancia materna exclusiva, más protección frente al cáncer.

### ¿Qué le confiere a la leche esta capacidad antitumoral?

La leche materna humana contiene células madre que son capaces de convertirse en cualquier célula[783]: células del hueso, cartílago, grasa, cerebro, hígado y páncreas, lo que podría traducirse en una terapia frente al cáncer.

Además, la leche materna contiene anticuerpos, factor de necrosis tumoral, interleuquinas y células inmunitarias que destruyen a las células tumorales[784].

De momento hay tres sustancias en la leche materna con probado efecto antitumoral: la **lactoferrina**, los **ácidos grasos poliinsaturados** y la **alfa-lactoalbúmina**.

La **lactoferrina** ha demostrado ser capaz de inhibir el crecimiento de las células tumorales y evitar las metástasis[785].

Los **ácidos grasos poliinsaturados** que se encuentran presentes en la leche materna (**ácido oleico**, **linoleico** y **gammalinoleico**) tienen capacidad para eliminar células tumorales tanto in vitro como en animales en experimentación[786,787].

## La alfa-lactoalbúmina y el cáncer HAMLET

Desde los años noventa, se sabe que la leche humana in vitro induce a la apoptosis o muerte celular programada de diversas variedades de células cancerosas[788]. Fueron científicos de la Universidad de Lund, Suecia, los que descubrieron un complejo proteínico en la leche humana que mataba selectivamente células tumorales sin dañar las sanas. El estudio fue portada de las mejores revistas científicas y abría un nuevo camino en las terapias contra el cáncer. ¿Puede la ingesta de leche materna ser alternativa al tratamiento del cáncer?

Catharina Svanborg, una reputada inmunóloga de la Universidad de Lund, en Suecia, y su estudiante de posgrado Anders Hakansson, empezaron, a finales de 1992, a experimentar con leche materna, microbios, proteínas y células en una investigación rutinaria para su universidad. Durante el proceso, y de forma casual, observaron cómo las células cancerígenas disminuían en contacto con la leche humana, suicidándose en masa. La doctora Svanborg y su equipo comprobaron cómo vertiendo una gota de leche sobre las células tumorales éstas desaparecían. Estaban ante un hallazgo sorprendente. A partir de ese instante comenzaron a buscar el mecanismo que producía la destrucción de las células y el componente de la leche que lo provocaba.

Catharina formó un equipo de estudiantes de tesinas para investigar más a fondo el papel de la leche materna como quimioterapia natural. Transcurrieron casi tres años hasta que el equipo pudo ofrecer un estudio fiable y científicamente exitoso sobre el mecanismo del suicidio tumoral en presencia de leche materna. En agosto de 1995 identificaron una variante de la alfa-lactoalbúmina materna que inducía el suicidio o apoptosis de células tumorales[789] actuando directamente sobre el núcleo de las células[790]. Al complejo lo llamaron **HAMLET** (Human Alpha-lactalbumin Made Lethal to Tumor Cells)[791]. HAMLET está compuesta por una proteína (alfa-lactoalbúmina) y un ácido graso (ácido oleico)[792] que se encuentra de forma natural en la leche materna, aunque aún no se sabe con exactitud si la sustancia se forma de mane-

ra natural en la leche o puede formarse en el ambiente ácido del estómago de los bebés[793]. La alfa-lactolabúmina si no se asocia con ácido
oleico no tiene capacidad para inducir la muerte de las células tumorales[794,795].

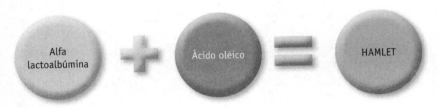

HAMLET no se ha aislado en ninguna otra leche de animal; parece
que esta sustancia es exclusiva de la leche humana.

En el laboratorio, cuando la doctora Svanborg y su equipo ponían en
contacto HAMLET con células de leucemia, el 50% de las células mo-
rían en sólo seis horas[796]. Los experimentos de laboratorio han demostrado que HAMLET mata a sesenta tipos diferentes de líneas celulares
tumorales; lo mejor es que sólo mata las células tumorales, al contrario
que la quimioterapia, que arrasa con todo, células malas y buenas.

Todas las células tumorales (gliomas, incluidos los adenocarcino-
mas de pulmón; mama; tracto gastrointestinal; vías urinarias y próstata; fibrosarcomas y leucemias linfoides y mieloides) con las que se ha
probado HAMLET son sensibles a su efecto devastador, mientras que
todas las células sanas se muestran resistentes a la actividad de inducción de apoptosis de HAMLET. Cuando HAMLET se inyecta a un ra-
tón de laboratorio con cáncer, éste se une a las células sanas y tumorales, pero sólo penetra en el núcleo de las tumorales.

Cuando se dio a conocer este descubrimiento en ciertos sectores
prolactancia, la noticia causó euforia, pero en otros ambientes científicos creó mucha polémica. La comunidad científica no daba crédito
mundial a un pequeño grupo universitario de investigación primaria.
Sólo el poder empírico del estudio y los numerosos artículos publicados por prestigiosas revistas médicas acabaron por convencer a los
reputadísimos pero escépticos oncólogos e investigadores reacios al
descubrimiento. Uno de ellos fue el vicepresidente de la Sociedad Es-
tadounidense contra el Cáncer (SEC), John Stevens, quien tras conocer la noticia viajó a Suecia.

Stevens comprobó que Catharina Svanborg y su equipo eran científicos únicos y entregados a su trabajo. Su descubrimiento era fascinante y decidieron concederles una ayuda para que siguieran investigando. Una subvención de doscientos millones de dólares convirtió el Laboratorio de Svanborg en el único, fuera de Estados Unidos, en contar con el respaldo de la SEC.

HAMLET es increíble. En estudios con ratas había demostrado ser capaz de eliminar tumores tan agresivos como el glioblastoma[797]. También se había probado la eficacia de HAMLET como uso tópico sobre lesiones derivadas del papiloma humano[798].

Hasta el 2007 HAMLET sólo había sido probada en laboratorio, y aunque los resultados eran espectaculares, la reacción de las células cancerosas en el laboratorio no indica necesariamente la misma respuesta en los tumores humanos. La única forma de saber si HAMLET es efectiva en humanos es probarlo. En el 2007 Anki Mossberg, junto con Bjorn Wullt, realizaron un estudio en nueve pacientes con carcinoma transicional de vejiga. Inocularon HAMLET en la vejiga de los pacientes (cinco instilaciones diarias) en la semana anterior a someterlos a cirugía para tratar su tumor y se evaluó la cantidad de células tumorales eliminadas por la orina y la morfología del tumor por la fotografía endoscópica, así como la apoptosis inducida en el tejido de la biopsia tras la cirugía. En seis de los nueve pacientes se observaron células tumorales suicidadas en la orina, y en ocho de nueve pacientes el tamaño del tumor disminuyó y el fenómeno de apoptosis se detectó en el tejido tumoral, pero no en el tejido sano adyacente, lo que indica que HAMLET actúa de forma específica sobre las células tumorales[799].

¿Hay esperanzas de que HAMLET pueda llegar a convertirse en un medicamento para el tratamiento del cáncer en el futuro o no interesa por lo barato que resulta?

Sin estudios oficiales que corroboren la eficacia de HAMLET en humanos, salvo el estudio con pacientes con cáncer de vejiga, muchos particulares se han sometido a la automedicación láctea con resultados sorprendentes.

Howard Cohen es un físico-teórico americano a quien en 1999 diagnosticaron cáncer de próstata. Tras la terrible noticia decidió iniciar una dieta basada en leche humana una vez que encontró y estudió el trabajo de Catharina Svanborg. Después de cuatro años de autotratamiento ha conseguido mantener a raya el PSA (marcador tumoral del cáncer de próstata) sin someterse a quimioterapia. Gracias a que su mujer se encontraba en fase de lactancia al principio de su tratamiento pudo mantener una cadencia de tomas muy generosa: un pequeño biberón diario. Con el destete y la dificultad para hacerse con un suministro estable de leche pasó a un consumo bastante más moderado.

Otro caso muy similar es el de otro médico, el doctor Donn Bauer. Bauer padecía cáncer de garganta y estaba casi desahuciado por la medicina oficial cuando inició un tratamiento con leche materna alentado por un colega médico, el doctor June Meymand, especialista en nutrición y dueño de una clínica privada en Dallas donde, de forma habitual, se suplementa el tratamiento de los pacientes de cáncer con leche materna procedente de un banco de leche de la ciudad. Donn se curó y dijo adiós para siempre al cáncer.

La utilización de leche materna en el tratamiento del cáncer no es un mero hecho anecdótico, hay más pacientes de lo que la sociedad se imagina que toman leche materna para tratar el cáncer, y ya hay estudios en los que se evalúa su ingesta oral durante el cáncer. En el 2009 se publicó un estudio en el que se evaluaba cómo la ingesta de leche materna influye sobre la calidad de vida de las personas con cáncer. La terapia de la leche humana mejoró la calidad de vida de todos los enfermos tanto en el ámbito físico, psicológico y espiritual, y les ayudó a complementar los tratamientos médicos convencionales de forma exitosa y sin apenas efectos secundarios[800]. Todos los pacientes, tras notar el efecto positivo de la leche sobre sus síntomas, continuaron tomando la leche materna a pesar del costo, el sabor y el desaliento de la comunidad médica convencional. Este estudio es alentador para las personas que deciden probar con la terapia de la leche materna, a pesar de la incredulidad de oncólogos y familiares.

La leche materna puede evitar la inmunosupresión causada por la quimio al ser rica en anticuerpos, macrófagos, linfocitos, neutrófilos, bifidobacterias y células madre[801]. El calostro es especialmente rico en sustancias estimuladoras del sistema inmune[802]. Recientemente en la leche se ha descubierto el factor inhibidor de la leucemia (LIF)[803], que como su nombre indica, la previene. Estoy segura de que cada día se irán descubriendo sustancias antitumorales nuevas en este increíble líquido gestado por las madres con tanto amor. Porque algo que se crea con amor tiene que ser maravilloso y la leche materna lo es.

El problema de una posible estandarización del tratamiento mediante la ingesta de leche (a falta de la síntesis de HAMLET) es la falta de leche materna disponible en los bancos de leche. Si se generalizase el uso de leche materna para los pacientes de cáncer, los bancos de leche se quedarían sin reservas y los bebés prematuros podrían quedarse sin la oportunidad de tomar leche materna, la cual es crucial para sus posibilidades de sobrevivir y crecer sanos. Habría un problema de prioridades: ¿quién merece recibir leche humana, un prematuro o un enfermo terminal de cáncer? En los bancos de leche el problema es la falta de donantes. Estoy segura de que con el tiempo se les pagará a las madres grandes cantidades por ceder su leche tal y como se hace en Estados Unidos.

A través de la leche se transmiten muchos virus y bacterias (hepatitis, sida...) por lo que la leche consumida debe ser analizada y pasteurizada, no vale cualquier leche.

Si se invirtiese más dinero en investigación y fuera del interés de las multinacionales farmacéuticas se podrían establecer pautas efectivas de tratamiento oral con leche materna. ¿Cuánta leche debe tomar una persona con cáncer para notar los efectos? ¿Es segura la ingesta de leche materna? Espero y deseo que en pocos años tengamos respuestas a estas preguntas.

Ahora te voy a contar algo personal. Cuando me diagnosticaron el cáncer los primeros días los pasé llorando y sumida en la desesperación y el miedo a la muerte, pero cuando reaccioné y decidí buscar cuáles eran las opciones alternativas a la quimioterapia, recordé mis tiempos como socia y asesora en el grupo de apoyo a la lactancia materna de Granada (Mamilactancia). Recordé cómo solía hablar de cómo protegía la leche materna a los niños amamantados frente al cáncer de cualquier tipo. Busqué bibliografía médica y encontré los estudios sobre HAMLET que podéis encontrar en la bibliografía de este libro y, tras comprobar que la leche materna hacía desaparecer los tumores como por arte de magia, pensé que no me iba a hacer ningún mal probar. Después descubrí el caso de los doctores Cohen y Bauer y esto me animó aún más a intentarlo. En ese momento varias de mis amigas estaban amamantando a sus bebés y les pedí ser hermana de leche de sus niños. Todas accedieron a extraerse leche que diariamente pasábamos a recoger en nuestra ruta lechera por Granada. Durante el tiempo que duró la quimio (seis meses) tomé un vasito de 150 ml diarios de leche materna de distintas madres de mi entorno. Creo que esto fue uno de los factores más importantes que contribuyeron a que mis defensas estuviesen bien durante todo el tratamiento y yo tuviese tan pocos efectos secundarios a pesar del tratamiento intensivo de quimioterapia. Posiblemente la leche fue uno de los factores que hicieron que el tumor desapareciera tan rápido.

Estoy inmensamente agradecida a todas mis amigas que con tanto amor y paciencia se extrajeron su leche para mí. Tuve la suerte de poder tomar incluso el maravilloso calostro que con total gratitud me cedió una mami amiga.

El amor infinito de estas mujeres nunca lo olvidaré. Por propia experiencia te insto a que tomes leche materna si te es posible. Eso sí, asegúrate de que tus donantes no tienen ninguna enfermedad infectocontagiosa.

Una vez extraída la leche, aguanta con todas sus propiedades intactas siete días en la nevera.

Cuando tomes leche materna has de saber que el sabor es muy variable en función de la dieta de la madre, del momento de la extracción, de la edad del bebé, etc. Unas veces mis leches eran aguadas y otras cargadas de grasas, unas veces amarillentas y otras incluso azuladas.

¡Mamis que me alimentasteis con vuestra leche, os quiero!

## Amamantar reduce el riesgo de padecer cáncer de mama

La leche materna no sólo protege a los bebés de sufrir tumores, también protege a las madres de padecer cáncer. La lactancia durante un periodo superior a los seis meses protege a las mujeres de sufrir cáncer de mama[804], siendo la lactancia materna un método eficaz para prevenir el cáncer de mama[805].

El drástico incremento de los tumores de mama en los últimos años está estrechamente relacionado con periodos más cortos de lactancia[806]. El doctor Kesley realizó un estudio en el que intentó relacionar el riesgo de padecer cáncer de mama con el tiempo de amamantamiento y el número de hijos. Los resultados obtenidos llegaron a evidenciar que el riesgo relativo de padecer cáncer de mama disminuye en un 7% por cada nacimiento, al que se añade otra disminución del 4,3% por cada doce meses de lactancia materna[807].

Del 17% al 36% de todos los cánceres de seno se desarrollan en mujeres menores de 40 años[808], que son las candidatas a amamantar y procrear. La incidencia de cáncer de mama en los países desarrollados podría reducirse en más del 50% entre las mujeres con descendencia si éstas proporcionasen más lactancia materna a sus hijos y durante periodos de tiempo[809] más largos.

*¿Cómo protege el amamantar de la posibilidad*
*de sufrir cáncer de mama?*

Durante la lactancia se produce una reducción de los estrógenos circulantes en sangre y la eliminación de agentes cancerígenos a través del tejido mamario por la leche[810].

¡Mamás, amamantad a vuestros hijos el mayor tiempo posible!

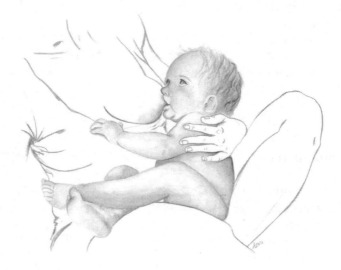

## Los probióticos: bacterias muy beneficiosas para mantener alejado al cáncer

En nuestro intestino viven millones de bacterias. ¡En nuestro colon hay una media de un billón de bacterias por mililitro! Nuestro cuerpo contiene más bacterias que células humanas. Estas bacterias representan dos kilos de nuestro peso corporal y conforman la llamada **flora intestinal**.

Los ratones que viven en un medio estéril, sin bacterias en su intestino, tienen un sistema inmune débil y están predispuestas a padecer todo tipo de enfermedades. Los cachorros humanos nacen sin bacterias, pero a través de la madre, y sobre todo gracias a la lactancia materna, el número de éstas se multiplica de forma exponencial desde el momento del nacimiento.

La mayoría de las bacterias presentes en nuestro tubo digestivo son «amigas». Nos ayudan a realizar la digestión, facilitan la motilidad intestinal, e intervienen en el sistema inmune. ¡El 75% de las células inmunitarias se localizan en el intestino! Las bacterias intestinales influyen sobre nuestro sistema inmune favoreciéndolo o destruyéndolo según si predominan las bacterias amigas o enemigas. Que predominen unas bacterias u otras va a depender en gran parte de nuestra alimentación.

Las bacterias intestinales degradan las sustancias tóxicas e impiden su absorción al torrente sanguíneo. También contribuyen a la formación de vitamina K, ácido fólico, vitamina B y ciertos ácidos grasos.

Cuando predominan las bacterias «enemigas» sobre las amigas somos vulnerables a sufrir enfermedades de todo tipo, desde leves como diarrea a otras más importantes como colitis ulcerosa, enfermedad de Crohn y como máxima expresión de enfermedad, cáncer.

¿Qué destruye la flora intestinal? Los fármacos, sobre todo la quimioterapia y los antibióticos, el estrés y la alimentación insana.

### ¿Cuáles son las bacterias amigas?

Las más beneficiosas son las **bifidobacterias** y los **lactobacilos**. Entre los lactobacilos destacan el **lactobacilus acidophilus** y el **lactobacilus bifidus**. Estas bacterias se consideran probióticas e inhiben el crecimiento de las células del cáncer de colon.

Como facilitan la evacuación intestinal y previenen el estreñimiento, las sustancias tóxicas presentes en los alimentos van a estar menos tiempo en contacto con nuestro intestino. Las bacterias probióticas son básicas para lograr la desintoxicación de nuestro organismo[811].

## ¿Qué bacterias son enemigas?

Cuando en vez de predominar las bacterias amigas, predominan las «enemigas» (bacteroides, clostrídium, enterobacterias) se crean múltiples sustancias tóxicas. Estas bacterias son productoras de sustancias cancerígenas. Van a sintetizar estas sustancias al digerir las proteínas animales. La alimentación rica en carne, lácteos y grasas favorece el crecimiento de bacterias enemigas y con ello el riesgo de padecer cáncer.

La presencia en las heces de *bacteroides vulgaris* y *bacteroides stercoris* predispone al cáncer de colon, mientras que la presencia de *lactobacillus acidophilus*[812] se asocia a un riesgo más bajo de cáncer.

## ¿Qué son los probióticos?

Los probióticos se definen como microorganismos vivos que al ser administrados en cantidades adecuadas producen beneficios para la salud del huésped.

Hace un siglo, Elie Metchnikoff (científico ruso, premio Nobel, y profesor del Instituto Pasteur de París), descubrió que ciertas bacterias llamadas ácido lácticas (BAL) ofrecían beneficios a la salud que propiciaban la longevidad. Sugirió que la «autointoxicación intestinal» y el envejecimiento resultante de la intoxicación podrían suprimirse modificando la flora intestinal y utilizando microbios útiles para sustituir a los microbios «malos», como el clostrídium. Desarrolló entonces una dieta con leche fermentada por una bacteria BAL, a la que denominó «bacilo búlgaro», y a partir de ese momento la investigación dedicada a la búsqueda de probióticos que mejoren nuestra salud no ha cesado su actividad.

*Funciones de los probióticos*

### ❖ Beneficios inmunológicos

Los probióticos mejoran el funcionamiento del sistema inmune e incrementan el número de natural killers[813]. Activan los macrófagos y linfocitos ß. Aumentan la producción de inmunoglobulina A secretora (IgA) tanto local como sistémicamente. Esta acción inmunomoduladora se traduce en una inhibición de los tumores y una mayor supervivencia[814].

❖ **Beneficios no inmunológicos**
  • Digieren los alimentos y mejoran el poder nutritivo de éstos. Compiten con los patógenos por los nutrientes. Alteran el pH local para crear un ambiente local desfavorable para los patógenos, por lo que tienen actividad antibacteriana, antivírica y antifúngica. Sirven para combatir cualquier infección.
  • Reducen la intolerancia a la lactosa que padecen muchísimas personas.
  • Estimulan la *glutation transferasa*, una potente enzima antioxidante que elimina de forma eficaz los radicales libres[815].
  • Inhibe el crecimiento de los tumores[816].
  • Producen sustancias antimutagénicas y anticancerosas previniendo el ataque de las sustancias cancerígenas a las células. Son grandes detoxificadores, pues ayudan a limpiar el intestino de tóxicos.
  • Previene la malignización de lesiones precancerosas del colon[817].
  • Aumentan la absorción de hierro, calcio y magnesio.

*Usos terapéuticos de los probióticos*

Los probióticos tienen múltiples usos terapéuticos[818]:

  • Previenen las enfermedades urogenitales.
  • Reducen el estreñimiento.
  • Protegen contra la diarrea, reducen la diarrea producida por los antibióticos y la quimioterapia.
  • Protegen frente al cáncer (sobre todo colon y vejiga) y la osteoporosis.
  • Los probióticos también son útiles para erradicar al Helicobacter pylori[819]; bacteria que se ha relacionado con la aparición de cáncer de estómago y linfoma MALT.

Para que un producto sea un buen probiótico debe contener bacterias que resistan el paso por el aparato digestivo y consigan llegar al colon intactas para poder ejercer su efecto positivo sobre la flora bacteriana.

## ¿Qué alimentos son probióticos?

Se denominan alimentos probióticos a aquellos que aportan suficiente cantidad de microorganismos apropiados para repoblar la flora intestinal.

**El yogur (mejor de cabra), el kéfir, el chucrut, el vinagre ecológico de manzana, el kimchi, el tamari y el miso.**

El yogur ha sido considerado el probiótico por excelencia, pero aunque puede contener quinientos millones de bacterias por gramo, no se puede considerar un probiótico real porque las cepas utilizadas para su fabricación no resisten la acidez del estómago y la bilis, y no consiguen llegar al colon. Si se le añadieran cepas resistentes al paso por el intestino, el yogur podría ser una buena fuente de probióticos.

La ingesta diaria de yogur enriquecido con probióticos hace que las sustancias dañinas y potencialmente cancerígenas que ingerimos con los alimentos no perjudiquen a las células de la mucosa intestinal, y con ello no aparezcan mutaciones en las células y se prevenga la aparición de cáncer. Te recomiendo que compres **yogur de cabra ecológico desnatado y enriquecido con bifidus** si quieres conseguir los beneficios de los probióticos.

El **kéfir** es una buena opción para tomar probióticos a diario. Podemos consumirlo en forma de kéfir de leche, de agua o de té (té kombucha).

Cuando se alimenta con kéfir a ratones portadores de tumores humanos se consigue frenar el crecimiento de éstos en un 70%. Esta impresionante regresión de los tumores se debe a la capacidad de estimular el sistema inmune que tienen los probióticos.

## ¿Qué son los prebióticos?

Los prebióticos son sustancias o alimentos con ingredientes no digeribles que brindan un efecto fisiológico beneficioso al huésped[820], estimulando selectivamente el crecimiento de flora bacteriana favorable y la actividad de las bacterias «buenas». Son la **inulina**, los **fructooligosacáridos** y los **oligosacáridos** de la leche materna. No son digeribles por los jugos gástricos y llegan intactos al intestino grueso.

Hay alimentos que actúan como prebióticos estimulando el crecimiento de las bacterias probióticas. Estos alimentos son la **leche ma-**

terna, el ajo, la **cebolla**, el **tomate**, los **espárragos**, los **cereales integrales**, el **diente de león** y el **plátano**.

### ¿Qué son los simbióticos?

Los **simbióticos** son productos que contienen tanto prebióticos como probióticos (por ejemplo: bifidobacterias + fructooligosacáridos) y de esta forma se suman al efecto beneficioso de ambas sustancias[821].

Podemos tomar salsa de soja (tamari) junto a los vegetales o beber té kombucha con las comidas a base de verduras.

### ¿Son útiles los suplementos de probióticos?

Los suplementos de probióticos de buena calidad pueden ser muy útiles en los pacientes con cáncer, sobre todo en los sometidos a quimioterapia. La quimioterapia acaba con la flora intestinal y con el sistema inmune, por lo que estamos más vulnerables a las infecciones y al efecto de los tóxicos que ingerimos con la dieta y los que entran en nuestro cuerpo a través de la quimio. Dado que los probióticos protegen a las células de las mutaciones, sería especialmente útil administrar probióticos durante la quimio[822]. La quimio además es mutagénica, induce cambios en el ADN de las células sanas pudiendo inducir nuevos tumores, y al igual que muchos médicos recetan probióticos a sus pacientes cuando realizan un tratamiento con antibióticos, los oncólogos deberían prescribir probióticos a sus pacientes sometidos a un tratamiento tan agresivo y demoledor con la flora intestinal. Sin embargo, no conozco a ningún oncólogo que los recete.

Los probióticos son útiles para prevenir y tratar el cáncer[823]. Incluso para prevenir la recidiva de los tumores[824].

Los pro y prebióticos tienen efectos anticáncer. Su consumo puede ser beneficioso para la prevención del cáncer y para el tratamiento del cáncer que ya se haya manifestado[825].

### Uso de probióticos y prebióticos en la dieta

Para que los probióticos sean efectivos para luchar contra el cáncer hay que consumirlos con frecuencia, pues estas bacterias aguantan poco tiempo vivas en el colon. Si consumimos los probióticos junto a alimentos prebióticos se favorece la acción, la implantación y el crecimiento de los probióticos en el colon.

Cuando a los pacientes con cáncer de colon se les suplementa con probióticos la dieta, la actividad tumoral disminuye[826]. De modo que debemos acostumbrarnos a consumir kéfir, chucrut, salsa se soja y miso. Yo limitaría el uso de yogur de vaca por muy enriquecido que esté en bacterias «buenas», pues ya hemos visto que la leche no es muy beneficiosa para el cáncer. Mejor yogur de cabra ecológico.

## Las alternativas al yogur: el kéfir

Una opción para tomar probióticos a diario es preparar kéfir (kéfir de leche, de agua y de té o kombucha) en casa. El más saludable para las personas con cáncer y el más fácil de preparar es el kéfir de agua.

La palabra kéfir proviene del turco *keif*, que significa «bienestar». El kéfir es muy consumido en Rusia y Europa del Este. Se trata de unos gránulos con aspecto de coliflor que contienen una combinación de bacterias probióticas y levaduras. La bacteria más habitual es la *lactobacilus acidophilus*. El kéfir contiene más bacterias vivas que el yogur.

**Kéfir de agua.** Es muy depurativo y diurético, muy reconstituyente. Tiene las propiedades del kéfir de leche pero sin las proteínas y grasas perjudiciales de ésta. Para prepararlo tenemos que hacernos con nódulos de kéfir de agua, también llamados **tíbicos**. No hay que confundirlos con los nódulos del kéfir de leche, son diferentes. Para preparar kéfir de agua necesitaremos un recipiente de cristal y un colador. **Ingredientes:** un litro de agua filtrada o mineral, tres cucharadas de gránulos de tíbicos, tres cucharadas de endulzante natural (ágave, miel, sirope de arroz...), un trozo del cítrico que más nos guste y una fruta seca al gusto.

Ponemos todos los ingredientes en un recipiente de cristal, lo tapamos (yo uso una tela metálica sujeta con una goma elástica al cuello de la botella, de esta forma evito que produzca gas), lo removemos, lo dejamos a temperatura ambiente y esperamos cuarenta y ocho horas. Colamos el contenido de la jarra con un colador y bebemos. Lavamos los nódulos con agua sin cloro y volvemos a empezar. En verano la cantidad de gránulos de kéfir aumenta considerablemente, mientras que en invierno, debido al frío, apenas «crece».

Receta de **kéfir de uva**: 700 cc de agua + 300 cc de zumo de uva negra + tres cucharadas de kéfir de agua.

Para conseguir los gránulos, o bien tienes un amigo que te los regala o bien los compras por Internet. El kéfir se va heredando entre conocidos.

## Kimchi

Es una receta coreana de verduras en adobo muy saludable, nutritiva y rica en probióticos. Para hacer kimchi casero primero tenemos que hacer la salsa del adobo. Entre sus ingredientes encontramos: aceite de sésamo u oliva, semillas de sésamo, pimentón dulce, cayena, pimiento, ajo, zumo de limón y vinagre de arroz o manzana ecológico.

Como verduras a fermentar se deben usar siempre las de temporada y a ser posible ecológicas: brócoli, cebolla, zanahoria, col, etc. Se puede añadir fruta como manzana y naranja. Se mezclan las verduras con el adobo y se dejan en un recipiente de cristal en el frigorífico durante siete días. De este modo tendrás listo tu kimchi, que podrás usar como guarnición en las comidas. Hay que ir tomándolo poco a poco. Si se ingieren grandes cantidades podemos sentir molestias abdominales, sobre todo si no estamos acostumbrados a los fermentados.

Como ves el kimchi está cargado de alimentos anticáncer y además de probióticos, resulta un alimento muy completo.

## Chucrut

Es col fermentada. Se trata de un plato muy consumido en Alemania y que la sabiduría popular ha hecho que los germanos la combinen de forma acertada con el codillo. Los alemanes son muy dados a comer carne, pero siempre acompañada de chucrut, lo que hace que los productos tóxicos de la carne sean neutralizados por los probióticos que éste posee. Puedes consumirlo a diario en pequeñas proporciones junto a la ensalada.

## Miso y salsa de soja

Son productos fermentados de la soja muy utilizados en Japón. Resultan excelentes alimentos, pero debemos de tener en cuenta el accidente de Fukushima. Yo de momento soy muy cauta con su uso y sólo los consumo de vez en cuando.

## Té verde: una infusión que planta cara al cáncer

*Camelia sinensis* es el nombre de la planta (un arbusto de hoja perenne) de cuyas hojas y brotes se obtiene el té. El té es una de las cincuenta hierbas medicinales usadas en medicina tradicional china, cuyo empleo en este campo se remonta a 4.700 millones de años. El té es la bebida más consumida en Asia seguida del agua[827]. Se ha asociado el consumo regular de té verde por parte de la población japonesa con una mayor longevidad y menores tasas de cáncer[828].

Hay tantos tipos de té como de vinos; según el grado de oxidación de sus hojas se obtienen las variedades. La oxidación se produce al someter a las hojas al efecto del calor.

Aquí vamos a referirnos principalmente al té verde por sus propiedades medicinales.

El **té blanco** se obtiene de los brotes y su grado de oxidación es mínimo. Es muy rico en antioxidantes.

El **té verde** se obtiene a raíz de las hojas secas y fragmentadas tras la recolección. Apenas se somete a oxidación. También es rico en antioxidantes.

El **té negro** es el que se somete a mayor oxidación y por tanto es el que menos antioxidantes contiene.

### *Propiedades del té verde*

Contiene numerosos polifenoles[829]; los más importantes en la lucha contra el cáncer son las catequinas y entre ellas la **epigalocatequina-3-galato** (ECGC). Más de un tercio del peso de las hojas de té están formadas por catequinas.

La ECGC es una sustancia con múltiples cualidades anticancerosas[830]:

- **Actividad antiangiogénica**[831]. Previene el desarrollo de nuevos vasos y con ello la progresión del tumor y la aparición de metástasis. Durante el proceso de oxidación de las hojas del té estas sustancias se pierden, por eso sólo las podemos encontrar en el té verde y blanco. Los tes verdes japoneses tienen más catequinas que los chinos[832].

- **Es antioxidante**[833]. Los antioxidantes son sustancias que pueden proteger a las células contra el daño causado por las moléculas inestables conocidas como radicales libres. El daño provocado por los radicales libres puede dar lugar a mutaciones celulares y cáncer.
- **Estimula el sistema inmune**, incitando la producción de natural killers que, como hemos visto, son nuestras asesinas naturales en la lucha contra el cáncer[834].
- **Inhibe la producción de NF-kappa ß** o factor nuclear kappa beta por parte de las células tumorales[835]. Este factor es producido por las células tumorales para crear inflamación a su alrededor contribuyendo así al crecimiento y expansión de los tumores[836].
- Posee **propiedades antiinflamatorias**[837].
- Es capaz de inducir el **suicidio** de las **células tumorales**[838,839].
- Bloquea la urokinasa, una enzima crucial para el crecimiento de las células cancerosas[840].
- Es un excelente **diurético**. Ayuda al riñón a eliminar toxinas, por lo que es muy útil para eliminar los restos tóxicos de la quimioterapia.
- **Potencia** el efecto de la **quimio** y la **radioterapia** en las células cancerosas[841,842,843].
- El té verde y el té blanco nos protegen del efecto tóxico de los benzopirenos sobre nuestras células[844], así que si algún día asistes a una barbacoa, no olvides tomar un té verde de postre, además de la sopa de cebolla.

Además de ECGC, el té verde contiene un aminoácido llamado **teanina** que es útil para reducir los niveles de estrés[845].

Todas estas propiedades se asocian al té verde, pero no al té negro[846,847].

## Presentación

El té más rico en EGCG es el té verde japonés, y entre todos ellos el más rico en EGCG es el té sencha; le sigue el gyokuro. El problema actual del té verde japonés es la contaminación nuclear de la tierra tras el accidente nuclear de Fukushima (2011). Nos tendremos que conformar con los tés chinos.

## Preparación de las infusiones

El agua de la infusión no debe hervir, no debe alcanzar los 90°, para así disminuir la pérdida de oxígeno del agua.

Para que el té libere al máximo las catequinas debe dejarse infusionar entre ocho y diez minutos, y nunca más de dos horas, pues sus propiedades antitumorales se volatilizarían[848]. Hoy día hay teteras eléctricas que permiten controlar la temperatura del agua.

Para preparar el té es mejor utilizar las hojas sueltas en vez de las bolsitas comerciales. Las bolsitas se rellenan con residuos (hojas rotas) de la cosecha, y además para su preparación usan blanqueantes que pueden ser tóxicos. Además, el sabor de una infusión preparada con hojas sueltas no es comparable al de una infusión de bolsita. Sería como comparar un buen rioja con un vino peleón.

Así que lo más apropiado es hacerse con una tetera cerámica o de cristal, que mantienen bien la temperatura, y una bonita taza de porcelana y a disfrutar de un rico té.

No debemos endulzar con azúcar nuestro té, si lo queremos más dulce añadiremos estevia o agave.

Para los que se pongan nerviosos con el té, optaremos por un té desteinado como es el bancha.

Y para finalizar y preparar un infusión anticáncer completa, añade a la tetera un trocito de piel de mandarina o limón procedentes de la agricultura ecológica y un palito de canela. Esto le confiere un sabor muy bueno, además de los beneficios de las sustancias anticancerígenas presentes en la piel de los cítricos y la canela.

**Consumo:** Lo ideal es consumir entre tres y cinco tazas al día con regularidad en pacientes de cáncer[849]. La dosis en caso de prevención puede ser menor; en este caso lo importante es acostumbrarse a su sabor y sustituir el café por una taza de té verde. Es aconsejable tomarlo siempre después de las comidas, pues el té verde puede interferir en la absorción del hierro de los alimentos.

*En resumen*

El té verde es eficaz en la lucha contra las células tumorales en la mayoría de los cánceres: colon, piel, mama, ovario, pulmón, próstata, esófago y estómago[850,851,852,853,854], y puede ser útil tanto en el tratamiento como en la prevención de cualquier cáncer[855,856,857,858].

En un estudio realizado con mujeres chinas con cáncer de ovario se observó que las mujeres que consumían té verde tras finalizar el tratamiento de quimioterapia sufrían menos recidivas y su esperanza de vida era mayor[859]. El cáncer de ovario es la principal causa de muerte por cáncer ginecológico en mujeres[860], por lo que es muy alentador saber que el consumo frecuente de té verde puede aumentar la esperanza de vida en estos casos.

**Nota:** El té disminuye su actividad antioxidante cuando se ingiere junto a la leche, así que mejor solo que mal acompañado, como dice el refrán.

## Vino tinto, uva negra, resveratrol y cáncer

El vino es una bebida fermentada procedente del zumo de uva y que contiene alcohol etílico.

La uva negra y sus semillas contienen gran cantidad de polifenoles, que se multiplican en el caso del vino tinto por su propio proceso de fermentación. El polifenol más importante en la lucha contra el cáncer es el **resveratrol**. La concentración de polifenoles del vino es variable, con un promedio de 2,5 g/l en el caso del vino tinto y 0,16-0,30 g/l en el blanco. En su contenido interviene el tipo de uva, el clima, cosecha, procesado y fermentación de la uva, etc. Los vinos criados en zonas húmedas contienen más resveratrol.

Además de resveratrol, en el vino y en las uvas hay otros compuestos: fenólicos (**ácido cumarínico**, **cinámico**, **ferúlico**....) y flavonoides (**catequinas**, **quercetina**...). Estas sustancias tienen efectos antiinflamatorios, antioxidantes, antimutagénicos y anticarcinogénicos, por lo que son beneficiosas a la hora de combatir y prevenir el cáncer[861].

El resveratrol es una hormona vegetal aislada por primera vez en 1940 de las raíces del *veratrum grandiflorun* que se encuentra en la vid y la defiende del ataque de ciertos hongos y otros factores que producen la caída de la hoja. En la década de los noventa se comenzaron a publicar artículos sobre la capacidad que poseían de producir apoptosis (suicidio) de células de determinados tipos de cáncer, y a partir de ahí se intensificaron los estudios.

El resveratrol inhibe el crecimiento de células del temido cáncer de páncreas[862], siendo su efecto, dosis y tiempo dependientes, es decir, a mayor dosis y mayor tiempo de administración de resveratrol, mayor inhibición y suicidio de las células tumorales. El resveratrol ha demostrado también su capacidad para inducir el suicidio de las células cancerosas de colon[863], pulmón[864], glioblastomas (tumores malignos del cerebro)[865], próstata[866], leucemia mieloide crónica[867] y linfomas[868].

El resveratrol actúa inhibiendo las tres fases del cáncer (inicio, promoción y progresión), inhibiendo al temido NF-kappa ß[869]. Es antiinflamatorio, antiproliferativo (impide el desarrollo), anticarcinogénico (anticáncer) y antiangiogénico (evita las metástasis).

Potencia el efecto de la quimioterapia y la radioterapia[870] y disminuye sus efectos secundarios[871,872]; incrementa especialmente el efecto del cisplatino en el cáncer de ovario[873].

El resveratrol no sólo protege de padecer cáncer, sino también frente a las enfermedades cardiovasculares[874]. El consumo de una copa al día proporciona protección a nuestro corazón y nuestras neuronas. El resveratrol del vino tinto puede aumentar la longevidad del ser humano evitando el envejecimiento prematuro de nuestras células.

El resveratrol potencia el efecto anticáncer de otras sustancias como la curcumina[875].

Aunque en laboratorio los efectos del resveratrol son espectaculares, cuando se han aplicado en humanos han sido menos eficaces. Esto se debe a su escasa absorción cuando se administran por vía oral. Son necesarias dosis muy altas para alcanzar una dosis óptima para luchar contra el cáncer. Se está investigando con nuevos sistemas de administración tales como nanopartículas (partículas pequeñísimas que se absorben mucho mejor), liposomas (vesículas esféricas con una membrana que consta de unas partes solubles en agua y otras solubles en grasas; dentro de estas vesículas se encuentra la sustancia que queremos administrar), y dispositivos con resveratrol que se implantan debajo de la piel. Con estos procedimientos podemos alcanzar concentraciones terapéuticas en sangre que pueden ser eficaces[876]. Así que si tomas un suplemento de resveratrol mejor que sea en forma de liposomas.

## ¿Cuál es la dosis de resveratrol más adecuada para prevenir el cáncer?

Los estudios en células cultivadas en laboratorio utilizan concentraciones de resveratrol superiores a un gramo[877]. Teniendo en cuenta que un litro de vino puede contener como máximo veinticinco miligramos de resveratrol, ¡harían falta cuarenta litros de vino al día para conseguir esa cifra! Con lo cual prevendríamos el cáncer pero también conseguiríamos alcanzar la muerte de manera rápida.

El vino tiene efectos beneficiosos para la salud, pero no es la panacea, pues el problema como hemos visto está en la cantidad de resveratrol necesaria para hacer frente al cáncer. El acetaldehído presente en las bebidas alcohólicas ha sido clasificado recientemente por la Agency for Research on Cancer y la OMS, como perteneciente al grupo uno de carcinógenos humanos y recomiendan disminuir el consumo de alcohol para disminuir la incidencia de cáncer[878]. El consumo de vino tinto durante las comidas sólo es útil para prevenir el cáncer si se acompaña de una dieta rica en verduras. Si el vino se acompaña de una dieta rica en carne y grasa el consumo de vino tinto se asocia a un mayor riesgo de padecer cáncer. ¿Por qué el vino no protege a cualquier persona? El consumo de alcohol genera muchos radicales libres que pueden producir mutaciones en el ADN e inducir el cáncer. El vino tiene alcohol, aunque no tanto como otras bebidas (vodka, ron, ginebra, licores...). Cuando se consume el vino junto a una dieta rica en verduras, éstas neutralizan los radicales libres originados por el alcohol y los polifenoles del vino pueden ejercer su efecto protector. Sin embargo, si tomas una dieta rica en grasas trans, omega 6 y carne, no sólo no neutralizas los radicales libres, sino que generas muchos más (hasta diez veces más que si se consume junto a una dieta rica en folatos, presentes en las verduras)[879], y esto se asocia con una mayor probabilidad de padecer cáncer. Las mujeres que siguen una alimentación pobre en verduras ven incrementado su riesgo de padecer cáncer de mama si consumen alcohol, sin embargo si toman una dieta rica en verduras este riesgo no se incrementa[880] aunque consuman alcohol.

En la cultura mediterránea las comidas se riegan con vino pero también con mucha verdura.

**Consumo:** Puede ser útil para prevenir el cáncer y las enfermedades cardiovasculares consumir una copa de vino tinto ecológico al día con la comida o, mejor aún, utilizarlo para cocinar. Al cocinar el vino, el alcohol se evapora al superar los 80°. Más de una copa de vino tinto al día puede aumentar el riesgo de cáncer como ya hemos visto.

En temporada de uvas debemos tomar muchas uvas negras y masticar bien sus semillas. En la semilla de la uva negra además de resveratrol hay vitamina B17 o amigdalina, que también posee propiedades antitumorales.

La combinación **resveratrol**, **vitamina C** y **betaglucanos** ha demostrado ser un potente **cóctel anticáncer**[881], así que preparemos recetas anticáncer que contengan estas sustancias. ¿Qué te parece tomar unas setas salteadas con vino y perejil y un rollo de alga nori relleno de pimiento rojo y brócoli acompañados por una copa de vino tinto? Ésta sería una combinación anticáncer brutal, tenemos betaglucanos, vitamina C y resveratrol: una combinación perfecta para cenar y frenar al cáncer. Sólo nos falta una buena compañía.

Personalmente sólo tomo vino tinto en las reuniones con amigos y familia, pues desde que sigo una dieta vegetariana noto que con una pequeña cantidad de vino me duele la cabeza, siento síntomas de embriaguez y hago peor la digestión. El problema del dolor de cabeza asociado a la ingesta de vino puedes solucionarlo buscando un vino sin sulfitos, pues es este aditivo el responsable de la molestia. Es difícil encontrar vino ecológico y sin sulfitos, pero «haberlo haylo». En España existe la guía *Vinun Nature*, donde puedes encontrar todos los vinos sin sulfitos que existen en nuestro país.

Considero que una dieta anticáncer no necesita del vino para ser efectiva, y además el alcohol nubla las ideas y nos aparta de nuestro camino hacia el autoconocimiento y la espiritualidad. Prefiero tomar uvas negras en otoño a una copa de vino.

Si no tomas alcohol no vayas a tomar vino tinto por disminuir tu riesgo de padecer cáncer, quédate mejor con las uvas.

A los que sí beben alcohol siento decirles que el efecto protector del vino no se ha observado ni con la cerveza ni con ninguna otra bebida alcohólica y, como has visto, el consumo de alcohol incrementa el riesgo de padecer cáncer.

## La chirimoya: una fruta verde contra el cáncer

La chirimoya o chirimoyo es una planta de la familia Annonaceae. Su nombre técnico es *annona cherimola*. Es originaria de América y se cultiva en climas subtropicales. En España se cultiva en la costa tropical de Granada. Es de color verde en el exterior, y su interior contiene una dulce y exquisita pulpa blanca, además de negras semillas. Hoy día es posible encontrar chirimoyas transgénicas sin semillas. Pobres semillas repudiadas.

La chirimoya contiene pocas calorías (81 kcal) y su índice glucémico es bajo (35), por lo que es muy recomendable en pacientes con cáncer y diabéticos. Es rica en calcio, fósforo, hierro, potasio, magnesio y vitaminas como niacina, riboflavina, tiamina, ácido fólico y ácido ascórbico o vitamina C. Contiene bastante fibra y es muy digestiva.

Posee propiedades antitumorales. Su capacidad citotóxica se la confieren las **acetogeninas**[882], que son potentes sustancias activas frente al cáncer[883,884].

Una variedad de chirimoya es la **graviola** o **chirimoya de Brasil**, que ha demostrado actividad antitumoral en el cáncer de mama[885]. La graviola es un producto muy de moda para prevenir y tratar el cáncer. Su precio es desorbitado por las propiedades antitumorales que se le han atribuido. No necesitamos recurrir a un alimento exótico para obtener los beneficios de esta familia, comamos chirimoyas de la costa tropical española y dejemos tranquilo el Amazonas.

## La granada y sus rojas semillas combaten el cáncer

Es una fruta redondeada, con una pequeña corona en su parte inferior. En su interior encontramos los granos de color rojo (semillas) que son su parte comestible. Es el fruto del árbol *punica granatum* originario de los montes del Himalaya. En la medicina ayurvédica se considera a la granada un medicamento y se usa para tratar los parásitos, las diarreas, controlar el azúcar y curar las úlceras. España es el principal productor de granadas de la Unión Europea. Su consumo es frecuente en la península desde tiempos de los árabes. El nombre de la bella ciudad de Granada proviene de este fruto.

La granada es **antioxidante**[886], **estimula el sistema inmune**, y es capaz de **obligar a suicidarse** a las células tumorales[887]. Inhibe la proliferación de las células cancerígenas al inhibir el factor nuclear kappa beta[888]. Tiene efecto **antinflamatorio**, creando un ambiente hostil para las células cancerosas[889].

Las sustancias que le aportan su capacidad para eliminar las células cancerosas son múltiples: **flavonoides**, **antocianinas**, **taninos** (ácido elágico, quercetina, punicalagina...). De entre todas las sustancias, la que le confiere mayor poder antioxidante es la **punicalagina**, que se considera el mayor antioxidante natural. La granada también tiene **catequinas** similares al té verde.

En laboratorio el extracto de granada es más efectivo que el paclitaxel (un citostático), cuyo nombre comercial es Taxol. Se emplea para tratar el cáncer de ovario y páncreas.

Tanto las semillas como los extractos de la piel y el zumo de granada tienen efectos sobre la prevención, proliferación y apoptosis (muerte) de multitud de cánceres: mama[890,891], próstata[892,893], colon[894], pulmón...

La granada aumenta la sensibilidad de las células del cáncer de mama al efecto del tamoxifeno[895] (un fármaco utilizado con frecuencia para tratar el cáncer de mama).

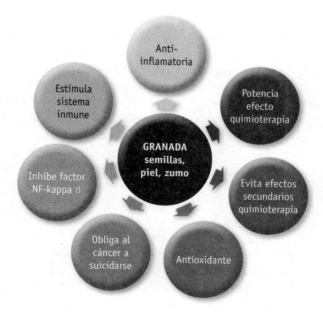

Disminuye los efectos tóxicos sobre el riñón y el hígado del cisplatino (un quimioterápico muy empleado por los oncólogos en el cáncer de ovario)[896].

**Consumo:** La granada es una fruta muy completa y beneficiosa. En otoño intenta comer muchas granadas y toma zumo a diario.

Se ha comprobado que el consumo diario de un vaso de zumo de granada es capaz de frenar en un 67% la progresión del cáncer de próstata avanzado[897].

## Los cítricos le agrian la vida al cáncer

En este grupo incluimos la **naranja, mandarina, pomelo y limón**.

Contienen vitamina C y abundantes **polifenoles (naringina, hesperidina, criptoxantina, nomilina, obacunona y nobelitina)**[898] con capacidad **antioxidante** (neutralizan los radicales libres) y **antinflamatoria**[899]. Además, sus polifenoles son capaces de inducir el **suicidio de las células tumorales** y evitar su proliferación[900], así como de **inhibir la formación de carcinógenos** en nuestro organismo y proteger al ADN de nuestras células del ataque de las sustancias cancerígenas[901].

En un estudio realizado con ratas con carcinomas avanzados y desnutrición extrema los investigadores obtuvieron resultados sorprendentes al tratarlas con naringina procedente de los cítricos. Las ratas fueron tratadas durante cincuenta días con este compuesto y todas mejoraron sus síntomas y alargaron el tiempo de supervivencia; incluso dos consiguieron eliminar totalmente el cáncer. Sin embargo, el grupo control no recibió ningún tratamiento y todas murieron en pocos días[902].

El uso de cítricos ha demostrado ser útil para tratar multitud de cánceres: ovario[903], mama[904], esófago[905], estómago[906], colon[907], cerebro[908], riñón[909], etc.

**Previene** los **daños** en el ADN **provocados por la quimioterapia** y ayuda de este modo a prevenir la aparición de tumores inducidos por la quimioterapia[910].

**Consumo:** La incidencia de cáncer disminuye cuando se consumen cítricos de manera regular[911]. De modo que todos los días deberíamos consumir cítricos, ya sea limón, naranja, mandarina o pomelo, tanto en fruta fresca como en zumo.

Un buen refresco anticáncer es preparar una limonada con agua filtrada, sirope de agave y hierbabuena.

También podemos aprovechar la piel de los cítricos; en ella se concentran muchos polifenoles. Es muy importante que sean frutas ecológicas para evitar pesticidas. Podemos añadir ralladura de limón o naranja a las ensaladas.

La asociación de cítricos y vegetales que no contengan almidón (verduras) disminuye más el riesgo de padecer cáncer que si se toman los cítricos solos. ¿Qué te parece tomar brócoli al vapor con una salsa de naranja?* Aliña tus ensaladas verdes con zumo de limón.

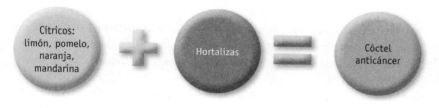

Cítricos: limón, pomelo, naranja, mandarina + Hortalizas = Cóctel anticáncer

## La manzana roja no sólo envenena a Blancanieves, también al cáncer

Las manzanas presentan actividad anticáncer y **actúan frenando el crecimiento de las células tumorales**[912] **e induciendo el suicidio** de éstas. Las manzanas destacan por su capacidad **antioxidante y antinflamatoria,** dos características muy útiles para luchar contra el cáncer.

La manzana es especialmente útil en los tumores de mama, pues ayuda a regular los niveles de hormonas[913]. Deben su actividad antitumoral a su riqueza en **polifenoles: catequinas, proantocianidinas, ácido clorogénico y flavonoides tipo quercetina**[914]. Las manzanas son una de nuestras mayores fuentes de flavonoides de la dieta. El mayor contenido de polifenoles se encuentra en la cáscara[915], por lo que es primordial consumir manzanas ecológicas y comernos la piel si queremos aprovechar al máximo sus propiedades para luchar contra el cáncer. Además de ser rica en polifenoles, es rica en fibra dietética.

---

* Receta disponible en www.misrecetasanticancer.com

Las **manzanas rojas** (Red Delicious) son las que más sustancias anticancerígenas poseen[916], seguidas de las **fuji, jonagold** y **reineta**[917]. Pero no sólo el color de las manzanas influye en su nivel de polifenoles, también la maduración en el árbol le confiere mayor contenido en estas sustancias[918]. El uso de fertilizantes, por el contrario, disminuye su cantidad[919].

La manzana previene especialmente el cáncer de colon[920], hígado[921], pulmón[922] y mama[923,924].

En un estudio realizado en Hawáii con personas fumadoras se comprobó que quienes consumían una dieta rica en flavonoides procedentes de las manzanas y las cebollas presentaban un 50% menos de riesgo de padecer cáncer de pulmón[925].

**Consumo:** El consumo de una o más manzanas al día reduce el riesgo de padecer cáncer.

Las manzanas asadas son muy digestivas, por lo que resultan muy beneficiosas para las personas cuya mucosa intestinal está dañada, algo que suele ocurrir durante el tratamiento de quimio y radioterapia.

Se ha demostrado que tanto la manzana fresca como su zumo son útiles para el tratamiento del cáncer. Podemos añadir manzana con piel a todos nuestros zumos verdes, esto realzará su sabor y les conferirá más actividad anticáncer. Es realmente muy importante tomar la manzana con piel. Si la pelamos disminuye su capacidad antioxidante y su actividad antiproliferativa[926].

## Los frutos rojos le sacan los colores al cáncer

Dentro de los frutos rojos se incluyen: **fresas, moras, grosellas, cerezas, arándanos**.

- Son potentes **antioxidantes** y **antinflamatorios**. Regulan el azúcar en sangre.
- Tienen capacidad para **inhibir la proliferación de las células cancerígenas**[927] y **obligarlas a suicidarse**[928].

Contienen abundantes **polifenoles** y entre ellos el más importante: el **ácido elágico**, un fitoquímico con un sorprendente poder anticáncer. El ácido elágico se encuentra principalmente en las fresas y frambuesas. Se ha comprobado que el ácido elágico de la frambuesa es tan eficaz como los fármacos antiangiogénicos utilizados por la medicina occidental[929]. A dosis equivalentes a una ración normal de fresas se ha demostrado que el ácido elágico es capaz de frenar el crecimiento de los tumores[930].

El ácido elágico es capaz de inhibir la aparición de metástasis y eliminar toxinas cancerígenas.

Al alimentar a las ratas con frambuesas, éstas sufrían un 50% menos de cánceres que las que no las consumían[931].

Las **cerezas**, además de ser deliciosas, son otra excelente fruta anticáncer. Son potentes antioxidantes y reguladores del nivel de azúcar en sangre[932]. En las cerezas abunda el **ácido glucárico**, que tiene capacidad para neutralizar los xenoestrógenos con los que tenemos contacto a través de la dieta y el medio ambiente[933]. Los xenoestrógenos inducen la aparición de cáncer de mama y próstata.

Los **arándanos** son ricos en **antocianidinas**, capaces de inhibir el crecimiento del cáncer impidiendo la creación de nuevos vasos sanguíneos. Pero no es una única sustancia presente en los arándanos lo que hace que sean un potente alimento anticáncer, sino que la combinación única de fitoquímicos que poseen produce beneficios sobre la salud, pues actúan de forma sinérgica inhibiendo las metástasis, induciendo la apoptosis celular y actuando como antinflamatorios.

Contienen un ingrediente muy importante en la lucha contra el cáncer: el **pterostilbeno**. El pterostilbeno, que también se encuentra en las uvas, además de poseer poder antienvejecimiento, parece ser que es más potente que el resveratrol para inhibir el crecimiento de las células tumorales, al menos en el cáncer de colon[934].

**Pterostilbeno y resveratrol** constituyen una combinación ideal en la lucha contra el cáncer. ¿Te apetecen unos frutos rojos regados con vino tinto? Mira la receta en www.misrecetasanticancer.com, prepárala y siéntate a disfrutarla.

**Consumo:** En cada temporada aprovecha al máximo los distintos frutos rojos que nos ofrece la naturaleza. Puedes consumirlos congelados, pues no disminuye su contenido en ácido elágico.

Las propiedades de los frutos rojos se inhiben si se toman junto a la leche, así que el típico postre de fresas con nata no va a aportar ningún beneficio a nuestra salud.

## Ciruela, melocotón y nectarina.
## Los huesos grandes golpean al cáncer

Son frutas muy sabrosas y muy ricas en antioxidantes, en especial la ciruela negra. Abundan en polifenoles con actividad anticáncer, sobre todo **antocianidinas**, que inducen el **suicidio de las células cancerosas**[935] **y estimulan el sistema inmune**[936]. **Inhiben los efectos cancerígenos** inducidos por el consumo de **benzopirenos** ayudando al cuerpo a eliminar toxinas cancerígenas[937]. Se han mostrado útiles para inhibir el crecimiento de las células tumorales de mama[938], hígado[939] y colon[940].

## El cacao y el chocolate negro le amargan la vida al cáncer

El cacao ya era cultivado en México por los mayas hace más 2.500 años. Fue introducido en España tras el descubrimiento de América. Los españoles al llegar a América quedaron maravillados por el sabor y las propiedades de una bebida amarga llamada *xocoalt* que consumían los aztecas. Esta bebida se preparaba con las habas de cacao y es el antecesor al chocolate a la taza que hoy día tomamos. La diferencia estriba en las grandes cantidades de azúcar que suele llevar añadida nuestra taza de chocolate.

El cacao y sus derivados son la fuente con más concentración de **procianidinas**, **flavonoides**, **catequinas** y **epicatequinas** que existe[941].

Estas sustancias **limitan el crecimiento de las células tumorales y evitan las metástasis**[942].

El cacao es uno de los alimentos más antioxidantes que existen gracias a su alto contenido en procianidinas[943]. Estas sustancias antioxidantes también están presentes en los frutos rojos, las cebollas, el vino tinto y el té verde, aunque en menor proporción. Una onza de chocolate contiene el doble de antioxidantes que el vino tinto.

La leche impide la absorción de los polifenoles del chocolate, así que mejor consumir chocolate negro puro al 85%; éste contendrá muy poco azúcar y nos podremos beneficiar de todas sus propiedades anticáncer.

**Consumo:** El chocolate negro es un placer para la mayoría de los mortales, y a nadie le amarga un dulce.

El cacao es muy rico en grasa, por lo que debemos tomarlo con moderación. Podemos consumir 20 g de chocolate negro con más del 85% de cacao al día sin temor a engordar; esto equivale a unas cuatro onzas. Pero mejor que el chocolate es el cacao puro desgrasado, pues tiene más antioxidantes que el chocolate[944]. Podemos prepararnos deliciosas cremas de cacao o mejor aún, ¿te apetecen unas brochetas de fruta recubiertas de chocolate negro fundido? ¿O tal vez un *brownie* de cacao?*

Una alternativa al cacao es la algarroba, una versión española del cacao muy dulce y rica en polifenoles.

## Los germinados: brotes llenos de vida

Las semillas germinadas son uno de los alimentos más nutritivos. Los germinados son brotes llenos de vitalidad. Se comen en ensaladas o como aderezo de cualquier plato.

Las semillas germinadas son fáciles de cultivar. Unas se cultivan en tierra y otras en agua.

### *Cualidades de los germinados*

Si diéramos un valor nutritivo hipotético de diez a los granos y semillas, nos encontraríamos que:

- Si molemos el grano, ese valor se incrementa de diez a cien.
- Si hacemos germinar esos mismos granos, el valor nutritivo aumenta de cien a mil, e incluso a diez mil.
- Los germinados son un concentrado de sustancias generadoras de salud, sustancias que la vida elabora de forma mucho más perfecta que un complejo laboratorio. Y son los alimentos menos contaminados que se puedan encontrar. Si un grano germina, es que tiene calidad suficiente para hacerlo, porque a cierto nivel de degeneración, las plantas dejan de ser capaces de reproducirse.
- Hay que tener en cuenta que las semillas de solanáceas (tomate, pimiento, berenjena, patata, etc.) resultan tóxicas, y no son válidas para germinar.

---

* Receta disponible en www.misrecetasanticancer.com

*¿Qué ocurre cuando una semilla germina?*

- Los nutrientes complejos se transforman en nutrientes simples fácilmente asimilables por nuestro organismo.
- La germinación es una intensa actividad metabólica. En ella tienen lugar varias reacciones químicas, entre las cuales destaca la síntesis de enzimas. Los cambios químicos que ocurren en la semilla al germinar activan una fábrica enzimática poderosa, que no se supera nunca en cualquier estadio posterior de crecimiento. Esta rica concentración enzimática actúa sobre el metabolismo humano al consumir germinados, conduciendo a una regeneración del torrente sanguíneo y de los procesos digestivos. Los inhibidores enzimáticos se descomponen y eliminan, facilitando la digestión de las enzimas.
- El almidón de las semillas se convierte en azúcares simples, decreciendo el índice glucémico.
- Las proteínas se convierten en aminoácidos esenciales.
- Las grasas se convierten en ácidos grasos.
- Las sales se multiplican.
- Aumentan las vitaminas.
- Se sintetiza clorofila, lo que le confiere a los germinados un gran poder antioxidante.

**Germinados de cultivo hidropónico o en tarros de vidrio:** No necesitan tierra para cultivarse, sólo agua. Para germinar estas semillas podemos usar un germinador o algo más casero: un tarro de vidrio, tela de mosquitera, una goma elástica y agua filtrada.

*¿Cómo germinar?*

1. Ponemos la cantidad de semillas deseada para germinar en el tarro de vidrio y añadimos el doble de volumen de agua. Dejamos las semillas en remojo unas horas (ver tabla con tiempos de remojo).
2. Colocamos la tela de mosquitera tapando la boca del tarro y sujetamos con la goma. Se escurren las semillas y se lavan unas cuantas veces. Se inclina el tarro 45° para que no se apelotonen y se deja reposar en un sitio libre de corrientes de aire donde

no incida directamente la luz del sol, por ejemplo dentro del horno.

3. Cada día hay que enjuagar las semillas para que se mantengan húmedas, pero sin que haya exceso de agua, pues en ese caso se pudrirían.

Una vez obtenidos nuestros germinados podemos consumirlos en ensaladas o como aderezo de cualquier plato. Están sabrosos y dan un toque vistoso a cualquier plato.

**Germinados de cultivo en tierra:** En este grupo encontramos el girasol con cáscara, el trigo, la cebada y el trigo sarraceno con cáscara. Primero debemos remojar las semillas unas doce horas, después hacerlas germinar en tarro entre uno y tres días, y después germinarlas en tierra de siete a diez días. Crecerá una planta a modo de césped que será hierba de trigo; puede consumirse tal cual, aunque lo ideal sería preparar zumo de hierba de trigo o cebada con un extractor lento de zumos.

| Tipo de semilla | Tiempo de remojo | Tiempo de germinación en tarro |
|---|---|---|
| OLEAGINOSAS | | |
| Girasol, calabaza, sésamo | 6-8 horas | 1 día |
| Almendra | 24-48 horas | 1 día |
| Avellana | 24 horas | Se puede usar tras el tiempo de remojo |
| Nuez | 6-8 horas | Se puede usar tras el tiempo de remojo |
| Piñón, anacardo | 2-6 horas | Se puede usar tras el tiempo de remojo |
| Lino | Mínimo 1 hora | Ya se puede usar |
| CEREALES | | |
| Trigo, centeno, avena mijo, quinoa, kamut | 8-10 horas | 1-2 días |

*(Continúa)*

| Tipo de semilla | Tiempo de remojo | Tiempo de germinación en tarro |
|---|---|---|
| Trigo sarraceno | 30 minutos | 1-2 días |
| Espelta | 24 horas | 1-2 días |
| LEGUMBRES | | |
| Garbanzos, lentejas, judías mungo, judías azuki | 8-12 horas | 2-4 días |
| Guisantes | 6-8 horas | Se pueden usar tras remojar |
| OTRAS | | |
| Alfalfa, rábano, col, brócoli | 6-8 horas | 4-6 días |

## Otros alimentos anticáncer

Existen otros alimentos con propiedades anticáncer que no he descrito aquí por no ser alimentos locales, es decir, que ni se cultivan ni se consumen en España de forma habitual, como es el caso del mangostán[945] y la graviola[946].

Defiendo los alimentos locales y de temporada, por ser la forma de vivir más acorde con la madre naturaleza y de manera más ecológica. Hay alimentos no españoles incluidos en este libro como la cúrcuma y el jengibre, pero los he incluido por sus increíbles propiedades anticáncer que creo que no debemos perder. Si no tomamos mangostán no pasa nada, aquí tenemos granada y manzana, si no tomamos graviola tomamos chirimoya, que tiene propiedades similares.

# La sinergia de los alimentos

Cada día se descubren nuevas sustancias en los alimentos con capacidad para luchar contra el cáncer. Y cada vez la industria farmacéutica aprovecha más ese tirón para comercializar suplementos con dosis elevadas de estas sustancias anticáncer. Pero el poder anticáncer de una sustancia está determinado por la asociación con otras sustancias. Los alimentos ejercen una sinergia positiva entre sí, por eso siempre será más efectivo un alimento que un suplemento. Los alimentos anticáncer suelen tener varias sustancias beneficiosas en la lucha contra el cáncer a distintos niveles, y habitualmente se potencian sus efectos entre sí al combinarlos con otros alimentos[947]. La sinergia de los micronutrientes está siendo muy investigada para así poder optimizar los beneficios que nos aporta la dieta[948].

Una dieta anticáncer será una dieta variada en la que se consumirán varios alimentos anticáncer a lo largo del día y se suprimirán los alimentos procáncer para así obtener un mayor beneficio con los alimentos que comemos.

Ahora que eres consciente de cuáles son los alimentos que ayudan a prevenir el cáncer podrás planificar tus menús sabiendo qué alimentos te ayudarán a borrar la palabra cáncer de tu vida.

Muchos cánceres se diagnostican en estadios tardíos, cuando ya han hecho metástasis, y en ese punto es cuando la medicina occidental basada en cirugía, quimio y radioterapia es menos efectiva. Llegados a ese punto de extensión del cáncer la quimioterapia puede alargar la supervivencia a cinco años en sólo un 2,1%[949] de los casos. Además, la quimio tiene muchos efectos secundarios, es tóxica para las células sanas, pues provoca mutaciones en el ADN, afecta a órganos clave como hígado y riñón, y se «carga» nuestro sistema inmune. El tratamiento con quimio es muy costoso, por lo que la investigación se está centrando en nuevos fármacos que eliminen el cáncer pero de manera menos agresiva. Los alimentos son la clave para vencer esta enfermedad, son baratos, no poseen efectos secundarios y pueden ser un placer. La dieta rica en vegetales y frutas ha demostrado ser capaz de prevenir el cáncer e interferir en su progresión[950,951].

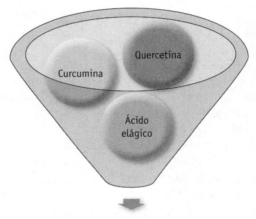

Bomba anticáncer

Te animo a que cambies tu alimentación.
A mí me ha funcionado y espero que a ti también.

# Ideas clave.
## Alimentos anticáncer a consumir con regularidad y recomendaciones para una vida anticáncer

- **ALGAS:** Nori, wakame (para realizar la sopa de miso), kombu (en la cocción de lentejas, arroz, etc.), dulse, espagueti de mar. Contienen fucoxantina, un inhibidor del crecimiento de las células cancerosas. Contienen fucoidano, que impide el crecimiento de las células cancerosas. Son ricas en calcio, mucho más que la leche de vaca.
- **SETAS:** Shiitake, maitake, champiñón del sol, champiñones, etc. Ricas en lentinano y betaglucanos. Refuerzan el sistema inmune para luchar contra el cáncer.
- **FRUTAS DEL BOSQUE:** Arándano, mora, frambuesa, fresa, cereza. Ricas en ácido elágico. Son sustancias antiangiogénicas (evitan las metástasis).
- **GRANADA:** Potente antioxidante. Contiene punicalagina.
- **CÍTRICOS:** Naranja, mandarina, limón y pomelo. Poseen flavonoides antiinflamatorios. Ricos en vitamina C, que es antioxidante.
- **SEMILLAS DE LINO:** Recién molidas. Ricas en omega 3. Son antiinflamatorias. Contienen lignanos que son una barrera frente al cáncer de mama. Se pueden añadir al yogur, a la sopa, etc. Dos cucharadas al día.
- **CÚRCUMA:** Es un potente antiinflamatorio y anticancerígeno gracias a la curcumina. Para que se absorba, mezclarla con aceite de oliva y pimienta negra. Tomar una cucharadita al día.
- **JENGIBRE:** Efecto similar a la cúrcuma. Mejor utilizarlo fresco.
- **HIERBAS Y AROMÁTICAS:** Tomillo, orégano, albahaca, rome-

ro, menta, comino, anís, clavo y canela. Bloquean el crecimiento de las células cancerosas.

- **APIÁCEAS:** Apio, perejil, cilantro, comino, zanahoria, chirivía. Son potentes antiinflamatorios y antiangiogénicos.
- **PROBIÓTICOS:** Leche materna, kéfir, chucrut. Refuerzan el sistema inmune. Actividad anticancerosa. Mantenimiento de la flora intestinal.
- **CRUCÍFERAS:** Brócoli, col, coliflor, lombarda, coles de Bruselas. Ricas en glucosinolatos, que son potentes moléculas anticancerosas. Bloquean la angiogénesis y promueven el suicidio de las células tumorales.
- **AJO Y CEBOLLA:** El ajo, mejor la variedad cachopo, y entre las cebollas, sobre todo la roja. Contienen compuestos azufrados que ayudan a combatir el cáncer. La cebolla roja es rica en quercitina que ayuda a disminuir los efectos secundarios producidos por el carboplatino.
- **TÉ VERDE:** Rico en epigalocatequina-3-galato (EGCG), que reduce el crecimiento de vasos por parte de las células tumorales evitando así las metástasis. Lo ideal es tomar tres tazas al día de té verde japonés, sobre todo la variedad sencha. Añadir piel de mandarina a la infusión.
- **VINO TINTO Y UVAS NEGRAS:** Ricos en resveratrol. Un vaso con la comida, no más.
- **ACEITUNAS Y ACEITE DE OLIVA:** Contienen antioxidantes. No hay que abusar, pues contienen muchas calorías. Mejor aceite de oliva virgen extra de primera presión en frío.
- **NUEZ, ALMENDRA, AVELLANA, SEMILLAS DE GIRASOL, CALABAZA Y SÉSAMO:** Son una fuente importante de vitamina B y E, y de minerales como el magnesio, el manganeso, el selenio y el zinc. Las nueces son ricas en omega 3. Con una pequeña cantidad se asegura un buen aporte de antioxidantes.
- **CHOCOLATE NEGRO (85%):** Contiene antioxidantes, proantocianidinas y polifenoles que frenan el crecimiento de las células cancerosas y limitan la angiogénesis. **Consumo:** 20 g al día.
- **VITAMINA D:** Se obtiene al tomar el sol. Veinte minutos de exposición al día mínimo. También existe en suplementos. Difícil de obtener en la comida.

- **MANZANA ROJA:** Contiene ácidos clorogénico y elágico, que bloquean la aparición de cáncer. Muy rica en quercetina.
- **LENTEJAS, GARBANZOS, JUDÍAS, GUISANTES:** Ricos en fibra e inhibidores de las proteasas que ayudan a luchar contra el cáncer.
- **CIRUELA, MELOCOTÓN Y NECTARINA:** Contienen agentes anticáncer.
- **TOMATE:** Rico en licopeno, siempre y cuando se preparen en salsa con aceite de oliva.
- **ESPÁRRAGO:** Vitamina C, vitamina E, B1, B2, B6, fibra y zinc. Antioxidante.
- **VEGETALES DE HOJA VERDE:** Ricos en vitamina C y minerales, antioxidantes. Clorofila.

**Nota:** A ser posible todos estos alimentos serán de producción ecológica, libres de pesticidas. A la hora de cocinarlos los preferiremos crudos, al vapor o cocidos. Hay que evitar las frituras.

## Toma el sol a diario

Conviene tomar el sol veinte minutos al día a primera o última hora; lo ideal es de ocho a diez de la mañana. Hay que evitar las cremas cargadas de productos químicos y derivados del petróleo, y la exposición al sol de doce a cuatro de la tarde. Usa protección física en las horas de mayor incidencia vertical de los rayos de sol (camiseta, gafas, gorra, etc.).

El aceite de sésamo, el aceite de jojoba y la manteca de karité protegen la piel del sol. Una dieta rica en antioxidantes nos previene del daño de los radicales libres producidos por la exposición solar.

## Practica ejercicio físico y descansa

Practica ejercicio físico de forma regular. Siempre adecuado a la edad y la condición física. Caminar, nadar, jugar al pádel, bailar, practicar yoga, pilates, etc.

Descansa entre siete y ocho horas al día. No comas nada como mínimo tres horas antes de acostarte, salvo una infusión o fruta si sientes hambre.

## Lo que convendría evitar si tenemos cáncer

- Consumo de alcohol, tabaco y bebidas gaseosas azucaradas.
- Salazones, ahumados y frituras.
- Alimentos procesados o con conservantes artificiales.
- Excesivo consumo de carnes rojas, embutidos y carne procesada; mejor suprimirlas de nuestra dieta.
- Azúcar (las células cancerosas lo toman con avidez) y alimentos azucarados. Endulzar con estevia, sirope de agave o azúcar de coco.
- Harina blanca de trigo y alimentos refinados. Evitar pan blanco y bollería industrial. Opta por las harinas y productos integrales.
- El consumo frecuente de lácteos y café. Es mejor tomar bebidas vegetales como la leche de avena o la de almendras.

# Elige frutas y verduras de temporada

Las frutas y verduras debemos consumirlas de temporada. Es antinatural comer tomates en invierno y uvas en verano. En su temporada de recolección las frutas y verduras están en su mejor momento de consumo, con todo su sabor y mejor calidad-precio y relación de nutrientes.

Antes de cambiar mi alimentación no tenía ni idea de cuál era la temporada de cada fruta y verdura, pensaba que había calabacines y tomates todo el año. Hoy en día es posible conseguir todo tipo de fruta y verdura en cualquier estación gracias a los invernaderos y las importaciones.

| Frutas | Ene | Feb | Mar | Abr | May | Jun | Jul | Ago | Sep | Oct | Nov | Dic |
|---|---|---|---|---|---|---|---|---|---|---|---|---|
| Albaricoque | | | | | ■ | ■ | ■ | ■ | ■ | | | |
| Arándano | | | | | | ■ | ■ | ■ | | | | |
| Cereza | | | ■ | ■ | ■ | ■ | ■ | | | | | |
| Chirimoya | ■ | | | | | | | | | ■ | ■ | ■ |
| Ciruela | | | | | ■ | ■ | ■ | ■ | ■ | | | |
| Frambuesa | | | | | | ■ | ■ | ■ | ■ | | | |
| Fresa | | | | ■ | ■ | ■ | | | | | | |
| Granada | | | | | | | | | ■ | ■ | ■ | |
| Kiwi | ■ | ■ | | | | | | | ■ | ■ | ■ | ■ |

*(Continúa)*

| Frutas | Ene | Feb | Mar | Abr | May | Jun | Jul | Ago | Sep | Oct | Nov | Dic |
|---|---|---|---|---|---|---|---|---|---|---|---|---|
| Limón | ■ | ■ | ■ | ■ | ■ | | | | | ■ | ■ | ■ |
| Mandarina | ■ | ■ | | | | | | | ■ | ■ | ■ | ■ |
| Manzana | ■ | ■ | ■ | ■ | | | | | ■ | ■ | ■ | ■ |
| Melocotón | | | | | | ■ | ■ | ■ | | | | |
| Melón | | | | | | | ■ | ■ | ■ | ■ | | |
| Naranja | ■ | ■ | ■ | ■ | ■ | | | | | | ■ | ■ |
| Nectarina | | | | | ■ | ■ | ■ | ■ | | | | |
| Níspero | | | | ■ | ■ | | | | | | | |
| Pera | ■ | ■ | ■ | ■ | ■ | | ■ | ■ | ■ | ■ | ■ | ■ |
| Plátano | ■ | ■ | ■ | ■ | ■ | ■ | ■ | ■ | ■ | ■ | ■ | ■ |
| Sandía | | | | | | ■ | ■ | ■ | ■ | | | |
| Uva | | | | | | | | | ■ | ■ | ■ | ■ |

## Vegetales según temporada

| Vegetales | Ene | Feb | Mar | Abr | May | Jun | Jul | Ago | Sep | Oct | Nov | Dic |
|---|---|---|---|---|---|---|---|---|---|---|---|---|
| Acelga | ■ | ■ | | | ■ | ■ | ■ | ■ | ■ | ■ | ■ | ■ |
| Aguacate | | | | ■ | ■ | ■ | ■ | ■ | | | | |
| Ajo | | | ■ | | | ■ | ■ | | | | | |
| Alcachofa | ■ | ■ | ■ | ■ | | | | | ■ | ■ | ■ | ■ |
| Apio | ■ | ■ | ■ | ■ | ■ | | | | ■ | ■ | ■ | ■ |
| Berenjena | | | | | | | ■ | ■ | ■ | ■ | | |
| Berro | | | | ■ | ■ | ■ | ■ | ■ | ■ | ■ | ■ | ■ |
| Col | ■ | ■ | ■ | ■ | | | | | ■ | ■ | ■ | ■ |

*(Continúa)*

| Vegetales | Ene | Feb | Mar | Abr | May | Jun | Jul | Ago | Sep | Oct | Nov | Dic |
|---|---|---|---|---|---|---|---|---|---|---|---|---|
| Calabacín | | | | | ■ | ■ | ■ | ■ | ■ | ■ | | |
| Calabaza | ■ | ■ | | | | | | | ■ | ■ | ■ | ■ |
| Canónigos | ■ | ■ | | | | | | | ■ | ■ | ■ | ■ |
| Cebolla | ■ | ■ | ■ | ■ | ■ | ■ | | | ■ | ■ | ■ | ■ |
| Champiñón y setas | | | | | | | | | ■ | ■ | ■ | ■ |
| Col de bruselas | ■ | ■ | | | | | | | | ■ | ■ | ■ |
| Coliflor | ■ | ■ | ■ | | | | | | | ■ | ■ | ■ |
| Escarola | ■ | ■ | ■ | ■ | ■ | | | | | | | ■ |
| Espárrago | | | ■ | ■ | ■ | ■ | | | | | | |
| Espinacas | ■ | ■ | ■ | | | | | | | ■ | ■ | ■ |
| Guisante | | | | ■ | ■ | ■ | | | | | | |
| Haba tierna | | | | ■ | ■ | ■ | | | | | | |
| Judía verde | | | | | | ■ | ■ | ■ | ■ | ■ | | |
| Lechuga | ■ | ■ | ■ | ■ | ■ | ■ | ■ | ■ | ■ | ■ | ■ | ■ |
| Nabo | | | | | | | | | ■ | ■ | ■ | ■ |
| Patata | | ■ | ■ | ■ | ■ | ■ | ■ | ■ | ■ | | | |
| Pepino | | | | | ■ | ■ | ■ | ■ | ■ | ■ | | |
| Pimiento | | | | | | ■ | ■ | ■ | ■ | ■ | | |
| Puerro | ■ | ■ | ■ | | | | | | | ■ | ■ | ■ |
| Rábano | | | | ■ | ■ | ■ | | | | | | |
| Remolacha | ■ | ■ | ■ | | | | ■ | ■ | ■ | | | |
| Tomate | | | | | | ■ | ■ | ■ | ■ | ■ | | |
| Zanahoria | | | | ■ | ■ | ■ | ■ | ■ | ■ | | | |

# La comida ya no es lo que era. Alimentos ecológicos versus alimentos convencionales

La comida que encontramos en los supermercados no tiene nada que ver con la que consumían nuestros antepasados. Los supermercados parecen pasarelas de alimentos, donde encontramos enormes tomates rojos, brillantes manzanas que reflejan tu rostro, huevos idénticos en tamaño y color. Ahora bien, cuando llegamos a casa y le hincamos el diente al tomate rojo comprobamos con gran decepción que no sabe a nada. Los productores están obsesionados por conseguir alimentos grandes, llamativos y de brillantes colores y, sin embargo, no prestan atención a su valor nutricional, y éste cada vez es menor. Mientras que el tamaño de los tomates crece de forma exponencial, de igual forma decrece su contenido en vitaminas.

Las espinacas que comemos actualmente tienen la mitad de vitamina C que las que se consumían hace cuarenta años. El contenido de vitamina C ha disminuido un 45% en las espinacas, un 49% en el maíz y un 45% en la remolacha. Las berzas tienen un 38% menos de vitamina C, un 40% menos de potasio y un 80% menos de magnesio.

¿Dónde están las vitaminas? Las vitaminas se pierden:

- Al recoger los vegetales de la planta cuando aún están verdes y no han desarrollado todo su potencial nutritivo.
- Al congelar los alimentos muchos nutrientes se pierden. En el caso de la vitamina C la pérdida puede ser del 30%.
- Al cocer los alimentos muchas vitaminas se pierden, sobre todo la vitamina C. Cuanta más alta sea la temperatura y más prolongado el tiempo de cocción más vitamina C se pierde.

- Al cortar las verduras se pierden los nutrientes por oxidación. Al licuarlas o triturarlas hay que consumirlas inmediatamente.

Veamos el caso del tomate. En la agricultura convencional el tomate se recolecta de la tomatera verde y se conserva en cámaras frigoríficas, donde cada día pierde un 10% de vitamina C. Después pasa varios días en la frutería; a temperatura ambiente el tomate pierde un 35% de vitamina C al día. Si con ese tomate preparamos un gazpacho, es decir, trituramos el tomate y después lo refrigeramos durante unas dos horas, el contenido en vitamina C del gazpacho será nulo.

El contenido en nutrientes de un alimento vegetal depende de los pesticidas y fertilizantes usados en su cultivo, de la composición del suelo, la rotación de las cosechas, la madurez del alimento en el momento de la recogida y de la variedad cultivada. Las variedades de tomates que se cultivan ahora no se parecen ni por asomo a las cultivadas hace cincuenta años.

Cada vez se usan más pesticidas, más fertilizantes y se cultivan variedades que producen vegetales más y más grandes que crecen a velocidad de vértigo, con lo que se aumenta el rendimiento de las explotaciones agrícolas, pero se envenena el suelo y los productos obtenidos son de peor calidad, aunque su aspecto sea estupendo.

Esta agricultura intensiva lo que está logrando es que el contenido en vitaminas y minerales de los vegetales descienda, que el suelo esté cada vez más contaminado y el planeta se desertice. Los suelos cada vez son más pobres y el contenido de nutrientes de los alimentos cada vez es menor. La mitad de los alimentos cultivados muestra algún déficit de nutrientes, sobre todo zinc, hierro y manganeso. Si no está en los alimentos tampoco llegará al organismo de quienes lo consuman. Y los minerales y las vitaminas son esenciales para luchar contra el cáncer.

Las especies tradicionales y salvajes crecen de forma lenta, pero contienen muchos más nutrientes que los cultivos convencionales, y los que contienen son de mayor calidad. Además, su sabor es incomparable. Cuando consumes un alimento de agricultura ecológica su sabor es delicioso, a la vez que su contenido en nutrientes es mayor.

La población occidental de Europa y Estados Unidos presenta déficits de vitamina D, zinc, hierro y manganeso. Muchos de nuestros problemas de salud se deben a que no ingerimos suficientes nutrientes, pero no somos conscientes de este déficit. Por ejemplo, unas encías sangrantes pueden indicar un déficit de vitamina C, los ojos secos un déficit de vitamina A, los labios agrietados de vitamina B, las estrías un déficit de zinc, la caspa de omega 3, los calambres musculares de magnesio, etc.

Pero no sólo la calidad de los vegetales ha disminuido. La carne, el pescado y los lácteos también han perdido calidad y poseen sustancias con potencial efecto cancerígeno. Cuando los animales pastaban y podían moverse a su antojo, el contenido en omega 3 de los huevos, la leche y la carne era alto. Sin embargo, con la actual ganadería los animales son alimentados con piensos ricos en omega 6 y viven hacinados. Ya hemos visto que lo ideal sería consumir omega 6 y omega 3 en una proporción 1:1, aunque pocos alimentos conservan esta proporción. En la leche y carne de los animales salvajes y criados mediante ganadería ecológica esta proporción ideal se mantiene, sin embargo en los animales convencionales esta proporción suele ser 20:1.

Por otro lado, el pescado es una excelente fuente de omega 3, pero cuando se cría en piscifactorías y por tanto se alimenta de piensos, el contenido en omega 3 es mínimo y el de omega 6 muy alto.

¿Cuál es la solución?

Para algunos la solución es modificar genéticamente los alimentos para obtener, por ejemplo, trigo sin gluten o vino rico en resveratrol. Mediante ingeniería genética se puede modificar el contenido en nutrientes de los alimentos, pero ¿es ésta la solución? ¿No sería mejor volver al pasado y cultivar las semillas según los ritmos de la naturaleza?

Los transgénicos (OMG) son organismos vivos creados artificialmente mediante la manipulación de sus genes. Ésta se lleva a cabo, según dicen los defensores de dicha manipulación, para conseguir cosechas más abundantes y más resistentes a las plagas. Esta manipulación permite variar el contenido en nutrientes de los alimentos. Aún no se conocen a ciencia cierta los efectos del consumo habitual de estos alimentos, pero parece que el aumento del número de personas alérgicas, asmáticas y resistentes a los antibióticos tiene su origen en el consumo de estos alimentos.

Estamos actuando en contra de la naturaleza, no respetamos los biorritmos y luego nos sorprende que cada vez haya más enfermedades. Vivimos en una sociedad enferma, en la que lo único que nos interesa es ganar dinero a cambio de poco esfuerzo, sin importarnos las consecuencias negativas para la salud que esta agricultura despiadada puede tener.

## ¿Son seguros los transgénicos?

Existe un debate mundial sobre el proceso de aprobación de seguridad y regulador de los alimentos genéticamente modificados[952].

Recientes estudios demuestran que no es posible garantizar la seguridad de los alimentos transgénicos. Debemos aplicar el principio de precaución y retirar los transgénicos de nuestra agricultura y nuestra alimentación[953].

Hay múltiples estudios que aseguran que los cultivos transgénicos son seguros para el ser humano, pero hay que destacar que estos estudios los financian las compañías de biotecnología encargadas de la comercialización de estos productos[954]. Por lo tanto, considero que es prudente evitar los alimentos transgénicos hasta que esté clara su inocuidad para nuestra salud. Busca siempre la etiqueta «No OGM».

España es el único país de la UE que cultiva transgénicos a gran escala. En muchos países de la Unión Europea están prohibidos estos cultivos. España piensa más en los beneficios de la industria que en la salud de los consumidores.

## Alimentos ecológicos versus alimentos convencionales

Los estudios científicos refieren que la calidad nutricional de los productos ecológicos es muy superior a la calidad de los productos convencionales. Esta mayor calidad biológica de los alimentos ecológicos se ha comprobado en diferentes pruebas biológicas. La más antigua se realizó en Nueva Zelanda en los años cuarenta[955], donde se comparó el efecto de la dieta ecológica en escolares, a los cuales se les suministró estos alimentos durante dos años. Transcurrido este tiempo, se comprobó que su salud dental era mucho mejor, presentaban mayor resistencia a la fractura de huesos, la incidencia de gripe y resfriados había disminuido notablemente, su tiempo de convalecencia era menor y su salud, en general, mucho mejor.

A mediados de los años setenta el doctor Schuphan, tras doce años de investigación, demostró que los productos ecológicos superaban a los convencionales en el contenido de proteínas, vitaminas y azúcares totales (en un 18%, 28% y 19% respectivamente), y en minerales como hierro, potasio, calcio y fósforo (en un 17%, 18%, 10% y 13% respectivamente)[956]. A la par, se demostró que los alimentos ecológicos nos alejan de componentes indeseables porque contienen menos nitratos, aminoácidos libres y sodio (93%, 42% y 12% menos respectivamente).

Otros estudios realizados en el Reino Unido en 1992 concluyeron que una mejora en el suministro de vitaminas y minerales, a través de alimentos ecológicos, podría reducir el cáncer en un 20%; las enfermedades cardiacas en un 25%; la artritis en un 50%, y el alcoholismo en un 33%. Este estudio también comprobó la superioridad de las verduras ecológicas en contenido de minerales, que resultó ser superior entre diez y cincuenta veces al de los convencionales[957].

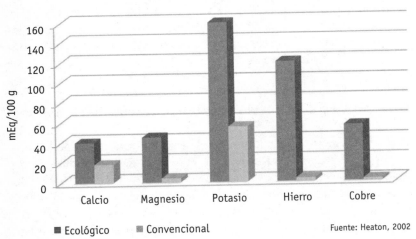

**Beneficio nutritivo de tomate y lechuga ecológico frente a convencional**

■ Ecológico   ■ Convencional          Fuente: Heaton, 2002

El doctor Woese publicó en Alemania el resultado del estudio de ciento cincuenta investigaciones en las que se comparó la calidad de los alimentos ecológicos y los convencionales. El resultado de su análisis señala que los alimentos ecológicos se diferenciaban de los convencionales por su menor contenido en nitratos y pesticidas, un mayor contenido de materia seca, y una tendencia a contener más vitamina C[958]. En una revisión[959] de sesenta investigaciones se concluyó, en base a la comparación individual de nutrientes, que los alimentos ecológicos superan a los convencionales en el 56% de los casos, concluyendo en la tendencia hacia un mayor contenido de nutrientes de los productos ecológicos y una mejor salud en los animales y personas que los consumían.

En España, en el 2003, se publicó un estudio sobre cítricos en la Comunidad Valenciana donde se demostró un mayor contenido en vitamina C, pulpa y aceites esenciales en las naranjas ecológicas[960].

En el 2007, tras un estudio de dos años financiado por la Unión Europea y llamado Quality Low Input Food (QLIF), se reafirmó que los alimentos ecológicos son mucho mejores. Entre muchos resultados se dio a conocer, por ejemplo, que los alimentos ecológicos pueden tener de un 20% a un 90% más de antioxidantes, sustancias que tienen la cualidad de ser anticancerígenas. Todo el trabajo del estudio se plasmó en un libro titulado *Health Benefits of Organic Food: Effects of the Environment*, en el que se muestran los beneficios de la alimentación ecológica y el papel de algunos nutrientes de los alimentos ecológicos en la prevención de enfermedades crónicas. El libro nos muestra los beneficios que estos alimentos ofrecen a la salud, las diferencias entre alimentos obtenidos a partir de la agricultura o ganadería intensiva y los alimentos ecológicos. Entre algunas de las conclusiones que se desprenden de los estudios se encuentra la mayor calidad y seguridad de los alimentos ecológicos, y menor posibilidad de contaminación quí-

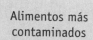

| Alimentos más contaminados | Alimentos menos contaminados |
|---|---|
| Apio, pimientos, patatas, col rizada, espinacas, manzana, arándanos, fresas, cerezas, uvas y melocotón. | Cebolla, berenjena, repollo, espárragos, guisantes, aguacate, piña, kiwi, mango, plátano, pomelo, naranja, melón, sandía. |

mica o bacteriana; como ejemplo se habla de la Salmonella: los cultivos intensivos tienen hasta tres veces más posibilidades de infectarse con este patógeno[961].

En conclusión: elige alimentos ecológicos y evita transgénicos.

# ¿Cómo cocinar
## los alimentos anticáncer?

Ya sabemos qué alimentos debemos incluir y excluir de nuestra dieta. Ahora vamos a ver cómo cocinarlos, pues tan importante es lo que comemos como el modo en que lo comemos. Podemos tener un alimento muy sano, como por ejemplo unas ricas verduras, pero si las preparamos a la parrilla y las chamuscamos estaremos convirtiendo un alimento anticancerígeno en un alimento tóxico para nuestro organismo.

Al calentar los alimentos se transforman por efecto del calor:

1. Se modifica el sabor, la consistencia, el olor y color de los alimentos. El ejemplo lo tenemos en el huevo que pasa de ser líquido a sólido, la carne pasa de ser roja a tener un color parduzco, la coliflor desprende un olor fétido, y así un largo etcétera.
2. Se destruyen gran parte de las vitaminas y minerales[962].
3. Se desnaturalizan las proteínas, grasas e hidratos de carbono[963]. Al desnaturalizarse las proteínas éstas se tornan más difíciles de digerir. El calor destruye parte de los aminoácidos esenciales de los alimentos[964]. Durante la cocción, se transforman las moléculas de los alimentos y se producen millones de diferentes combinaciones azúcar-proteínas, llamadas moléculas de Maillard, algunas de las cuales pueden ser tóxicas y dar lugar a la enfermedad de alzhéimer o ser mutagénicas e incluso cancerígenas. Al cocinar cambiamos la estructura molecular de los alimentos y a nuestro organismo le cuesta más asimilarlos.
4. Al someter al efecto del calor los alimentos disminuye la cantidad de fibra insoluble. La fibra insoluble es responsable de re-

gular el tránsito intestinal y ayudar a la evacuación de sustancias carcinógenas[965].

5. Se destruyen las enzimas que facilitan la digestión de los alimentos. En el caso de las proteínas éstas son más difíciles de digerir al cocinarlas, pues se inhibe la acción de una enzima muy importante en su digestión: la tripsina.

6. El calor destruye el poder nutritivo de los alimentos y genera sustancias cancerígenas[966,967], como aminas heterocíclicas[968], benzopirenos[969] y acrimalida[970].

7. Al cocinar los alimentos se generan sustancias inflamatorias que favorecen el desarrollo del cáncer[971].

8. El índice glucémico de los alimentos aumenta al cocinarlos, lo cual es nefasto para el desarrollo del cáncer[972]. Se ha relacionado una dieta rica en alimentos con índice glucémico alto con una mayor incidencia de cáncer de mama[973], pulmón[974] y colon[975].

9. Cuando ingerimos alimentos cocinados se produce una reacción de leucocitosis en nuestro aparato digestivo, es decir, una reacción inflamatoria e inmunitaria que entretiene a nuestro sistema inmune. Nuestras células inmunitarias interpretan que el alimento cocinado es un tóxico y estarán entretenidas intentando digerir los alimentos en vez de ocupadas en detectar y eliminar células cancerígenas. De esta manera nuestro organismo se vuelve más vulnerable a las infecciones y a la acción de las sustancias cancerígenas. Esta reacción no ocurre cuando ingerimos los alimentos crudos tal y como nos los ofrece la naturaleza. Por éste y por todos los motivos antes expuestos, los enfermos con cáncer deben dar prioridad a los alimentos crudos.

La aparición de efectos indeseables para la salud es mayor cuanto mayor es el tiempo de cocción y más alta es la temperatura empleada para cocinar (por encima de los 110° los alimentos se vuelven tóxicos).

Un estudio realizado en Estados Unidos relacionó el consumo de pescado blanco en grandes cantidades, y cocinado a altas temperaturas (frito, grill u horneado a altas temperaturas), con el incremento del riesgo de padecer cáncer de próstata[976]. Sin embargo, cuando el pescado fue preparado a bajas temperaturas no se vio ningún incremento en el riesgo de cáncer. Este tipo de estudios nos debe hacer pensar que puede que determinado alimento no sea de por sí cancerígeno, sino que sea la forma de cocinarlo lo que lo convierta en cancerígeno.

Nuestro aparato digestivo está concebido para ingerir los alimentos calentados por nuestro majestuoso sol, y nada más. Todo lo que sea calentar un alimento hace que la estructura de éste se modifique y a nuestro organismo le cueste más reconocerlo y metabolizarlo.

Los alimentos que más sufren el efecto negativo de cocinarse son los de origen animal. Existen múltiples trabajos que indican que los alimentos ricos en proteína animal tienen mayor riesgo de producir cáncer en general, y en especial de próstata[977] colon[978], riñón[979], pulmón y estómago cuando se someten a altas temperaturas que cuando se someten a una cocción a temperaturas más bajas (al vapor o estofadas), dado que con las altas temperaturas se forman aminas heterocíclicas[980].

## Métodos anticáncer para consumir los alimentos

### 1. *Alimentación cruda*

Consumir los **alimentos crudos** es la forma **más sana y nutritiva** de ingerirlos. Cuando calentamos un alimento por encima de 45° se empiezan a destruir las enzimas que facilitan su digestión, al igual que las vitaminas sensibles al calor, como son las vitaminas C y B; los minerales pasan de ser orgánicos a inorgánicos y son más difíciles de asimilar; las proteínas se desnaturalizan y se torna más difícil su digestión.

Por tanto, para aprovechar al máximo los nutrientes lo mejor es no perder tiempo calentando alimentos y consumirlos como nos los ofrece la naturaleza.

Cuando cocinamos un alimento como las coles de Bruselas o la col su contenido en antioxidantes se reduce un 50%[981].

Los alimentos crudos son ricos en enzimas, algunas de las cuales son necesarias para que las sustancias anticancerígenas de los alimentos se activen[982]. Por ejemplo, en el caso de las crucíferas necesitamos la presencia de la mirosinasa, una enzima que convierte los glucosinolatos en isotiocianatos, los verdaderos anticancerígenos. Pues bien, cuando se calientan las crucíferas la producción de isotiocianatos disminuye considerablemente. Un estudio comparó la excreción de isotiocianatos en la orina después de comer brócoli crudo o al vapor. En el brócoli cocinado al vapor durante quince minutos se había inactivado la mirosinasa. La excreción media de isotiocianatos en la orina de veinticuatro horas fue de 20,6 micromoles en aquellos que consumían brócoli al vapor y 68,1 micromoles en los que lo comieron crudo[983]. En el caso del ajo éste contiene aliína, que gracias a una enzima llamada alinasa se convierte en alicina, que es la forma anticancerígena. Esta enzima se activa por aplastamiento o al cortar el ajo, y puede ser completamente inactiva tras calentar el ajo sesenta segundos en el microondas[984]. Las ratas que recibieron ajo crudo presentaron una reducción del 64% en la formación de células mutadas después de haber recibido el carcinógeno 7,12-dimetil antraceno, mientras que cuando el ajo triturado había sido cocinado en el microondas durante sesenta segundos o en el horno durante cuarenta y cinco minutos no se redujo la carcinogénesis. Cuando se trituró el ajo y se dejó reposar durante diez minutos antes de ser cocinado en el microondas durante sesenta segundos, se conservó algo de la actividad enzimática de la alicina.

La **alimentación crudivegana**, además de ser cruda, excluye lácteos, carne, pescado y huevos de la dieta. Es la dieta que **menos estrés digestivo** produce; la que **menos toxinas** genera en nuestro organismo, y la que **más nutrientes** aporta, dejando más tiempo libre a nuestro sistema inmune para dedicarse a su mejor función: sitiar a las células tumorales y eliminarlas de nuestro cuerpo. También nos ayuda a **controlar las cifras de glucemia**, lo que es indispensable como ya hemos visto para luchar contra el cáncer. Además previene la aparición de las molestas cándidas orales, que suelen asociarse a los tratamientos de quimioterapia.

La alimentación crudivegana es pobre en grasas saturadas, reduciéndose así el riesgo de cáncer[985]. Con esta alimentación nos aseguramos un gran aporte de fibra dietética, lo que se traduce en un tránsito intestinal regular (¡adiós al estreñimiento!), un descenso en las cifras de colesterol y una menor incidencia de cáncer[986].

También **mejora nuestras digestiones**, nos **ayuda a perder peso**, nos **desintoxica** y nos hace sentir más felices. La obesidad se ha relacionado con un incremento en el riesgo de padecer cáncer y en una menor supervivencia a largo plazo de los pacientes que han padecido cáncer[987,988]. Tanto es así, que el 20% de los pacientes con cáncer padecen sobrepeso en el momento del diagnóstico[989].

**El consumo de fruta y verdura crudas se ha asociado con una disminución en el riesgo de padecer cáncer y con un aumento en las tasas de supervivencia tras padecerlo[990].**

El consumo de vegetales y fruta ya sabemos que disminuye la posibilidad de padecer cáncer[991], pero cuando se compara el consumo de estos alimentos en forma cruda y cocinada, ganan los crudos. Consumir alimentos crudos de manera frecuente ha demostrado una disminución de la tasa de cáncer que si se consumen estos mismos alimentos cocinados, sobre todo en el caso del cáncer del aparato digestivo (estómago, colon y esófago) y mama[992]. En el caso del cáncer de esófago la ingesta abundante de alimentos crudos puede reducir la aparición de cáncer, en un 70%[993].

La ingesta de alimentos crudos no sólo disminuye la posibilidad de morir por cáncer sino por cualquier otra causa.

En un estudio realizado en el Reino Unido se hizo el seguimiento de la dieta de once mil personas durante dieciséis años y se observó cómo las personas que consumían más ensaladas y alimentos crudos tenían menores tasas de mortalidad global que los que no solían consumirlos[994].

Así que no esperes a terminar de leer este libro para comerte una rica ensalada, hacer un zumo o tomar una fruta madurada al sol. Aumentando el consumo de fruta y verdura cruda estaremos plantándole cara al cáncer[995,996].

Los alimentos crudos están cargados de energía y vitalidad, son vida en estado puro. Contienen la energía lumínica del sol que los hace madurar. Al consumir alimentos crudos podemos deleitarnos con sabores y olores que se ven alterados en el momento en que se cocinan.

Antes de tomar una fruta olámosla, apreciemos su color, su forma y su aroma. Despertaremos nuestros sentidos y comenzarán a secretarse jugos gástricos que facilitarán la digestión del alimento.

La naturaleza ha diseñado los alimentos más perfectos que podemos consumir. En la naturaleza no crecen las pizzas ni las patatas fritas, sólo alimentos llenos de energía y sabor.

Un enfermo con cáncer tiene que aprovechar al máximo las herramientas que le ofrece la naturaleza para sanar, tiene que aprovechar al máximo las vitaminas, los minerales y demás micronutrientes que nos ofrece la madre tierra. ¡¡Demos prioridad a los crudos en nuestra dieta!!

Los crudos también son útiles para abandonar adicciones cancerígenas como el hábito de fumar. El alcohol y la nicotina pierden su poder adictivo sobre las personas que siguen dietas de alimentos crudos.

Hay situaciones en que puede ser difícil llevar una dieta cruda, como por ejemplo en invierno, estación en que el cuerpo nos pide paliar el frío con alimentos calientes; durante la quimio y radioterapia la mucosa intestinal está irritada y puede apetecer menos comer crudo. Pero siempre que sea posible deberíamos incluir el mayor número de alimentos crudos; esto es útil tanto para prevenir el cáncer como para aumentar la supervivencia tras haber padecido cáncer[997,998].

Un truco para tolerar mejor los alimentos crudos es tomar antes un caldo de verduras calentito que reconforte a nuestro intestino y después dar paso a una rica ensalada.

Pero hay alimentos que sí debemos cocinar para poder consumirlos. Muchos alimentos de origen vegetal, como las patatas y las legumbres (lentejas, garbanzos, alubias, guisantes y soja) y otros de origen animal, como la clara de huevo. Contienen una sustancia, la antitripsina, que se opone a la acción de una enzima, la tripsina, indispensable para realizar la digestión de las proteínas. Pues bien, al someter estos alimentos a la cocción, se destruye la antitripsina y por tanto las proteínas se digieren mejor[999]. De modo que la cocción de estos alimentos es muy beneficiosa, de otro modo no podríamos digerirlos.

## 2. Alimentos cocinados al vapor

**Cocinar al vapor** es el método de cocción **más saludable** para el organismo, ya que los alimentos conservan casi todos sus nutrientes intactos, sin perder el color e intensificando el sabor de los mismos[1000].

La cocina al vapor es una técnica o modo de cocción en el que se aprovecha el vapor del agua. Para ello ponemos los alimentos sobre una rejilla (adecuada para ello) o vaporera que está dentro de un recipiente con agua en el fondo. Tenemos que tener la precaución de que el agua nunca toque los alimentos.

Al vapor, las verduras conservan las sales minerales, y la pérdida vitamínica es menor que con el hervido tradicional, ya que no se produce dilución[1001].

Al cocinar al vapor prescindimos del uso de grasas o aceites, lo que supone una gran ventaja nutritiva y medioambiental al no producirse aceites de desecho.

Los alimentos son más jugosos que si los tomamos crudos. Cuando estás en tratamiento con quimioterapia y/o radioterapia la mucosa intestinal está muy irritada, siendo este método el más adecuado si tienes molestias gástricas e inapetencia durante el tratamiento.

Es un método rápido y sencillo: basta con hacerse con una vaporera. El tiempo de cocción dependerá del grosor de los alimentos.

**Para cocinar al vapor** podemos usar:

- Una **vaporera**. Existen vaporeras eléctricas muy útiles y prácticas y permiten preparar varios platos a la vez. Para ello, coloca cada alimento en un nivel de la vaporera y se harán con el mismo vapor. No olvides poner primero los que necesitan más tiempo de cocción para que tengas todo listo al mismo tiempo.
- Una olla convencional con una **rejilla o accesorio para cocinar al vapor**.
- Un **cesto de bambú**, que es el método tradicional usado por la cocina asiática. Si utilizas el cesto de bambú para cocer al vapor recuerda que debe encajar a la perfección en la cazuela que pongas debajo, pues si el cestillo es más pequeño se mojaría y si es más grande puede quemarse y, además, el vapor se escaparía por los laterales y los alimentos no se cocinarían bien. Para tener el bambú en perfecto estado, no lo laves nunca con agua y jabón, límpialo mejor suavemente con un paño húmedo y luego déjalo secar.

*Trucos para cocinar al vapor*

- Lo ideal es cortar las verduras a trocitos medianos idénticos (la cocción será uniforme) y que los alimentos queden «al dente», o sea, ligeramente cocidos. En unos ocho o diez minutos estarán listas la mayoría de las verduras.
- Los pescados quedan deliciosos al vapor, pero debes saber que se cocinan mejor si están enteros (por ejemplo, los salmonetes o las truchas) o en trozos grandes (sin son variedades como el atún, el salmón o la merluza). Si los cueces al vapor en trozos pequeños corres el riesgo de que queden demasiado resecos.

- Los alimentos deben ser muy frescos. La técnica del vapor no mezcla ni disfraza los sabores como ocurre, por ejemplo, con un guiso, así que para que el plato quede delicioso el sabor debe partir de la frescura del producto.
- Cuando cocines alimentos pequeños, como el arroz o la quinoa, un truco para no correr el riesgo de que los granitos se cuelen por la rejilla es colocar una gasa de algodón o papel vegetal que cubra el fondo.
- Como los alimentos colocados en la vaporera absorben el vapor que desprende el agua, una idea para darles más sabor es añadir al agua especies variadas, hierbas aromáticas o incluso un ajo aplastado. Para cocinar el arroz es ideal añadir ajo y laurel al agua.

## 3. Cocción en agua: hervir los alimentos

Habitualmente para hervir los alimentos se utiliza gran cantidad de agua en ebullición (a 100 °C), y al finalizar la cocción se obtiene un alimento con una marcada disminución de su consistencia y dureza, y también con cambios en la calidad y cantidad de sus nutrientes, los cuales, en gran parte, pasan al medio de cocción, es decir, al agua.

En el hervido tradicional, las pérdidas nutricionales por difusión son importantes. Aproximadamente el 35% de carbohidratos, vitaminas hidrosolubles (A y C, fundamentalmente), y sales minerales pasan al líquido de cocción[1002]. Estas pérdidas de nutrientes son menores cuando los alimentos absorben el agua de cocción que cuando pierden el agua de su constitución. De ahí que los alimentos con bajo contenido en agua, como los cereales y los granos, sean los más recomendados para este tipo de cocción, porque tienen menores pérdidas de nutrientes que los ricos en agua, como las verduras o las carnes.

Las patatas, los boniatos y la calabaza mantienen más propiedades nutritivas y tienen un menor índice glucémico si las cocinamos con piel. En el caso de la patata muchas de sus propiedades se encuentran en la piel, pero cuidado, deben ser de cultivo ecológico para poder consumirlas con piel. Si no, estaremos frente a un alimento o radiado o tratado con polvo antigerminante para evitar la aparición de los «molestos tubérculos». Molestos para algunos consumidores, pues a mí estos tubérculos sólo me indican que la patata está llena de vida y sigue germinando.

Hay alimentos tóxicos por ende que se vuelven aún más tóxicos al cocinarlos. Es el caso de las grasas animales y la leche. Por eso, la leche es mejor calentarla al baño María.

Hay excepciones en las que podemos aprovechar las cualidades anticancerígenas de un alimento hirviéndolo. Es el caso del tomate. El tomate libera el licopeno, fitonutriente con especial relevancia como anticancerígeno, al someterlo a temperaturas superiores a los 100 °C[1003,1004]

El hervido es útil para disminuir el contenido en pesticidas de los alimentos[1005].

Podemos conseguir que el hervido sea un método sano de cocinar los alimentos, sólo debemos tener en cuenta algunas consideraciones.

*Trucos para minimizar estas pérdidas nutricionales en la cocción con agua*

- La recomendación es no llegar nunca a los 100°, es decir, no dejar que el agua llegue al punto de ebullición. Con la Thermomix es fácil, programas a 90° y listo. Con la vitro o gas es cuestión de estar pendientes del agua, y si llega a hervir cortar el hervor con agua fría.
- Otro truco es cocinar los alimentos en piezas grandes y limpiarlos enteros antes de trocearlos. Al trocear los alimentos aumenta la superficie de contacto con el agua y con ello la pérdida de nutrientes. Siempre podremos trocear las verduras tras cocinarlas, o si vamos a hacer una crema trituraremos los trozos grandes tras acabar el tiempo de cocción.
- Nunca debemos dejar en remojo los vegetales por largo tiempo. Lo que sí debemos remojar son las legumbres antes de cocinarlas. Al hacerlo, se vuelven más digestivas y eliminamos sustancias potencialmente tóxicas como las lectinas.
- Usar alimentos muy frescos para así minimizar las pérdidas de vitaminas en la nevera.
- Debemos añadir las verduras cuando el agua ya haya hervido, de esta forma se oxidan menos y se pierden menos vitaminas y minerales.
- Una vez introducidas las verduras en la olla o el recipiente que usemos para cocinar, debemos taparlas. Con este gesto disminuimos el gasto energético y contribuimos a la sostenibilidad del planeta, y además evitamos la oxidación de las vitaminas.

- Evitar una cocción prolongada. Cuanto mayor es el tiempo de cocción, mayor es la pérdida nutricional. Cocina al dente.
- Podemos recurrir al **escaldado**, que consiste en introducir los alimentos en agua caliente, sin que alcance el punto de ebullición, durante un periodo de tiempo muy breve, tan sólo unos minutos. De esta forma las verduras se ablandan pero apenas pierden propiedades.
- Otra opción es el **estofado**, que se realiza a fuego suave en una atmósfera cargada de vapor de agua. Este vapor proviene tanto del líquido (caldo o agua) agregado a la preparación, como de la propia agua del alimento. Es necesario mantener el recipiente de cocción perfectamente cerrado para que el vapor no se escape. El lapso de cocción de los estofados varía entre treinta y noventa minutos, según el alimento elegido. Cocer un alimento en su propio jugo produce una concentración de minerales que se conservan en su totalidad, esto, por supuesto, si se consume el jugo de cocción.
- Debemos comer lo antes posible los alimentos hervidos para evitar su rápida fermentación.
- Y por último usar muy poca agua para cocer, y el agua sobrante usarla para preparar otro caldo.

## Métodos no adecuados para preparar los alimentos y potencialmente cancerígenos

### 1. Olla exprés

En la olla exprés los alimentos pueden alcanzar los 140º, y como hemos dicho, por encima de los 100º se destruyen la mayoría de las vitaminas y minerales, amén de generarse ciertas sustancias tóxicas.

Si queremos ahorrar tiempo cociendo legumbres y no recurrir a la olla exprés, un buen truco es añadir una hoja de alga kombu al caldo de cocción.

### 2. Hornear a alta temperatura

Al hornear por encima de los 200º se producen sustancias tóxicas como aminas heterocíclicas.

Nunca debemos hornear introduciendo los alimentos en papel de aluminio, pues al calentarse se oxida y forma sales tóxicas para el hombre que pasan directamente al alimento. Debemos descartar el tradicional papillote, a menos que lo hagamos en papel vegetal.

## 3. Freír

Al freír se alcanzan altas temperaturas que pueden generar sustancias tóxicas[1006]. En una freidora la temperatura puede superar los 300°. Cuando se usan para freír aceites, mantequillas o margarinas se generan sustancias con potencial cancerígeno llamadas **acroleínas**[1007]. Las acroleínas se han relacionado con un aumentado riesgo de padecer cáncer de pulmón y páncreas[1008]. Además de las acroleínas, cuando el aceite se calienta a las elevadas temperaturas necesarias para freír los alimentos, se forman compuestos potencialmente carcinógenos como la **acrilamida**, muy abundante en comidas ricas en carbohidratos como las patatas fritas, o las **aminas heterocíclicas** que aparecen cuando la carne se cocina a altas temperaturas. También se forman en el aceite hirviendo **aldehídos**. Estos compuestos tóxicos aumentan todavía más si se reutiliza el aceite o si el tiempo de fritura se prolonga.

Es común, sobre todo en hostelería, reutilizar el aceite para freír una y otra vez, lo que genera una y otra vez, y cada vez en más cantidad, sustancias cancerígenas[1009]. Así que ojo con esos bares que nos deleitan con un olor a aceite frito nada más entrar; en esos casos mejor cambiar de local.

Al freír los alimentos no sólo se generan sustancias tóxicas, sino que los alimentos también se modifican y son más difíciles de digerir al alterarse las grasas y proteínas[1010]; en consecuencia las digestiones se hacen más pesadas.

Debemos evitar los fritos. Comer al menos una vez a la semana patatas fritas, pollo o pescado rebozados y otros alimentos fritos en aceite abundante se asocia con un mayor riesgo de cáncer de próstata. Concretamente, en hombres el riesgo de padecer este tipo de tumores aumenta entre un 30 y un 37% si consumen alimentos fritos una vez por semana, frente a si lo hacen solamente una vez al mes[1011].

El consumo de alimentos fritos también se ha asociado con otros tipos de cánceres, en concreto de mama, de pulmón, de páncreas y de esófago.

## 4. Barbacoas o parrillas

Cuando preparamos una carne a la parrilla y empezamos a ver que se torna de un color negruzco, tan apreciado por algunos domingueros, nos encontramos frente a un demostrado y potente cancerígeno: el **benzopireno**, un **hidrocarburo aromático policíclico**[1012]. Además de benzopireno también se generan otras sustancias con potencial cancerígeno llamadas **aminas heterocíclicas**[1013,1014]. Cuando ingerimos carne chamuscada, con estos dos tóxicos, nuestro riñón debe hacer un gran esfuerzo para eliminarlos de nuestro cuerpo, por lo que no es de extrañar que el consumo de carne cocinada a altas temperaturas se asocie con un incremento del riesgo de padecer un carcinoma de próstata[1015] y renal[1016].

Los benzopirenos y aminas heterocíclicas no sólo se generan en las barbacoas, también en los frutos secos fritos, el café torrefacto, el pan muy tostado, las pizzas y panes hechos en horno de leña[1017], etc. De modo que cuando veamos restos carbonizados en un alimento, mejor los apartamos; preferiremos los frutos secos crudos a los fritos, y el pan al vapor al hecho en horno de leña.

## 5. Cocción en microondas

Las ondas emitidas por un microondas son ondas electromagnéticas que hacen vibrar a gran velocidad las moléculas, chocando unas contra otras y creando calor mediante fricción. El calor producido no es homogéneo, esto podemos observarlo fácilmente al preparar un alimento con este artilugio. Normalmente quema la superficie y el resto del alimento está frío. Con el uso del microondas alteramos las moléculas del alimento y lo cargamos de radiación electromagnética, y esto creo que no es muy natural, ¿no crees? La cantidad y calidad de las vitaminas y fitonutrientes presentes en los alimentos disminuye significativamente si cocinamos en microondas[1018] respecto a otros métodos de cocción menos agresivos.

En un estudio realizado en España se comparó la cantidad de vitamina C y glucosinolatos presentes en el brócoli antes y después de someterlo a distintos métodos de cocción. Cuando se cocinaba en microondas la cantidad de vitamina C disminuía en un 40%, y la cantidad de glucosinolatos en un 74%, sin embargo al cocinarlos al vapor mantenía casi las mismas propiedades que crudo[1019].

Si a pesar de todo usamos el microondas debemos tener la precaución de no calentar nada en plásticos. Al calentar los alimentos dentro de un recipiente plástico se libera un potente cancerígeno, el bisfenol A, que penetra en el alimento y va directamente a nuestra sangre al ingerirlo.

## 6. Ahumar

Debe limitarse, o mejor aún, eliminarse la ingesta de alimentos ahumados. En la superficie de los alimentos ahumados se acumulan sustancias potencialmente cancerígenas procedentes del humo utilizado para ahumarlos[1020]. Esta técnica consiste en someter al alimento al humo de maderas nobles, cuya acción antiséptica aumenta notablemente su duración y le confiere un sabor peculiar. El humo que se desprende de las maderas en el proceso de ahumado es básicamente $CO_2$ acompañado de diferentes sustancias que se desprenden en la combustión. Estas sustancias suelen ser dañinas en muchos casos y se quedan adheridas al alimento. De entre esas sustancias, los **hidrocarburos aromáticos policíclicos (HAP)** son los que presentan mayor potencial cancerígeno[1021]. Además del humo también se utilizan aromatizantes del humo, nada aconsejables para la salud.

El consumo de productos ahumados está muy extendido en nuestra sociedad: carnes, embutidos, quesos, pescados, cerveza, té ahumado, *snacks*, etc.

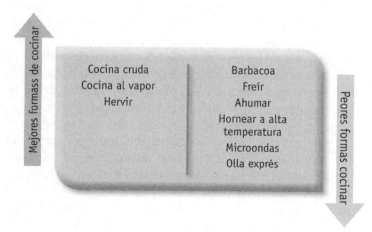

Mejores formass de cocinar

Cocina cruda
Cocina al vapor
Hervir

Barbacoa
Freír
Ahumar
Hornear a alta temperatura
Microondas
Olla exprés

Peores formas cocinar

Estudios epidemiológicos han relacionado el cáncer de estómago y esófago con el consumo de alimentos ahumados[1022]. La incidencia de este tipo de tumores es más alta en países donde el consumo de ahumados es más alto[1023].

De todos modos, los hidrocarburos aromáticos policíclicos más nocivos no se encuentran en los ahumados, sino en el humo del tabaco o incluso en el aire que respiramos.

## ¿Qué podemos hacer para contrarrestar los efectos negativos de estos modos de cocción?

- Limitar el uso de la olla exprés. No utilizarla nunca en la cocción de verduras, sólo para cereales y legumbres.
- Hornear por debajo de 180°.
- Si freímos no hacerlo nunca con mantequilla o margarina. Usar sólo aceite de oliva virgen extra o aceite de coco y freír a baja temperatura. No reutilizar el aceite. No dejar humear el aceite cuando estemos calentándolo. Al freír, el aceite de girasol genera más sustancias tóxicas que el de oliva[1024], por eso siempre optaremos por este último.
- No ingerir alimentos preparados a la parrilla o la barbacoa. Si nos invitan a una barbacoa, para no morir de hambre, mejor llevar de casa preparado un *picnic gourmet* con el que ser la envidia de nuestros anfitriones. Mejor unos ricos falafel, patés vegetales, hummus, guarnición de lombarda y pan integral, que unos chuletones potencialmente cancerígenos de un pobre cerdo muerto en condiciones «inanimadas».
- La mayoría de las recetas de la cada vez más olvidada dieta mediterránea tienen el sofrito como base para preparar sus platos. El sofrito es un método que puede modificar escasamente las propiedades de los alimentos si tenemos en cuenta una serie de precauciones. Siempre se debe sofreír con aceite de oliva y nunca reutilizar el aceite; se debe sofreír a baja temperatura y durante el menor tiempo posible usando pequeñas cantidades de aceite. No hay que dejar que los alimentos se doren o quemen, sólo debemos pocharlos. Podemos ir añadiendo un poco de agua al sofrito, de este modo el alimento no se quema, sólo se ablanda, ya que el agua impide que aumente la temperatura del aceite.

# ¿Dónde cocinar
los alimentos anticáncer?

También son importantes los recipientes que usemos para cocinar los alimentos. Habitualmente no somos conscientes de la influencia que tienen los utensilios de cocina sobre los alimentos. Sin darnos cuenta podemos contaminar nuestros alimentos con metales pesados o productos sintéticos. Podemos comprar alimentos anticáncer y ecológicos y luego en casa ir directos a una sartén con teflón o al microondas en una bandeja de plástico.

Veamos cuáles son más recomendables y cuáles son los más nefastos para nuestra salud.

## Utensilios recomendables

**Vidrio.** El vidrio es muy adecuado para cocinar. Aguanta altas temperaturas, por lo que es apto para horneados. El vidrio está fabricado básicamente con sílice, cal y sosa. Es un material inerte y no poroso.

A algunos tipos de vidrio se les añade metales pesados para cambiar sus características, por ejemplo las cristalerías de vidrio fino, las cuales contienen plomo, a menos que el fabricante indique lo contrario.

**Acero inoxidable.** Los utensilios de acero inoxidable están hechos con una aleación de hierro y carbono a la que se añade una aleación de cromo y níquel; ésta normalmente contiene un 10% de níquel y un 18% de cromo. El acero inoxidable es bastante estable y apenas libera estos metales a la comida, pero aunque sea en pequeñas cantidades sí que puede liberar níquel y cadmio. La capa protectora del acero inoxidable puede verse afectada por algunos ácidos, lo que puede ocasionar el ataque y oxidado del hierro y por tanto su liberación a los alimentos. Puede suceder lo mismo con el níquel. Muchas personas son alérgicas al níquel y lo intentan evitar en bisutería, pero sin embargo lo consumen a diario en el menaje del hogar.

Cuando existen ralladuras en el acero es cuando aumenta el riesgo de fugas de metales, por lo que se aconseja usar una cuchara de madera para remover. El acero inoxidable puede ser empleado sin excesivos problemas, pero lo ideal si optamos por utilizarlo es que elijamos ollas de acero quirúrgico (T-304), es el menos poroso y el riesgo de fuga de metales pesados es improbable. Este acero contiene titanio, que es un material resistente a altas temperaturas y atóxico. El acero quirúrgico permite cocinar sin apenas agua y aceite, difícilmente se pega la comida y conserva los nutrientes en los alimentos.

**Titanio.** El titanio es un metal inerte y atóxico, de gran dureza y resistencia y no produce alergias, por lo que se utiliza en cirugía y para prótesis e implantes (no hay que confundirse con los rechazos que puede ocasionar; éstos no son alergias, es decir, no hay implicación inmunológica). Busca siempre utensilios de cocina que contengan titanio en su revestimiento. No existen ollas 100% de titanio, pues serían carísimas.

Existen baterías de cocina que contienen un antiadherente de carbón sobre base de titanio, proyectado a 20.000 grados, lo que nos asegura una superficie totalmente estable, de gran dureza y durabilidad, así como la ausencia de liberación de metales pesados.

El acero japonés es otra aleación libre de cromo y níquel. Es ideal para utilizarlo en los cuchillos, aunque con el tiempo también se oxida.

**Barro.** El barro es un material de gran calidad para cocinar, el problema es que muchas de las ollas de barro que se venden están esmaltadas con minio, que es un derivado del plomo. Busca siempre cazuelas de barro sin esmaltar.

**Cerámica.** Resiste muy bien la corrosión y el uso, sin alterar el sabor ni olor de los alimentos. El único problema de estos recipientes es que pueden contener plomo, que se libera cuando se desconcha. No aguanta altas temperaturas, por lo que es mejor no usarla en horneados. Los utensilios de cerámica son una perfecta alternativa a los tradicionales materiales de acero inoxidable.

Son muy recomendables los cuchillos cerámicos. Al cortar con acero inoxidable se produce una transferencia de iones metálicos en la zona de corte del alimento. Esto se evita con los utensilios de cerámica, sobre todo con la cerámica japonesa.

**Porcelana.** Las porcelanas también son aptas para cocinar, sólo hay que tener la precaución de sustituirla si se descascarilla, pues en estos restos puede haber plomo.

**Madera.** Es el material más recomendable para remover nuestros pucheros y cortar alimentos. Pero ojo, debe ser madera de verdad.

**Bambú.** El bambú también es un material muy recomendable para usar como tabla de cortar alimentos o cestillo para cocinar al vapor.

**Silicona.** Es un polímero sintético de los silicatos y se obtiene a partir de sílice de arena. La silicona es estable e inerte, no reacciona al estar en contacto con los alimentos y resiste temperaturas desde la congelación al horneado. Es resistente entre 260° y –60° de temperatura. Hay diversas calidades de silicona y diferencias en su flexibilidad, duración y precio. Algunos de los colorantes utilizados en estos artículos se pueden transferir a los alimentos. La calidad superior es la denominada «silicona platino» por su estabilidad, durabilidad y flexibilidad. Ésta no transfiere tóxicos a los alimentos. Asegúrate de elegir una marca de confianza.

## Utensilios no recomendables

**Aluminio.** Al calentar alimentos en ollas de aluminio, éste se oxida y forma sales de aluminio que pueden ser nocivas para la salud. Tampoco debemos usar papel de aluminio para cocinar: te recuerdo lo nada recomendable que es cocinar en papillote usando este papel.

En China se realizó un estudio muy curioso en el que compararon el efecto de un tratamiento con hierbas medicinales en pacientes con cáncer gástrico en función de los utensilios utilizados para preparar dichas hierbas medicinales[1025]. Los pacientes en los que el tratamiento surtió menos efecto fueron aquellos en los que las decocciones habían sido preparadas con utensilios de aluminio. Los mejores resultados se apreciaron al hacer las decocciones en utensilios de cristal y barro.

**Sartenes de teflón.** El teflón es el antiadherente presente en la mayoría de las sartenes que circulan por el mercado. La toxicidad derivada del teflón es debida al **ácido perfluorooctánico (PFOA)**. Cuando el teflón se somete a altas temperaturas, se descompone y libera gases y partículas finas tóxicas[1026]. Se comporta como un disruptor endocrino. Este fenómeno se observa especialmente en las sartenes después de años de uso, sobre todo si se han limpiado con detergentes abrasivos. Los productos químicos que emanan del teflón son nocivos para los humanos y mortales, incluso en dosis ínfimas, para los pájaros de compañía. El PFOA se ha relacionado con el cáncer de hígado, páncreas y testículos en ratones, así como con disfunción del sistema endocrino e inmune y problemas de esterilidad[1027,1028,1029], por lo que recomiendo encarecidamente no usar este tipo de sartenes. Debemos descartar todas las sartenes de teflón ralladas, y sustituirla por sartenes sin teflón o PFOA como son las cerámicas o de titanio. De todos modos, como ya hemos visto, es preferible no freír y utilizar otros métodos de cocción más saludables.

El PFOA también lo podemos encontrar en los tejidos de Gore-Tex.

**Plásticos.** Los plásticos son altamente contaminantes en su producción y la mayoría de ellos no son biodegradables. Contienen sustancias que actúan como disruptores endocrinos, por ejemplo el **bisfenol A**, que interfieren en nuestro sistema hormonal pudiendo producir tumores hormonodependientes[1030,1031], los **ftalatos y el estireno**.

Los **ftalatos** son un grupo de químicos que se usan para hacer que los plásticos sean más flexibles y difíciles de romper. Los ftalatos se han relacionado con un riesgo incrementado de sufrir cáncer de testículos[1032], ovario[1033] y mama[1034].

Nunca debemos utilizar recipientes plásticos para calentar alimentos, pues al elevar la temperatura es cuando más disruptores endocrinos se liberan. Cuando hablamos de plásticos tóxicos incluimos el film transparente tan utilizado en la cocina.

El **único plástico apto** en la cocina según la OMS es el **polipropileno**. Busca el símbolo PP en los plásticos. Los más peligrosos son el

PVC, V, PS y PC. El PC o policarbonato está presente en muchos utensilios de cocina. Ojo con las etiquetas.

Como regla nemotécnica a la hora de reconocer los plásticos aptos, recuerda: ¡PP sí, PC no! Piensa en los partidos políticos que se identifican con estas iniciales y te será fácil recordar cuáles sirven y cuáles no. No quiero herir a ningún grupo político con esta aseveración.

**Hierro colado o fundido.** Éstas son las ollas de nuestras abuelas. El hierro no es un buen conductor de calor (por lo que cocinar en utensilios de hierro requiere mayor consumo energético que con el resto de materiales), pesa mucho, pero esto puede no ser un inconveniente si queremos ejercitar nuestros músculos cocinando. Tiene el problema añadido de los cuidados que necesita para evitar la oxidación.

En cuanto a la posible incorporación de hierro en la dieta, se trata de un tema controvertido y no hay consenso acerca de la absorción de este hierro ni que el hierro que pueda absorberse sea realmente fisiológico. Pero lo más importante en caso de decidir comprar utensilios de hierro colado es que el fabricante pueda certificar que no contienen plomo.

**Cobre.** Los utensilios de cobre sólo deberíamos usarlos como decoración, pero nunca para cocinar en ellos. El cobre es el mejor metal conductor del calor, seguido por el aluminio, y suelen formar parte de los fondos difusores de ollas y cazuelas, pero no deben estar en contacto con el alimento.

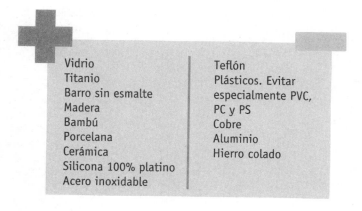

| Vidrio | Teflón |
|---|---|
| Titanio | Plásticos. Evitar |
| Barro sin esmalte | especialmente PVC, |
| Madera | PC y PS |
| Bambú | Cobre |
| Porcelana | Aluminio |
| Cerámica | Hierro colado |
| Silicona 100% platino | |
| Acero inoxidable | |

## ¿Cuándo cocinar los alimentos anticáncer?

Deberíamos cocinar los alimentos justo antes de consumirlos y preparar las cantidades justas que vayamos a tomar para así perder los mínimos nutrientes posibles. No deben recalentarse los alimentos, y si lo hacemos, que sea al baño María.

Los zumos de frutas y verduras se oxidan rápidamente y pierden gran parte de su contenido en vitaminas, por eso debemos consumirlos recién exprimidos.

# ¿Existe la alimentación anticáncer ideal?

No creo que exista ningún régimen de alimentación ideal que cure cualquier enfermedad. Todos los regímenes que se abanderan como anticáncer tienen sus pros y sus contras. Te hablarán de que para curar el cáncer debes seguir una dieta macrobiótica; otros te dirán que crudivegana, otros te animarán a seguir diferentes métodos de alimentación anticáncer: Gerson, Kousmine, etc. Si existiese la dieta ideal no habría tantas dietas «anticáncer», ¿no crees? Lo que sí es común a todas las dietas anticáncer es que son vegetarianas o semivegetarianas.

Cada uno debe encontrar con qué tipo de alimentación se siente más a gusto, con más vitalidad y energía. Habrá quien prefiera ser omnívoro, pero omnívoro equilibrado, habrá quien prefiera ser ovolactovegetariano; otros optarán por la opción vegana. Lo importante es eliminar de la dieta los alimentos procáncer e incorporar los anticáncer.

Te animo a que cambies tu alimentación. A mí me ha funcionado y espero que a ti también.

La dieta anticáncer «casi ideal» sería:

- Una dieta vegana (o piscivegana) basada en productos ecológicos y de temporada y preparada de manera artesanal, dando preferencia a los alimentos crudos y vivos, y a los preparados al vapor.
- Una dieta rica en pigmentos naturales de frutas y verduras. Rica en semillas y germinados.
- Además de ingerir los alimentos deberíamos mantener una actitud positiva, entusiasta y de agradecimiento hacia la tierra y los alimentos.

Sin agobiarse y aplicando cambios de manera gradual, podemos alcanzar una alimentación sana y nutritiva y ayudar a nuestro cuerpo a curar y prevenir el cáncer.

La dieta anticáncer tiene varios objetivos:

- Primer objetivo: **Potenciar el sistema inmunológico.** Mediante la exclusión de azúcares. El azúcar es candidato directo para ser alimento de bacterias, hongos, cándidas, cáncer. Recuerda que en la prueba del PET se comprueban las zonas de tu cuerpo que presentan hiperglucemia.
- Segundo objetivo: **Eliminar células tumorales.**
- Tercer objetivo: **Crear un ambiente anticáncer.**
- Cuarto objetivo: **Limpiar el organismo de tóxicos.**

Con una alimentación sana y equilibrada podemos lanzar una **flecha a las siete dianas del cáncer**, y estaríamos atacando al cáncer por todos los costados.

## La dieta Okinawa

Lo más parecido a la dieta anticáncer ideal es la alimentación de la población de la isla japonesa de Okinawa. Sus habitantes son los más longevos, sanos y felices del mundo. Veamos cómo es su dieta y su estilo de vida.

La dieta Okinawa es una dieta...

1. **Pobre en radicales libres y en calorías.** Los radicales libres se generan principalmente a partir de la metabolización de los alimentos en energía. Un exceso de alimentación y calorías genera un exceso de radicales libres que dañan el ADN de las células[1035]. Este daño se va acumulando en nuestras células y las hace envejecer y enfermar.

Los habitantes de Okinawa presentan un nivel de radicales libres en sangre inferior al resto de poblaciones[1036].

> 💡 **¡Comer poco aumenta la vida!**
> **¡Los okinaweses comen poco y viven mucho!**[1037]

Los okinaweses siguen una práctica cultural llamada *hara hachi bu*, que consiste en comer sin llegar a saciarse. Al comer no debemos llegar a sentirnos llenos, tenemos que quedarnos con un pelín de hambre; nuestro estómago no debe llenarse más de un 80%. En Europa solemos comer hasta hartarnos y a veces incluso hasta «reventar», es decir, llenamos nuestro estómago un 150%.

2. **Rica en fitoquímicos.** Los habitantes de Okinawa muestran unas tasas de tumores hormonodependientes (mama, ovario, próstata y colon) bajísimas. Respecto a Estados Unidos padecen un 80% menos de cáncer de mama y próstata y un 50% menos de cáncer de ovario y colon. ¿Por qué esta gran diferencia? Porque la dieta Okinawa se basa en una ingesta calórica baja, en el alto consumo de verduras y frutas, en una mayor ingesta de grasas saludables (omega 3, grasas monoinsaturadas), en una dieta rica en fibra y en una alta ingesta de flavonoides y carotenos. No existe la obesidad y su nivel de actividad física es alto.

3. **Semivegetariana y libre de tóxicos.** Comen mucho pescado azul y ocasionalmente carne; la dieta se basa en alimentos con índice glucémico bajo y no consumen lácteos. El consumo de alcohol y tabaco es inexistente.

4. **Estilo de vida saludable.** Llevan un estilo de vida libre de estrés y una vida muy espiritual donde la meditación es una práctica común.

Todas estas características de la población de Okinawa conducen a una menor tasa de cáncer y de cualquier enfermedad:

1. **Menos cáncer hormonodependiente.** Muertes por cáncer hormonodependiente por cada 100.000 habitantes:

| Lugar | Esperanza de vida | Cáncer de mama | Cáncer de ovario | Cáncer de próstata | Cáncer de colon |
|-------|-------------------|----------------|------------------|--------------------|-----------------|
| Okinawa | 81,2 | 6 | 3 | 7 | 8 |
| Japón | 79,9 | 11 | 3 | 8 | 16 |
| Hong Kong | 79,1 | 11 | 3 | 4 | 11 |
| Suecia | 79,0 | 34 | 10 | 52 | 19 |
| Italia | 78,3 | 37 | 4 | 23 | 17 |
| Grecia | 78,1 | 29 | 3 | 20 | 13 |
| Estados Unidos | 76,8 | 33 | 7 | 28 | 19 |

2. **Menos enfermedades cardiovasculares.** Con su dieta reducen en un 80% el riesgo de sufrir infartos y tromboembolismos. ¡Sus arterias se mantienen sanas y limpias de ateromas, como las de un adolescente aunque tengan cien años![1038]
3. **Menos osteoporosis y fracturas de cadera.** Realizan mucho ejercicio al aire libre, por lo que los niveles de vitamina D son altos. Siguen una dieta rica en calcio de origen no animal y no consumen lácteos, lo que hace que su tasa de osteoporosis y fracturas óseas sea la mitad que la de la población americana[1039]. ¿No te parece curioso que no consuman leche y sin embargo no tengan osteoporosis? Acabemos con el mito de que la leche previene la osteoporosis.
4. **Menos demencia y alzhéimer.** La demencia y el alzhéimer son palabras desconocidas para una población en la que los ancianos de más de noventa años mantienen intactas sus facultades mentales.
5. **Peso ideal.** El sobrepeso y la obesidad no existen en Okinawa. Los okinaweses se mantienen en un peso ideal gracias a una dieta rica en vegetales, rica en alimentos con IG bajo y pobre en grasas saturadas y grasas trans. El índice de masa corporal (IMC) es una medida de asociación entre el peso y la talla. Se calcula según la expresión matemática: $peso/estatura^2$. Se considera normal un IMC entre 18-25. Sobrepeso entre 25-30 y obesidad >30. Pues bien, los habitantes de Okinawa tienen

un IMC entre 18-22, mientras los americanos presentan un IMC 26-27.

6. **Menopausia sin bochornos.** Las mujeres de Okinawa tienden a experimentar la menopausia de forma natural, más temprana y con menos complicaciones (tales como los sofocos, las fracturas de cadera, o las enfermedades coronarias) que las mujeres europeas y americanas[1040,1041]. Los factores determinantes del estilo de vida okinawés incluyen la dieta, evitar el tabaquismo y realizar ejercicio en forma de danza, artes marciales suaves, caminar y la práctica habitual de la jardinería. Las mujeres de Okinawa también presentan un consumo muy elevado de estrógenos naturales a través de su dieta, principalmente procedentes de las grandes cantidades de soja que consumen. Los otros fitoestrógenos principales importantes son los lignanos, que se derivan a partir de granos de lino y sésamo. Todos los vegetales, especialmente las legumbres, la cebolla y el brócoli, contienen estos estrógenos naturales, aunque en menor cantidad que la soja y el lino.

## La dieta mediterránea

Se conoce como dieta mediterránea a la forma de alimentación que, durante varios siglos, mantuvieron los pueblos de la ribera del mar Mediterráneo: España, sur de Francia, sur de Italia y Grecia. En el año 2010 esta dieta fue declarada Patrimonio Cultural Inmaterial de la Humanidad.

La dieta mediterránea se ha ido forjando a lo largo del tiempo, y es fruto de la influencia que dejaron todos los pueblos que se asentaron en esos territorios: íberos, celtas, griegos, romanos, bárbaros y árabes. Griegos y romanos sentaron las bases de lo que actualmente conocemos como dieta mediterránea con la «trilogía mediterránea»: pan, aceite y vino, presentes desde siempre en nuestra cultura.

La dieta mediterránea ha demostrado ser ideal para prevenir la aparición del cáncer[1042], así como también las enfermedades cardiovasculares[1043] y la diabetes. Hasta los años sesenta esta alimentación formó parte de nuestra cultura alimenticia, sin embargo y por desgracia, se está perdiendo, al mismo tiempo que el modelo americano de alimentación se va instaurando.

Seguir la dieta mediterránea puede llegar a reducir entre un 12 y un 24% el riesgo de padecer cáncer.

En Europa se está desarrollando un macroestudio nutricional destinado a analizar la alimentación de los europeos llamado EPIC. El estudio EPIC (siglas en inglés de Investigación Europea Prospectiva sobre Cáncer y Nutrición) se diseñó en los años noventa con el objetivo de estudiar la relación entre dieta, estado nutricional, estilos de vida y factores ambientales, y la incidencia de diferentes tipos de cáncer; su finalidad era doble: mejorar el conocimiento científico sobre los factores nutricionales implicados en el cáncer, y aportar las bases científicas para intervenciones de salud pública, dirigidas a promover una dieta y estilos de vida saludables. El estudio se inició en 1990, y en él participan veintitrés centros de diez países europeos (Alemania, Dinamarca, España, Francia, Grecia, Holanda, Italia, Noruega, Reino Unido y Suecia). Está coordinado por la Agencia Internacional de Investigación sobre Cáncer (IARC) y el Imperial College de Londres. En él están incluidas un total de quinientas mil personas (cuarenta y una mil son españolas).

El estudio EPIC ha demostrado que aquellas poblaciones que presentan una «alta adherencia» a la dieta mediterránea presentan menos casos de cáncer[1044], especialmente de mama[1045], ovario, próstata, colon y estómago. Seguir una dieta mediterránea disminuye un 17% las posibilidades de morir por cáncer en hombres y un 12% en mujeres. Se ha estimado que se podría reducir un 25% la incidencia de cáncer de colon, un 15% la incidencia de cáncer de mama y un 10% la de cáncer de próstata, ovario, endometrio y páncreas[1046].

## ¿En qué alimentos y platos se basa la dieta mediterránea ideal?

Esta dieta emplea el aceite de oliva como principal grasa para cocinar. El aceite es rico en vitamina E, betacarotenos y ácidos grasos monoinsaturados, lo que le confiere propiedades cardioprotectoras. Este alimento representa un tesoro dentro de la dieta mediterránea, y ha perdurado a través de siglos entre las costumbres gastronómicas regionales, otorgando a los platos un sabor y aroma únicos.

La dieta mediterránea utiliza, además, alimentos de origen vegetal en abundancia: frutas, verduras, legumbres y frutos secos. Las verduras, hortalizas y frutas son la principal fuente de vitaminas, minerales y fibra de esta alimentación y aportan al mismo tiempo una gran cantidad de agua. Gracias a su contenido elevado en antioxidantes y fibra pueden contribuir a prevenir, entre otras, algunas enfermedades cardiovasculares y algunos tipos de cáncer.

El pan y los alimentos procedentes de cereales (pasta, arroz y especialmente sus productos integrales) son frecuentes en esta dieta. El consumo diario de pasta, arroz y cereales es indispensable por su composición rica en carbohidratos. Pero recuerda que estos alimentos deben ser 100% integrales. Los alimentos integrales nos aportan más fibra, minerales y vitaminas que los refinados y nos ayudan a mantener los niveles de azúcar en sangre controlados.

Los alimentos que componen esta dieta son poco procesados. Se utilizan alimentos frescos y de temporada. Es importante aprovechar los productos de temporada, ya que, sobre todo en el caso de las frutas y verduras, podemos consumirlas en su mejor momento, tanto a nivel de aportación de nutrientes como por su aroma y sabor.

La carne roja y las carnes procesadas se consumen muy poco en esta dieta. La ingesta excesiva de grasas animales no es beneficiosa para la salud. Por lo tanto, se recomienda consumir carne en cantidades pequeñas, preferentemente las magras, y como parte de platos a base de verduras y cereales.

El pescado tiene una fuerte presencia en la dieta mediterránea, y los huevos se consumen con mucha moderación. Se recomienda el pescado azul pequeño como mínimo una o dos veces a la semana, pues contiene omega 3, que protege frente al cáncer y las enfermedades cardiovasculares. Los pescados más recomendados serían los boquerones, las sardinas, el jurel y la caballa. Pero atención, nunca fritos. Mejor al vapor.

Los guisos preparados con legumbres, verduras y cereales tienen prioridad en la dieta mediterránea. La combinación de estos tres alimentos conforma un plato con proteínas de alta calidad, además de fibra, vitaminas y minerales en abundancia.

La fruta fresca tendría que ser un alimento habitual; ideal por la mañana y como merienda. Puedes consumirla fresca, o en zumos y batidos, siempre preparados en casa, pues los zumos industriales contienen mucho azúcar añadido.

Los dulces y pasteles se consumen ocasionalmente. Es preferible sustituir el azúcar blanquilla por el integral de caña o panela, y aún mejor es utilizar como endulzante la estevia y el sirope de agave. Si tomas algún dulce prepáralo en casa con harinas integrales, aceite de oliva y sirope de agave.

El agua es la bebida por excelencia en el Mediterráneo, y es fundamental en nuestra dieta. El vino debe tomarse con moderación y durante las comidas. El vino es un alimento tradicional en la dieta mediterránea que puede tener efectos beneficiosos para la salud si se consume con mucha moderación.

Al parecer, no es sólo la alimentación la que influye en la menor aparición de cáncer en el área mediterránea, sino que el clima soleado, la práctica de ejercicio al aire libre (agricultura, jardinería) y una vida abierta al exterior determinan un estilo de vida «anticáncer».

# Regímenes dietéticos anticáncer

Hay diferentes dietas que afirman ser capaces de curar el cáncer. No creo que exista la dieta anticáncer ideal y perfecta, pues de ser así ni existirían tantas dietas diferentes ni tendríamos cáncer. Vamos a ir viendo las dietas anticáncer más populares. Todas ellas tienen en común el ser prácticamente veganas. Las dietas vegetarianas han demostrado reducir el riesgo global de padecer cáncer[1047]. Así que una vez más podemos afirmar que una dieta rica en fruta y verdura puede ayudar a prevenir y curar el cáncer.

Os voy a describir las terapias más utilizadas por los pacientes con cáncer, aunque existen otras muchas (método Mayr, método Sodi-Pallarés, método Gernez, método Burger, método Jean Seignalet, etc.).

## La terapia Gerson

La terapia Gerson fue diseñada por Max Gerson (1881-1959) hace más de sesenta años. El doctor Gerson trató a centenares de pacientes afectados de cáncer, según él afirma, con un éxito rotundo. Todos sus descubrimientos y recomendaciones se recogen en el libro *A Cancer Therapy: Results of Fifty Cases* (1958). Lo que intenta esta terapia es regenerar al organismo enfermo y hacer que recupere su salud abasteciendo a nuestras células de los nutrientes necesarios.

Los nutrientes se obtienen a raíz de zumos frescos de frutas y hortalizas, alimentos crudos en un alto porcentaje, y alimentos cocinados en cantidades generosas. Los alimentos en este régimen se recomienda que sean ecológicos, para así aprovechar al máximo los nutrientes presentes en frutas y verduras.

El doctor Gerson afirmaba que una deficiencia de oxígeno en la sangre era la responsable del cáncer, y su pauta nutricional aporta una gran oxigenación a la circulación sanguínea y, por ende, a las células. Cuando Gerson dio a conocer al mundo sus hallazgos sobre la influencia de la alimentación en la génesis y progresión del cáncer nadie quiso hacerle caso, pero hoy en día sabemos que el 90% de los cánceres tienen una causa medioambiental y son debidos a una mala alimentación y a hábitos de vida poco saludables, y que con una dieta rica en fruta y verdura podemos prevenir el cáncer[1048]. Gerson no tenía estos datos, pero fue un visionario al aplicar las herramientas que nos ofrece la naturaleza para tratar a cientos de enfermos de cáncer desahuciados por la medicina occidental. En 1958, Gerson fue el primer facultativo en afirmar que el cáncer estaba causado por múltiples factores independientes y que una combinación de estos factores era lo que lo ocasionaba. Gerson identificó muchos de estos factores. Hoy día estos conceptos han sido asimilados y aceptados por la comunidad científica, pero cuando Gerson hizo estas aseveraciones fue ignorado por sus colegas médicos. La lista aportada por Gerson ha ido aumentando y cada día se descubren nuevas sustancias con potencial cancerígeno.

La terapia Gerson pretende estimular el metabolismo y el sistema inmune, eliminar toxinas y mejorar la actividad tanto del hígado como de los riñones en su función excretora de productos de desecho. Intenta restablecer el buen funcionamiento de todos los órganos y reajustar la fisiología del paciente.

La terapia Gerson afirma ser beneficiosa para curar cualquier patología, y ser más potente que la quimioterapia contra el cáncer.

## ¿Cómo comenzó la terapia Gerson?

Cuando Gerson iniciaba su andadura como médico estaba aquejado de múltiples episodios de migrañas que le incapacitaban durante días. Ninguno de sus colegas fue capaz de proporcionarle un tratamiento eficaz. Gerson, desesperado por su problema, comenzó a investigar la relación entre la enfermedad y la alimentación y comenzó a comprobar el efecto de distintos alimentos sobre sus migrañas. Primero empezó alimentándose exclusivamente con lácteos, y sus migrañas no mejoraron; cuando se alimentó únicamente con manzanas crudas y asadas sus migrañas desaparecieron. A partir de ese momento fue introduciendo nuevos alimentos y observando la influencia de éstos sobre la aparición de sus dolores de cabeza. Cuando introducía un alimento que le provocaba una reacción de sensibilidad, a los veinte minutos sufría un episodio de migraña. A partir de su propia autocuración a través de la alimentación, empezó a observar la reacción de sus pacientes al introducir cambios en su dieta. Descubrió maravillado cómo una dieta basada en frutas y verduras podía curar prácticamente cualquier enfermedad.

*Pilares en que se basa la terapia Gerson:*

- La terapia Gerson ofrece un programa nutricional pobre en grasas y sal y rico en vitaminas, minerales, fitonutrientes y antioxidantes.
- En este régimen la carne y los lácteos están prohibidos en las primeras semanas de tratamiento, y después los permite pero en cantidades mínimas.
- Recomienda la ingesta de **trece vasos de zumos verdes frescos al día**, lo que supone tomar un zumo cada hora. Los zumos deberán ser de tres tipos: manzana + zanahoria; naranja; zumos de verduras, obtenidos tras licuar hojas de: lechuga, acelga, remolacha, berro, col lombarda, endivias y escarola + manzana.
- Incluye una gran cantidad de **frutas y verduras procedentes del cultivo ecológico**.
- Se da prioridad al consumo de **alimentos crudos**.
- Implica el consumo diario de **cremas de verduras sin sal**, como la famosa **sopa Hipócrates** creada por Max Gerson.

Para una detoxificación profunda del organismo esta terapia propone la realización de varios **enemas de café a diario**. Estos enemas sirven para eliminar productos tóxicos acumulados en el organismo durante años y para detoxificar el organismo. La cafeína que se introduce por vía rectal, según Gerson, estimula la actividad del hígado, incrementa el flujo de bilis y abre los conductos biliares de modo que el hígado puede eliminar productos de desecho fácilmente. Los enemas de café sirven tanto para prevenir como para tratar el cáncer, así como para tratar el dolor ocasionado por los tumores. Según Gerson, los tumores que más responden a este tipo de enemas son los tumores más agresivos: ovario, pulmón, melanomas y linfomas.

Además de los enemas de café, el doctor Max Gerson propone ciertos **suplementos alimenticios**: extracto de tiroides, yoduro potásico, extracto de hígado de cerdo, vitamina B12, enzimas pancreáticas y vitamina B3.

### ❖ ¿Cómo se realizan los enemas de café?

Para practicar los enemas de café hemos de hacernos con un irrigador colónico de venta en farmacias, agua filtrada y café ecológico no torrefacto.

**Preparación:** Llevamos a ebullición un litro de agua filtrada o mineral. Añadimos tres cucharadas de café molido y dejamos hervir tres minutos; después dejamos cocer a fuego lento durante quince minutos. Dejamos enfriar la solución hasta que alcance la temperatura corporal (37°), la filtramos con un colador recubierto con un paño o gasa y la vertemos sobre el irrigador colónico.

### ❖ ¿Cómo administrarlo?

Debemos tumbarnos sobre una toalla o colchoneta en el suelo. A través de Internet podemos hacernos incluso con un banco para enemas. Nos tumbamos sobre el lado derecho con las piernas en posición fetal. Colocamos el irrigador a una altura de 50 cm. Para ello puede ser práctico colgar el irrigador del picaporte de la puerta. Una vez colocado el irrigador introducimos la cánula en el ano, abrimos el mecanismo que permite la salida del líquido y dejamos que fluya dentro del ano sin hacer resistencia. Lo ideal sería retener el enema dentro del cuerpo doce minutos.

¿Por qué doce minutos? Toda la sangre del organismo pasa a través del hígado cada tres minutos. Si aguantamos doce minutos se absorberá toda la cafeína a través del recto y dará tiempo a detoxificar toda nuestra sangre.

*Alimentos prohibidos en la terapia Gerson*

Alcohol, aguacate, bayas, lácteos, azúcar, dulces, helado, bebidas gaseosas y azucaradas, pepino, trigo, pescado, huevos, setas, café, té, aceite, piña, especias como pimienta y pimentón, soja, carne, agua potable, grasas y frutos secos.

*Inconvenientes de la terapia Gerson:*

Cumplir el régimen dietético propuesto requiere mucho esfuerzo y la dedicación exclusiva del enfermo y de un acompañante para preparar los zumos, enemas, comidas, ir a comprar, etc.

Los suplementos son difíciles de conseguir y de dudosa utilidad y seguridad.

Los enemas de café resultan difíciles de aplicar para algunos pacientes. Algunos estudios han mostrado que los enemas de café pueden no ser seguros y causar la muerte de algunos pacientes[1049].

*Ventajas*

La terapia Gerson propone una dieta rica en frutas y verduras ecológicas, dando prioridad a los alimentos crudos. De este modo se asegura un excelente aporte de vitaminas, antioxidantes y fitonutrientes con capacidad anticancerígena.

El régimen que yo seguí tiene muchos puntos en común con la terapia Gerson como podéis comprobar a lo largo del libro, pero obvié los suplementos.

## La terapia Gerson hoy día. Las evidencias clínicas

En la actualidad, la hija de Max Gerson, Charlotte Gerson, ha revisado y ampliado su legado y puede encontrarse información actualizada sobre este método en su libro *La terapia Gerson: el programa nutricional para salvar vidas.*

Si deseáis obtener más información podéis dirigiros al Gerson Institute. http://www.gerson.org/

El Instituto Nacional contra el Cáncer americano la ha calificado como una terapia no científica.

Existen pocos estudios científicos sobre esta terapia. Sólo he encontrado un estudio en el que se compara la supervivencia de pacientes con cáncer de páncreas avanzado sometidos a tratamiento con quimioterapia estándar, con pacientes que deciden renunciar a los tratamientos convencionales y sólo siguen la terapia Gerson. La supervivencia del primer grupo fue tres veces mayor que la del grupo que decidió realizar sólo terapia Gerson[1050]. Un estudio en el que se combina terapia

Gerson y cirugía frente a sólo cirugía mostró que los pacientes que seguían la terapia Gerson presentaban una mayor supervivencia y calidad de vida[1051]. Un pequeño estudio de seis casos muestra cómo los pacientes que siguen la terapia Gerson tienen una mayor calidad de vida y supervivencia que los que siguen los tratamientos convencionales[1052].

Los resultados mostrados por la clínica Gerson sin embargo son espectaculares en cuanto a supervivencia[1053], pero si se analiza el estudio llevado a cabo, se detecta que está mal diseñado y que los datos recogidos son incompletos. Si el estudio estuviese bien diseñado y los datos correctamente recogidos, los resultados no serían tan espectaculares.

En mi opinión, considero el régimen de alimentación de la terapia Gerson muy útil para los enfermos de cáncer, y la combinación del tratamiento médico convencional con la dietoterapia puede ser muy útil. Otra cosa diferente es renunciar a todos los tratamientos convencionales y sólo aplicar terapia Gerson que incluya enemas de café y suplementos. Ésta última no es una buena opción.

## Macrobiótica y cáncer

El japonés Georges Oshawa (1893-1966) es el padre de la macrobiótica. Oshawa elaboró una filosofía de vida en la que la alimentación juega un papel primordial. En su filosofía integra conocimientos de medicina tradicional china, filosofía oriental y medicina occidental. Basa su propuesta en el principio del yin y el yang, las dos fuerzas complementarias y opuestas sobre cuyo movimiento se rige el universo.

La palabra *macrobiótica* define el arte de la longevidad y la vida sana y muestra el camino para lograr el equilibrio físico, emocional y espiritual.

Los seres humanos somos parte inseparable de nuestro entorno. Lo que comemos modifica la calidad de nuestra sangre, de nuestro cuerpo y de nuestra mente. La macrobiótica establece unas pautas de alimentación, según la situación geográfica y climática del individuo, la actividad física desarrollada y su constitución.

Hay estudios que apuntan que una dieta macrobiótica puede ayudar a prevenir y tratar el cáncer[1054] y las enfermedades crónicas[1055].

## La alimentación yin y yang

En macrobiótica los alimentos son clasificados como yin o yang según su naturaleza.

**Yang** es la concentración de la energía, la tendencia al dinamismo, a lo positivo y a la actividad. Lo yang representa el calor y se identifica con el color rojo-amarillo.

**Yin** es vacío de energía, la tendencia a la inercia y la pasividad y a lo negativo. Se manifiesta como el frío, la pasividad y el color azul-verde.

Los alimentos yang contienen más sodio, tienen sabor salado, poco dulce o picante y son más alcalinos que los yin, que por su parte contienen más potasio, sabor ácido, amargo o muy dulce y aromático, así como un grado más alto de acidez. Existen alimentos neutros: serían aquellos que poseen un equilibrio correcto de ambas energías.

Los **alimentos más yang**: huevos, aves, pescado, hortalizas y verduras de raíz muy cocidas.

Los **alimentos neutros**: cereales, legumbres y verduras cocidas.

Los **alimentos más yin**: verduras y frutas crudas, zumos, azúcar, alcohol y drogas.

Al cocinar un alimento podemos darle energía yin o yang según el grado de calor aplicado. A más calor y tiempo de cocción más yang se volverá el alimento.

## Pilares de la cocina macrobiótica

- Consumo de productos integrales, ecológicos, locales y de temporada.
- Consumo de cereales integrales (50%), legumbres y semillas (10-20%), verduras (20-30%) y proteína animal (5-15%).
- Es una dieta baja en grasa y alta en fibra.
- Consumo frecuente de algas marinas.
- Consumo reducido de líquidos para no fatigar a los riñones.
- Consumo limitado de alimentos refinados, azúcar, pan blanco, bollería industrial, alcohol y refrescos industriales.
- Deben masticarse muy bien los alimentos, hasta cien veces cada bocado, para así insalivarlos bien y hacerlos más digeribles.

- Consumo de alimentos cocinados.
- La fruta nunca de postre ni cruda.
- Busca el equilibrio emocional y espiritual de la persona. Pensamiento positivo para curar los desequilibrios emocionales.

*Inconvenientes*

- Limita la ingesta de crudos, por considerarlos indigestos.
- Escasa ingesta de fruta (5%).
- No limita el uso de trigo; de hecho, uno de los platos estrella es el seitán, que es gluten de trigo, con todos los inconvenientes que éste tiene. El seitán es también llamado carne vegetariana y se usa como sustituto a la carne. Pero yo digo, si somos vegetarianos ¿para qué necesitamos buscar un sustituto de la carne? ¿No somos vegetarianos porque pensamos que la carne no es buena para nuestro organismo y porque rechazamos el sufrimiento animal?
- Se cocina mucho con olla exprés. Y como ya hemos visto, calentar los alimentos por encima de los 100° puede ocasionar muchos productos potencialmente tóxicos.
- Muchos de los condimentos utilizados son japoneses y difíciles de encontrar (miso, salsa de soja, daikon, umeboshi, umesu, sake, mirin, kuzu, etc.). Se trata de una contradicción con el propio criterio macrobiótico que defiende el uso de productos locales, pues supone que nuestro organismo está sólo preparado para digerir los alimentos que han crecido próximos al lugar donde nacimos. Tras el accidente nuclear de Fukushima puede no ser seguro consumir alimentos provenientes de Japón.

Como conclusión deciros que me parece una filosofía de vida excelente: buscar el equilibrio físico y emocional es lo que nos va a ayudar a alejar la palabra cáncer de nuestra vida. En este libro de «recetas» adopto algunos principios de la filosofía macrobiótica, pero no estoy de acuerdo en todos, así que una vez más me quedo con lo que me resulta más positivo a mi entender.

# El método Kousmine y la crema Budwig

Tanto la crema Budwig como el método Kousmine han sido ampliamente utilizados en los tratamientos alternativos contra el cáncer. Veamos en qué consisten.

**Johanna Budwig:** Una autoridad mundial en grasas y aceites. Fue siete veces nominada al premio Nobel de medicina. La doctora Budwig era química y farmacéutica y estaba doctorada en física. Fue la primera persona en clasificar las grasas según su composición. Trabajó como experta consultora del Instituto Federal Alemán de Investigación de las Grasas y fue considerada la mayor autoridad mundial sobre grasas.

Estudió las grasas hidrogenadas y otras grasas desnaturalizadas, y sus conclusiones fueron muy claras: sus efectos sobre la salud eran nefastos. Es decir, que ya por los años cincuenta la doctora Budwig nos advertía del peligro de las grasas hidrogenadas. Han pasado sesenta años y seguimos viendo estas grasas en la composición de la mayoría de los alimentos industriales.

La doctora Budwig, utilizando sus conocimientos sobre grasas, halló en 1952 el ácido linoleico y el ácido linolénico, dos ácidos grasos esenciales para prevenir el cáncer. Los ácidos grasos esenciales son moléculas grasas que nuestro cuerpo no puede fabricar y necesitan ser aportadas por la alimentación. A partir de ellas el organismo es capaz de generar otras grasas necesarias para la vida.

La importancia de estos ácidos grasos reside en que constituyen complejos lipoproteicos que forman una bicapa en las membranas celulares, lo que les confiere la capacidad de actuar como un filtro y proporcionar permeabilidad a la membrana, que permite la entrada de oxígeno y nutrientes y la salida de sustancias de desecho. Pero, además, aportan una carga eléctrica negativa a la membrana, necesaria para atraer el oxígeno, indispensable para la respiración celular aeróbica.

La presencia de grasas hidrogenadas en la membrana altera dicha permeabilidad, se hace más dura y menos fluida, así que la mayoría de los desechos quedan dentro y el oxígeno no puede entrar. Es así como la célula se autointoxica y sufre hipoxia llevando con el tiempo al desarrollo de enfermedades degenerativas y cáncer.

Utilizando estos ácidos grasos, Budwig fue capaz de reparar la membrana celular dañada, haciéndola más permeable y permitiendo el paso del oxígeno, y de esta manera devolver a las células cancerosas la capacidad de realizar un correcto metabolismo aeróbico y, en consecuencia, convertirlas en células normales.

En el **aceite de lino**, Budwig, encontró la equilibrada combinación de los ácidos grasos linoleico y linolénico, que lo convierten en un gran captador de oxígeno, capacidad que no tienen otros aceites vegetales. En 1952 Budwig reconoció que estos ácidos grasos eran el factor decisivo en la función respiratoria.

Llegados a este punto, faltaba encontrar la forma en que estos ácidos grasos llegasen hasta las células. Tanto el aceite de lino como el intestino tienen una carga eléctrica negativa, así que este aceite por sí solo no puede ser absorbido por el intestino. Esto explica por qué este aceite tomado en ayunas puede producir diarrea.

De modo que Budwig buscaba una sustancia con la que el aceite de lino formase una emulsión hidrosoluble capaz de atravesar la barrera intestinal y llegar a las células. Observó que esta propiedad se conseguía gracias a proteínas ricas en aminoácidos azufrados, que aportarían carga positiva a la emulsión y así podría superar el obstáculo. El alimento que reunía estas condiciones era el requesón bajo en grasa.

De esta mezcla nace la famosa **crema Budwig**. Con esta crema, como fundamento de su dieta, trató a más de dos mil personas, con un porcentaje de éxito del 90%, no sólo de cáncer, sino de todo tipo de enfermedades degenerativas. Quizá parte de ese éxito se encontraba en que esas personas eran atendidas por ella misma, vivían en su clínica y sólo podían comer lo que ella les indicaba. Esta actividad le creó muchos problemas, pues tuvo que estudiar medicina para poder abrir legalmente la clínica. Tuvo que atender continuas demandas judiciales de médicos que la denunciaban por llevarse a enfermos desahuciados a su casa para recibir su tratamiento, abandonando el oficial. Los juicios los ganaba siempre porque la evidencia hablaba por sí sola: se presentaba al juicio con el enfermo desahuciado, pero ya curado.

Es importante hacer constar que el tratamiento completo de la doctora Budwig no se reducía sólo a la crema, incluía también otros aspectos, imprescindibles para completar el tratamiento. El principal es el cambio en los hábitos de vida y especialmente de la dieta. Recomendaba su crema como aporte de ácidos grasos, pero también era necesario el consumo de frutas y vegetales crudos de origen ecológico preferentemente, y era necesario evitar al máximo la ingesta de alimentos procesados y con aditivos (azúcar, grasas animales, mantequilla, margarina, alcohol, café, tabaco, marisco, latas de conserva, pescado de piscifactoría, embutidos, fritos, etc.). El requesón es el único derivado lácteo que está permitido en la dieta.

Asimismo, es imprescindible en este régimen tomar el sol diariamente unos diez minutos. Realizar ejercicio físico adecuado a cada caso, tener un descanso reparador y una actitud mental positiva.

La doctora Budwig no recibió ningún apoyo y sus descubrimientos fueron despreciados, atacados y silenciados por otro tipo de intereses. Murió en el 2003 a los 95 años.

## La creación del método Kousmine

La doctora Katherine Kousmine, de origen ruso pero afincada en Suiza, se interesó por conocer el origen del cáncer y se decidió a investigar en su propia casa con ratones traídos del Instituto Curie de Francia, que desarrollaban cáncer de mama. Como no podía costear la dieta que llevaban en el Instituto, a base de comprimidos nutritivos, los alimentaba con pan seco, trigo integral, zanahoria cruda y levadura de cerveza. La sorpresa fue que los ratones no enfermaban, sino que los tumores que padecían remitían.

De este modo inició sus investigaciones, las cuales se prolongaron durante diecisiete años, y gracias a ellas pudo constatar la necesidad y la relevancia de los alimentos crudos y naturales en la alimentación diaria, que se confirman como la mejor manera de mantener en perfecto estado la barrera intestinal y un pH óptimo para el organismo.

La alimentación moderna es rica en alimentos desvitalizados, grasas artificiales y desnaturalizadas, contienen un exceso de proteínas cárnicas, azúcares y alimentos refinados y manipulados; todos ellos son comprobados generadores de toxinas en el organismo. En nuestra dieta hay una insuficiente ingesta de nutrientes vitales, entre ellos los ácidos grasos poliinsaturados, que son sistemáticamente destruidos al calentarlos y manipularlos industrialmente.

La doctora Kousmine fue aplicando sus descubrimientos en pacientes de todo tipo de enfermedades degenerativas, autoinmunes y cáncer. En todos ellos encontró errores alimenticios que producían un escaso o defectuoso funcionamiento del sistema inmunológico. El objetivo de su tratamiento era recuperar la capacidad de asimilación, eliminación y defensa de su organismo.

Según ella los tumores se comportan como un vertedero donde se recogen todas aquellas sustancias tóxicas que el organismo no puede eliminar.

Como consecuencia de sus investigaciones y su experiencia con pacientes, creó el famoso método Kousmine. Describirlo en este libro resultaría muy extenso y existe abundante bibliografía (aunque la mayoría está en francés). Vamos a ver dos aspectos fundamentales de su régimen alimenticio:

- Para ella era fundamental el correcto funcionamiento del intestino como barrera. «No hay enfermedades degenerativas sin intoxicación crónica del intestino», decía. Una dieta inadecuada hace que las células epiteliales del intestino no se renueven con normalidad (cada tres o cuatro días) y, por tanto, su función como barrera no se desempeña correctamente, ya que el intestino se vuelve más poroso y permite el paso a sustancias indeseables como toxinas y bacterias hacia la sangre y la circulación linfática.

- Otra preocupación de la doctora Kousmine era la alteración del pH corporal. Por ello se oponía a los alimentos procesados, proteínas animales, grasas saturadas, azúcares y harinas refinadas. Decía que todos ellos eran alimentos «desvitalizados» que alteran el pH natural del organismo, acidificándolo. Si la sangre no tiene elementos para contrarrestar esta acidez debe recurrir a la reserva alcalina del cuerpo, que son los huesos, dientes y tejidos para equilibrar el pH, corriendo el riesgo de desmineralizar estas partes del cuerpo. Por esta razón diseñó una dieta alcalinizante.

Dentro de su pauta de tratamiento dietético incluyó la crema Budwig, sobre la que hizo algunas variaciones para convertirla en un desayuno completo. Después de hacer la emulsión añadía cereales y semillas oleaginosas recién molidas y el zumo de medio limón. Para endulzar utilizaba plátano maduro o miel, y finalmente terminaba agregando fruta de temporada.

Jóvenes médicos, alumnos de la doctora Kousmine, crearon la Asociación Médica Italiana Kousmine (AMIK) en 1985, que en la actualidad continúa trabajando y difundiendo su método (www.amik.it).

En 1992, la doctora Kousmine falleció a los ochenta y ocho años de edad y ningún medio de comunicación médico oficial hizo una reseña al respecto.

## Pilares del método Kousmine actual para tratar el cáncer

**A nivel de alimentación:**

* La crema Budwig para desayunar.
* El consumo de aceite y semillas de lino, excelente fuente de omega 3.
* La reducción del consumo de lácteos y azúcares.
* Reducido consumo de carne. Preferencia por el pescado y las carnes blancas.
* Consumo de alimentos ecológicos.
* Consumo de aceites de primera extracción en frío.
* La ingesta de abundantes frutas y verduras crudas.
* Recomienda un semiayuno inicial antes de aplicar el método con zumos de frutas y verduras.

A la hora de preparar el almuerzo y la cena hay que tener en cuenta la distribución de los alimentos. Las proporciones de éstos en el plato deben ser: ¼ de cereales, ¼ de verduras crudas, ¼ de verduras cocidas y ¼ de proteínas; legumbres y/o pescado y/o carne y/o huevo y/o productos lácteos. En la cena se recomienda no comer ni carne ni pescado.

**Suplementos.** Propone el uso de diferentes suplementos alimenticios basados en la medicina ortomolecular.

**Higiene intestinal.** Recomienda la higiene intestinal como base para curar las enfermedades graves mediante lavativas con manzanilla, similares a los enemas de café de la terapia Gerson, e instilaciones con aceite de girasol.

*Ventajas de este método*

Promueve una alimentación basada en productos ecológicos e integrales. Promueve el consumo de alimentos crudos y aceites vegetales de primera prensión en frío. Limita el consumo de carne y lácteos. Prohíbe el consumo de azúcares.

*Inconvenientes del método Kousmine actual*

Utiliza grandes dosis de suplementos.

Es difícil calcular las cantidades exactas de proteínas e hidratos de carbono y obliga a hacer cálculos antes de planificar cada comida.

Las lavativas no son del agrado de todo el mundo.

Para más información os recomiendo leer el libro *La dieta del método Kousmine*, de Sergio Chiesa.

## La paleodieta

La dieta paleolítica está basada en los alimentos que formaron parte de nuestra dieta durante la evolución del ser humano. El periodo del paleolítico comienza hace unos 2,6 millones de años y termina hace diez mil años con la revolución agrícola (Neolítico). Nuestra dieta ha cambiado drásticamente desde la creación de la agricultura hasta la actualidad, sin haberle dado tiempo a nuestro cuerpo a adaptarse. Durante el periodo del Paleolítico todos los seres humanos sobrevivían de lo que cazaban y recolectaban, principalmente pescados y mariscos, carnes, huevos, fruta, tubérculos, verduras, frutos secos y miel de vez en cuando[1056]. La premisa que marca las directrices de estas dietas es la misma: volver a nuestros orígenes y comer las plantas silvestres y las carnes y pescados, alimentos que habitualmente se consumían durante el Paleolítico. En esta dieta se excluye el azúcar, la sal, los aceites, los cereales, los lácteos y las legumbres.

El primero en popularizar la paleodieta fue el gastroenterólogo Walter Voegtlin, tras el cual diversos investigadores de las más prestigiosas universidades y centros de investigación han seguido aportando razones científicas que defienden esta propuesta dietética.

Los principales errores de la alimentación occidental, según esta teoría, se deben a que está basada en alimentos que no formaron parte de nuestra evolución y a los que la mayoría de los seres humanos no estamos perfectamente adaptados. Más del 70% de la energía de la dieta occidental proviene de alimentos que nunca formaron parte de nuestra dieta.

La dieta paleolítica se ha asociado con una reducción drástica del riesgo de enfermedades cardiovasculares, diabetes, obesidad, hipertensión, enfermedades autoinmunes, osteoporosis, cáncer de las células epiteliales, maloclusión dental y acné[1057].

Los cereales, las legumbres y los productos lácteos contienen proteínas o glicoproteínas que nuestro aparato digestivo no puede digerir con facilidad, o que tras su digestión se convierten en proteínas «tóxicas», que alteran el funcionamiento de nuestro sistema enzimático, endocrino e inmunológico[1058,1059]. Además, los cereales comparados con las frutas, verduras y tubérculos son pobres en agua y más ricos en calorías. Los vegetales tienen entre un 80 y un 95% de agua, sin embargo, los alimentos derivados de cereales muchas veces no tienen más de un 40% de agua[1060]. Por otro lado, los cereales, las legumbres y los lácteos contienen antinutrientes que pueden interferir con las hormonas relacionadas con la saciedad, como la leptina, evitando que la persona se sienta saciada cuando ha comido suficiente.

Como veis, esta dieta poco tiene que ver con la macrobiótica, la cual basa la alimentación en una dieta rica en cereales integrales y legumbres y prácticamente prohíbe la fruta.

Una de las proteínas más tóxicas para la paleodieta es el gluten. El gluten está asociado a varias enfermedades autoinmunes como la esclerosis múltiple[1061], la diabetes tipo 2, la artritis reumatoide[1062] o la tiroiditis de Hashimoto[1063]. Por otro lado, existe la sensibilidad al gluten en personas que no son celiacas pero cuyo sistema inmunológico reacciona contra las proteínas de éste generando diferentes problemas de salud[1064,1065]. Sería recomendable retirar el gluten de la dieta de algunas personas con ciertas enfermedades, o por lo menos, tener en cuenta el posible papel del gluten en las enfermedades más allá de la celiaquía. Además, algunos alimentos con gluten como el trigo son adictivos, ya que después de la digestión libera exorfinas que actúan a través de receptores opioides, responsables en parte de la sensación de bienestar y placer que su consumo produce[1066].

Esta dieta elige alimentos con alta capacidad nutritiva como los pescados, mariscos, carnes, verduras y fruta, pues presentan una gran densidad de micronutrientes (vitaminas y minerales)[1067], frente a alimentos con menor capacidad nutritiva como los lácteos y los cereales.

Sus seguidores apuestan por esta dieta para evitar las enfermedades más comunes en las sociedades occidentalizadas, que son las enfermedades de la civilización: enfermedades cardiovasculares, diabetes, hipertensión, obesidad, patologías autoinmunes y posiblemente ciertos tipos de cáncer.

Es cierto que la diabetes, las enfermedades cardiovasculares, la obesidad, las enfermedades autoinmunes o la hipertensión tienen una prevalencia muy baja, o no existen, en la mayoría de las poblaciones de cazadores-recolectores, incluso en personas ancianas que siguen esta alimentación.

## ¿Cuál sería el menú en esta dieta?

*Desayuno.* Frutas, frutos secos, aguacate, huevos, té, infusiones o café.

*Comida.* Primer plato: ensalada, verduras al vapor, a la plancha, en cremas o al horno. Segundo plato: carne magra, pescado y marisco, acompañados de patatas o boniatos. Postre: fruta.

*Merienda.* Frutas, frutos secos, aguacate, huevos, té, infusiones o café.

*Cena.* Huevos (hervidos o tortilla), crema de verduras, ensalada acompañada de carne o pescado.

*Ventajas:*

- Es una dieta donde prevalecen los crudos, las frutas y las verduras. Y se eliminan los azúcares y refinados.
- Aporta un gran contenido en omega 3, vitaminas y fitoquímicos.
- Nula o reducida ingesta de omega 6.
- Favorece la formación de vitamina D[1068].
- Regula la liberación de insulina e IGF-1, por lo que mantiene la glucemia y el cáncer a raya[1069].

*Inconvenientes:*

- Excesiva ingesta de carne y marisco que nos van a aportar mucha grasa saturada y un alto contenido en proteínas. Ya hemos visto cómo el incremento en la ingesta de carne y grasa se relaciona con el cáncer.

Reduciendo la ingesta de estos dos alimentos yo la veo una dieta perfecta, sobre todo para situaciones agudas donde hay que atacar la enfermedad. Después creo que emocionalmente y nutricionalmente es beneficioso introducir cereales integrales y legumbres, aunque no lácteos.

*Riesgos de la dieta:*

Los principales riesgos de una dieta paleolítica son la intoxicación por hierro en personas con hemocromatosis (una mutación genética que produce acumulación de hierro en tejidos vitales), ya que esta dieta es rica en hierro de alta biodisponibilidad. Por otro lado, posiblemente esté contraindicada en personas con hipotiroidismo, debido a que la restricción de sal supone una reducción en la ingesta de yodo si no se comen suficientes alimentos de origen marino.

## ¿Qué tienen en común todos estos métodos?

Se basan en la supresión del consumo de azúcar y en la limitación o supresión del consumo de carne y lácteos. Promueven el consumo de productos ecológicos y de temporada, así como de frutas y verduras en altas cantidades. Dan preferencia a los alimentos integrales, las semillas y las legumbres frente a la proteína animal. Rechazan el uso de métodos de cocción como la barbacoa y la fritura a altas temperaturas. Todos buscan recuperar el equilibrio interno del individuo y no tratar enfermedades sino a enfermos. Y todos, todos hacen hincapié en el tratamiento holístico de la persona enferma.

Creo que complementar los tratamientos médicos convencionales con una alimentación sana, la realización de ejercicio, la práctica de la meditación y el pensamiento positivo son las claves para tratar con éxito el cáncer.

La alimentación que te propongo en este libro es muy parecida a la alimentación Okinawa. ¿A qué esperas para notar sus efectos? Ya has visto que no sólo sirve para prevenir el cáncer, sino para prevenir cualquier enfermedad y vivir más con una excelente calidad de vida.

## ¿Cuál fue mi alimentación antes, durante y tras el cáncer?

Os he hablado de las dietas Gerson, macrobiótica, kousmine, paleo-dieta, mediterránea, okinawesa..., pero no os he contado cuál fue mi alimentación durante la enfermedad y cómo hice la transición hacia una alimentación saludable.

Empecemos... por el principio...

Antes del cáncer mi alimentación la verdad es que no era de lo más saludable. Mi problema no era el consumo de carne, de fritos ni alimentos cocinados en barbacoa. Nunca me ha gustado la carne y he comido poquita. No me gusta su sabor y éticamente no siento que sea correcto consumir cadáveres. Aunque sí consumía lácteos, en especial yogur y derivados. Confieso mi adicción a los famosos postres grasos de fresa en cuya solapa aparecían unos simpáticos y pequeños suizos y en tiempos más modernos aparece un dinosaurio azul. Cuando me diagnosticaron mi cáncer descubrí que hay estudios que relacionan el cáncer de ovario con la ingesta de lácteos... Si lo hubiese sabido antes.

Mi verdadero problema eran los dulces y la bollería. Siempre he apaciguado mi ansiedad con azúcar. En época de exámenes, las palmeras y los donuts eran imprescindibles para sobrellevar la angustia que me producían. El alto consumo de estos alimentos nos hace sentir cansados y sin energía. Ahora entiendo lo que me costaba sentarme a estudiar, y que las ganas de dormir me podían.

Durante las guardias en el hospital: chuches, patatas fritas, flanes, natillas... para mitigar el estrés de la gran responsabilidad y sobrecarga asistencial que supone estar veinticuatro horas en un servicio de urgencias.

También confieso mi adicción a la pasta y cocina italiana. Podía comer montañas de pasta sin sentirme saciada.

Consumir dulces, bollería y refinados me hacía sentir feliz, aunque sólo momentáneamente. Cuando te comes un dulce tienes un subidón de azúcar en sangre similar a una droga, pero sus niveles rápidamente bajan gracias a nuestro páncreas que secreta insulina y necesitas más. Tras un atracón de dulces o pasta te sientes lleno, pero en poco tiempo vuelves a sentir un hambre atroz. Nuestro vacío emocional no lo podemos sustituir con dulces. El azúcar es sólo un parche a nuestros problemas. No podemos ahogar nuestras penas en la comida. Mejor hacer frente a esos conflictos emocionales sosegando nuestra mente y aprendiendo a liberar el estrés.

Ahora no sufro ansiedad, he aprendido a mantener mi mente en calma y a relativizar las dificultades que día a día se presentan en mi vida. Ya no necesito a ese adictivo veneno llamado azúcar para ser feliz.

También confieso algunas visitas a las archiconocidas cadenas de comida rápida y a su adictiva comida, y a cierto interés por las comidas precocinadas. Reconozco cierta simpatía por los refrescos de cola y bebidas azucaradas.

Madre mía, ahora pienso en mi alimentación y no sé dónde esconderme. ¡Qué mal comía! ¡Era adicta al azúcar!

Llegué a mi cáncer con esta alimentación, estresada por realizar cuarenta y ocho horas de guardia seguidas y pesando unos veinte kilos más de los que peso ahora.

Cuando me diagnosticaron el cáncer y comencé a leer sobre la importancia de la alimentación en el cáncer, lo primero que hice fue desterrar el azúcar y los refinados de mi vida, a la vez que eliminé definitivamente la carne. Después aumenté el consumo de fruta y la verdura. Opté por métodos de cocción suaves como el vapor. Descarté los fritos, los ahumados y las salazones. Desterré todos los plásticos y las sartenes de teflón de mi cocina. Opté por el acero inoxidable, el titanio y el cristal.

Como me iba sintiendo cada vez mejor, empecé a introducir más comida cruda en la dieta y conseguí seguir durante cinco meses una alimentación crudivegana. Para mucha gente el cambio en mi alimentación fue muy radical. Es posible. Sé que no todo el mundo está dispuesto a hacer tantos cambios. Pero yo vi tan cercana la muerte que pensé que necesitaba hacer grandes cambios en mi vida si quería vivir. El instinto me decía que ésa era la mejor alimentación para mí y para mis circunstancias personales.

Me sentí muy bien durante el tiempo que me alimenté con alimentos crudos: tenía una energía increíble y me sentía feliz a pesar de estar sometida a un intensivo tratamiento de quimioterapia. La quimio me producía «calor interno»; sentía que me ardía el cuerpo y con los crudos ese fuego se mitigaba. Además, la quimio me indujo la menopausia el tiempo que duró el tratamiento, con lo que sufría molestos sofocos. Los crudos hacían que sobrellevara mejor los bochornos. Para mí, la alimentación crudivegana fue la ideal durante esa época de mi vida. Nunca me había sentido tan bien, tan activa y tan feliz como durante esos meses de mi vida.

No todo el mundo tolera los crudos durante la quimio, dado que ésta ataca al sistema digestivo e inflama las mucosas y hace que se toleren de forma regular los alimentos crudos. Si además el cáncer es de colon y se practica una resección quirúrgica, el exceso de fibra puede producir molestias digestivas.

Tras terminar la quimio volví a tomar algo cocinado, pues el cuerpo me lo iba pidiendo, pero lo que no hice fue volver a tomar azúcar o refinados. Procuro que mi alimentación se base en productos ecológicos y frescos. Mucha fruta, mucha verdura, semillas, frutos secos, legumbres y algo de cereal integral son la base de mi dieta.

Me suelen preguntar por la opinión de mi familia y amigos ante esta alimentación y sobre todo cómo me las ingenio cuando salgo a comer fuera.

Mis amigos y familiares han vivido mis cambios en mi salud y en mi aspecto físico y emocional a raíz de los cambios en mi alimentación, por lo que me apoyan y en vez de cuestionarme han adoptado también muchos aspectos de ésta. En casa de mis padres ya no se consume carne ni alimentos fritos. Toman pan y arroz integral y endulzan con estevia. Mis amigos no les dan a sus hijos chuches, bollería o batidos. Mi hijo sabe qué alimentos son saludables y cuáles no, y suele rechazar los menos saludables. Su debilidad es la carne, que intento que consuma de producción ecológica, sin grasas y sin procesar.

Cuando salgo a comer fuera es cuando más difícil es mantener una buena alimentación. En la carta de cualquier restaurante suelo decantarme por las ensaladas, gazpachos y cremas de verduras. Elijo con cuidado dónde ir a comer y suelo elegir restaurantes vegetarianos, pues hay más opciones para mí. Me mantengo alejada de los restaurantes donde sirven carne a la brasa o huele a fritanga. Para beber... agua, zumo de naranja y de vez en cuando una copita de vino tinto.

Aunque mi transición desde la alimentación convencional hacia la dieta saludable fue radical por la gravedad de mi enfermedad, lo ideal es que los cambios los hagamos poco a poco, con conciencia, sabiendo por qué elegimos unos alimentos y rechazamos otros. No debemos agobiarnos y obsesionarnos con la comida. Debemos disfrutar cocinando y degustando nuevos sabores. Si de la noche a la mañana cambiamos nuestra alimentación y sólo comemos crudos es posible que los rechacemos y más aún nuestra familia si no están concienciados. Los que más rechazo muestran hacia esta alimentación suelen ser los niños si previamente están acostumbrados a las golosinas, a la bollería, zumos, batidos, patatas fritas, hamburguesas, etc. Con ellos lo mejor es empezar por eliminar la repostería industrial y preparar dulces caseros en cuya elaboración es importante que ellos participen. De esta forma se van a comer con gusto sus orgullosas creaciones. Las patatas fritas las podemos cambiar por patatas al vapor o puré de patatas casero, las hamburguesas por pollo al vapor y así poco a poco. Cualquier receta la podemos convertir en saludable con pequeños cambios.

Espero que con este libro mejore la salud de muchas personas. Comprobaréis lo pronto que se notan los cambios en nuestra salud con una buena alimentación. Se reduce el cansancio y la fatiga, mejoran nuestras digestiones, la piel brilla y nos sentimos más jóvenes. En definitiva, la alimentación saludable nos hace sentir... llenos de vitalidad y felices. Merece la pena intentarlo.

Parte IV

# TERAPIAS NATURALES Y TRATAMIENTO NATURAL DEL CÁNCER

# Las terapias naturales
# en el cáncer

Durante mi tratamiento convencional para el cáncer probé múltiples terapias naturales. Unas sentí que fueron útiles en mi vida, otras fueron un auténtico timo y fracaso, y otras me dejaron indiferente. Quiero mostrarte las que a mí me sirvieron y tienen una base científica que las apoye. Probablemente tú conozcas técnicas más efectivas. No quiero excluir ningún tratamiento, sólo contar los que a mí me sirvieron. Además, no me gusta hablar de lo que no conozco y no creo que nadie debiera hacerlo. Aunque el atrevimiento es muy osado en ocasiones.

Cada vez son más las personas con cáncer que hacen todo lo posible para combatir la enfermedad, controlar sus síntomas y sobrellevar los efectos secundarios del tratamiento convencional recurriendo a las técnicas naturales. Entre el 40 y el 80% de los enfermos recurren a la medicina y técnicas naturales[1070]. El 40% de las personas que han superado un cáncer han recurrido a la medicina natural previamente. Lo más habitual es la dieta, los suplementos naturales, las vitaminas, las hierbas medicinales, la homeopatía, la acupuntura, los masajes, el yoga y la meditación[1071,1072].

Los estudios han revelado que, en general, los pacientes con cáncer que recurren a la medicina complementaria y alternativa no creen que ésta curará su enfermedad. En cambio, buscan estimular el sistema inmunitario, aliviar el dolor o controlar los efectos secundarios que sufren a causa de la enfermedad o el tratamiento. Un número más reducido de pacientes utiliza la medicina complementaria y alternativa por sentirse decepcionados con su tratamiento convencional. Probablemente, su motivación son los beneficios que esperan obtener de la medicina complementaria y alternativa, el deseo de controlar

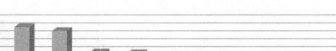

Técnicas naturales más usadas por los pacientes con cáncer

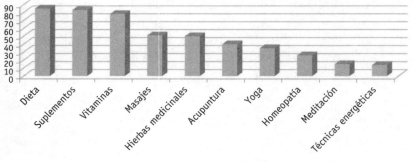

mejor su salud, o una firme creencia en la medicina complementaria y alternativa.

Las encuestas también indican que el uso de vitaminas y suplementos minerales en los pacientes y sobrevivientes de cáncer es generalizado, pero muchos médicos no saben que sus pacientes los utilizan[1073]. Los pacientes oncológicos no suelen decirle a su médico que están recurriendo a otros tratamientos alternativos por considerar que el oncólogo no es la persona adecuada para hablar de estos temas, por miedo a su respuesta o simplemente porque como los oncólogos no les preguntan ellos no les cuentan[1074]. Los pacientes más jóvenes y con un mayor nivel educativo son los que más recurren a la medicina natural[1075].

La falta de comunicación entre oncólogos y pacientes es un grave problema. Si los oncólogos hablaran más con sus pacientes sobre el uso de estas terapias podrían evitarse efectos secundarios indeseados derivados de algunos tratamientos y se podrían potenciar los efectos beneficiosos de algunas técnicas[1076].

Pero la medicina natural no es la panacea y existe mucho intrusismo y desconocimiento en este campo. Hay muchas personas que se aprovechan del miedo y la vulnerabilidad de los pacientes con cáncer y les ofrecen curas milagrosas a la vez que costosas.

¿Cómo saber si el tratamiento natural que nos ofrecen es útil? ¿Qué técnicas sirven? ¿Cuáles son un timo? Es difícil dar una respuesta concreta y que deje satisfecha a cualquier persona.

- En primer lugar, confía en quien quiera acompañarte para sanar, no en quien quiera curarte sin contar contigo. Tú eres el que enfermas y tú eres el que sanas. Nadie puede hacer el trabajo por ti.
- Investiga, infórmate, medita y elige lo que creas más adecuado para ti.
- No te fíes de charlatanes ni de quien te ofrezca una cura milagrosa. Si ese milagro existiera no habría cáncer y por muy escéptica que sea la comunidad científica habría investigado y comprobado ese tratamiento milagro.
- No te fíes de quien te pida mucho dinero por ayudarte.

---

A la hora de elegir un tratamiento complementario al cáncer siempre deberíamos consultarlo con nuestro oncólogo aunque nos resulte difícil. Algunos tratamientos interaccionan con los tratamientos convencionales.

---

💡 ¡Recuerda que el milagro está en ti! ¡Tú haces los milagros!

# La moxibustión y la acupuntura, dos técnicas efectivas para tratar el cáncer

Según la medicina tradicional china la buena salud es resultado de la armonía del *qi* o *chi* (energía vital). El cuerpo es conductor de una serie de energías que funcionan a lo largo de un sistema de meridianos. Cuando alguien se enferma, la medicina china busca el lugar donde se ha perdido el equilibrio de la energía y mediante el uso de la moxibustión o la acupuntura busca estimular el sistema de meridianos (vías por las que fluye la energía) para recuperar la armonía de la energía en el cuerpo. Estimular el flujo del *qi* es esencial para lograr la salud y el bienestar. Cuando hay obstrucciones en el flujo del *qi* surge la enfermedad.

La moxibustión está estrechamente relacionada con la acupuntura y ambas técnicas han demostrado ser efectivas para el tratamiento y prevención del cáncer. La moxibustión y la acupuntura fueron declaradas en el 2010 Patrimonio Cultural Inmaterial de la Humanidad. En 1983, la Organización Mundial de la Salud (OMS) incluyó la acupuntura y la moxibustión dentro de las terapias convencionales. La moxibustión y la acupuntura en general tienen más o menos la misma eficacia. Sin embargo, los experimentos médicos han demostrado que la moxibustión ejerce un efecto mucho más amplio y más fuerte para estimular el sistema inmune que la acupuntura. El recuento de glóbulos blancos comienza a incrementarse inmediatamente después del primer tratamiento. Por eso, en los enfermos con cáncer en los que un sistema inmune fuerte y activo es prioritario, la moxibustión debería ser una técnica de elección.

La moxibustión es una técnica más ancestral que la acupuntura. Se viene empleando desde el año 200 a.C. Es una de las mejores prácticas de la medicina china para tratar y prevenir los problemas de salud. Según la medicina china: «Cuando una enfermedad no responde a las hierbas y a la acupuntura, la moxibustión es la técnica de elección». Pero ¿qué es la moxibustión? La moxibustión es una terapia utilizada en la medicina tradicional china que utiliza el calor generado por la combustión de la moxa, una preparación de hierbas que contienen artemisa (*Artemisia vulgaris*), con el fin de estimular determinados puntos del cuerpo. El calor generado durante la moxibustión ayuda a aumentar el flujo de energía vital por todo el cuerpo a través de los meridianos, y con ello a restablecer el equilibrio interno. La estimulación de estos puntos activa el sistema circulatorio e inmune y aumenta la capacidad sanadora de nuestro propio cuerpo. La artemisa es una hierba única por la longitud de onda que genera. Puede calentar hasta 125 °C. Este calor es muy especial y está considerado como único por sus excelentes propiedades.

La moxibustión es una terapia coadyuvante al tratamiento con quimioterapia[1077] y radioterapia[1078], pues aumenta la eficacia de éstas y disminuye sus efectos secundarios, sobre todo vómitos y náuseas derivados de la quimio y la boca seca o xerostomía producida por la radioterapia[1079].

La moxa también es eficaz para tratar el dolor provocado por el cáncer[1080,1081] y mejorar la calidad de vida de los pacientes[1082]. Aumenta la liberación de beta endorfinas consiguiendo la relajación del cuerpo y un estado de bienestar y placer duradero.

Pero no es sólo eficaz como tratamiento adyuvante de la medicina occidental. La moxibustión, al igual que la acupuntura, influye en las múltiples áreas corticales, subcorticales límbicas y el tronco cerebral[1083], relajando el organismo, estimulando el sistema inmune y aumentando la sensación de bienestar general.

La moxibustión mejora la función de las células inmunes mediante varios mecanismos:

1. Aumentando el número de linfocitos y leucocitos[1084].
2. Aumentando la liberación de beta endorfinas que vuelven más agresivas a las NK.
3. Aumentando la actividad y el número de las NK, las células asesinas naturales tanto en ratones de laboratorio[1085] como en pacientes con cáncer[1086]. El aumento se produce tanto en el núme-

ro como en la actividad de estas células y este efecto se nota desde la primera aplicación de un tratamiento de moxa[1087].

4. La moxibustión también inhibe el crecimiento de los tumores y mejora las funciones inmunes celulares estimulando la producción de citoquinas (IL-2 o IL-12)[1088].

La moxa también es útil para tratar el linfedema secundario a la cirugía radical usada en el cáncer de mama, y tórax. La moxibustión disminuye la inflamación o linfedema producido por la cirugía[1089,1090], mejorando de esta forma la calidad de vida de los pacientes.

## ¿Cómo se practica la moxibustión?

La moxibustión es una terapia muy sencilla y barata que tú mismo puedes realizar en casa. No te asustes y pienses en agujas ni nada por el estilo. Es un procedimiento muy sencillo y eficaz y te animo a practicarlo en casa: obtendrás resultados sorprendentes.

Hay dos tipos de moxibustión, con conos y con puros.

### Moxibustión con conos

*Directa*

La moxibustión se aplica directamente a la superficie de la piel en el punto de acupuntura elegido. Crea una cicatriz duradera. Este método no debemos emplearlo los profanos y dejarlo para los expertos.

*Indirecta*

En la moxibustión indirecta con conos se emplean algunos materiales aislantes (jengibre, ajo y sal) entre el cono de moxa y la piel.

a) **Moxibustión indirecta con jengibre.** Se coloca un pequeño anillo de jengibre fresco, de 2 cm de ancho y de 0,2 a 0,3 cm de grosor, sobre el lugar donde se va a realizar la moxibustión. Se realizan pequeños orificios en el jengibre con una aguja y se coloca el cono de moxa. Se enciende y, cuando el paciente refiere sensación de calor, ardor o quemazón se le cambia la moxa, hasta que la piel esté enrojecida. Sirve para tratar síndromes de deficiencia y frío, por ejemplo, dolor de abdomen, dolor de articulaciones, diarrea, vómitos, náuseas, etc.

b) **Moxibustión indirecta con ajo.** De la misma forma que el jengibre, se coloca una rebanada de ajo de 0,2 cm de grosor y con una aguja se realizan varios orificios; se coloca la moxa en la parte superior del cono; se usan de tres a diez conos. Sirve para tratar úlceras de piel, reacciones alérgicas por picaduras de insecto, tuberculosis, etc.

c) **Moxibustión indirecta con sal.** Entre la piel y el cono se coloca sal fina en la cicatriz umbilical, hasta que se cubra bien totalmente. Arriba se coloca moxa y se comienza a moxar, hasta que el paciente refiera quemazón o ardor. En ese momento se debe colocar un nuevo cono, hasta que los síntomas mejoren. Sirve para tratar dolor agudo de abdomen, diarrea infecciosa, vómitos, accidente vascular cerebral, parálisis corporal, etc.

## Moxibustión con puros

Es el método más empleado en Europa y Estados Unidos. Y es el que podemos utilizar nosotros en casa de manera sencilla.

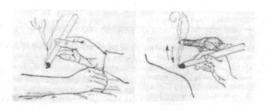

En esta modalidad se emplea una moxa en forma de puro para calentar los puntos elegidos. Los puros se pueden adquirir en tiendas de medicina china, herbolarios o en algunas tiendas de productos chinos. Su precio ronda el euro; barato ¿no?

Se usan los siguientes métodos:

1. **Método de calentamiento suave.** No existe contacto con la piel. Se enciende el puro y se acerca al punto a moxar unos 2 a

3 cm, hasta que el paciente perciba un calor tibio. No se debe quemar; se puede moxar de tres a quince minutos sobre cada punto. El puro se puede dejar hasta que la piel esté enrojecida. Se aplica en niños, pacientes en estado de coma y personas que han perdido sensibilidad en la piel.

2. **Método de picoteo.** Se enciende el puro y se acerca al punto a moxar hasta quedarse a unos milímetros de la piel, pero sin tocarla. Cuando el paciente siente calor se retira, se frota la piel con el dedo y se vuelve a acercar. Este método no tiene una distancia específica. Se dice que es como el picoteo de un pájaro cuando está comiendo, que sube y baja su pico. También se puede realizar colocando el calor cerca del punto y girando la moxa en el sentido de las agujas del reloj, hasta que caliente el punto o la zona. Se descansa entre dos y tres segundos y se repite hasta cinco veces. Luego se cambiará a otra zona.

Es muy efectivo para tratar el dolor y la neuropatía derivada de la quimioterapia (adormecimiento de las piernas o brazos).

La moxa (en forma de puro o cono) se enciende por medio del fuego, ya sea con una vela o un encendedor.

Para apagar el puro de moxa debes hacerlo en arena o en agua. Mejor en arena para que no se pierda parte del puro con la humedad.

La tradición china dice que se puede dejar la moxa encendida hasta que se acabe o aplicar su humo por toda la casa a fin de alejar las enfermedades y las energías negativas de los hogares. Si no te desagrada su olor es una excelente manera de alejar la enfermedad de nuestro hogar.

Si no puedes adquirir un puro puedes utilizar tres varitas de incienso juntas. No es lo mismo, pero también te proporcionará efectos curativos.

*¿Dónde moxar?*

El punto mágico en medicina china es el **36 de estómago** (E36). Si hay un punto por excelencia donde realizar la moxa es ése, tradicionalmente llamado **Zusanli**.

Existe un antiguo dicho en China que reza: «Si quieres salud no puedes olvidar el punto Zusanli». En medicina china se moxa frecuentemente en el 36E, pues es muy importante para mantener y recuperar la salud. Tan arraigada está esta creencia que antiguamente, cuando un marinero quería enrolarse en un barco para realizar una larga travesía, el patrón antes de aceptarlo en el barco le hacía levantarse el pantalón para comprobar si tenía una cicatriz en el Zusanli resultante de la moxibustión frecuente de dicho punto. Una cicatriz en ese punto aseguraba que el marinero gozaba de buena salud y podía ser contratado para realizar un trabajo largo y duro sin temor a que enfermase.

Un cuento popular japonés habla de las aventuras de una longeva familia de agricultores, en la que Manpei, el cabeza de familia, es el protagonista. Manpei vivió doscientos cuarenta y tres años; su esposa, Taku, vivió doscientos cuarenta y dos, y su hijo, Mankichi, ciento noventa y seis. Dice la tradición que cuando le preguntaron a Manpei si tenía algún secreto para mantener una larga y activa vida, respondió que no tenía otro secreto que la quema de moxa en el punto 36 de estómago todos los días, al igual que sus antepasados habían hecho.

La moxibustión del punto 36E (Zusanli) los primeros días de cada mes disminuye los problemas cardiovasculares, las infecciones y los tumores en personas mayores de 40 años según la medicina china. Al moxar este punto se estimula al sistema inmune, sobre todo la producción de nuestras aliadas en la lucha contra el cáncer, las células NK[1091]. Este punto también es útil para tratar las náuseas, los vómitos y el dolor de estómago, por lo que es un punto clave para los pacientes con cáncer. En medicina china se considera el 36E como el punto estimulador del sistema inmune.

El punto 36 de estómago se ubica a cuatro traveses de dedo por debajo de la rótula de la rodilla. Busca la rótula, palpa su extremo inferior y sitúa tu mano en el borde externo e inferior de la rodilla, colocando el dedo índice justo debajo de la rótula. En el punto donde cae el dedo meñique, ahí está el 36E. Un truco para localizarlo: cuando

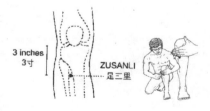

flexionas el pie hacia arriba se forma un montículo muscular en el borde externo de la rodilla. En la parte más alta de este montículo se ubica el punto para aplicar moxa.

El **4 de intestino grueso** (4IG), también llamado **Hegu**, sirve para estimular la salud preventiva o estimulante general. Puedes aplicar moxa en el punto 4IG, que se encuentra en la mano en su cara dorsal, entre los metacarpianos de los dedos pulgar e índice. Si abres la mano se forma un triangulo fibroso entre ambos dedos; en la base de ese triángulo puedes palpar los metacarpos, que son los huesos que están justo debajo de los dedos. En el punto donde se unen ambos metacarpos se localiza el 4IG. Además de estimular el sistema inmune es útil para tratar el dolor, sobre todo el dolor en cabeza y cuello[1092]. Desde que descubrí la moxibustión y este punto no he vuelto a tomar ibuprofeno para el dolor de cabeza. La acupuntura o moxibustión en este punto ha demostrado ser más eficaz que los antiinflamatorios para tratar la cefalea tensional[1093] y la migraña[1094].

Por esta razón, el 4 de intestino grueso es considerado el punto «antidolor».

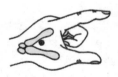

El **6 de pericardio** (PC6) es conocido en medicina china como **NeiGuan** y es un punto muy interesante para tratar las náuseas y vómitos asociados a la quimioterapia[1095], tanto, que se le considera el punto «antivómitos». Se localiza en la cara interna del antebrazo. En la línea media, a dos dedos de la línea de flexión de la muñeca, justo entre los dos tendones.

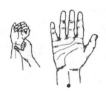

Otro punto interesante es el **Guanyuan** o **REN4**. Tonifica el organismo y fortalece el sistema inmunitario; ayuda a prevenir y curar muchas enfermedades relacionadas con el aparato genital y urinario[1096], entre ellos el cáncer de ovario, útero y vejiga.

Además de estimular puntos concretos de la medicina china, podemos moxar los puntos de dolor. En este caso, en el punto donde sientas intenso dolor al oprimir puedes realizar la moxibustión.

¿Tiene efectos secundarios? No posee efectos secundarios. Sólo debemos tener la precaución de no quemarnos, cosa improbable si usamos un puro.

La moxibustión se puede aplicar a diario, tres veces al día durante diez minutos.

Busca a un buen acupuntor que te enseñe a realizarla y practícala en casa.

## La acupuntura

Esta técnica, en vez de utilizar el calor producido por la combustión de artemisa, emplea agujas para estimular el flujo de energía, que pueden ser de oro, plata, acero inoxidable o desechables.

Según la medicina tradicional china, la energía fluye por el organismo a través de los canales energéticos o meridianos. Existen doce meridianos: corazón, pulmón, intestino grueso, triple calentador, intestino delgado, hígado, estómago, riñón, bazo-páncreas, vesícula biliar y vejiga. En cada meridiano hay varios puntos donde se aplica la acupuntura. En total hay unos ochocientos puntos donde se podría aplicar la acupuntura y la moxibustión.

Se emplean de dos a ocho agujas, que se introducen en la piel a una profundidad de entre cuatro y veinticinco milímetros en diferentes puntos donde el acupuntor considere que la energía está obstruida. Las agujas se pueden dejar en el punto aplicado desde segundos a días y suelen necesitarse varias sesiones para notar sus efectos beneficiosos.

Es posible combinar moxibustión y acupuntura. Se consigue quemando conos de moxa en los extremos de las agujas de acupuntura.

La acupuntura al igual que la moxibustión ha demostrado ser útil para estimular la inmunidad[1097].

En un estudio realizado con ratas con cáncer de mama se comprobó cómo la acupuntura estimulaba su inmunidad. Pero no sólo eso, el estudio demostró cómo la acupuntura puede aumentar la función inmunológica e inhibir el crecimiento del cáncer de mama y mejorar tanto el nivel de diferenciación de las células cancerosas mamarias como el número de linfocitos presentes en el tejido canceroso. Esto demuestra cómo mediante la acupuntura, una vez establecido el cáncer, se puede reducir la malignidad de las células de cáncer de mama[1098]. ¡Increíble!

La acupuntura mejora la inmunidad de los pacientes con cáncer incluso en el caso de existir metástasis[1099].

La ansiedad y el estrés deprimen el sistema inmune y hacen que las NK sean menos activas y no luchen para eliminar las células tumorales. Pues bien, cuando se realizan estudios en los que se evalúa el efecto de aplicar acupuntura sólo en el punto 36E los resultados son increíbles. En un estudio realizado con mujeres que sufrían grave ansiedad se comprobó que los niveles de NK y su actividad eran tres veces inferiores en éstas respecto al grupo control, que eran mujeres que no presentaban ansiedad. Tras diez sesiones de acupuntura estimulando el punto 36E, las mujeres con ansiedad tenían las mismas cifras de NK que el grupo control[1100] y además estaban más relajadas. El paciente con cáncer padece una doble inmunodepresión. La quimioterapia inmunodeprime, pues «mata» el sistema inmune, pero además hay que tener en cuenta que en la palabra *cáncer* va implícita una gran carga emocional y niveles altos de ansiedad. Se suma a ello la inmunodepresión ocasionada por la mala alimentación y la falta de ejercicio que suelen presentar los pacientes con cáncer. De modo que puede ser muy, muy útil aplicar moxibustión o acupuntura a diario sobre este punto tan importante.

En una revisión de todos los estudios publicados en los últimos años sobre los efectos de la acupuntura para tratar el cáncer, los autores concluyen que existe suficiente evidencia científica para apoyar los efectos de la acupuntura en la reducción del dolor causado por el cáncer, y las náuseas y vómitos inducidos por la quimioterapia. Al disminuir el dolor disminuye el uso de analgésicos y morfina para controlar el dolor. La acupuntura puede ayudar a reducir la fatiga después de la quimioterapia y la xerostomía causada por la radioterapia. Es segura cuando es realizada por profesionales cualificados y es una terapia complementaria útil para los pacientes con cáncer. Su integración en la práctica de la oncología occidental puede mejorar la atención y tratamiento de los pacientes con cáncer[1101].

## Electroacupuntura, auriculoterapia y digitopuntura

### Electroacupuntura

La electroacupuntura es la unión de la acupuntura y la electroterapia. En vez de usar agujas, se utiliza corriente eléctrica para estimular los puntos. La electroterapia usa la electricidad para aliviar el dolor mediante la electroestimulación de determinados puntos con corrientes eléctricas de bajo voltaje. Es muy útil para eliminar el dolor de los enfermos con cáncer[1102] y prevenir su aparición[1103].

### Auriculoterapia

Es similar a la acupuntura, pero en este caso los puntos a tratar se localizan en la oreja, donde se insertan diminutas agujas. También, en lugar de agujas podemos aplicar simplemente la presión con la yema o uña del dedo. Esta técnica se basa en la existencia de puntos reflejos en la oreja que al ser estimulados provocan una reacción en el sistema nervioso sobre el órgano correspondiente. Para localizar los puntos debemos imaginar que la oreja es un feto invertido donde la cabeza correspondería al lóbulo, el borde externo sería la columna y el interior el abdomen.

Es una técnica útil para tratar el estrés y el dolor.

Observando la oreja podemos saber muchos datos acerca de nuestra salud según la medicina china. Por ejemplo, una oreja pálida indica falta de vitaminas y calcio, y una oreja roja nos habla de problemas en los riñones.

### Digitopuntura

Se busca restablecer el equilibrio interno y de energía mediante la presión de los dedos en determinados puntos. Es la base del shiatsu.

# Reiki, terapias energéticas
# y su efecto sanador sobre
# los pacientes con cáncer

Las terapias energéticas como el reiki son consideradas tratamientos complementarios por el National Center for Complementary and Alternative Medicine. En este grupo se incluye el chikung, el reiki y el toque sanador.

## Reiki

El reiki canaliza la energía que nos rodea para sanar a nivel físico, emocional y mental. Es una técnica sumamente eficaz como complemento al tratamiento convencional del cáncer. Se utiliza en hospitales de Estados Unidos, Francia e Inglaterra en unidades oncológicas para reducir el dolor causado por el cáncer y los efectos secundarios derivados del tratamiento con quimio y radioterapia. En Estados Unidos el 15% de los hospitales ofrecen reiki como un servicio más a sus usuarios. En España algunos hospitales han incorporado el reiki como parte del tratamiento complementario para los pacientes con cáncer y hay centenares de voluntarios que practican reiki en las unidades de oncología. En España, donde más extendida está esta técnica, se lleva a cabo en los hospitales 12 de Octubre y Ramón y Cajal de Madrid.

La práctica de reiki consiste en la canalización de energía universal o espiritual para armonizar el cuerpo, la mente y el espíritu, creando una persona sana y equilibrada. Trata de lograr la sanación o equilibrio del paciente transmitiendo la energía sanadora a través de la imposición de manos en determinados puntos del cuerpo.

Esta energía se conoce también como *chi* y se usa en múltiples terapias naturales. En **acupuntura** se usan agujas para facilitar el flujo de esta energía a través de meridianos o canales del cuerpo. Otra técnica japonesa muy conocida es el **shiatsu**, que usa la presión de los dedos para conseguir un resultado parecido. En la India, esta misma energía se llama *prana*, y técnicas de respiración y ejercicios de **yoga** han sido desarrollados para activar esta energía y conseguir el equilibrio energético. En la India no piensan en términos de meridianos como los chinos y japoneses sino en chakras o centros energéticos que recorren todo el cuerpo desde la corona hasta la base de la columna, existiendo siete chakras principales. En resumen, todas estas técnicas sirven para armonizar tu sistema energético. De este modo, tú mismo te hallas en la mejor situación posible para sanarte o ayudar a sanar en todos los niveles, tanto físico, mental, emocional como espiritual.

El reiki usa esta misma energía. Es una forma de enfocarla sobre ti o sobre otros.

El reiki ya lo practicaban los tibetanos hace miles de años como una técnica de sanación, pero su práctica se perdió hasta que en 1800 el doctor Usui la recuperó en Japón y su uso se ha extendido en todo el mundo.

Podemos aplicarnos reiki a nosotros mismos o a otras personas, animales y objetos. Cualquier persona puede practicar reiki. Si nunca has oído hablar del reiki puede resultarte algo esotérico y nada científico, pero hay múltiples evidencias que demuestran la utilidad del reiki para ayudar a los pacientes con cáncer.

## Reiki y cáncer

El reiki ha demostrado ser eficaz para disminuir el dolor relacionado con el cáncer y la ansiedad asociada a esta enfermedad[1104]. Existe una creciente evidencia de que las terapias energéticas como el reiki tienen un efecto positivo sobre los síntomas asociados con el cáncer[1105], y cada vez más enfermeras practican reiki en las unidades de oncología. El reiki disminuye el dolor tras una intervención quirúrgica[1106] y es especialmente útil para tratar el dolor en pacientes paliativos, siendo un complemento al tratamiento con morfina[1107].

En un estudio realizado con mujeres con cáncer de cuello de útero la aplicación regular de reiki demostró estimular el sistema inmune, disminuir la toxicidad de la quimio y radioterapia y mejorar el estado de ánimo consiguiendo una relajación profunda de las pacientes[1108].

La aplicación de reiki puede hacerla una segunda persona o tú mismo. Sería aconsejable que aprendieses a hacer reiki, así no dependes de nadie que te lo aplique, aunque lo ideal sería combinar reiki realizado por ti y por otra persona. Yo hice un curso de iniciación al reiki durante mi cáncer y me lo aplicaba a diario, y también se lo aplicaba a las bolsas de quimioterapia antes de cada sesión para que no me produjesen efectos secundarios y fueran tremendamente eficaces para matar a esas células indeseables. Además, el día anterior y el posterior a la sesión de quimio unos amigos me daban una sesión de reiki.

Para aprender reiki sólo se necesitan dos cosas:

1. El deseo de hacerlo y una mente abierta para aprenderlo.
2. Encontrar un profesor cualificado, listo para enseñar.

El reiki se basa en cinco principios que me parecen de lo más coherentes, y cuya práctica nos va a ser muy útil, no sólo si padecemos cáncer, sino también estando sanos, para afrontar la vida desde una perspectiva feliz y serena.

**Sólo por hoy.** Realmente sólo existe un eterno presente. El pasado es sólo un sueño y el futuro depende de tu presente. Lo que somos ahora es el resultado de lo que fuimos antes. Lo que seremos en el futuro, será el resultado de lo que somos ahora. Por tanto, debemos tratar de mantener la mente en el presente, aquí y ahora, porque es lo verdaderamente real. Imagina que vas por la calle, absorto en pensamientos sobre el pasado o sobre el futuro y a tu paso aparece una gran bolsa llena de billetes de quinientos euros. Es la solución a tus problemas, pero pasarás de largo porque no la verás. Ni estas allí, ni estas aquí.

**No me preocupo.** Preocuparse implica sufrir por algo que aún no ha llegado o que ya ha pasado. Lo cual es absurdo y nos hace perder mucho tiempo. Todos hemos actuado mal en el pasado, nos hemos equivocado y hemos hecho daño a seres queridos. Pero está bien, eso formaba parte del aprendizaje y en aquel momento lo hicimos lo mejor que pudimos; siempre tendremos nuevas oportunidades para hacerlo mejor. No deberíamos ser tan duros con nosotros mismos. Preocuparse por el futuro es absurdo, porque el futuro está sucediendo ahora mismo, cada instante puede ser el último y, por tanto, debemos apartar el miedo de nuestras vidas y seguir luchando, confiando y jugando con las cartas de la vida, aprendiendo a fluir con el ritmo del universo.

**No me irrito.** Los enfados y la irritación suelen tener origen en nuestras ganas de tenerlo todo y a todos bajo control. Cuando algo escapa a nuestro control, nos enfadamos. Y las ganas de tenerlo todo controlado tienen su origen en el miedo. Como tenemos miedo, necesitamos controlarlo todo. Hay que aprender a relajarse y a confiar en los demás.

**Con agradecimiento.** Ser agradecido es una virtud. Si nos acostumbramos a sonreír y agradecer lo que recibimos, el universo se complace y nos entrega aún más cosas, pero si recibimos y no lo agradecemos, pronto dejaremos de recibir. Nosotros mismos lo experimentamos cuando nos entregamos a alguien ofreciéndole lo mejor, pero esa persona no nos da ni las más míseras gracias. Al final acabamos por no entregarnos con el mismo entusiasmo y, simplemente, cumpliremos con lo reglamentariamente establecido y poco más. No sólo es importante agradecer a las personas todo lo que nos dan, sino también agradecer secretamente al universo todo cuanto nos ha sido entregado; cada experiencia, cada nuevo día, cada batalla que nos enriquece debemos agradecerla, incluso agradecer los malos momentos, pues gracias a ellos hemos crecido y llegado a este momento.

**Me trabajo intensamente.** El trabajo personal de cada uno de nosotros es importante. Todos ocupamos un puesto crucial en la sociedad y el trabajo forma parte de la porción de energía que entregamos al mundo, para que funcione mejor. Debemos trabajar con alegría y tratar de hacerlo con el corazón, entregando lo mejor de nosotros mismos en ese trabajo para beneficio de todos. Pero este principio va mucho más allá del trabajo laboral. Realmente aquí el maestro Usui nos indica la necesidad de trabajarse intensamente por dentro, dedicar tiempo al estudio de las propias emociones y la mente, trabajarse a uno mismo intensamente para mejorar como persona y elevarse en las altas frecuencias de la Luz y el Amor, para así ser más feliz e irradiar esa felicidad en todas direcciones.

**Soy amable y respetuoso.** Ser amable es una de las cosas más importantes que podemos hacer para ayudar a mejorar el mundo. Un rostro amable y feliz va irradiando Luz por la calle, mientras que un rostro enfadado e irascible crea mal ambiente a su alrededor. Los budistas dicen que hay que cultivar el hábito del contento; ellos siempre sonríen a pesar de las adversidades. Una palabra amable puede alegrarle el día a alguien, generando así mucha Luz, pero una palabra cruel puede hacer sentirse fatal a alguien y hacer que genere mucha energía negativa.

> Es muy importante que el terapeuta con el que practiques reiki conecte contigo y confíes en él para lograr así una profunda relajación y un mayor efecto terapéutico.

Yo practiqué reiki con diferentes terapeutas y todos eran excelentes personas que me ayudaron a controlar la ansiedad inicial que supuso el diagnóstico. Superado ese miedo y ansiedad inicial me vi preparada para luchar y eliminar el cáncer de mi cuerpo. Algunas de las personas que me dieron reiki lo hicieron de forma altruista. Les estoy tremendamente agradecida. Para mí, el reiki fue una parte muy importante de mi sanación.

## El toque terapéutico

Es una técnica ancestral reintroducida en Occidente por la enfermera Marta Rogers y Delores Krieger[1109,1110].

Esta técnica se basa en la concepción de que somos energía que fluye continuamente y que cuando este flujo se interrumpe aparece la enfermedad. Mediante la imposición de manos se intenta restablecer el flujo energético y curar la enfermedad.

Esta técnica ha demostrado disminuir el dolor y la ansiedad relacionada con la cirugía[1111]. Es útil para tratar el dolor y la fatiga causados por la quimioterapia[1112]. Su mayor efecto positivo lo encontramos a la hora de tratar la ansiedad relacionada con la palabra cáncer[1113].

Puedes pensar que esto no te va a servir de nada, pero como no tiene ningún efecto secundario ni interacciona con ningún tratamiento te invito a que pruebes una sesión de estas terapias energéticas. Sentirás una profunda relajación y un profundo alivio de tu dolor. Al conseguir controlar el estrés y el miedo tu sistema inmune va a estar más fuerte y activo para vencer el cáncer. Estas técnicas no curan el cáncer, pero sí potencian nuestro poder autosanador al proporcionarnos un gran beneficio psicológico.

# Técnicas manuales para el cáncer

El masaje era un método antiguo de curación que cada vez se está incorporando en más centros privados de oncología. El masaje, el hecho de que te toquen y acaricien, es una forma de serenar el cuerpo y la mente y de impulsar las ganas de vivir y de luchar de nuestro cuerpo. Se ha demostrado que tres sesiones de masaje a la semana, de media hora cada una, reduce la producción de hormonas del estrés, mejora el estado de ánimo[1114] y aumenta la tasa de NK activas en mujeres con cáncer de mama[1115].

Está ampliamente demostrado que los bebés prematuros a los que sus padres acarician, tocan y permanecen en contacto piel con piel crecen más rápido y sobreviven más y con mejor calidad de vida que aquellos que pese a vivir en unas condiciones ideales en la incubadora no reciben el calor y el aliento de sus padres. Si sirve para los prematuros, por qué no va a servir para los adultos.

Todos necesitamos que nos toquen, que nos acaricien y que nos abracen.

Hay varias técnicas de masaje que nos pueden ayudar si padecemos cáncer.

## El shiatsu

Es una técnica ancestral japonesa. Consiste en aplicar un masaje mediante presión con los dedos en determinados puntos del cuerpo buscando el equilibrio entre éste y el espíritu. Sigue los principios de la acupuntura y la moxibustión.

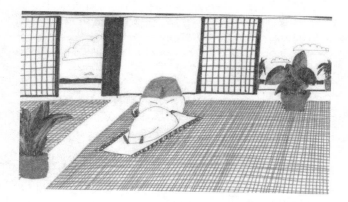

Este tipo de digitopresión es especialmente útil para tratar las náuseas y vómitos asociados a la quimioterapia[1116], así como la fatiga[1117].

Tras finalizar la quimioterapia, realicé varias sesiones de shiatsu con la que fue mi psicóloga durante el cáncer y, al igual que con la reflexo y el reiki, sentí una sensación muy placentera y una gran relajación. Te aconsejo que pruebes.

## La reflexología

La reflexología emplea la presión manual sobre determinadas áreas del cuerpo, normalmente los pies. Estas áreas se corresponden con los órganos internos. En los pies se reflejan todos nuestros órganos, y la reflexología se basa en el principio de que estimulando estos puntos se estimula todo nuestro cuerpo y se facilita el flujo de energía[1118]. La reflexología es una técnica ancestral que ya utilizaban los antiguos egipcios para sanar.

Resulta útil para tratar el dolor y los vómitos asociados a la quimioterapia, así como para mejorar la calidad de vida de los pacientes[1119]. Las sesiones de reflexología inyectan una dosis extra de energía a los pacientes y disminuyen la fatiga[1120]. Ayudan a controlar el dolor, la ansiedad, el miedo y la depresión de los pacientes con cáncer[1121].

En un estudio realizado en Estados Unidos con pacientes con cáncer terminal, la reflexología demostró ser capaz de disminuir el dolor y la ansiedad de los pacientes de forma casi inmediata[1122].

La reflexología no trata el cáncer, sino a la persona en su conjunto;

actúa favoreciendo el equilibrio general. Contrariamente a lo que muchos médicos piensan, la reflexología no extiende el cáncer, sino que ayuda al organismo a fortalecer y utilizar sus propios recursos naturales. Es un tratamiento complementario al tratamiento médico. Siempre que uno decida someterse a sesiones de reflexología debe informar a su médico.

La reflexología sólo está contraindicada si existe trombocitopenia severa (descenso de plaquetas), trombosis venosa profunda o fiebre elevada.

Las sesiones de reflexología consisten en masajes en los pies de unos quince a sesenta minutos de duración, una o dos veces a la semana según la persona y su situación.

Durante mi cáncer recibía reflexología podal semanal de manos de Margarita Puga, una profesional de la reflexología y excelente amiga. Gracias a este tratamiento conseguía una gran relajación y un bienestar duradero que me ayudaron a sobrellevar mejor la quimioterapia.

Como ves ninguna de estas técnicas por sí solas van a curar el cáncer, pero te van a ayudar a disminuir los efectos secundarios de los tratamientos médicos y sobre todo te van a crear una sensación de paz y bienestar increíble. Te ayudarán a aceptar la enfermedad y a enfocar los problemas de una manera diferente, y esto creo que es clave para superar un cáncer.

Hay una frase que es el eslogan de la ONG Canvi (cáncer y vida) que creo que es muy útil si padeces cáncer: «No importa lo que te pase, lo importante es lo que hagas al respecto». El diagnóstico de un cáncer suena fatal y es sinónimo de muerte para muchas personas, al menos para mí lo fue. Tras conseguir aceptar ese diagnóstico me di cuenta de que no importaba lo grave que me dijesen que podía ser mi enfermedad, lo que importaba era cómo yo afrontara mi enfermedad y las alternativas que buscase para la autosanación.

## Puntos clave a la hora de usar terapias naturales

- Las terapias de medicina complementaria y alternativa jamás deben utilizarse como reemplazo de los tratamientos convencionales para el cáncer ni como motivo para posponer la consulta con un médico acerca de un problema de salud.

- Hay algunos datos científicos que indican que ciertos métodos de medicina complementaria y alternativa podrían ser útiles para controlar algunos síntomas del cáncer y efectos secundarios del tratamiento. En la actualidad, no existen pruebas convincentes sobre el uso de la medicina complementaria y alternativa en la prevención o cura del cáncer.
- Antes de usar una terapia de medicina complementaria y alternativa, consúltalo con tu médico.

# Plantas medicinales
# y su empleo en el cáncer

A multitud de plantas se les ha atribuido propiedades anticáncer, pero no es oro todo lo que reluce. En ocasiones nos venden suplementos con múltiples hierbas con supuesto efecto erradicador del cáncer, y en ocasiones no tienen tal efecto y pueden incluso incrementar el riesgo de padecer cáncer.

Antes de consumir cualquier planta medicinal consulta con tu oncólogo. Algunas pueden interferir con la quimioterapia.

Veamos cuáles son las hierbas medicinales con mayores propiedades anticáncer demostradas científicamente.

## Cardo mariano (Silybum marianum)

El cardo mariano es una planta cuyos frutos y semillas se vienen utilizando desde hace más de 2.000 años como tratamiento para los trastornos del hígado, vías biliares y vesícula biliar.

El ingrediente medicinal que se encuentra en el cardo mariano es la **silimarina**, un extracto de las semillas de cardo mariano. Es un antioxidante que protege a la célula de los daños producidos por diferentes tóxicos. La silimarina también se encuentra en las alcachofas.

La silimarina ha sido estudiada por su capacidad anticáncer tanto en laboratorios como en animales. Actúa como citotóxico[1123] contra el cáncer de hígado[1124], pulmón[1125], vejiga[1126], próstata, piel[1127], mama y cuello de útero[1128].

Se ha demostrado su eficiencia para disminuir la toxicidad de la quimioterapia, así como para aumentar su eficacia. El cardo mariano también detiene o retrasa el crecimiento de las células cancerosas y repara el tejido hepático dañado por el cáncer.

**Consumo:** El cardo mariano se administra por vía oral en forma de cápsulas o tabletas. Sus semillas también pueden tomarse en forma de infusión, pero resultan menos eficaces.

El cardo mariano se usa como antídoto en la intoxicación por Amanita phalloides, una toxina de un hongo que causa insuficiencia hepática mortal.

Es un potente antioxidante que bloquea los radicales libres y fortalece las paredes celulares para que éstas no dejen penetrar a las toxinas en su interior. Activa diferentes enzimas encargadas de disminuir la letalidad de las sustancias carcinógenas[1129,1130]. Nos protege de multitud de carcinógenos, entre ellos de los rayos UV.

Su papel como antioxidante y protector del hígado es conocido desde hace mucho tiempo, pero es ahora cuando se está descubriendo su potencial anticáncer. Es un potente antinflamatorio capaz de inhibir la expresión del factor NF-kappa ß.

Ayuda a regular los niveles de estrógenos en sangre, siendo útil en los tumores hormonodependientes. En la actualidad se ha demostrado su efectividad no sólo para prevenir sino para tratar el cáncer de testículo y ovario en humanos[1131].

La silimarina potencia el efecto de la quimioterapia y disminuye sus efectos secundarios[1132]. Hace que el cisplatino[1133], el placlitaxel y la doxorrubicina sean más eficaces contra el cáncer de ovario y mama. También aumenta el efecto del 5-fluoracilo utilizado en el cáncer de próstata[1134].

**Efectos secundarios:** Apenas tiene. Se considera un fármaco seguro. Puede producir aumento de la presión arterial, por lo que los hipertensos deben ir con cuidado.

**Interacciones farmacológicas:** Puede interaccionar con el tamoxifeno (fármaco usado en el cáncer de mama), aumentando la absorción de éste por nuestro organismo.

## Ginseng coreano (Panax ginseng)

Existen distintos tipos de ginseng. El panax o ginseng chino o coreano ha sido el más estudiado con respecto al cáncer. La raíz del ginseng es lo que se usa con fines medicinales. Sus propiedades anticáncer se deben a la presencia de un tipo de saponinas llamadas ginsenósidos.

Inhibe el crecimiento celular, estimula el suicidio de las células tumorales, inhibe el factor NF-kappa ß, impide la formación de nuevos vasos e inhibe la expresión de varios oncogenes[1135]. Toda una bomba anticáncer.

Potencia el efecto de la quimioterapia y estimula el sistema inmune. En un estudio con pacientes con cáncer de estómago el extracto de ginseng aumentó la supervivencia de los enfermos a cinco años[1136].

Las personas que toman ginseng periódicamente padecen menos cáncer que aquellas que nunca lo han tomado[1137], protege especialmente frente al cáncer de pulmón y estómago[1138].

**Consumo:** Puede consumirse con la comida tanto fresco como seco y añadirlo a las sopas y cremas. También puede tomarse en forma de infusión o como suplemento. Para notar sus efectos beneficiosos basta con tomar ginseng entre una y tres veces al año durante dos meses seguidos. Serían necesarios 40 mg de polvo seco al día para prevenir el cáncer.

**Efectos secundarios:** Nerviosismo, insomnio, falta de apetito y dolor de cabeza.

**Interacciones farmacológicas:** Puede interaccionar con digoxina, warfarina, sulfonilurea e insulina.

## Kalanchoe

Es un género de plantas que engloba ciento veinticinco especies. Las tres más estudiadas por sus propiedades anticáncer son: Kalanchoe pinnata, Kalanchoe daigremontiana y Kalanchoe gracilis.

Las Kalanchoe son «malas hierbas», son resistentes a todo tipo de plagas y esa extraordinaria fortaleza frente a las agresiones es lo que las convierte en un excelente agente anticáncer. Las Kalanchoe son citotóxicas, pueden eliminar las células tumorales sin lesionar las células sanas[1139]. Son letales para múltiples cánceres[1140]. ¿Cómo frenan el cáncer? Gracias a su poder antioxidante, antiinflamatorio y antiproliferativo[1141].

**Consumo:** Se utilizan principalmente las hojas, que tienen un sabor acidulado. Se pueden masticar, tomar en forma de zumo o licuadas o preparar infusiones.

Se recomienda consumir dos hojas al día o tres infusiones al día preparadas con una hoja.

## Llantén (Plantago mayor)

Es una planta común que crece incluso en el borde de las carreteras. Es una de las plantas que más utilizan los herbívoros para alimentarse. Ha demostrado tener propiedades citotóxicas in vitro frente a múltiples líneas celulares[1142]. El llantén contiene luteolina, que es un fitoquímico con demostrada acción anticáncer. Es rico en fibra, por lo que es muy útil para prevenir el estreñimiento.

Las infusiones de llantén utilizadas con animales de laboratorio son útiles para tratar el cáncer de vejiga, riñón, cuello de útero, hueso, pulmón, estómago, así como los linfomas[1143].

## Muérdago (Viscum album)

El muérdago es una planta medicinal ampliamente utilizada en medicina natural. Este curioso vegetal crece sólo como un parásito en varios árboles, como el manzano y la encina. Era una planta mística para los druidas celtas; recuerda cuánto la utilizaba el druida de Astérix y Obélix. Los druidas celtas cortaban el muérdago en ciertas estaciones del año, con ceremonias secretas, utilizando una daga de oro especialmente consagrada.

El nombre de esta planta, en alemán, significa «todo lo cura».

Tanto en animales de laboratorio como en humanos, los extractos de muérdago han demostrado disminuir la mortalidad por cáncer[1144,1145]. El muérdago mejora la calidad de vida de los pacientes sometidos a quimioterapia[1146].

Esta planta actúa sobre el cáncer a tres niveles: como citotóxico envenenando las células malignas[1147], como antiinflamatorio[1148] y, por otro lado, estimulando el sistema inmune[1149].

Te quiero contar un caso muy curioso publicado en una revista alemana en 1999. Se trató a un paciente de cuarenta y cuatro años afectado de linfoma no-Hodgkin en estadio avanzado, únicamente con extracto de muérdago de forma continua durante doce años, durante los cuales la calidad de vida del paciente fue excelente.

El tratamiento ininterrumpido produjo un retroceso del linfoma, mientras que dos pruebas de interrupción condujeron a una recaída en la evolución de la enfermedad.

En sus conclusiones este estudio remarca la eficacia del extracto vegetal de muérdago y demostró que el tratamiento con esta planta no presenta toxicidad a largo plazo[1150].

Aunque este caso es espectacular, el muérdago no se recomienda como tratamiento aislado del cáncer, y su empleo mayoritario es combinado con quimioterapia, con el fin de mejorar la calidad de vida y aumentar la supervivencia. El muérdago incrementa la vitalidad y energía de los enfermos, aumenta el apetito y ayuda a dormir. Mejora el estado de ánimo y disminuye el dolor relacionado con el cáncer.

**Consumo:** Los extractos de muérdago se administran por vía intramuscular. Si deseas emplearlo consulta con tu oncólogo y médico naturista. También puede tomarse en forma de infusiones. Tu médico te indicará la dosis y forma de administración.

## Uña de gato (Uncaria tormentosa)

La uña de gato es una planta de América del Sur que ha sido usada tradicionalmente para luchar contra el cáncer[1151].

Es rica en ácido clorogénico, rutina y epicatequinas, sustancias todas con importantes propiedades anticancerosas[1152], dado que estimulan el sistema inmune e inhiben el crecimiento de las células cancerosas[1153]. Tiene propiedades antioxidantes[1154], ya que favorece la eliminación de los radicales libres y las sustancias tóxicas que entran en contacto con nuestro organismo. Y tiene propiedades antiinflamatorias, pues inhibe al temido factor NF-kappa β[1155].

Estimula la reparación del ADN, la respuesta mitogénica y la recuperación leucocitaria tras tratamiento quimioterápico.

Ayuda a disminuir efectos secundarios propios de la quimioterapia, como vómitos y pérdida de peso[1156].

**Consumo:** Podemos tomar suplementos de uña de gato o consumirla en forma de infusión. Para tomarla en infusión basta con la decocción de una cucharadita de la raíz de esta planta por taza de agua, dejando infusionar quince minutos. Lo ideal sería tomar dos o tres tazas al día.

Una buena idea sería combinar el té verde y la uña de gato. Para ello podemos añadir 500 ml de agua caliente en una tetera, una cucharada de uña de gato y otra de té verde y dejar infusionar quince minutos e ir bebiendo poco a poco.

**Efectos secundarios:** Presenta pocos efectos secundarios. Está contraindicado en embarazadas.

## ¿Qué plantas no son «anticáncer»?

Como te he dicho antes, no todas las plantas que nos venden como anticáncer valen.

El **té Essiac** viene utilizándose desde hace más de cincuenta años para tratar el cáncer, pero parece que sus beneficios se deben más a su efecto placebo que a su verdadera actividad tumoral. Todos los estudios científicos realizados confirman que el té Essiac no cura el cáncer[1157,1158] ni tiene efectos positivos sobre la calidad de vida[1159].

En ocasiones los remedios herbales pueden ser cancerígenos. Por ejemplo, muchas fórmulas herbales chinas que se venden como anticáncer contienen **aristolochia**, un potente cancerígeno que puede causar cáncer urotelial. Taiwán es el país del mundo que registra una mayor incidencia de este tipo de cáncer y es precisamente allí donde más aristolochia se consume[1160]; en concreto un tercio de la población la consume dentro de los preparados de hierbas chinas de manera habitual. En Europa también podemos consumirla a través de las fórmulas chinas. Ojo, cuando acudas a un médico chino pídele que te escriba los componentes exactos de la fórmula que te prescriba.

## Otras hierbas anticáncer

Además de las mencionadas, ya sabemos que hay otras plantas y hierbas con propiedades anticáncer: el té verde, el jengibre, las hierbas aromáticas y las especias. Una forma de consumirlas es preparar infusiones que combinen varios alimentos anticáncer.

Te propongo algunas combinaciones de **infusiones anticáncer**, mezclando una cucharadita de cada planta:

Té verde + uña de gato + ginseng en polvo.

Té verde + semillas de cardo mariano + llantén.

Té verde + clavo + palo de canela + anís estrellado + semillas de cardamomo (una infusión muy aromática y de exquisito sabor).

### ¿Cómo preparar una infusión anticáncer?

Ponemos agua al fuego en una cazuela y la llevamos a ebullición. En el momento que arranca a hervir apagamos el fuego y echamos al agua una cucharada de cada una de las hojas que queremos infusionar. Tapamos y dejamos reposar entre ocho y diez minutos. Se toma caliente para que no pierda sus principios activos. En caso de que nuestra infusión contenga té verde no debemos dejar que el agua hierva; lo ideal sería que no superara los 90°.

**Nota:** Antes de tomar cualquier suplemento herbal consulta con tu médico. No siempre los remedios herbales son beneficiosos y en ocasiones pueden interactuar con otros fármacos. Recuerda que no todos los suplementos valen y algunos pueden tener efectos secundarios.

# Las emociones y el cáncer. Sanación y enfermedad

El desarrollo del cáncer depende y mucho de lo que comemos, pero también depende de nuestras emociones, de nuestra manera de afrontar los conflictos y relacionarnos con nosotros mismos y nuestros semejantes.

Según el doctor Hammer, los conflictos pueden ser el origen del cáncer. A día de hoy, la ciencia aún no ha podido identificar los conflictos como un carcinógeno, pero sí ha demostrado que los conflictos no resueltos y el estrés contribuyen a que el cáncer se desarrolle más deprisa[1161].

Ya el médico griego Galeno observó que las personas deprimidas eran especialmente propensas a desarrollar cáncer. En 1701 el prestigioso doctor Gendron apuntaba «la importancia de los desastres de la vida que causan dolor y pesar en el desarrollo del cáncer».

## La personalidad procáncer

Se han relacionado ciertos rasgos de personalidad con una mayor propensión a padecer cáncer. Los psicólogos Carl y Stephanie Simonton llevan toda una vida profesional ayudando a personas con cáncer. Afirman que las personas con esta enfermedad suelen tener rasgos de personalidad característicos.

Las personas con cáncer suelen haberse sentido rechazadas en su infancia, por falta de amor de sus padres, por falta de aceptación de los compañeros de infancia, etc. Esta falta de aceptación hace que los niños se crean vulnerables y débiles y en la edad adulta se aferren a quien le demuestre afecto y amor, ya sea una pareja, un hijo o un trabajo. Para evitar perder ese afecto tienden a no enfadarse nunca, a no saber decir NO, a estar siempre disponibles para los demás y a asumir demasiadas cargas y responsabilidades con tal de agradar y no perder esa relación afectiva. Dependen de un trabajo, de una pareja o de un hijo para ser felices y sentirse amados y realizados. Si se pierde ese trabajo, o la pareja se aleja, o el hijo se va a vivir fuera del hogar, el sufrimiento emocional es inmenso y se vuelven a revivir traumas de la infancia que creíamos olvidados. Estas situaciones crean impotencia y estrés, lo que hace que se activen los factores inflamatorios y se deprima el sistema inmune, factores ambos que contribuyen al desarrollo del cáncer[1162]. Suelen guardar ira y rencor que no manifiestan por no crear conflictos.

Las personas con cáncer no suelen pedir ayuda a los demás, tienden a querer hacerlo todo ellos solos. Por eso, si tienes cáncer ¡no te hagas el fuerte, pide ayuda!

Yo cumplía a la perfección este perfil. De pequeña me sentía rechaza a causa de un defecto físico y pensé que nadie me querría nunca. Imagínate lo acomplejada que estaba que creía que jamás tendría una pareja que me quisiera. Me sentía más fea que todas mis amigas, estaba muy acomplejada. Eso me hizo ser complaciente con los demás para evitar el rechazo y tener amigos. Me ha costado siempre decir no. Siempre he asumido más cargas de las que he podido. He vivido de cara a los demás y pensando en los demás antes que en mí. Vivía estresada intentando agradar en mi trabajo, pensando antes en el bienestar de los pacientes que en el mío propio, intentando agradar a amigos y familia. Trataba de ser la súper madre que todo lo puede y que no quiere defraudar a su hijo ni dejarle desatendido un segundo, aunque fuese a cambio de no dedicar ni un minuto a mi autocuidado. Vivía por y para él ofreciéndole todo el amor que yo no sentí de pequeña.

Ahora he cambiado. Sólo hago las cosas cuando realmente me apetecen y pido ayuda antes de verme desbordada. Sólo asumo las responsabilidades que realmente me apetecen. Primero miro por mí y después por los demás. No es egoísmo, es amor hacia mí. Ahora sé que para poder tratar bien a mis pacientes primero debo tratarme bien a mí, que para poder amar a los demás primero debo quererme a mí. Regularmente me dedico mi tiempo para meditar, pasear, regalarme un masaje o leer un libro. Antes no lo hacía, sólo miraba por los demás.

# El estrés y los conflictos influyen en el cáncer

El estrés influye en el cáncer, tanto que aumenta el riesgo de padecer cáncer en personas sanas y reduce las tasas de supervivencia de las personas que ya lo han desarrollado[1163].

Todos sufrimos situaciones que nos causan estrés, pero cada uno afronta estas situaciones de manera diferente. Cuanto más desbordados e impotentes nos sintamos ante los conflictos más posibilidades habrá de desarrollar cáncer.

Cuando estamos sometidos a un estrés crónico se liberan hormonas que activan el crecimiento y desarrollo del cáncer. Cuando estamos estresados liberamos cortisol y adrenalina, los cuales van a estimular la liberación de sustancias inflamatorias al sistema nervioso simpático y van a bloquear a las NK, favoreciendo así la aparición de cáncer.

La psiconeuroinmunología es una ciencia que relaciona el estrés crónico con la actividad del sistema inmune. Cuando nos enfrentamos de manera positiva a la enfermedad, las NK son más activas y las posibilidades de supervivencia mayores.

David Servan en su libro *Anticáncer* nos cuenta un experimento muy curioso que realizó el doctor Martin Seligman en la Universidad de Pensilvania. Injertó a un grupo de ratas células cancerosas en tal cantidad que el 50% debería haber desarrollado un cáncer mortal. Dividió a las ratas en tres grupos. El primer grupo recibió las células cancerosas y nada más. Al segundo grupo se le sometió a descargas eléctricas frecuentes. Al tercer grupo se le sometió a descargas similares al segundo, pero se les facilitó una palanca que aprendieron a usar para evitar así las descargas.

En el primer grupo, el que no recibió descargas, el 54% de las ratas logró superar el cáncer. El grupo que estuvo sometido a descargas tuvo peor pronóstico y sólo el 23% de las ratas sobrevivió. En el grupo que fue sometido a descargas pero había aprendido a esquivarlas la supervivencia fue del 63%. Este estudio demuestra que las descargas no son las causantes de la muerte, sino el sentimiento de impotencia por no poder hacer nada que evitase esas descargas[1164].

Trasladamos esta situación a los humanos y pensemos que el estrés son las descargas. No es el estrés el que nos mata, sino el no tener herramientas para afrontar ese estrés. Nos sentimos abatidos ante la impotencia de no poder hacer nada para cambiar la situación que nos agobia.

Continuamente estamos sometidos a conflictos y situaciones de estrés (descargas eléctricas), pero si aprendemos a afrontarlos reaccionaremos de forma diferente ante la enfermedad y tendremos menos posibilidades de desarrollar cáncer y en caso de desarrollarlo éste será menos agresivo.

Si te diagnostican cáncer y tú deseas vivir, puedes darle un giro a la enfermedad. Un caso excepcional es el de una de las mujeres que he conocido desde que estoy impartiendo talleres sobre alimentación anticáncer. Padece cáncer de ovario en estadio avanzado desde hace once años. Al inicio de la enfermedad realizó tratamiento con quimioterapia, pero el tumor aunque se redujo no llegó a desaparecer. Los médicos decidieron no someterla a más tratamiento. Ella, movida por un intenso deseo de vivir, decidió ponerse manos a la obra y, cargada de ilusiones y optimismo, revisó su vida, sus conflictos y comenzó a practicar yoga, meditación y técnicas energéticas. Once años después el cáncer sigue ahí porque lo dicen las pruebas diagnósticas, pero ella vive como si no lo tuviera, su calidad de vida no está afectada y su vida es como la tuya y la mía. Es una mujer cálida con la que te encanta conversar. Transmite una paz y serenidad inmensas.

## ¿Cómo evitar el estrés?

El estrés es inevitable, lo que podemos hacer es aprender a manejarlo. Debemos aprender a que nos resbalen las cosas y evitar que nos afecten.

## La meditación

Es una de las técnicas más eficaces que pueden utilizar los pacientes con cáncer para conseguir un estado pleno de armonía espiritual y mental. La meditación es ideal para manejar el estrés y aprender a afrontar los conflictos de forma sosegada. La meditación consiste en concentrar nuestra mente en la respiración mientras vemos pasar los conflictos, los miedos y las vicisitudes por nuestra mente, pero sin prestarles atención, sin perder nuestro tiempo en ellos. La respiración es fundamental para sosegarnos.

Meditar significa concentrarse en el presente. Lo de menos es en qué centres tu atención para lograrlo, aunque una de las formas más naturales de hacerlo es escuchar el ritmo de tu respiración.

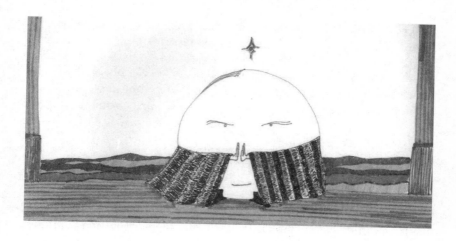

Para meditar debemos sentarnos, colocar nuestra espalda lo más recta posible y dejar que el aire entre por nuestros orificios nasales y llegue hasta nuestros pulmones. Después dirigiremos nuestra atención al recorrido de vuelta del aire hacía nuestra nariz. Simplemente haciendo esto, siguiendo el recorrido del aire mientras entra y sale de nuestra nariz, conseguiremos relajarnos y conseguir paz interior. Inevitablemente aparecerán pensamientos en nuestra mente, los reconoceremos pero no les prestaremos atención. Los dejaremos pasar. A veces no basta con concentrarnos en la respiración para alejar los pensamientos, que muchas veces vuelven una y otra vez a incordiarnos a pesar de nuestros esfuerzos por mantenerlos alejados. En ese caso puede resultar útil la repetición de mantras u oraciones, pues con ello se consigue que nuestra respiración se regule con otras funciones como el latido cardiaco y el flujo sanguíneo cerebral, lo que nos hace entrar en un estado de bienestar y armonía, además de mejorar el funcionamiento del sistema inmune, reducir la inflamación y regular los niveles de azúcar en sangre[1165].

## Mis mantras

Suelo recitar mantras budistas durante mis meditaciones, pues me ayudan a relajarme y alejarme de los pensamientos negativos. Me cuesta pasar largo tiempo concentrada en la respiración.

Los mantras que más me gustan son el mantra del buda de la medicina:

«TA YA TA OM BEKANDZE BEKANDZE MAHA BEKANDZE BEKANDZE RANDZA SAMUDGATE SOHA». Pronunciación: tayata - om - becanse - becanse - maja - becanse - ratse - samugate - soja.

Y el mantra del buda sakamuni:

OM MUNI MUNI MAHAMUNI SHAKYAMUNI SVAHA. Pronunciación: om - muni - muni - majaamuni - sakiamuni - soja.

Mi hijo suele sentarse a meditar conmigo y juntos recitamos este mantra. Mi niño es un pequeño buda que la rueda de la vida ha traído hasta mí para enseñarme el camino de la meditación.

## La práctica de la meditación y sus beneficios

Durante la meditación, no te esfuerces en controlar ni tus pensamientos ni tus sensaciones, aunque no te guste nada de lo que veas. De esta forma, mientras meditas, entiendes, porque lo experimentas en tu propio cuerpo, que la vida es un flujo constante: todo pasa, nada queda, ni lo que más amas ni lo que más aborreces.

Practicar meditación a diario nos permite dormir mejor, tener un estado de ánimo positivo y decir adiós al estrés. Es más, nuestro sistema inmune se beneficia y las NK y los linfocitos se muestran más activos[1166]. Con la práctica de la meditación las cosas nos molestan menos y nos resbalan más. Nos aporta energía y nos hace sentir relajados. La meditación es un encuentro con tu lado más íntimo, sereno y desconocido y consiste simplemente en dedicarte un tiempo cuando más lo necesitas. Ayuda a resolver conflictos. Los conflictos que tu mente no resuelve tu cuerpo los convertirá en enfermedad.

La meditación incrementa los niveles de melatonina[1167], y con ello la supervivencia a largo plazo de los pacientes con cáncer.

La meditación nos hace sentir más relajados y aumenta nuestro bienestar, y con ello aumenta también la actividad de las NK y la secreción de beta endorfinas.

Las células natural killers (NK) son esenciales para defendernos del cáncer y los patógenos. Pueden espontánea y rápidamente eliminar a las células cancerosas recién formadas y las que se extienden a través de la sangre en forma de metástasis. Son nuestra defensa más potente frente al cáncer[1168]. Las endorfinas son unas hormonas que estimulan la producción y la actividad de las natural killers, y que producimos cuando realizamos ejercicio físico, estamos felices, sentimos dolor y experimentamos orgasmos[1169]. Las beta endorfinas hacen que las NK sean más agresivas frente a los tumores[1170]. A nivel experimental, cuando se inyecta beta endorfinas en ratas con cáncer, las NK se vuelven verdaderas asesinas capaces de eliminar al más agresivo de los cánceres[1171].

La meditación genera en nosotros pensamientos positivos, y estas emociones positivas pueden deberse a que la meditación fortalece los circuitos neurológicos que calman una parte del cerebro que actúa como gatillo del miedo y de la ira[1172].

Comencé a meditar gracias a Zopa, un monje budista que hizo que cambiara mi manera de enfrentarme al cáncer y entender la vida. Las enseñanzas recibidas fueron y siguen siendo muy útiles para mi día a día, pero sobre todo tengo que agradecerle que me enseñara a meditar.

Gracias a la meditación reduje el estrés, mejoró mi autoestima, aprendí a perdonar y controlar mi ira, aumentó mi estado de ánimo, aprendí a decir no; en definitiva, cambié mi vida. La meditación supuso un camino hacia una vida en paz y sin estrés.

No es necesario pasar horas ni años meditando para notar sus beneficios, basta con practicar diez minutos al día. Escoge un lugar y una hora, y procura en cierto sentido no fallar ningún día.

1. Para meditar cómoda y tranquilamente es necesario crear una atmósfera que nos ayude a relajarnos, dejando fuera todas las preocupaciones. Si así lo deseas, puedes utilizar velas, incienso, o quemar aceites esenciales, los cuales te ayudarán a conseguir ese ambiente relajante.

2. Siéntate con la espalda, la cabeza y el cuello en línea recta. Yo suelo colocarme en la posición del loto, con las manos descansando sobre el regazo y los dedos pulgares en contacto.

3. Al comienzo practicar la meditación puede resultar algo difícil, ya que debemos instruir la mente para mantenernos alejados de preocupaciones y pensamientos, y para mantenerla tranquila mientras dure la meditación.

4. En lo que se refiere a la respiración, comienza con unos dos o tres minutos de respiración profunda para después respirar de forma involuntaria. Al principio cuenta las respiraciones hasta diez y vuelta a empezar. Si no quieres contar, concéntrate en cómo el aire entra y sale de tu cuerpo, siendo conscientes de cada inspiración y exhalación.

5. Al comienzo es normal no controlar la mente, pero no te preocupes, si te obligas a concentrarte al final conseguirás todo lo contrario.

6. Trata de llevar la mente hacia el descanso.

Además de meditar es importante que practiquemos la visualización creativa. Vamos a visualizarnos venciendo al cáncer. Antes de comenzar con la visualización debemos relajarnos; para ello qué mejor que practicar la meditación durante unos minutos centrándonos en la respiración.

Os propongo una visualización basada en la que yo practicaba a diario y que es similar a la propuesta por los doctores Simonton en su libro *Recuperar la salud: una apuesta por la vida*. Libro que te recomiendo que leas encarecidamente.

1. Imagina a las células cancerosas como débiles e inútiles. Son un ejército mal organizado.

2. Cuentas con un ejército de diferentes tipos de glóbulos blancos que pueden cargarse a las células cancerosas. Ponle imagen a los linfocitos, a las natural killers y a los macrófagos. Deben ser muy fuertes y disciplinados.

3. Tu sistema inmune es agresivo e inteligente y continuamente está buscando y atacando a las células cancerosas.

4. Recrea la batalla entre el sistema inmune y el cáncer. Mientras tu sistema inmune gana la batalla visualiza cómo se va reduciendo el tumor hasta desaparecer de tu cuerpo.

   Yo imaginaba que los linfocitos eran policías con perros salvajes muy fieros que machacaban al cáncer, y las NK eran tyrannosaurus rex despiadados que atacaban continuamente descuartizando a las células tumorales.

5. Tras la victoriosa batalla de nuestras células inmunitarias, los restos de las células cancerosas muertas son barridos y elimina-

dos del cuerpo. Las zonas de tu cuerpo donde previamente estuvo el cáncer son reparadas y vuelven a funcionar a la perfección como si nada hubiese pasado.

6. Imagina que el tratamiento administrado (quimio, radioterapia, alimentación, reiki, acupuntura...) es fuerte y poderoso.

7. Si estás en tratamiento con quimioterapia imagina que ésta no puede dañar a las células sanas.

8. Una vez vencido el cáncer visualízate feliz, haciendo aquello que más te gusta y rodeado de tus seres queridos. Imagínate lleno de paz y felicidad. Felicítate por lo bien que lo has hecho logrando tu sanación y deja que tus seres queridos te feliciten.

9. Si tienes dolor en alguna zona del cuerpo imagina cómo ese dolor va disminuyendo y desapareciendo.

Otra visualización que solía practicar a diario consistía en imaginar encima de mi cabeza una luz blanca y brillante que resultaba ser energía sanadora. Imaginaba que con cada inspiración esa luz entraba dentro de mí e iba inundando todo mi cuerpo, desde la coronilla hasta la punta de los pies. Con cada inspiración salía humo negro de mí. Ese humo negro era el cáncer, el miedo, la ira, la tristeza y los senti-

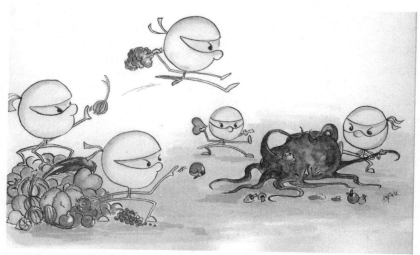

Visualiza la batalla entre tu sistema inmune y el cáncer. Elimina el cáncer con las mejores armas: vegetales, frutas, mucho amor y pensamiento positivo.

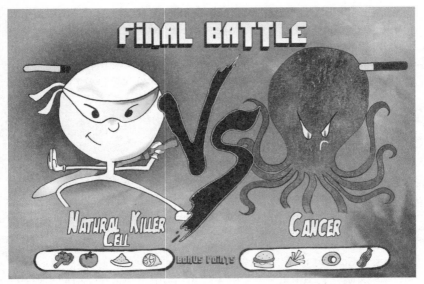

Recrea mentalmente tres veces al día tu victoriosa batalla frente al cáncer.

mientos negativos. Otras veces imaginaba que entraba en mí una ola que arrastraba el cáncer fuera de mí y dejaba una sensación de paz y serenidad permanentes.

La visualización es muy poderosa y nos puede ayudar a sanar. Practícala a diario.

> 💡 Nuestras células obedecen a nuestros pensamientos.

## La tabla de los deseos

Dibuja en una cartulina todos tus deseos y objetivos a corto y largo plazo. Coloca esta tabla de deseos en un sitio que suelas ver y repítetelos con frecuencia. Cuando mires tu tabla de deseos piensa en ellos con actitud positiva. Imagínate consiguiéndolos.

Yo hice mi tabla de deseos. En el centro hay una foto de mi hijo, mi pareja y yo sonriendo y abrazados. Nos rodean los deseos de aquella época. Un cuerpo sano y libre de cáncer, una casa en el campo donde siempre he deseado vivir, un viaje a Tenerife (se lo prometí a mi hijo, le dije que si mamá se curaba iríamos a Tenerife y Disney), y un nuevo bebé.

Han pasado dos años desde que hice la tabla. El cáncer ha desaparecido y vivo sana y feliz. Vuelvo a sonreír junto a mis seres queridos. Vivo en el campo y he visitado Tenerife. El nuevo bebé pronto estará en mis brazos.

## El cáncer compartido es menos cáncer

La pena compartida es menos pena. Cuando me encontraba en tratamiento de quimioterapia recibía mi «chute» en una sala repleta de sillones en donde otras mujeres en situación similar a la mía recibían el suyo. Era una sala amplia con mucha luz y decorada con macetas que hacía que el sitio no resultará tan terrible como a priori suena la palabra quimioterapia. Además, el personal de enfermería que nos atendía era un verdadero encanto. Entre las mujeres que recibíamos quimioterapia se establecía una auténtica relación de camaradería y complicidad. El rato de la quimio era un rato de desahogo donde cada una contaba sus miedos, sus dudas y sus problemas. Podíamos desahogarnos en un ambiente alejado de la familia y los amigos, eran unas horas donde nos podíamos expresar sin miedo a ser juzgados. Conocí a muchas mujeres maravillosas durante la quimio con las que me solía reunir fuera del hospital para seguir compartiendo. Compartir los síntomas físicos y emocionales de tu enfermedad con personas que sufren lo mismo que tú es muy importante y beneficioso.

En el hospital solíamos hablar de síntomas derivados de la quimio, del apoyo de la familia..., temas más superficiales. Pero fuera del hospital hablábamos de nuestros conflictos y miedos no resueltos, de las causas que nosotras achacábamos al origen de nuestras enfermedades. Con el paso del tiempo fuimos resolviendo nuestros conflictos y compartiéndolos con las demás. En el grupo se hablaban cosas que quizá no podías hablar con tu familia, porque tu familia no podría entender que achacases tu cáncer a un conflicto crónico y no resuelto con tu suegra, por ejemplo. Todas las mujeres que formamos nuestro grupo fuera del hospital seguimos vivas a pesar del mal pronóstico al que nos enfrentábamos algunas.

Debería impulsarse la creación de estos grupos de pacientes.

Cuando estaba en tratamiento también observé que las personas que afrontan la enfermedad de manera positiva e intentan buscar un origen en sus conflictos tienen una evolución mucho mejor que aquellas que se sienten deprimidas por el diagnóstico. Aquellas que van de la cama al hospital sin mostrar ilusión y sin querer afrontar y ser partícipes de su enfermedad evolucionan peor y desarrollan más efectos secundarios a los tratamientos.

Pero no es sólo una observación mía. El doctor Spiegel decidió formar grupos de mujeres con cáncer avanzado para ofrecerles apoyo emocional en grupo. Las mujeres se reunían de forma periódica para compartir sus sentimientos más íntimos sin tapujos. Como estaban en una situación de cáncer avanzado y su esperanza de vida era limitada no tenían miedo a hablar y expresar sus sentimientos. En estos grupos Spiegel logró que las mujeres formaran una verdadera piña y volvieran a sonreír. Las mujeres se reunieron durante un año y luego cada una siguió su vida. Spiegel comparó la situación de estas mujeres con otras que actuaron como grupo control y que presentaban un diagnóstico y pronóstico similar. Comprobó que la depresión y la ansiedad era menor en las mujeres que hacían terapia grupal y el periodo de supervivencia mucho mayor. De las cincuenta participantes, ¡tres seguían vivas diez años después del diagnostico cuando el pronóstico inicial era de unos meses! En el grupo control ninguna mujer había sobrevivido diez años. El resto había sobrevivido el doble del tiempo esperado[1173].

En mi caso, durante las primeras semanas estuve en el grupo de las mujeres deprimidas y abatidas, en el grupo de las que se sienten impotentes y no pueden hacer nada para sanar, más que esperar la muerte. Pero la aflicción intensa, el miedo a la muerte y a abandonar a mi hijo me hicieron reaccionar y desear vivir a costa de cualquier cosa.

En esa época llegó a mis manos un libro que me gusta mucho y que siempre recomiendo, El secreto. En él se explica la ley de la atracción. Tú atraes a tu vida aquello que deseas. Si estás deprimido y crees que vas a morir, atraerás a la muerte. Por el contrario, si tus pensamientos son positivos y crees fervientemente en tu sanación, el universo te traerá a las personas y circunstancias favorables para que esto ocurra. Yo creí y deseé mi curación de todo corazón. A partir de ahí aparecieron personas, libros y hechos que contribuyeron a que sanara. Nada es casualidad, todo ocurre porque nosotros hemos creado las circunstancias que favorecen ese hecho. A partir de ahora, cree en tu curación, piensa en ella todos los días. Repite una y otra vez, voy a sanar, quiero sanar. Visualízate sano y feliz. Imagínate haciendo aquello que más te gusta rodeado de las personas que más quieres.

Yo imaginaba a mi hijo y a mí corriendo por las playas de Fuerteventura y repitiendo una y otra vez: «Estoy sana, estoy sana».

Ponte en marcha y pide tu deseo.

## El amor es una necesidad

Todos necesitamos amor. El amor es el motor de nuestra vida. Si estamos rodeados de amor los problemas de la vida nos resultarán menores, sonreiremos y disfrutaremos con el día a día. A la primera persona que tenemos que amar es a nosotros mismos. Si no nos amamos no podremos amar a los demás. El amor nace por quererse a uno mismo y aceptarse.

Solemos considerarnos inferiores a los demás y continuamente nos estamos buscando defectos, que si estoy gorda, que si tengo arrugas..., no nos aceptamos como somos y luchamos continuamente contra nosotros mismos. Esta lucha interna nos mantiene en continuo desasosiego y nos impide ser felices y amar a los que nos rodean.

Acéptate, quiérete y serás más feliz.

## Los omega y las emociones

Una dieta rica en omega 6 y pobre en omega 3 ya sabemos que crea inflamación y nos predispone a padecer cáncer, pero no sólo nos conduce a esta enfermedad, sino a padecer alteraciones emocionales tales como depresión. Nuestro cerebro está formado en dos terceras partes por ácidos grasos. Los ácidos grasos que comemos son los responsables de la composición de nuestro cerebro. Si nuestra dieta se basa en grasas animales, mantequilla y aceites vegetales, en nuestro cerebro predominarán los omega 6 y con ello la inflamación y la rigidez de las células. Si, por el contrario, consumimos pescado azul, semillas de lino, nueces, algas y vegetales, predominará el omega 3 y las células de nuestro cerebro serán más flexibles, y por tanto la comunicación entre ellas más estable.

En laboratorio, cuando se alimenta a las ratas con una dieta rica en omega 6 y carente de omega 3 éstas se vuelven ansiosas, no toleran el estrés y no muestran interés por ninguna actividad[1174].

Una dieta rica en ácidos grasos omega 3, como la habitual en los esquimales, proporciona energía, buen humor y sentimientos positivos.

Los pacientes deprimidos presentan niveles de omega 3 más bajos que los sujetos que no lo están. A menos omega 3, más grave es la depresión[1175]. Por el contrario, cuanto más rica es la alimentación en omega 3 más feliz es la persona y menos tendencia tendrá a la depresión[1176].

La relación omega 3-omega 6 ideal es 1:1, pero lo habitual con el tipo de dieta occidental que solemos llevar es una relación entre 1:10 y 1:20. En los países donde se consume más omega 3 las tasas de depresión son mucho más bajas[1177].

Las emociones positivas, la calma, la serenidad y la alegría estimulan nuestras NK, mientras que el estrés, la depresión y el miedo las inhiben. Cuando el sistema inmune está deprimido es más probable que suframos cáncer.

Parece que todo es coherente ¿no? El déficit de omega 3 produce inflamación y deprime el sistema inmune, y estos dos factores favorecen la aparición del cáncer. Entonces las personas con cáncer deben de estar deprimidas, ¿no crees? Las personas que padecen cáncer, antes de que se les diagnostique, suelen mostrar signos de depresión, tales como cansancio, irritabilidad, apatía, falta de concentración y alteración del sueño a pesar de no tener motivos aparentes para estar tristes y deprimidas[1178].

Antes de palparme mi cáncer me costaba horrores levantarme por la mañana, no quería ir a trabajar y cuando trabajaba estaba de muy mal humor, me irritaba todo y no tenía ganas de nada. Aparentemente todo estaba bien en mi vida, tenía trabajo, un hijo maravilloso y una familia que me quería. Meses después apareció el cáncer.

Los suplementos de omega 3 son útiles tanto para tratar el cáncer como para mejorar el ánimo de los pacientes. Las mejores fuentes de omega 3 son las semillas de lino, la caballa, los boquerones, las anchoas, el atún y las sardinas.

# El ejercicio físico produce placer

El ejercicio físico también es un remedio excelente contra la depresión. El ejercicio físico nos aporta energía, nos hace sentir más relajados y alegres. Hacer ejercicio es una forma de combatir el estrés. Las NK son muy sensibles a nuestras emociones, por eso el ejercicio es muy importante. La actividad física nos hace sentir bien, nos produce placer y eso estimula a las células NK a luchar contra el cáncer. Por el contrario, cuando estamos sometidos a periodos de estrés las NK se vuelven menos activas y cesan de multiplicarse.

Al realizar ejercicio liberamos endorfinas, que son sustancias parecidas a la morfina y el opio. Nuestro cerebro tiene receptores para estas sustancias. Las endorfinas producen placer y hacen que apreciemos más los pequeños placeres de la vida: los amigos, la familia, una puesta de sol, etc. El ejercicio regular hace que la vida nos parezca más satisfactoria.

Cuando estimulamos la producción de endorfinas también estimulamos al sistema inmune y las NK se vuelven más agresivas frente al cáncer[1179].

Para obtener los beneficios del ejercicio físico no es necesario que éste sea muy intenso, sólo hay que practicarlo de manera regular; basta con veinte minutos al día tres veces por semana. Eso sí, cuanto más deprimidos estemos más ejercicio deberemos realizar para notar sus beneficios. Debemos empezar con suavidad y poco a poco si no estamos acostumbrados. Para sentirnos bien nunca debemos hacer ejercicio más allá de nuestro límite. Si nos sentimos fatigados, mejor dejarlo. Conforme hagamos ejercicio cada vez adquiriremos más capacidad y podremos ir intensificándolo.

El ejercicio colectivo es mejor que el individual. En grupo unos animan a los otros, se establecen nuevas relaciones y nos sentimos mejor y más motivados a continuar. Si decides hacer ejercicio solo en casa seguro que te cuesta más que si te apuntas a un grupo de yoga o a clases de baile. Durante la quimio, me apunté a clases de chikung y allí hice maravillosas amistades, conocí a personas con un increíble potencial humano y llenas de amor hacia los demás. Incluso algunas de ellas me hicieron reiki y masajes que me aportaron una paz infinita.

Debemos elegir un ejercicio que realmente nos guste para que resulte beneficioso. Hay a quien le gusta correr, otros caminar, otros nadar, otros jugar al fútbol... Yo, por ejemplo, odio el taichi, no soy capaz de seguir los movimientos y eso me crea ansiedad. Sin embargo, el taichi es una actividad muy recomendada para los enfermos de cáncer.

## El yoga tranquiliza, armoniza y brinda mayor estabilidad interior

El yoga tiene múltiples beneficios sobre la salud, tanto en el ámbito físico como emocional y espiritual. Esta práctica es milenaria y no sólo constituye una práctica, sino toda una filosofía de vida para muchos yoguis, desde hace muchos siglos.

El yoga es muy beneficioso en casos de depresión, ansiedad, fatiga e insomnio asociados con el cáncer[1180], y debería formar parte del tratamiento integrador de esta enfermedad.

El yoga ha demostrado mejorar la calidad de vida de los pacientes con cáncer y proporciona beneficios psicológicos[1181]. Sería ideal que desde los hospitales se promocionase la realización de ejercicio físico, e igual que existen las clases de gimnasia posparto, por ejemplo, se ofreciesen clases de yoga o chikung a los pacientes con cáncer.

Esta disciplina trabaja en tres planos. En el físico, los ejercicios posturales ayudan a conseguir una mayor relajación y tonicidad, pero también, según afirman sus promotores, permite relajar la mente y mejorar la capacidad intelectual, al tiempo que equilibra las emociones.

En el congreso de la Sociedad Americana de Oncología Clínica (ASCO, por sus siglas en inglés) celebrado en Chicago en el 2010, se presentó el mayor estudio jamás realizado hasta la fecha sobre el yoga en pacientes oncológicos[1182].

Se evaluó a cuatrocientas diez personas que habían sobrevivido a cánceres en estadios tempranos (mayoritariamente mujeres con tumores mamarios) que habían manifestado problemas de sueño entre dos meses y dos años después de finalizado su tratamiento. La mitad siguió durante un mes un programa de yoga diseñado especialmente para pacientes oncológicos, y los resultados fueron muy positivos: pudieron dormir mejor y experimentaron menos fatiga. En general, redujeron también el uso de drogas para dormir y mostraron una mejora general en su calidad de vida. Muy pocos tratamientos para los problemas de sueño y la fatiga que experimentan los pacientes con cáncer funcionan bien durante un periodo prolongado de tiempo. Los participantes en el estudio siguieron un programa especial llamado YOCAS (siglas en inglés de Yoga para Sobrevivientes del Cáncer). Recibieron clases de setenta y cinco minutos dos veces por semana durante un mes.

Las clases se basaron en pranayamas (ejercicios de respiración), dieciocho tipos de asanas (posturas) y en la meditación. Al finalizar la investigación, el 31% de los participantes había logrado dormir mejor, frente a un 16% en el grupo control. El 20% de los que estaban tomando pastillas para dormir dejaron de hacerlo y el 44% experimentó menos fatiga. Además, el 6% reportó una mejora general en su calidad de vida, mientras que ninguno de los integrantes del grupo control lo hizo.

## Dormir y el riesgo de cáncer

¿Recuerdas que la OMS ha establecido como carcinógenas las profesiones en las que está privado el descanso nocturno[1183]? Si quieres prevenir el cáncer procura descansar adecuadamente.

En un estudio pionero por sus características, unos investigadores de la Escuela de Medicina de la Universidad Case Western Reserve han descubierto que las personas que duermen un promedio de menos de seis horas diarias presentan un aumento del 50% en el riesgo de padecer adenomas colorrectales, en comparación con las personas que duermen como mínimo siete horas diarias[1184]. Los adenomas son precursores de tumores cancerosos, y si no se tratan pueden volverse malignos. La magnitud del aumento de ese riesgo como consecuencia de dormir poco es comparable al riesgo asociado con tener un pariente de primer grado (padre, madre, hermano o hermana) aquejado de cáncer de colon, o con el consumo excesivo de carne roja.

Pero no por ello debemos tomar pastillas para dormir, pues se ha demostrado que tomarlas puede incrementar hasta cuatro veces y media el riesgo de padecer cáncer[1185].

¿Por qué la falta de descanso nocturno puede ocasionar cáncer?

Está relacionado con una hormona que se produce por la noche y se llama melatonina. Esta hormona tiene un ciclo que varía con el periodo diurno/nocturno, de modo que su producción empieza desde que desaparece el sol hasta el amanecer y disminuye durante el día. Se forma en la glándula pineal que se encuentra en el cerebro. Desde que amanece hasta el atardecer nuestro cuerpo genera otra hormona llamada serotonina, y a partir de ella nuestro cuerpo sintetiza la melatonina. Una reducción considerable de la melatonina circulante puede dar lugar a múltiples enfermedades, como alzhéimer, diabetes tipo 2, enfermedades cardiovasculares, neurológicas, metabólicas y endocrinas y cáncer[1186]. Para su correcta producción es esencial que a las once de la noche dejemos de estar expuestos a la luz, de modo que antes de las once, todos a la cama.

La melatonina es muy importante para nuestro bienestar físico y mental:

- Induce al sueño, es decir, es hipnótica.
- Disminuye la oxidación y el daño producido por los radicales libres.
- Su déficit produce insomnio y depresión.
- Mejora significativamente el crecimiento del tiroides.
- Reduce la depresión de la mujer menopáusica.
- Modula el sistema inmunológico.
- Puede disminuir la replicación del virus VIH.

La melatonina inhibe el desarrollo y/o crecimiento de varios tipos de tumores en cultivos celulares de laboratorio y en animales. La melatonina puede producir la apoptosis (suicidio celular) de cierto tipo de tumores y, por el contrario, su reducción de forma importante puede dar lugar a la aparición de cáncer. Esto es un hallazgo muy importante para ayudar a prevenir y tratar el cáncer[1187].

Si por motivos laborales tienes que trabajar de noche y estás expuesto a la luz y no puedes descansar, la producción de melatonina en tu organismo disminuye al interrumpirse el ritmo circadiano de producción de melatonina y serotonina y con ello se incrementa la posibilidad de padecer cáncer[1188]. Las personas que tienen problemas importantes y crónicos de sueño, aunque no trabajen de noche, también pueden ver incrementado su riesgo de padecer cáncer[1189].

## Mi recomendación

Descansa siempre que el cuerpo te lo pida. Para asegurarte el sueño nocturno, cena temprano y no hagas cenas copiosas. No realices actividades que activen tu mente antes de irte a la cama. Procura descansar un mínimo de siete horas nocturnas. Procura acostarte cuando desaparece la luz del sol y despertarte cuando vuelve a aparecer. Éstos son nuestros ritmos circadianos y siguiéndolos nuestras funciones fisiológicas se realizan a la perfección y nuestro cuerpo trabaja en armonía. Se ha comprobado que cuando se interrumpen los ritmos sueño-vigilia naturales aumenta el riesgo de padecer cáncer[1190]. En nuestra sociedad, donde todo está tan iluminado, es difícil irse a dormir con el sol y aún menos en verano. En España vivimos mucho la noche y en verano las veladas suelen prolongarse hasta bien entrada la noche. Sin embargo, cuando no existía la electricidad la gente se iba a dormir con las gallinas al ponerse el sol. Las tasas de cáncer antes y ahora son bien diferentes y nuestra continua transgresión de las leyes de la naturaleza puede ser la causante de esta epidemia de cáncer.

Os voy a contar un último ritual que practiqué durante la quimio...

## Liberar animales para que la vida vuelva a ti

Zopa me animó a liberar animales destinados a morir con el fin de que, dando vida, yo recibiría un regalo similar al que había dado: vida. Solía ir con mi hijo y mi pareja a una tienda de mascotas y comprábamos ratones o grillos destinados a ser alimento de serpientes. Luego los liberábamos en mitad del campo. No os podéis imaginar lo placentera que resulta esta práctica. Es como librar de la pena de muerte a un condenado inocente.

## Mis reglas para ser feliz... con o sin cáncer

- Libera tu corazón del odio. Perdona viejos rencores y rencillas del pasado.
- Libera tu mente de preocupaciones. Aprende a darle la importancia justa a las cosas; haz que los problemas te resbalen.

- Vive humildemente y sin grandes pretensiones. Olvídate del consumismo. Vive con poco.
- Da más, sin la intención de recibir. Lo importante es que ofrezcas cosas que nosotros creemos valiosas e importantes. Espera menos.
- Sustituye la tristeza y la depresión por alegría y entusiasmo. Sé siempre positivo.
- Cambia el miedo y la ansiedad por paz y serenidad. Cambia la ira, la envidia y la frustración por paciencia y amor.
- Ámate intensamente y después ama a los demás. Ama a la vida. Aférrate a ella.
- Toma el control de tu vida y de tu enfermedad. Tú debes ser parte activa de tu enfermedad. No te limites a que los médicos te prescriban un tratamiento. Pregunta, busca, indaga. Conviértete en un paciente activo.
- Dale las gracias al cáncer. Suena tremendo, pero es así. Gracias a un proceso que te convulsiona la vida puedes darle la vuelta a tus creencias y reinventarte a ti mismo. El cáncer es una oportunidad para cambiar tu vida, reflexionar sobre el pasado y planear un presente y un futuro más espiritual, más consciente y armónico. El cáncer te ayuda a saber quiénes son tus verdaderos amigos y las personas que realmente te aman.
- Vive en armonía con la naturaleza. Pasea por el campo y la playa con los pies descalzos. Siente la brisa en la cara y la humedad del suelo en tus pies. Si puedes trasládate a vivir al campo.
- Disfruta de cada momento que te ofrece la vida. Disfruta de cada caricia, de cada sonrisa, de cada abrazo.
- Viaja. Descubre experiencias nuevas y positivas. Al fin y al cabo eso es lo único que nos llevamos al morir.
- Confía en tu poder para sanar. Nada es permanente excepto el cambio. Por eso, cualquier enfermedad es reversible. El poder está en nosotros.
- Aprende a escucharte y confiar en tu instinto.
- Practica la risoterapia. Ríete. Rodéate de quien te haga sonreír, no de quien te haga sufrir. Yo me dediqué a ver películas cómicas durante la quimio. Mis favoritas fueron: *El diario de Bridget Jones*, *Bienvenidos al sur* y *Airbag*. Que cada uno encuentre la película que desencadene su risa.

- Aprende a decir no. Primero mira por ti y después por los demás.
- Recuerda que nada ocurre por casualidad. Si este libro ha llegado hasta ti es porque has deseado tener esta información.

Ya tienes todas «mis recetas anticáncer» en tus manos. Realizar todos estos cambios de forma brusca puede resultarnos desconcertarte y quizás hacernos sentir desbordados. Es mejor introducir los cambios de forma progresiva.

# El miedo a la recidiva

Cuando padeces cáncer tienes miedo a morir. Ese miedo puede quedar latente tras superar la enfermedad, pues persiste el temor a que ésta vuelva, y ese miedo a veces puede paralizar y llegar a obsesionar.

Yo también pasé por esa fase y aún hoy, cuando sé de alguien que ha muerto de cáncer, la sombra del miedo reaparece. El miedo es bueno en pequeñas dosis, pues nos obliga a estar alerta y en el caso de los supervivientes de cáncer nos obliga a tener las pilas puestas para prevenir la recidiva. Podemos hacer mucho para disminuir la probabilidad de que el cáncer vuelva a nuestra vida.

Veamos cómo podemos disminuir el riesgo de recidiva o recurrencia del cáncer:

- Olvídate de la alimentación *fast-food*. Se ha visto cómo consumir perritos, hamburguesas, comida precocinada, refrescos, etcétera, aumenta el riesgo de recurrencia del cáncer[1191]. Evita fritos, barbacoas y ahumados.
- Incrementa la ingesta de vegetales, fruta, frutos secos, semillas y cereales integrales e incrementarás tu supervivencia[1192]. Disminuye la ingesta de carne roja, lácteos y grasas[1193].
- Deja de fumar y beber. Tanto el alcohol como el tabaco son dos potentes cancerígenos.
- Realiza ejercicio físico de forma regular. La práctica de ejercicio físico nos aporta bienestar, nos ayuda a perder peso y grasa corporal y a disminuir el riesgo de recidiva[1194,1195].
- Evita el sobrepeso y la obesidad.
- Descansa como mínimo siete horas por la noche.

- Libérate del estrés. La meditación puede ayudarte a mantener la calma y la paz interior. Sé feliz, disfruta de cada instante de esta maravillosa vida. Piensa en el hoy y en el ahora, el futuro es incierto.
- Haz respiraciones profundas varias veces al día. La espiración debe durar el doble que la inspiración. Esto te ayudará a relajarte.
- Mantén siempre un pensamiento positivo. Olvídate del miedo. Cree en tus sueños.
- Quiérete, mímate. Inyecta amor y alegría en tu vida.
- Ríete. Sé feliz. Salta, ríe, baila.

Parte V

# EL PENÚLTIMO MILAGRO

# El penúltimo milagro

Durante cinco meses me sometí a largas sesiones de quimioterapia con carboplatino y paclitaxel. Todas las semanas recibía una dosis de quimio intravenosa, por lo que apenas podía descansar entre sesión y sesión. En total fueron dieciocho sesiones. Las primeras nueve las toleré muy bien, sin efectos secundarios salvo la caída del pelo. Me encontraba muy activa, con muchas ganas de hacer cosas y con una tremenda fuerza interior que me hacía sentir que yo no tenía ninguna enfermedad y que estaba cien por cien sana. En esa época seguía una alimentación cien por cien crudivegana y nunca me he sentido con más fuerza y energía. Incluso mi rostro brillaba y tenía un halo especial. Quienes no sabían que tenía cáncer me decían que me veían mucho más guapa que antes y me preguntaban qué estaba haciendo. Yo en tono irónico les respondía: «Tengo cáncer y me está sentando muy bien». En esa época empecé a escribir el blog *Mis recetas anticáncer*. Me sentía tan bien y tan feliz que tenía que contárselo al mundo, y contar también lo que me estaba sirviendo y haciendo bien.

Cada vez que terminaba una sesión iba a hablar con el oncólogo y le decía que yo ya estaba curada. Él me sonreía, pero no creo que pensara que era posible que hubiese desaparecido tan rápido como apareció. Al final, a la novena sesión me exploró y comprobó que las metástasis vaginales habían desaparecido y me pidió un PET para ver qué había pasado con las demás. Efectivamente, el resto de metástasis habían desaparecido también, pero había que completar el tratamiento, pues era el protocolo. Completé las sesiones que me faltaban con prisas. Sólo quería terminar y empezar a recuperar mi vida y mi cuerpo.

Tras completar las agotadoras sesiones de quimioterapia semanales mi oncólogo pidió que me realizaran un nuevo PET TAC para comprobar que todo estaba bien, que no había restos de enfermedad. Y, efectivamente, todo seguía estando bien, podía considerarme libre de enfermedad. No cabía en mí de alegría: ¡había conseguido superar un cáncer con múltiples metástasis! Estaba rebosante de felicidad. Ahora ya podía preparar el viaje a Disney y a Tenerife tal y como le había prometido a mi peque. Pero mi alegría y tranquilidad duraron poco. El oncólogo me dijo que tenía que volver a intervenirme para extirpar útero, ovario derecho, ganglios, epiplón, etc. En términos coloquiales, volver a operarme para dejarme «hueca». Para mí fue un jarro de agua fría, no me lo esperaba. Si todo estaba bien ¿por qué iban a volverme a operar? Para mí la cirugía y el posoperatorio habían sido un periodo de gran sufrimiento emocional y no estaba preparada para volver a pasar por ello. Ya había sufrido bastante.

Tras mucho pensarlo decidí pedir una segunda opinión, pues no me sentía decidida a pasar de nuevo por el quirófano. Tenía treinta y tres años y si me operaba tendría la menopausia y, lo peor de todo, dejaría de tener algo esencial para una mujer, el útero. Sentía que si pasaba por quirófano iba a dejar de sentirme mujer y que el daño emocional que iba a suponer la pérdida de esos órganos femeninos iba a crearme un gran conflicto emocional que podría influir en el riesgo de sufrir una recidiva. El estrés inmunodeprime y nos hace vulnerables a la enfermedad y yo no quería volver a enfermar.

Todos los ginecólogos que consulté me dijeron lo mismo: ¡Opérate! ¿Por qué? Porque es el protocolo y siempre se ha hecho así. Da gracias a que no estás muerta y opérate. ¿Hay casos de mujeres que no se hayan operado? No, todas se operan. No se nos ocurriría decirle a una mujer que no se operase y esperase a ver qué pasa. Entonces, ¿no sabéis qué pasaría si decidido conservar mis órganos? No. No hay estudios.

Cuanto más me decían los ginecólogos que me operara menos me apetecía a mí. Lo veía algo así como «sácate las muelas por si te salen caries». Pensaba que si me salían caries ya habría tiempo de eliminarlas. Si decidía sacarme las muelas y no me salían caries, sería una chica joven sin dientes, habría perdido mis dientes, mi sonrisa y mis posibilidades de comer sólo «por si acaso».

Creí que era más lógico intentar evitar la recidiva comiendo bien, cuidando mis emociones y mimándome que mutilando mis órganos.

Sé que era una temeridad y que no debiera rechazar un protocolo médico, pues éstos están basados en estudios que demuestran qué es lo mejor para cada tipo de cáncer. Pero yo no estaba preparada para seguir el protocolo y asumí ese riesgo.

Además, había una razón oculta, una razón para no operarme que quedaba en un segundo plano, pero que me rondaba en la cabeza. Sabía que era una locura, pero quería volver a ser madre. Ser madre, dar vida, es la experiencia más intensa y placentera que existe. Yo ya tenía un hijo, pero quería volver a repetirla. Quería volver a sentir cómo un diminuto ser crecía dentro de mí, quería volver a experimentar el parto, pero esta vez un parto más íntimo, sin tanto protocolo y personal sanitario. En definitiva un parto más humano para recibir a mi hijo. Desde que había nacido Nacho esa idea rondaba en mi cabeza, y el cáncer no había conseguido sacarla de mi mente. Estaba aparcada, pero siempre latente.

Finalmente decidí dar el paso, decidí jugármela y no operarme. La decisión había sido mía, para bien o para mal. Con esto no quiero invitarte, lector, a que desobedezcas a tus médicos. Ellos son profesionales y te van a proponer tratamientos cuya eficacia ha sido ampliamente demostrada científicamente. Pero yo no estaba preparada para esos tratamientos en aquel momento. Quizá si hubiese tenido cincuenta años no me habría importado perder mi útero y mi ovario, pero con treinta y tres no me veía capaz.

Había decidido conservar mi útero y mi ovario; ahora sí podría ser madre... algún día. Aunque tampoco había muchas esperanzas, pues no me propusieron hacer nada para preservar mi fertilidad tras el tratamiento.

La quimioterapia es tóxica para los óvulos y puede producir amenorrea (falta de menstruación), infertilidad y menopausia precoz en mujeres jóvenes. El efecto de la quimioterapia sobre la salud reproductiva de las mujeres es muy variable y depende de la edad de la mujer en el momento del diagnóstico y del tipo de quimioterapia usada.

En Estados Unidos hay más de diez millones de sobrevivientes de cáncer, de los cuales el 5% tiene entre veinte y cuarenta años y doce mil cuatrocientos son niños y adolescentes. Sobre el total de estos sobrevivientes (de ambos sexos), sólo el 8% recupera la fertilidad tras cinco años de haber terminado su tratamiento, y el 14% a los diez años. Si comparamos por edad, y basándonos en el linfoma de Hodgkin, la proporción de mujeres infértiles es del 18% a los veinte años de edad y del 57% a los treinta y cinco[1196].

En Estados Unidos, del total de mujeres jóvenes con cáncer de mama, el 50% de ellas desean tener un hijo tras el diagnóstico y sólo el 10% lo logra.

Con estos datos mis esperanzas de volver a ser madre eran pocas.

Se puede preservar la fertilidad congelando óvulos, congelando tejido ovárico o prescribiendo fármacos durante la quimio que protejan el ovario. En mi caso, imagino que dada la gravedad del caso, no me informaron de los efectos de la quimio sobre la fertilidad ni me propusieron hacer nada para preservarla, era más importante que sobreviviera a que volviese a ser madre.

Ser madre es algo muy importante para una mujer. Hemos sido concebidas por nuestra naturaleza para concebir y parir y ese instinto maternal lo tenemos todas, unas más oculto que otras, pero todas en mayor o menor medida albergamos el deseo de ser madres. Este hecho tiene que tenerlo muy en cuenta la oncología médica, pues cada vez son más las mujeres jóvenes con cáncer que sobreviven a la enfermedad y desean hacer una vida normal en la que se incluye la maternidad. Existe una especialidad médica llamada oncofertilidad que cada día tiene más campo de actuación debido a la gran cantidad de mujeres jóvenes afectadas por cáncer. Toda mujer que se somete a un tratamiento de cáncer debería ser informada sobre el impacto de los tratamientos médicos, tanto de la quimio como de la radioterapia, sobre la fertilidad, y ser informada de las diferentes alternativas para intentar conservar su fertilidad.

Volvamos a mi caso. Tras terminar la quimio pasaron los meses, pasaron los años y, cuando cumplí dos años libre de enfermedad, el oncólogo me dio la enhorabuena y me dijo que yo era un milagro. Que las expectativas al principio de la enfermedad no eran muy buenas, que mi esperanza de vida era escasa, pero había ocurrido un milagro y me había curado.

Le dije que los milagros no existen porque sí, los milagros los creamos las personas y yo había creado ese milagro.

Estoy convencida del poder que crece dentro de nosotros. Nosotros somos capaces de conseguir cualquier cosa que nos propongamos. Yo me propuse vivir y lo conseguí. Me propuse ser médico y lo logré, me propuse superar un cáncer y lo logré, me propuse escribir este libro y aquí está. Nuestro poder es infinito y nuestro cuerpo muy sabio.

Nuestros sueños están para cumplirlos y si creemos firmemente en ellos los sueños se crearán.

Mi tabla de los deseos se ha cumplido; ahora mismo ese bebé con el que soñé se está gestando dentro de mí; es el penúltimo milagro. Volveré a ser madre, volveré a sentir cómo un pequeño ser se forma dentro de mí, volveré a parir, volveré a lactar, volveré a amar a un nuevo ser; volveré a sentirme mujer.

A Nacho y a ese bebé que crece dentro de mí les debo mi vida, vivo por ellos, por el amor infinito e incondicional que tengo hacia ellos. Me aferraré a la vida mientras ellos me necesiten.

## Anexo
## ¿Cómo aumentar la fertilidad tras el cáncer?

*En el caso de la mujer*

- Dejando de fumar e ingerir alcohol.
- Consumiendo productos ecológicos, pues están libres de pesticidas y tienen más nutrientes, antioxidantes y vitaminas que los convencionales.
- Reduciendo la ingesta de carne y proteínas.
- Eliminando la ingesta de azúcar y productos refinados tipo bollería.
- Tomando cereales integrales y legumbres.
- Evitando alimentos con un alto índice glucémico (azúcar, harinas blancas, patatas, palomitas de maíz, arroz blanco...).
- Aumentando la cantidad de fitoestrógenos en la dieta: algas, crucíferas, derivados de la soja y semillas de lino.
- Reduciendo la ingesta de lácteos y derivados.
- Evitando cosmética y colonia con ftalatos y parabenes.
- Evitando productos de limpieza con alquilfenoles.
- Es importante tomar mucho omega 3: semillas de lino, nueces y pescado azul pequeño dos veces por semana.
- Aumentando las reservas de hierro: toma alga wakame y espagueti de mar, frutos secos: pistachos, almendras y avellanas.

- Tomando muchos antioxidantes: están en las verduras y frutas, sobre todo en las rojas, verdes y amarillas.
- Evitando el sobrepeso y la extrema delgadez.
- Realizando ejercicio físico de forma regular.
- Meditando y visualizando al futuro bebé.

*En el caso del hombre*

La producción de espermatozoides aumenta consumiendo arginina: cebolla, ajo, avena, brócoli, col, manzana, naranja, zanahoria, etc.

La calidad del esperma mejora tomando alimentos ricos en vitamina C. Todas las verduras verdes, los cítricos, el espagueti de mar, la guayaba, la grosella negra, el perejil, los cítricos, etc., la contienen.

La cantidad de testosterona aumenta consumiendo alimentos ricos en carnitina: ajo, cebolla, avena, pimientos, papaya, avena, crucíferas.

# Agradecimientos

He escrito este libro gracias al cáncer. El cáncer me hizo vivir una experiencia muy intensa en la que aprendí mucho en mi búsqueda de la sanación. Quería recuperar mi salud a toda costa y eso me llevó a buscar toda la información disponible sobre las técnicas naturales para tratar el cáncer. Cuando comencé a descubrir la increíble relación que existía entre el cáncer y la alimentación, y entre la enfermedad y las emociones no podía creer que los oncólogos no nos contasen nada. ¿Cómo podían ocultarnos tan valiosa información? Todo el conocimiento y experiencia que estaba acumulando no podía quedármelos para mí, merecían ser contados al mundo si con eso podía ayudar a más personas que buscasen cómo sanar de la enfermedad complementando los tratamientos convencionales con la medicina natural con base científica.

Comencé a difundir esta información con mis compañeras de «sillones». Cada martes acudía al hospital a recibir la quimioterapia en una sala de sillones azules, donde una veintena de mujeres esperábamos con paciencia a que «los sueros» pasasen por nuestras venas. Durante estas sesiones hablábamos de todo un poco, de los miedos, de la familia, de las aficiones..., y yo empecé a hablar de la importancia de lo que come tanto nuestra mente como nuestro cuerpo para sanar. De los sillones pasamos a quedar para seguir hablando de lo que comemos en una tetería o en el propio hospital. Propuse a las enfermeras del hospital organizar talleres sobre nutrición y cáncer para las pacientes con quimioterapia y organizamos varios. Eran sesiones muy familiares y entrañables, que no sólo proporcionaban conocimientos teóricos sino también apoyo emocional. Tras terminar mi tratamiento de quimioterapia, el hospital no mostró interés por continuar con los talleres, así que decidí seguir compartiendo mi experiencia creando un blog, www.misrecetasanticancer.com, y organizando talleres en mi ciudad natal, pero fuera del hospital. Mi sueño habría sido hacer estos talleres en el hospital donde me formé como médico y donde recibí tratamiento para mi cáncer. Soñaba con organizar sesiones en grupos pequeños donde informar sobre qué debemos comer si tenemos cáncer, pero también con encontrar un lugar donde poder desahogarse, contar con un grupo de amigos en la misma situación que tú, con tus mismas inquietudes y miedos. Soñaba con reproducir el maravilloso grupo de mujeres de los sillones con todos los enfermos de cáncer de Granada. El proyecto no pudo ser, probablemente porque mi destino era otro. Disfruto mucho organizando talleres, compartiendo mi experiencia y mis conocimientos con todos aquellos que desean vivir una vida plena y libre de enfermedad. Quiero dedicarme a esto, me gusta, lo disfruto y lo vivo intensamente. Con cada taller crezco como persona y recibo valiosas experiencias de muchos pacientes y familiares que deciden compartir conmigo sus sentimientos. Siempre que me llaman para organizar un taller acudo allá donde sea pues siento que es mi obligación con el mundo compartir lo aprendido.

Durante mi cáncer leí tanto, descubrí y probé tantas terapias que tuve claro que tenía que escribir un libro en el que resumiera todo lo aprendido. Lo que no se da se pierde, dice el refrán, y no quiero que se pierda una información que considero muy valiosa. Llevo dos años soñando con escribir este libro, con el libro que a mí me habría gustado leer cuando tuve cáncer, y por fin hoy está listo para que tú lo leas. He dado lo mejor de mí, le he robado muchas horas a mi familia, he tenido épocas en las que he dudado de si valía la pena tanto esfuerzo y dedicación al proyecto. He revivido momentos duros de mi enfermedad en este libro y he llorado mucho. Ahora sé que todo el esfuerzo ha valido la pena y confío en que este libro sea una guía útil para los enfermos de cáncer, para sus familiares, para aquellos que quieran vivir una vida libre de enfermedad y para mis colegas médicos, para que acompañen a sus pacientes en su camino hacia la salud.

Son muchas las personas que me han ayudado a vencer el cáncer y poder escribir este libro y el anterior (*Alimentación anticáncer*, 2012), y a todas ellas les estoy muy agradecida.

Eva García e Inma García han revisado mis textos y me han ayudado a buscar editorial de forma desinteresada, sacando horas de su tiempo libre y familiar. Os estoy infinitamente agradecida. Sin vuestra ayuda este libro no sería posible.

Juan Ignacio Valdés y Lara Peréz Dueñas son los ilustradores de este libro. Admiro vuestra creatividad y buen hacer. Ha bastado con que yo os contara mi idea para que vosotros la plasmarais mejorando con creces mis expectativas.

A todos los asistentes a los talleres y a los seguidores del blog os doy las gracias por vuestro apoyo e insistencia para que finalmente escribiese este libro. Ahora ya no tendréis que apretar vuestros bolígrafos en los talleres para tomar apuntes.

A Albert Espinosa, por escribir *El mundo amarillo* y hacerme ver que si crees en los sueños, ellos se crearán.

Al doctor David Servan-Schreiber, su maravilloso libro *Anticáncer* fue el primero de una larga lista de libros que he leído sobre cáncer y alimentación. Este libro me cautivó; la claridad con la que el doctor Servan nos hace ver la importancia de la alimentación y de las emociones para llevar una nueva forma de vida libre de enfermedad me parece increíble. Debería ser lectura obligatoria para todos los pacientes con cáncer.

A Elena, Nuria, Carmen, Laura, Cris, Paco, Ricard y Asun por darme reiki. Creo que el reiki es la terapia más relajante para el alma que existe.

A Sylvie, por ser mi paño de lágrimas y hacerme ver la relación existente entre mi enfermedad y mis emociones. Me ayudaste mucho a entender lo que me estaba pasando.

A Zopa, monje budista que me enseñó a meditar y me dio una máxima que aplico a diario: «Nada es permanente, todo está en continuo cambio». Las células cancerosas no son permanentes, pueden morir y desaparecer de nuestra vida.

A Margarita Puga, cuyos masajes en mis pies tras las largas sesiones de quimioterapia me hacían sentir una profunda paz y bienestar. Gracias por el gran apoyo emocional que fuiste para mí.

A Linda, Patri, Bea, Hilena, Elena y Amalia por darme vuestra leche con tanto amor. Soy «vuestra hija de leche» y vuestra generosidad fue infinita. Sois increíbles. Gracias, gracias, gracias.

A Mamilactancia (grupo de apoyo a la lactancia materna de Granada) por prestarme su bomba extractora de leche para que mis mamis pudieran darme su leche.

A Mónica, Marta, Joaquín y Rafa. Son el equipo Conasi y son fuente de inspiración y apoyo constante.

A Miguel Alcázar, amigo y tutor. Me enseñaste lo que es un verdadero médico de familia, un médico de «mesa camilla» que se sienta a hablar con sus pacientes y no con las enfermedades. Mi admiración por ti es similar a la que sienten tus pacientes. Gracias por el tiempo compartido juntos. Tus enseñanzas han sido muy valiosas para mí.

A Nacho, mi hijo. Si tengo que nombrar a una sola persona como clave para sanar, ése es él. Su amor, su entrega, su generosidad, su pasión, su sonrisa, su inocencia, su simpatía, su valentía y su amabilidad han sido imprescindibles para mí. Los días en que no me encontraba bien por la quimio, me acariciaba y me decía: «Mamá te vas a poner buena y nunca más vas a estar malita». Cuando tenía ganas de vomitar me daba la mano y me acompañaba hasta el baño para que vomitase o me acercaba velozmente un cubo si me notaba con náuseas. Tenía sólo tres años cuando me diagnosticaron el cáncer. Hoy tiene cinco y es todo un ejemplo para mí. Una madre es capaz de hacer cualquier cosa por un hijo, y yo no podía ser menos. Tenía que vivir por él y por eso decidí aferrarme a la vida y acompañarle en el camino de la vida como él me acompañó a mí.

Deseo volver a ser madre, es parte de mi tabla de los deseos. Espero que pronto mi deseo se cumpla. Ser madre es lo más maravilloso e increíble que nos puede pasar en la vida.

A mis padres, que sufrieron mucho durante mi enfermedad, pero ahora son unos padres orgullosos que ven cómo su hija está cumpliendo su sueño de ayudar a los demás. Vuestro apoyo y aprobación son imprescindibles para seguir trabajando. Mi madre es un ejemplo de madre coraje, trabajadora incansable, madre protectora y amorosa donde las haya. He aprendido de ti que con perseverancia y trabajo se puede conseguir cualquier cosa que te propongas. Mi padre es la persona más generosa y bondadosa que existe. Gracias por ser como eres. Siempre está disponible para ayudar. Gracias a tu amor y entrega a los demás has conseguido tener a centenares de personas dispuestas a ayudarte ante el menor problema. Esas mismas personas también me ayudaron a mí, entre ellas nuestro amigo Ríos. El amor de un abuelo hacia un nieto es casi comparable con el amor de una madre por un hijo. Disfruto muchísimo viendo cómo mi hijo juega, ríe y disfruta con su abuelo.

Mi hermana Eva, la pequeña de la casa, es tan generosa como su padre. Siempre disponible para todos. Cuando pensé que iba a morir sabía que sería la madre perfecta para mi hijo.

A mi tío Miguel, colega de profesión y persona servicial y atenta donde las haya. Mi tío siempre ha sido mi ejemplo a seguir; soy médico porque él lo es. Siempre he sentido devoción por él y durante mi enfermedad fue un apoyo muy importante para mí.

A mi abuela, mujer valiente, trabajadora y luchadora, que emigró a un país con un idioma extraño para conseguir una vida mejor para sus hijos.

A Iván, mi pareja. Me has apoyado y ayudado muchísimo. Sin ti este proyecto no sería posible. Eres mi sombra, siempre estás ahí sin pedir nada a cambio. Crees en mí como nadie nunca lo ha hecho. Eres mi confesor, mi amigo, mi compañero... Son once años juntos, y ya no concebimos nuestra vida el uno sin el otro. Por eso, cuando llegó la enfermedad decidimos luchar planeando la batalla en equipo para obtener el mayor de los éxitos. Siempre descargo mi mal humor y mis agobios sobre ti, y aguantas estoicamente todos los chaparrones. No eres muy dado a los afectos, pero sé que me quieres al igual que yo a ti.

A mis amigos, Hilena, Trini, Ana, Dani, Alicia, Santi, Mar, Antonio, Melisa y Rosa por ser tan increíbles como sois. Sé que siempre podré contar con vosotros.

A todas las personas que han aparecido en mi vida y me han ayudado a sanar, en especial a las enfermeras de los sillones azules que con tanto amor nos trataban. Su sonrisa nos hacía olvidar los malos ratos. A mi oncólogo, el doctor Salomón Beltrán, por su apoyo y dedicación a sus pacientes. Siempre me habló con franqueza y afecto, haciéndome sentir que estaba tratando a su propia hija.

A todas aquellas personas que han permitido y apoyado el proyecto *Mis recetas anticáncer*.

A ti lector, por estar leyendo este libro. Espero que te guste.

# Glosario

**ADN.** Sigla de ácido desoxirribonucleico, ácido nucleico que contiene la información genética de un ser vivo y que está presente en algunos virus, en las células procariotas y en el núcleo de las células eucariotas.

**Apoptosis o muerte celular programada.** Es aquel fenómeno celular que limita la vida de una célula.

**Angiogénesis.** Consiste en la formación de nuevos vasos cerca de las células anómalas para que puedan extenderse.

**Antioxidante.** Cualquier sustancia que en concentraciones normales posee una afinidad mayor que cualquier otra molécula para interactuar con un radical libre. Cuando está presente retrasa o previene significativamente la oxidación de dicho sustrato.

**Autolisis.** Suicidio. Autodigestión de un órgano, de un tejido o de una célula abandonado a sí mismo y que conduce a su destrucción, bajo la influencia de fermentos proteolíticos propios a este órgano, a este tejido o a esta célula, independientemente de toda intervención exterior a él.

**Cáncer.** Fenómeno adaptativo del cuerpo y de la vida como respuesta a un estado del medio ambiente y del medio interno. El organismo se adapta cambiando la división celular, haciéndola más frecuente e intensa.

**Cancerígeno.** Sustancia física, química, mental, psíquica o espiritual que puede modificar los genes y activar el fenómeno del cáncer. Sinónimo: **Carcinógeno.**

**Caquexia.** Estado de desnutrición profundo y progresivo, determinado por diversas causas: infecciones, intoxicaciones, cáncer, etc.

**Célula.** Elemento constitutivo fundamental de los seres vivos, generalmente microscópico y dotado de vida propia, que, según la teoría celular, constituye la unidad morfológica y fisiológica de los seres vivos.

**Gen.** Partícula elemental situada en un punto definido de un cromosoma (locus) del cual depende el desarrollo de los caracteres hereditarios del individuo. Los genes están formados por ácido desoxirribonucleico (ADN); son capaces de producir genes idénticos por replicación; también pueden experimentar mutaciones.

**Estrés oxidativo.** Es la pérdida del balance entre las especies reactivas del oxígeno y el sistema antioxidante, de manera que cuando se rompe el equilibrio entre el poder neutralizante del sistema antioxidante del organismo y dichas especies, aparecerá la enfermedad asociada.

**Hiperglucemia.** Elevación de la cantidad de glucosa contenida en la sangre. Se observa de forma pasajera después de las comidas, bajo la influencia de ciertas sustancias y en ciertos estados patológicos.

**Hipoxia.** Disminución del aporte o contenido de oxígeno en el organismo.

**Metástasis.** Fenómeno de extensión de un tumor en diferentes partes del cuerpo.

**Mitocondria.** Órgano citoplasmático presente en las células. En su interior hay líquido, enzimas, ribosomas y ADN. En ella se produce la respiración celular.

**Mutación.** Alteración de una base nitrogenada del ADN de forma espontánea o casual. Si es una mutación desfavorable se pueden producir alteraciones en la división celular.

**Oncogén.** Gen responsable del desarrollo de un proceso cancerígeno.

**Radicales libres.** Sustancias fabricadas continuamente por la célula en la respiración celular. Son tóxicas. Son neutralizadas por nuestro cuerpo y por los antioxidantes.

**Recidiva.** Reaparición de los síntomas de una enfermedad después de su desaparición. Referido a cáncer, reaparición de la enfermedad después de una aparente desaparición de la misma tras un tratamiento quirúrgico o médico.

**Sistema inmune.** Mecanismos termogénicos, celulares y humorales que se ponen en funcionamiento ante la necesidad de disminuir o eliminar la presencia de un patógeno.

**Tumor.** Manifestación localizada del proceso canceroso.

# ¿Quieres saber más?
# Bibliografía recomendada

## Bibliografía recomendada

David Servan-Schreiber. *Anticáncer, una nueva forma de vida*. Editorial Espasa, 2010.

Richard Beliveau. *Los alimentos contra el cáncer*. RBA Libros, 2008.

Stephanie Matthews-Simonton, O. Carl Simonton, James L. Creighton. *Recuperar la salud, una apuesta por la vida*. Los libros del comienzo, 1998.

Rhonda Byrne. *El Secreto*. Ediciones Urano, 2007.

## Notas

1 Burne FM. The concept of immunological surveillance. Progr Experim Tumor Res. 1970;13:1-27.

2 Purtilo DT. Defective immune surveillance in viral carcinogenesis. Lab Invest. 1984; 51:373-85.

3 Lutgendorf SK, et al. Social Support, Psychological Distress, and Natural Killer Cell Activity in Ovarian Cancer. JCO. 2005 October 1; 23 (28):7105-13.

4 Ben-Eliyahu S. The promotion of tumor metastasis by surgery and stress: Immunological basis and implications for psychoneuroimmunology. Brain Behav Immun. 2003 Feb; 17: Suppl 1: S27-36.

5 Ben-Eliyahu S, Page GG, Yirmiya R, Shakhar G. Evidence that stress and surgical interventions promote tumor development by suppressing natural killer cell activity. Int J Cancer. 1999 Mar 15; 80(6):880-8.

6 Shakhar G, Ben-Eliyahu S. Potential prophylactic measures against postoperative immunosuppression: Could they reduce recurrence rates in oncological patients? Ann Surg Oncol. 2003 Oct; 10 (8): 972-92.

7 Ayhan A, Celik H, Taskiran C, Bozdag G, Aksu T. Oncologic and reproductive

outcome after fertility-saving surgery in ovarian cancer. Eur J Gynaecol Oncol. 2003; 24 (3-4): 223-32.

8  Garzetti G, Cignitti M, Ciavattini A, Fabris N, Romanini C. Natural killer cell activity and progression-free survival in ovarian cancer. Gynecol Obstet Invest. 1993; 35(2):118-20.

9  Head JF, Wang F, Elliot RL, McCoy JL. Assessment of immunologic competence and host reactivity against tumor antigens in breast cancer patients. Prognostic value and rationale of immunotherapy development. Ann NY Acad Sci. 1993 Aug 12; 690:340-2.

10  Andersen BL, et al. Psychological, behavioral, and immune changes after a psychological intervention: A clinical trial. J Clin Oncol. 2004 Sep 1; 22(17):3570-80.

11  Levy S, Herberman RB, Lippman M, D'Angelo T, Lee J. Immunological and psychosocial predictors of disease recurrence in patients with early-stage breast cancer. Behav Med. 1991 Summer; 17: 67-75.

12  Tindle RW. Immune evasion in human papillomavirus-associated cervical cancer. Nat Rev Cancer. 2002 Jan;2(1):59-65.

13  Tada T, et al. Transforming growth factor-beta- induced inhibition of T cell function. Susceptibility difference in T cells of various phenotypes and functions and its relevance to immunosupresion in the tumor-bearing-state. J Immunol. 1991 Feb 1;146(3):1077-82.

14  Koebel CM, et al. Adaptative inmunity maintains occult cancer in an equilibrium state. Nature. 2007 Dec 6;450(7171):903-7.

15  Groom SN, Johns T, Oldfield PR. The potency of immunomodulatory herbs may be primarily dependent upon macrophage activation. J Med Food. 2007 Mar; 10(1):73-9.

16  McClain KL. Immunodeficiency states and related malignancies. Cancer Treat Res. 1997;92:39-61.

17  Vetvicka V. Beta Glucan-immunostimulant, adjuvant, potential drug. World J Clin Oncol. 2011 Feb 10;2(2):115-9

18  Dvorak HF. Tumors: wounds that do not heal. Similarities between tumor stroma generation and wound healing. N Engl J Med. 1986 Dec 25;315(26):1650-9.

19  Gupta RB, et al. Histologic inflammation is a risk factor for progression to colorectal neoplasia in ulcerative colitis: a cohort study. Gastroenterology. 2007 Oct; 133(4):1099-105; quiz 1340-1.

20  Erreni M, Mantovani A, Allavena P. Tumor-associated Macrophages (TAM) and Inflammation in Colorectal Cancer. Cancer Microenviron. 2011 Aug;4(2): 141-54.

21  Allavena P, Mantovani A. Immunology in the clinic review series; focus on cancer: tumour-associated macrophages: undisputed stars of the inflammatory tumour microenvironment. Clin Exp Immunol. 2012 Feb;167 (2):195-205.

22  Escárcega RO, Fuentes-Alexandro S, García-Carrasco M, Gatica A, Zamora A. The transcription factor nuclear factor-κβ and cancer. Clinical Oncology. 2007;19 (2): 154-61.

23  Luo JL, Maeda S, Hsu LC, Yagita H, Karin M. Inhibition of NF-kappa β in cancer cells converts inflammation- induced tumor growth mediated by TNFalpha to TRAIL-mediated tumor regression. Cancer Cell. 2004 Sep;6(3):297-305.

24  Karin M, Cao Y, Greten FR, Li ZW. NF-kappa β in cancer: from innocent bystander to major culprit. Nat Rev Cancer. 2002 Apr; 2 (4): 301-10.

25 Karin M. Nuclear factor-kappa β in cancer development and progression. Nature. 2006 May 25; 441(7092):431-6.

26 Gupta SC, Kim JH, Prasad S, Aggarwal BB. Regulation of survival, proliferation, invasion, angiogenesis, and metastasis of tumor cells through modulation of inflammatory pathways by nutraceuticals. Cancer Metastasis Rev. 2010 Sep;29(3): 405-34.

27 Singh M, Singh R, Bhui K, Tyagi S, Mahmood Z, Shukla Y. Tea polyphenols induce apoptosis through mitochondrial pathway and by inhibiting nuclear factor-kappa β and Akt activation in human cervical cancer cells. Oncol Res. 2011;19(6):245-57.

28 Berger F, Büchsler I, Munz B. The effect of the NF-kappa β inhibitors curcumin and lactacystin on myogenic differentiation of rhabdomyosarcoma cells. Differentiation. 2012 Jun;83(5):271-81.

29 Gupta SC, Kim JH, Kannappan R, Reuter S, Dougherty PM, Aggarwal BB. Role of nuclear factor κB-mediated inflammatory pathways in cancer-related symptoms and their regulation by nutritional agents. Exp Biol Med (Maywood). 2011 Jun 1; 236 (6): 658-71.

30 Das KC, White CW. Activation of NF-kappa β by antineoplastic agents. Role of protein kinase C. J Biol Chem. 1997; 272: 14914-20.

31 Basu S, Sodhi A. Increased release of interleukin-1 and tumour necrosis factor by interleukin-2-induced lymphokine-activated killer cells in the presence of cisplatin and FK-565. Immunol Cell Biol. 1992;70 (Part 1): 15-24.

32 Zaks-Zilberman M, Zaks TZ, Vogel SN. Induction of proinflammatory and chemokine genes by lipopolysaccharide and paclitaxel (Taxol) in murine and human breast cancer cell lines. Cytokine. 2001;15: 156-65.

33 Huang M, et al. Non-small cell lung cancer cyclooxygenase-2-dependent regulation of cytokine balance in lymphocytes and macrophages: up-regulation of interleukin 10 and down-regulation of interleukin 12 production. Cancer Res. 1998 Mar 15; 58 (6): 1208-16.

34 Aguado LI. Role of the central and peripheral nervous system in the ovarian function. Microsc Res Tech. 2002 Dec 15;59(6):462-73.

35 Chan A. T, Ogino S, Fuchs CS. Aspirin and the risk of colorectal cancer in relation to the expression of COX-2. N Engl J Med. 2007;356:2131-42.

36 Flossmann E, Rothwell PM. Effect of aspirin on long-term risk of colorectal cancer: consistent evidence from randomised and observational studies. Lancet. 2007; 369:1603-13.

37 Reinagel M. The inflamation free diet plan. Ed. McGraw Hill; 2006.

38 Murcia MA, Jiménez AM., Martínez-Tomé M. Evaluation of the antioxidant properties of Mediterranean and tropical fruits compared with common food additives. J Food Prot. 2001 Dec;64(12):2037-46.

39 Martínez-Tomé M, Jiménez AM, Ruggieri S. Antioxidant properties of Mediterranean spices compared with common food additives. J Food Prot. 2001 Sep;64(9): 1412-9.

40 Murcia MA, Egea I, Romojaro F. Antioxidant evaluation in dessert spices compared with common food additives. Influence of irradiation procedure. J Agric Food Chem. 2004 Apr 7;52(7):1872-81.

41 Yihai C, Langer R. A review of Judah Folkman's remarkable achievements in biomedicine. Proc Natl Acad Sci USA. 2008 September 9;105(36):13203-5.

42  O'Reilly MS, Holmgren L, Shing Y. Angiostatin: a novel angiogenesis inhibitor that mediates the suppression of metastases by a Lewis lung carcinoma. Cell. 1994 Oct 21;79(2):315-28.

43  Ahamed MB, et al. Cat's whiskers tea (Orthosiphonstamineus) extract inhibits growth of colon tumor in nude mice and angiogenesis in endothelial cells via suppressing VEGFR phosphorylation. Nutr Cancer. 2012;64(1):89-99.

44  Chocarro-Calvo A, García-Martínez JM, Ardila-González S, De la Vieja A, García-Jiménez C. Glucose-Induced β-Catenin Acetylation Enhances Wnt Signaling in Cancer. Mol Cell. 2013 Feb 7;49(3):474-86.

45  Jalving M, et al. Metformin: taking away the candy for cancer? Eur J Cancer. 2010 Sep;46(13): 2369-80.

46  Vazquez-Martin A, et al. Metformin and energy metabolism in breast cancer: from insulin physiology to tumour-initiating stem cells. Curr Mol Med. 2010 Oct;10 (7): 674-91.

47  Chatsudthipong V, Muanprasat C. Stevioside and related compounds: therapeutic benefits beyond sweetness. Pharmacol Ther. 2009 Jan;121(1):41-54.

48  Yasukawa K, Kitanaka S. Inhibitory effect of stevioside on tumor promotion by 12-O-tetradecanoylphorbol-13-acetate in two-stage carcinogenesis in mouse skin. Biol Pharm Bull. 2002 Nov; 25 (11): 1488-90.

49  Takasaki M, et al. Cancer preventive agents. Part 8: Chemopreventive effects of stevioside and related compounds. Bioorg Med Chem. 2009 Jan 15;17(2):600-5.

50  Phillips KM, Carlsen MH, Blomhoff R. Total antioxidant content of alternatives to refined sugar. J Am Diet Assoc. 2009 Jan;109 (1):64-71.

51  Vaupel P. Tumor microenvironmental physiology and its implications for radiation oncology. Semin Radiat Oncol. 2004;14:198-206.

52  Tannock IF, Rotin D. Acid pH in Tumors and Its Potential for Therapeutic Exploitation. Cancer Res. 1989;49:4373-84.

53  Sauvant C, et al. Acidosis induces multi-drug resistance in rat prostate cancer cells (AT1) in vitro and in vivo by increasing the activity of the p-glycoprotein via activation of p38. Int J Cancer. 2008;123:2532-42.

54  Brahimi-Horn MC, Pouysségur J. Hypoxia in cancer cell metabolism and pH regulation. Biochem. 2007;43:165-78.

55  Chen JL, et al. The Genomic Analysis of Lactic Acidosis and Acidosis Response in Human Cancers. PLoS Genet 2008 Dec; 4 (12): e1000293.

56  Robey IF, Baggett BK, et al. Bicarbonate increases tumor pH and inhibits spontaneous metastases. Cancer Res. 2009 Mar 15;69(6):2260-8.

57  Ibrahim Hashim A, et al. Reduction of metastasis using a non-volatile buffer. Clin Exp Metastasis. 2011 Dec;28 (8):841-9.

58  http://cancer.isciii.es/ariadna.php

59  Globocan 2008, IARC, 2010.

60  Jemal A, et al. Cancer statistics, 2007. Cancer J Clin. 2007; 57:43-66.

61  Bray F, Jemal A, Grey N, Ferlay J, Forman D. Global cancer transitions according to the Human Development Index (2008-2030): a population-based study. Lancet Oncol. 2012 Aug;13(8):790-801.

62  http://www.isciii.es/ISCIII/es/contenidos/fd-servicios-cientifico-tecnicos/fd-vigilancias-alertas/epicancerjunio2009.pdf

63 El cáncer en España SEOM. http://www.seom.org/es/prensa/el-cancer-en-espanya com/102744-el-cancer-en-espana-2011.

64 OMS. Cáncer. Nota descriptiva n.° 297. Febrero de 2012. http://www.who.int/me diacentre/factsheets/fs297/es/index.html

65 Kolonel L, Altshuler D, Henderson B. The multiethnic cohort study: exploring genes, lifestyle and cancer risk. Nat Rev Cancer. 2004;4:519-27.

66 Hamilton A, Mack T. Puberty and genetic susceptibility to breast cancer in a case-control study in twins. N. Engl J Med. 2003;348:2313-22.

67 Alimentos, nutrición y prevención del cáncer: una perspectiva global. World Cancer Research Funs y American Institute for Cancer Research. Publicación OPS, número 7, 1997.

68 Fang P, et al. Meta-analysis of ALDH2 Variants and Esophageal Cancer in Asians. Asian Pac J Cancer Prev. 2011; 12(10):2623-7.

69 Zhao J, et al. Interaction between alcohol drinking and obesity in relation to colorectal cancer risk: a case-control study in Newfoundland and Labrador, Canada. BMC Public Health. 2012 Feb 1;12(1):94.

70 Dong C, Yoon YH, Chen CM, Yi HY. Heavy alcohol use and premature death from hepatocellular carcinoma in the United States, 1999-2006. J Stud Alcohol Drug. 2011 Nov;72(6):892-902.

71 Kwan ML, et al. Alcohol consumption and breast cancer recurrence and survival among women with early-stage breast cancer:the life after cancer epidemiology study. J Clin Oncol. 2010;10;28(29):4410-6.

72 Donato F, Gelatti U, Limina M, Fattovich G. Southern Europe as an example of interaction between various environmental factors: a systematic review of the epidemiologic evidence. Oncogene. 2006; 25:3756-70.

73 La Vecchia C, Tavani A, Franceschi S, Levi F, Corrao G, Negri E. Epidemiology and prevention of oral cancer. Oral Oncol. 1997; 33:302-12.

74 Tuyns A. Epidemiology of alcohol and cancer. Cancer Res. 1979 Jul;39(7 Pt 2): 2840-3.

75 Poschl G, Seitz H. Alcohol and cancer. Alcohol. 2004;39:155-65.

76 Szabo G, Mandrekar P, Oak S, Mayerle J. Effect of ethanol on inflammatory responses. Implications for pancreatitis. Pancreatology. 2007;7(2-3):115-23.

77 Aggarwal BB. Nuclear factor-kappa β: the enemy within. Cancer Cell. 2004;6: 203-208.

78 Kuratsune M, Kohchi S, Horie A. Carcinogenesis in the esophagus. Penetration of benzo(a) pyrene and other hydrocarbons into the esophageal mucosa. Gann.1965; 56:177-87.

79 Yokoyama A, Omori T. Genetic polymorphisms of alcohol and aldehyde dehydrogenases and risk for esophageal and head and neck cancers. Alcohol. 2005; 35: 175-85.

80 Dasgupta P, Kinkade R, Joshi B. Decook C, Haura E, Chellappan S. Nicotine inhibits apoptosis induced by chemotherapeutic drugs by up-regulating XIAP and survivin. Proc Natl Acad Sci USA. 2006 Apr 18;103(16):6332-7.

81 Ziegler R, Hoover R, et al. Migration patterns and breast cancer risk in Asian-American women. J Natl Cancer Inst. 1993; 85:1819-27.

82 Doll R, Peto R. The causes of cancer: quantitative estimates of avoidable risks of cancer in the United States today. J. Natl. Cancer Inst. 1981 Jun;66(6):1191-308.

83 Willett WC. Diet and cancer. Oncologist. 2000; 5(5):393-404.

84 Fuhrman BJ, et al. Estrogen metabolism and risk of breast cancer in postmenopausal women. J Natl Cancer Inst. 2012 Feb 22;104(4):326-39.

85 Thomas HV, Reeves GK, Key TJ. Endogenous estrogen and postmenopausal breast cancer: a quantitative review. Cancer Causes Control. 1997 Nov;8(6):922-8.

86 Bocchinfuso WP, et al. Induction of mammary gland development in estrogen receptor-alpha knockout mice. Endocrinology. 2000 Aug;141(8):2982-94.

87 Adlercreutz H. Western diet and Western diseases: some hormonal and biochemical mechanisms and associations. Scand J Clin Lab Invest Suppl. 1990; 201:3-23.

88 Narod SA. BRCA mutations in the management of breast cancer: the state of the art. Nat Rev Clin Oncol. 2010 Dec; 7(12):702-7.

89 Narod SA, Salmena L. BRCA1 and BRCA2 mutations and breast cancer. Discov Med. 2011 Nov;12(66):445-53.

90 Antoniou A, et al. Average risks of breast and ovarian cancer associated with BRCA1 or BRCA2 mutations detected in case series unselected for family history: a combined analysis of 22 studies. Am J Hum Genet. 2003 May; 72(5):1117-30.

91 Tate PL, Bibb R, Larcom LL. Milk stimulates growth of prostate cancer cells in culture. Nutr Cancer. 2011 Nov; 63(8):1361-6.

92 Pettersson A, et al. Milk and dairy consumption among men with prostate cancer and risk of metastases and prostate cancer death. Cancer Epidemiol Biomarkers Prev. 2012 Mar; 21(3):428-36.

93 Tate PL, Bibb R, Larcom LL. Milk stimulates growth of prostate cancer cells in culture. Nutr Cancer. 2011 Nov; 63(8):1361-6.

94 Doi SQ, et al. Low-protein diet suppresses serum insulin-like growth factor-1 and decelerates the progression of growth hormone-induced glomerulosclerosis. Am J Nephrol. 2001 Jul-Aug;21(4):331-9.

95 Akaza H. Prostate cancer chemoprevention by soy isoflavones: Role of intestinal bacteria as the "second human genome". Cancer Sci. 2012 Jun; 103 (6):969-75.

96 Van den Brandt PA, Botterweck AA, Goldbohm RA. Salt intake, cured meat consumption, refrigerator use and stomach cancer incidence: a prospective cohort study. Cancer Causes Control. 2003 Jun;14(5):427-38.

97 Wang X Q, Terry P D, Yan H. Review of salt consumption and stomach cancer risk: epidemiological and biological evidence. World J Gastroenterol. 2009 May 14;15(18):2204-13.

98 Tantamango YM, et al. Association between dietary fiber and incident cases of colon polyps: the adventist health study. Gastrointest Cancer Res. 2011 Sep;4(5-6): 161-7.

99 Magalhães B, Peleteiro B, Lunet N. Dietary patterns and colorectal cancer: systematic review and meta-analysis. Eur J Cancer Prev. 2012 Jan; 21(1):15-23. Review.

100 Forte A, De Sanctis R, Leonetti G, Manfredelli S, Urbano V, Bezzi M. Dietary chemoprevention of colorectal cancer. Ann Ital Chir. 2008 Jul-Aug;79(4):261-7. Review.

101 Chainani-Wu N. Diet and oral, pharyngeal, and esophageal cancer. Nutr Cancer. 2002;44(2):104-26.

102 Lucenteforte E, Garavello W, Bosetti C, La Vecchia C. Dietary factors and oral and pharyngeal cancer risk. Oral Oncol. 2009 Jun; 45(6):461-7.

103 Calle E, Rodriguez C, Walker-Thurmond K, Thun MJ. Overweight, obesity, and mortality from cancer in a prospectively studied cohort of US adults. N Engl J Med. 2003 Apr 24;348(17):1625-38.

104 Drewnowski A, Popkin B. The nutrition transition: new trends in the global diet. Nutr Rev. 1997 Feb;55(2):31-43.

105 Hursting S, et al. Energy balance and carcinogenesis: underlying pathways and targets for intervention. Curr Cancer Drug Targets. 2007 Aug;7(5):484-91.

106 Tang C, Chiu YC, Tan TW, Yang RS, Fu WM. Adiponectin enhances IL-6 production in human synovial fibroblast via an AdipoR1 receptor, AMPK, p38, and NF-kappa β pathway. J Immunol. 2007 Oct 15;179(8):5483-92.

107 Nareika A, et al. High glucose enhances lipopolysaccharide-stimulated CD14 expression in U937 mononuclear cells by increasing nuclear factor kappa β and AP-1 activities. J Endocrinol. 2008 Jan;196(1):45-55.

108 Hursting SD, Lavigne JA, Berrigan D, Perkins SN, Barrett JC. Calorie restriction, aging, and cancer prevention: mechanisms of action and applicability to humans. Annu Rev Med. 2003; 54:131-52.

109 Gross L, Dreyfuss Y. Reduction in the incidence of radiation-induced tumors in rats after restriction of food intake. Proc Natl Acad Sci USA. 1984 Dec;81(23): 7596-8.

110 Ross MH, Bras G. Lasting influence of early caloric restriction on prevalence of neoplasms in the rat. J Natl Cancer Inst. 1971 Nov;47(5):1095-113.

111 Hursting SD, Lavigne JA, Berrigan D, Perkins SN, Barrett JC. Calorie restriction, aging, and cancer prevention: mechanisms of action and applicability to humans. Annu Rev Med. 2003; 54:131-52.

112 Stand FW, Chakravarthy MV, Gordon SE, Spangenburg EE. Waging war on physical inactivity: using modern molecular ammunition against an ancient enemy. J Appl Physiol. 2002; 93:3-30.

113 Wonders KY, Reigle BS. Trastuzumab and doxorubicin-related cardiotoxicity and the cardioprotective role of exercise. Integr Cancer Ther. 2009 Mar;8(1):17-21.

114 Chen Z, et al. Qigong improves quality of life in women undergoing radiotherapy for breast cancer: Results of a randomized controlled trial. Cancer. 2013 Jan 25. doi: 10.1002/cncr.27904

115 Parkin M. The global health burden of infection-associated cancers in the year 2002. Int J Cancer. 2006;118:3030-44.

116 Blumberg B, et al. The relation of infection with the hepatitis B agent to primary hepatic carcinoma. Am J Pathol. 1975 Dec;81(3):669-82.

117 Song S, Pitot H, Lambert P. The human papillomavirus type 16 E6 gene alone is sufficient to induce carcinomas in transgenic animals. J Virol. 1999;73:5887-93.

118 Guan Y, He Q, Wang M, Li P. Nuclear factor kappa β and hepatitis viruses. Expert Opin Ther Targets. 2008; 12:265-80.

119 Takayama S, Takahashi H, Matsuo Y, Okada Y, Manabe T.Effects of Helicobacter pylori infection on human pancreatic cancer cell line. Hepatogastroenterology. 2007 Dec;54(80):2387-91.

120 Couceiro L, Díaz J, Albaina N, Barreiro R, Irabien JA, Ruiz JM. Imposex and gender-independent butyltin accumulation in the gastropod Nassarius reticulatus from the Cantabrian coast (N Atlantic Spain). Chemosphere. 2009 Jul;76(3): 424-7.

121 Belpomme D, et al. The multitude and diversity of environmental carcinogens. Environ Res. 2007 Nov;105(3):414-29.

122 National Research Council, Committee to Assess Health Risks from Exposure to Low Levels of Ionizing Radiation, Board on Radiation Effects, and Research Division on Earth and Life Studies. Health risks from exposure to low levels of ionizing radiation: BEIR VII, Phase 2. Washington: National Academies Press, 2006.

123 Goodhead DT. Initial events in the cellular effects of ionizing radiations: clustered damage in DNA. Int J Radiat Biol. 1994; 65: 7-17.

124 Nikiforov YE. Radiation-induced thyroid cancer: what we have learned from Chernobyl. Endocr Pathol. 2006 Winter; 17(4):307-17.

125 Demidchik YE, Saenko VA. Yamashita S. Childhood thyroid cancer in Belarus, Russia, and Ukraine after Chernobyl and at present. Arq Bras Endocrinol Metabol. 2007 Jul; 51(5):748-62.

126 Cardis E, et al. Cancer consequences of the Chernobyl accident: 20 years on. J Radiol Prot 2006 Jun; 26(2): 127-140.

127 Darby S, et al. Radon in homes and risk of lung cancer: collaborative analysis of individual data from 13 European case-control studies. BMJ. 2005 Jan 29;330 (7485):223.

128 National Research Council, Committee to Assess Health Risks from Exposure to Low Levels of Ionizing Radiation, Board on Radiation Effects, and Research Division on Earth and Life Studies. Health effects of exposure to radon: BEIR VI. Washington: National Academies Press, 1999.

129 Wakeford R, Little MP. Risk coefficients for childhood cancer after intrauterine irradiation: a review. Int J Radiat Biol. 2003; 79: 293-309.

130 Brenner DJ, et al. Routine screening mammography: how important is the radiation-risk side of the benefit-risk equation? Int J Radiat Biol. 2002 Dec;78(12): 1065-7.

131 Runger TM, Kappes UP. Mechanisms of mutation formation with long-wave ultraviolet light (UVA). Photodermatol Photoimmunol Photomed. 2008;24:2-10.

132 http://www.iarc.fr/en/media-centre/iarcnews/2011/monograph102.php

133 Little MP, et al. Mobile phone use and glioma risk: comparison of epidemiological study results with incidence trends in the United States. BMJ. 2012 Mar 8; 344.

134 Hardell L, Carlberg M, Hansson Mild K. Use of mobile phones and cordless phones is associated with increased risk for glioma and acoustic neuroma. Pathophysiology. 2012 Dec 20. PII: S0928-4680(12)00110-1.

135 Hardell L, Carlberg M, Mild KH, Morgan Ll. Long-term use of cellular phones and brain tumours: increased risk associated with use for > or =10 years. Occup Environ Med. 2007 Sep;64(9):626-32.

136 Czerninski, R; Zini, A; Sgan-Cohen, HD. Risk of Parotid Malignant Tumors in Israel (1970-2006). Epidemiology. 2011; 22(1):130-1.

137 Sadetzki S, et al. Cellular phone use and risk of benign and malignant parotid gland tumors-a nationwide case-control study. Am J Epidemiol. 2008 Feb 15; 167(4):457-67.

138 http://ehtrust.org/cell-phones-and-breast-a-bad-combination-2/

139 Erkekoglu P, Baydar T. Evaluation of the protective effect of ascorbic acid on nitrite-and nitrosamine-induced cytotoxicity and genotoxicity in human hepatoma line. Toxicol Mech Methods. 2010 Feb;20(2):45-52.

140  Jakszyn P, González CA. Nitrosamine and related food intake and gastric and oesophageal cancer risk: a systematic review of the epidemiological evidence. World J Gastroenterol. 2006 Jul 21;12(27):4296-303.

141  Ward MH, et al. Processed meat intake, CYP2A6 activity and risk of colorectal adenoma. Carcinogenenesis. 2007 Jun;28(6):1210-6.

142  Baan R, et al. Carcinogenicity of some aromatic amines, organic dyes, and related exposures. Lancet Oncol. 2008 Apr;9(4):322-3.

143  Xue W, Warshawsky D. Metabolic activation of polycyclic and heterocyclic aromatic hydrocarbons and DNA damage: a review. Toxicol Appl Pharmacol. 2005; 206:73-93.

144  Nebert DW, Roe AL, Dieter MZ, Solis WA, Yang Y, Dalton TP. Role of the aromatic hydrocarbon receptor and [Ah] gene battery in the oxidative stress response, cell cycle control, and apoptosis. Biochem Pharmacol. 2000 Jan 1;59(1): 65-85.

145  Colborn T, Clement C. Chemically induced alteration in sexual and functional development: the wildlife/human connection. Advances in Modern Environmental Toxicology 11. Princetown: Princetown Scientific Publishers, 1992.

146  Ibarluzea JM, Fernández MF, et al. Breast cancer risk and the combined effect of environmental estrogens. Cancer Causes Control. 2004 Aug; 15(6):591-600.

147  Park SH, et al. Cell growth of ovarian cancer cells is stimulated by xenoestrogens through an estrogen-dependent pathway, but their stimulation of cell growth appears not to be involved in the activation of the mitogen-activated protein kinases ERK-1 and p38. J Reprod Dev. 2009 Feb;55(1):23-9.

148  Fernández MF, et al. Human exposure to endocrine-disrupting chemicals and prenatal risk factors for cryptorchidism and hypospadias: a nested case-control study. Environ Health Perspect. 2007 Dec;115 Suppl 1:8-14.

149  López-Espinosa MJ, Granada A, Carreno J, Salvatierra M, Olea-Serrano F, Olea N. Organochlorine pesticides in placentas from Southern Spain and some related factors. Placenta. 2007 Jul;28(7):631-8.

150  BodyBurden. The Pollution in Newborns. Environmental Working Group. July 14, 2005. http://www.ewg.org/reports_content/bodyburden2/pdf/bodyburden2_final-r2.pdf

151  ISTAS (Instituto Sindical de Trabajo, Ambiente y Salud de España). Curso de Introducción a los disruptores endocrinos. Madrid: Instituto Sindical de Trabajo Ambiente y Salud de España; 2002:33.

152  Olea N, Fernández MF, Araque P, Olea-Serrano F. Perspectives on endocrine disruption.(Article in Spanish). Gac Sanit. 2002 May-Jun;16(3):250-6.

153  Qin XY, et al. Effects of bisphenol A exposure on the proliferation and senescence of normal human mammary epithelial cells. Cancer Biol Ther. 2012 Mar;13(5): 296-306.

154  Hwang KA, Choi KC. 191 risk assessment of bisphenol A, an endocrine disruptor, via proliferative effect on the growth of estrogen-dependent ovarian cancer in cellular and animal models. Reprod Fertil Dev. 2012 Dec;25(1):244-5.

155  LaPensee EW, LaPensee CR, Fox S, Schwemberger S, Afton S, Ben-Jonathan N. Bisphenol A and estradiol are equipotent in antagonizing cisplatin-induced cytotoxicity in breast cancer cells. Cancer Lett. 2010 Apr 28; 290(2):167-73.

156 Lapensee EW, Tuttle TR, Fox SR, Ben-Jonathan N. Bisphenol A at low nanomolar doses confers chemoresistance in estrogen receptor-alpha-positive and-negative breast cancer cells. Environ Health Perspect. 2009 Feb;117(2):175-80.

157 Kang NH, Choi K.C.192 resveratrol, a natural food compound, suppressed the cell growth of bg-1 ovarian cancer cells induced by 17β-estradiol or bisphenol a through downregulating estrogen receptor α and insulin-like growth factor-1 receptor. Reprod Fertil Dev. 2012 Dec; 25(1):245.

158 Starek A. Estrogens and organochlorine xenoestrogens and breast cancer risk. Int J Occup Med Environ Health. 2003;16(2):113-24.

159 Olea N. Health effects of pesticides. En: The International Conference on Regulatory Issues in crop protection and their implications for the Food Supply. Shuman J.M. Ed. Boston, 1997, 38-40.

160 Jaga K, Duvvi H. Risk reduction for DDT toxicity and carcinogenesis through dietary modification. J R Soc Promot Health. 2001 Jun;121(2):107-13.

161 Darbre PD, Aljarrah A, Miller WR, Coldham NG, Sauer MJ, Pope GS. Concentrations of parabens in human breast tumours. J Appl Toxicol. 2004 Jan-Feb; 24(1): 5-13.

162 Darbre PD. Environmental oestrogens, cosmetics and breast cancer. Best Pract Res Clin Endocrinol Metab. 2006 Mar;20(1):121-43.

163 Barr L, Metaxas G, Harbach CA, Savoy LA, Darbre PD. Measurement of paraben concentrations in human breast tissue at serial locations across the breast from axilla to sternum. J Appl Toxicol. 2012 Mar; 32(3):219-32.

164 Pugazhendhi D, Sadler AJ, Darbre PD. Comparison of the global gene expression profiles produced by methylparaben, n-butylparaben and 17beta-oestradiol in MCF7 human breast cancer cells. J Appl Toxicol. 2007 Jan-Feb;27(1):67-77.

165 IARC.Formaldehyde, 2-butoxyethanol and 1-tert-butoxypropan-2-ol.IARC Monogr Eval Carcinog Risks Hum. 2006; 88:39-325.

166 Hauptmann M, et al. Mortality from lymphohematopoietic malignancies and brain cancer among embalmers exposed to formaldehyde. J Natl Cancer Inst. 2009 Dec 16;101(24):1696-708.

167 Darbre PD. Aluminium, antiperspirants and breast cancer. J Inorg Biochem. 2005 Sep; 99(9):1912-9.

168 IARC. Some drinking-water disinfectants and contaminants, including arsenic. IARC Monogr Eval Carcinog Risks Hum.2004; 84:1-477.

169 Wang X, et al. Arsenic and chromium in drinking water promote tumorigenesis in a mouse colitis-associated colorectal cancer model and the potential mechanism is ROS-mediated Wnt/β-catenin signaling pathway. Toxicol Appl Pharmacol. 2012 Jul 1;262(1):11-21.

170 Special Report: Policy. A review of human carcinogens-Part C: metals, arsenic, dusts, andfibres. www.thelancet.com/oncology. 2009 May; 10.

171 Zhitkovich A. Chromium in drinking water: sources, metabolism, and cancer risks. Chem Res Toxicol. 2011 Oct 17; 24(10):1617-29.

172 La Dou J. The asbestos cancer epidemic. Environ Health Perspect. 2004;112:285-90.

173 Clin B, et al. Pulmonary Carcinoid Tumors and Asbestos Exposure. Ann Occup Hyg. 2012 Aug;56(7):789-95.

174 Institute of Medicine, Committee on Asbestos.Selected health effects. Asbestos: selected cancers. Washington DC: National Academies Press, 2006.

175 Gertig DM, et al. Prospective study of talc use and ovarian cancer. J Natl Cancer Inst. 2000 Feb 2; 92(3):249-52.

176 Harlow B, Cramer DW, Bell DA, Welch WR. Perineal exposure to talc and ovarian cancer risk. Obstet Gynecol. 1992 Jul; 80(1):19-26.

177 Acheson ED, Gardner MJ, Pippard EC, Grime LP. Mortality of two groups of women who manufactured gas masks from chrysotile and crocidolite asbestos: a 40-year follow-up. Br J Ind Med. 1982; 39: 344-8.

178 Kluger N. Tattoos, inks, and cancer. The Lancet Oncolog. 2012;13 (4):161-8.

179 IARC. 1,3-Butadiene, ethylene oxide and vinyl halides (vinyl fluoride, vinyl chloride and vinyl bromide). IARC Risks Hum. 2008; 97:185-309.

180 Schütze M, et al. Alcohol attributable burden of incidence of cancer in eight European countries based on results from prospective cohort study. BMJ. 2011 Apr 7;342:d1584.

181 Hinds MW, Kolonel LN, Lee J, Hirohata T. Associations between cancer incidence and alcohol/cigarette consumption among five ethnic in Hawaii. Br J Cancer. 1980 Jun;41(6):929-40.

182 Doll R, Peto R, Boreham J, Sutherland I. Mortality in relation to smoking: 50 years observations on male British doctors. British Medical Journal 2004; 328(7455): 1519-27.

183 McBride CM, Ostroff JS. Teachable moments for promoting smoking cessation: the context of cancer care and survivorship. Cancer Control 2003; 10(4):325-33.

184 Parsons A, Daley A, Begh R, Aveyard P. Influence of smoking cessation after diagnosis of early stage lung cancer on prognosis: systematic review of observational studies with meta-analysis. BMJ. 2010 Jan 21;340:b5569.

185 Berk PD, et al. Increased incidence of acute leukemia in polycythemia vera associated with chlorambucil therapy. N Engl J Med. 1981;304(8):441-7.

186 Kempf SR, Ivankovic S. Carcinogenic effect of cisplatin (cis-diammine-dichloroplatinum (II), CDDP) in BD IX rats. J Cancer Res. 1986;111(2):133-6.

187 Cantero G, Pastor N, Mateos S, Campanella C, Cortés F. Cisplatin induced endore duplication in CHO cells: DNA damage and inhibition of topoisomerase II. Mutat Res. 2006 Jul 25;599(1-2):160-6.

188 Cook LS, et al. Study of tamoxifen therapy and subsequent ovarian, endometrial, and breast cancers. J Nat Cancer Inst. 1995 Sep 20;87(18):1359-64.

189 Chu W, et al. Association between CYP3A4 genotype and risk of endometrial cancer following tamoxifen use. Carcinogenesis. 2007 Oct;28(10):2139-42.

190 Haas JF, et al. Risk of leukaemia in ovarian tumour and breast cancer patients following treatment by cyclophosphamide. Br J Cancer.1997 Feb;55 (2):213-18.

191 Hayani A, Mahoney DH Jr, Taylor LD. Therapy related myelodysplastic syndrome in children with medulloblastoma following MOPP chemotherapy. J Neurooncol. 1992 Sep;14(1):57-62.

192 Bhattacharyya S, Mehta P. The hepatoprotective potential of Spirulina and vitamin C supplemention in cisplatin toxicity.Food Funct. 2012 Feb 3;3(2):164-9.

193 Tohamy AA, El-Ghor AA, El-Nahas SM. Noshy MM. Beta-glucan inhibits the genotoxicity of cyclophosphamide, adriamycin and cisplatin. Mutat Res. 2003 Nov; 10;541(1-2):45-53.

194 Imao T, et al. Risk factors for malignancy in Japanese renal transplant recipients. Cancer. 2007 May 15;109(10):2109-15.

195 Zhou B, et al. Hormone replacement therapy and ovarian cancer risk: a meta-analysis. Gynecol Oncol. 2008 Mar;108(3):641-51.

196 IARC.IARC Monographs on the Evaluation of Carcinogenic Risks to Humans. Volume 91. Combined estrogen-progestogen contraceptives and combined estrogen-progestogen menopausal therapy. Lyon: International Agency for Research on Cancer, 2007.

197 Loria D, Barrios E, Zanetti R. Cancer and yerba mate consumption: a review of posible associations. Rev Panam Salud Publica. 2009 Jun; 25(6):530-9. Review.

198 Somorovská M, et al. Biomonitoring of genotoxic risk in workers in a rubber factory: comparison of the Comet assay with cytogenetic methods and immunology. Mutat Res 1999 Sep 30;445(2):181-92.

199 Nebert DW, Roe AL, Dieter MZ, Solis WA, Yang Y, Dalton TP. Role of the aromatic hydrocarbon receptor and [Ah] gene battery in the oxidative stress response, cell cycle control, and apoptosis. Biochem Pharmacol. 2000 Jan 1;59(1):65-85.

200 Brown LM, Moradi T, Gridley G, Plato N, Dosemeci M, Fraumeni JF Jr.Exposures in the painting trades and paint manufacturing industry and risk of cancer among men and women in Sweden. J Occup Environ Med. 2002 Mar;44(3):258-64.

201 Burgess JL, et al. Longitudinal decline in measured firefighter single-breath diffusing capacity of carbon monoxide values. A respiratory surveillance dilemma. Am J Care Med. 1999; Jan;159(1):119-24.

202 Soutar CA, Hurley JF, Miller BG, Cowie HA, Buchanan D. Dust concentrations and respiratory risks in coal miners: key risk estimates from the British pneumoconiosis field research. Occup Environ Med. 2004 Jun; 61(6):477-81.

203 Schernhammer ES, Kroenke CH, Laden F. Hankinson SE. Night work and risk of breast cancer. Epidemiology. 2006 Jan;17(1):108-11.

204 Schernhammer ES, et al. Rotating night shifts and risk of breast cancer in women participating in the nurses' health study. J Natl Cancer Inst. 2001 Oct 17;93(20): 1563-8.

205 Megdal SP, Kroenke CH, Laden F, Pukkala E, Schernhammer ES. Night work and breast cancer risk: a systematic review and meta-analysis. Eur J Cancer. 2005 Sep;41(13):2023-32.

206 Fernández O, et al. Professional quality of life of the residents physicians. Arch med. 2007;3(1).

207 Catanzaro JM, Smith JG Jr. Propylene glycol dermatitis. J Am Acad Dermatol. 1991 Jan; 24(1):90-5.

208 Spencer PJ. New toxicity data for the propylene glycol ethers - a commitment to public health and safety.Toxicol Lett. 2005 Mar 28;156(1):181-8.

209 Eisenhardt S, Runnebaum B, Bauer K, Gerhard I. Nitromusk compounds inwomen with gynaecological and endocrine dysfunction. Environ Res. 2001; 87(3): 123-30.

210 Ionescu JG, et al. Increased levels of transition metals in breast cancer tissue. Neuro Endocrinol Lett. 2006 Dec;27 Suppl 1:36-9.

211 Darbre PD. Aluminium, antiperspirants and breast cancer. J Inorg Biochem. 2005 Sep;99(9):1912-9.

212 Namer M, Luporsi E, Gligorov J, Lokiec F, Spielmann M. The use of deodorants/antiperspirants does not constitute a risk factor for breast cancer. Article in French. Bull Cancer. 2008 Sep;95(9):871-80.

213 Schlumpf M, Cotton B, Conscience M, Haller V, Steinmann B, Lichtensteiger W. In vitro and in vivo estrogenicity of UV screens. Environ Health Perspect. 2001 Mar;109(3):239-44.

214 Valeron PF, et al. Differential effects exerted on human mammary epithelial cells by environmentally relevant organochlorine pesticides either individually or in combination. Chem-Biolog Interact. 2009 Aug 14;180(3):485-91.

215 Kimbrough RD. Human health effects of polychlorinated biphenyls (PCBs) and polybrominated biphenyls (PBBs). Annu Rev Pharmacol Toxicol. 1987;27:87-111.

216 Acevedo R, et al. The contribution of hepatic steroid metabolism to serum estradiol and estriol concentrations in nonylphenol treated MMTVneu mice and its potential effects on breast cancer incidence and latency. J Appl Toxicol. 2005 Sep-Oct;25(5):339-53.

217 Labreche FP, Goldberg MS. Exposure to organic solvents and breast cancer in women: A hypothesis. Am J Ind Med. 1997; 32:1-14.

218 Adolfsson-Erici M, Pettersson M, Parkkonen J, Sturve J. Triclosan, a commonly used bactericide found in human milk and in the aquatic environment in Sweden. Chemosphere. 2002 Mar;46(9-10):1485-9

219 Liu B, Wang Y, Fillgrove KL., Anderson, VE. Triclosan inhibits enoyl-reductase of type 1 fatty acid synthase in vitro and is cytotoxic to MCF-7 and SKBr-3 breast cancer cells. Cancer Chemotherapy and Pharmacology. 2002; 49:187-93.

220 http://breakingnews.ewg.org/2012sunscreen/

221 Becker H, Herzberg F, Schulte A, Kolossa-Gehring M. The carcinogenic potential of nanomaterials, their release from products and options for regulating them. Int J Hyg Environ Health. 2011 Jun;214(3):231-8.

222 IARC monographs on the evaluation of carcinogenic risks to humans. Volume 93. Carbon black, titanium dioxide, and talc. Lyon, 7-14 Feb 2006.

223 Bissonnette R. Update on sunscreens. Skin Therapy Lett. 2008 Jul-Aug;13(6):5-7.

224 Nichols JA, Katiyar SK. Skin photoprotection by natural polyphenols: anti-inflammatory, antioxidant and DNA repair mechanisms. Arch Dermatol Res. 2010 Mar; 302(2):71-83.

225 Medes. *Nutrientes Esenciales*. www.medes-www.medes-salud.com.ar/nutrientes. hmt

226 Cuevas O. El equilibrio a través de la alimentación. Ed IFP. Barcelona. 1999.

227 Mauron J. Influence of processing on protein quality. J Nutr Sci Vitaminol (Tokyo). 1990;36 Suppl 1:S57-69.

228 Suárez López M, Kizlansky A, López L. Assessment of protein quality in foods by calculating the amino acids score corrected by digestibility. Nutr Hosp. 2006 Jan-Feb;21(1):47-51.

229 FAO. Tabla de composición de alimentos. 2003.

230 Kies C. Bioavailability: A factor in protein quality. J Agric Food Chem 1981;29: 435-40.

231 Larsson SC, Wolk A. Red and processed meat consumption and risk of pancreatic cancer: meta-analysis of prospective studies. Br J Cancer. 2012 Jan 31;106 (3): 603-7.

232 Norat T, Lukanova A, Ferrari P, Riboli E. Meat consumption and colorectal cancer risk: dose-response meta-analysis of epidemiological studies. Int J Cancer. 2002 Mar 10;98(2):241-56.

233 Pala V, et al. Meat, eggs, dairy products, and risk of breast cancer in the European Prospective Investigation into Cancer and Nutrition (EPIC) cohort. Am J Clin. Nutr. 2009 Sep; 90(3):602-12.

234 Young VR, Pellett. PL. Plant proteins in relation to human protein and amino acid nutrition. Am J Clin Nutr. 1994 May;59(5 Suppl):1203S-1212S.

235 Allen H. Homemaker's guide to foods for pleasure and health. Natural Hygiene Press. EEUU. 1976.

236 WHO/FAO/UNU. 2007. Protein and amino acid requirements in human nutrition. Technical Report Series 935. Report of a Joint WHO/FAO/UNU Expert Consultation.

237 Varela Moreiras G, et al. Valoración de la dieta española de acuerdo al Panel de Consumo Alimentario. Ministerio de Medio Ambiente, y Medio Rural y Marino/ Fundación Española de la Nutrición. 2008.

238 Kolahdooz F, et al. Meat, fish, and ovarian cancer risk: Results from 2 Australian case-control studies, a systematic review, and meta-analysis. Am J Clin Nutr. 2010 Jun; 91(6):1752-63.

239 Dwyer JT, et al. Diet, indicators of kidney disease, and later mortality among older persons in the NHANES I epidemiologic follow-up study. Am J Public Health. 1994;84:1299-303.

240 Westman E, Yancy W, Edman J. Carbohydrate diet program. Am J Med. 2002. 113: 30-6.

241 Stevens A, Robinson DP, Turpin J, Groshong T, Tobias JD. Sudden cardiac death of an adolescent during dieting. South Med J. 2002 Sep;95(9):1047-9.

242 Kim J, Park S Nam BH. The Risk of Colorectal Cancer is Associated with the Frequency of Meat Consumption in a Population-based Cohort in Korea. Asian Pac. J Cancer Prev. 2011;12(9): 2371-6.

243 Clinton SK, et al. Dietary fat and protein intake differ in modulation of prostate tumor growth, prolactin secretion and metabolism and prostate gland prolactin binding capacity rats. J Nutr. 1997 Feb;127(2):225-7.

244 Hawrlylewicz E J. Dietary protein enhancement of N-nitrosomethylurea- induced mammary carcinogenesis, and their effect on hormone regulation in rats. Cancer Res. 1986 Sep;46 (9):4395-9.

245 Paspati I, et al. Hip fracture epidemiology in Greece during 1977-1992. Calcif Tissue Int. 1998;62 (6):542-7.

246 Reid DM, New SA. Nutritional influences on bone mass. Proceed Nutr Soc. 1997; 56:977-87.

247 Fujita T, Fukase M. Comparison of osteoporosis and calcium intake between Japan and the United States. Proc Soc Exp Biol Med 1992; 200 (2):149-52.

248 Schwartz AV, et al., International variation in the incidence of hip fractures: cross-national project on osteoporosis for the World Health Organization Program for Research on Ageing. Osteoporosis Int. 1999; 9(3):242-53.

249 Lancaster M, Jenkins F, Philip J. Toxicity associated with certain samples of groundnuts. Nature.1961; 192:1096-7.

250 Campbell T, et al. Aflatoxin M1 in human urine. Nature. 1970; 227:403-4.

251 Madhavan TV, Gopalan C. The effect of dietary protein on carcinogenesis of aflatoxin. Arch Path. 1968; 85:133-7.

252 Mgbodile MUK, Cambell TC. Effect of protein deprivation of male weanling rats on the kinetic oh hepatic microsomal enzyme activity. J Nutr. 1972;192:53-60.

253 Appleton B, Campbell T. Inhibition of aflatoxin initiated preneoplastic liver lesons by low dietary protein. Nutr Cancer.1982; 3:200-6.

254 Youngman L, Campbell T. High protein intake promotes the growth of preneoplastic foci in Fisher 344 rats: evidence that early remodeled foci retain the potential for future growth. J Nutr. 1991;121b:1454-61.

255 Youngman LD. The growth and development of aflatoxin B induced preneoplasic lesions, tumors, metastasis and spontaneous tumors as they influenced by dietary protein level, type and intervention. Ithaca, NY: Cornell University, Ph D. Tesis, 1990.

256 Schulsinger DA, Root MM, Campbell TC. Effect of dietary protein quality on development of aflatoxin B- induced hepatic preneoplasic lesions. J Nat Cancer Inst. 1989;81:1241-5.

257 Hu J, et al. Repression of hepatitis B virus transgene and HBV induced liver injury by low protein diet. Oncogene. 1997;15: 2795-801.

258 Z'graggen K, et al. Promoting effect of a high-fat/high-protein diet in DMBA-induced ductal pancreatic cancer in rats. Ann Surg. 2001 May; 233(5):688-95.

259 Campbell TC, Campbell TM. El Estudio China. Ed Sirio. 2006.

260 Armstrong D, Doll D. Enviromental factors and cancer incidence and mortality in different countries, with special reference to dietary practices. Int. J. Cancer. 1975 Apr 15;15(4):617-31.

261 Torfadottir JE. Milk intake in early life and risk of advanced prostate cancer. Am J Epidemiol. 2012 Jan 15;175(2):144-53.

262 Dieta, nutrición y enfermedades crónicas. Serie de informes técnicos, 916. OMS. 2003.

263 Li Q, et al. Dietary fiber intake and risk of breast cancer by menopausal and estrogen receptor status. Eur J Nutr. 2013 Feb;52(1):217-23.

264 Sánchez C. Actividad inmunomoduladora de las plantas. Fitoterapia. 2002; 2 (2): 151-63.

265 Capdevila N. El arabinoxilano y la función inmunitaria. Natura medicatrix. 2003; 22 (6): 350-4.

266 Chan DS, Lau R, Vieira R, Greenwood DC, Kampman E, Norat T. Dietary fibre, whole grains, and risk of colorectal cancer: systematic review and dose-response meta-analysis of prospective studies. BMJ. 2011 Nov 10; 343:d6617.

267 Augustine LS, et al. Dietary glycemic index and glycemic load and breast cancer risk. A case control study. Ann Oncol. 2001 Nov; 12 (11):1533-8.

268 Foster-Powell K, Holt S, Brand-Miller J. International tables of glycemic index and glycemic load values: 2002. Am J Clin Nut. 2002 Jul; 76(1):5-56.

269 Hursting SD, Thornquist M, Henderson MM. Types of dietary fat and the incidence of cancer at fives sites. Prev Med. 1990 May;19 (3):242-53.

270 Pandalai PK, et al. The effects of omega-3 and omega-6 fatty acids on in vitro prostate cancer growth. Anticancer Research.1996; 16 (2):815-20.

271 Williams CD, Whitley BM, Hoyo C, et al. A high ratio of dietary n-6/n-3 polyinsaturated fatty acids is associated with increased risk of prostate cancer. Nutr Res. 2011 Jan;31(1):1-8.

272 Sasazuki S, et al. Intake of n-3 and n-6 polyinsaturated fatty acids and development of colorectal cancer by subsite: Japan Public Health Center — based prospective study. Int J Cancer. 2011 Oct 1;129(7): 1718-29.

273 Leitzmann MF, et al. Dietary intake of n-3 and n-6 fatty acids and the risk of prostate cancer. Am J Clin Nutr. 2004 Jul;80(1):204-16.

274 FAO. Grasas y aceites en la nutrición humana. Consulta FAO/OMS de expertos. (Estudio FAO Alimentación y Nutrición - 57). 1997.

275 Brasky T, et al. Serum Phospholipid Fatty Acids and Prostate Cancer Risk: Results From the Prostate Cancer Prevention Trial. AmJ Epidemiol. 2011 Jun 15; 173(12):1429-39.

276 Fernandez E. Fish consumption and cancer risk. Am J Clin Nutr. 1999;70:85-90.

277 Thompson L. Dietary Flaxseed Alters Tumor Biological Markers in Postmenopausal Breast Cancer. Clin Cancer Res. 2005 May 15;11(10):3828-35.

278 Demark-Wahnefried W. Pilot study of dietary fat restriction and flaxseed supplementation in men with prostate cancer before surgery: exploring the effects on hormonal levels, prostate-specific antigen, and histopathologic features. Urology. 2001 July; 58(1):47-52.

279 Chen J, Stavro M, Thompson L. Dietary Flaxseed Inhibits Human Breast Cancer Growth and Metastasis and Downregulates Expression of Insulin-Like Growth Factor and Epidermal Growth Factor Receptor. Nutr Cancer. 2002;43(2):187-92.

280 Bougnoux P, et al. Alpha linolenic acid content of adipose breast tissue: a hot determinant of the risk of early metastasis in breast cancer. BJC. 1994;70(2):330-4.

281 Das UN, Madhavi N. Effect of polyunsaturated fatty acids on drug-sensitive and resistant tumor cells in vitro. Lipids Health Dis. 2011 Sep 14;10:159.

282 Simonsen N, et al. Adipose Tissue Omega-3 and Omega-6 Fatty Acid Content and Breast Cancer in the EURAMIC Study. Am J Epidemiol. 1998;147(4):342-52.

283 Weill P, et al. Effects of introducing linseed in livestock diet on blood fatty acid composition of consumers of animal products. Ann Nutr Metab. 2002; 46(5):182-91.

284 Ácidos grasos trans y sus consecuencias para la salud. Jano. 1998; 55:1273.

285 Bryk D, et al. Trans fatty acids induce a proinflamatory response in endothelial cells through ROS-dependent nuclear factor- kB activation. J Physiol Pharmacol. 2011 Apr; 62(2): 229-38.

286 Mozaffarian D, Pischon T, Hankinson S. Dietary intake of trans fatty acids and systemic inflammation in women. Am J Clin Nutr. 2004;79:606-12.

287 López-García E, et al. Consumption of trans fatty acids is related to plasma biomarkers and endothelial dysfunction. J Nutr. 2005 Mar;135(3):562-6.

288 Valenzuela B. Isomeric Trans Fatty Accids I. Origin and Effects in Human Health. Rev Chil Nutr. 2008 Sept; 35(3): 162-71.

289 Meyer K, Kushi L, Jacobs D, Eatsom A. Dietary fat incidence of type 2 diabetes in older Iowa women. Diabetes Care. 2001 Sep;24(9):1528-35.

290 Kubow S. The influence of positional distribution of fatty acids in native, interesterified and structure-specific lipids on lipoprotein metabolism and atherogenesis. J Nut Biochem 1996;7:530-41.

291 Chardigny JM,et al. Do trans fatty acids from industrial produced sources and from natural sources have the same effect on cardiovascular disease risk factors in healthy subjects? Results from the trans Fatty Acid Collaboration (TRANSFACT) study. Am J Clin Nutr. 2008 Mar;87(3):558-66.

292 Deman L, Deman JM. Trans fatty acids in milk fat. J Am Oil Chem Soc. 1983; 60:1095-98.

293 Nationaal Kompas Volsgezondheid. Verkeersongevallen. Omvang van hetproblem. Erkeersongevallen NAAR LEEFTIJD en geslacht, 2003-2007. Ministerio de Salud Pública de los Países Bajos. 2004.

294 Ip C, Marshall J. Trans fatty acids and cancer. Nut Rev. 1996 May; 54(5):138-45.

295 Chajes V, et al. Serum transmonounsturated fatty acids are associated with an increased risk of breast cancer in the E3 N-EPIC study. Am J Epidemiol. 2008 June; 167(11): 1312-20.

296 Motard-Belanger A, et al. Study of the effect of trans fatty acids from ruminants on blood lipids and the risk factors for cardiovascular disease. Am J Clin Nutr. 2008 Mar;87(3):593-9.

297 Dubnov G, Berry EM. Omega 6/omega 3 fatty acid ratio: the Israeli paradox. World Rev Nutr Diet. 2003;92:81-91.

298 Famucci LM, et al. Meat and component of meat and the risk of bladder cancer in the NIH-AARP Diet and Health Study. Cancer. 2010 Sep 15;116(18):4345-53.

299 Bognoux P. Alpha linolenic acid content of adipose breast tissue: a host determinant of the risk of early metastasis in breast cancer. BJC. 1994;70(2):330-4.

300 Poudel-Tandukar K, et al. Dietary intakes of alpha-linolenic and linoleic acids are inversely associated with serum C-reactive protein levels among Japanese men. Nutr Res. 2009 Jun;29(6):363-70.

301 Bryk D, et al. Trans fatty acids induce a proinflamatory response in endothelial cells through ROS-dependent nuclear factor-kB activation. J Physiol Pharmacol. 2011 Apr;62(2):229-38.

302 He Y, et al. Comparative Epidemiology of Cancers of the Colon, Rectum, Prostate and Breast in Shanghai, China versus the United States. Int J Epidemiol. 1991;20(1):76-81.

303 Rastogiet T, et al. Cancer incidence rates among South Asians in four geographic regions: India, Singapore, UK and US. Int. J Epidemiol. 2008;37(1):147-60.

304 Hakim IA, Harris RB, Ritenbaugh C. Fat intake and riks of squamous cell carcinoma of the skin. Nutr Cancer. 2000;36(2):155-62.

305 Kelsey JL, Gammon MD, John EM. Reproductive fators and breast cancer. Epidemiol Rev. 1993;15(1):36-47.

306 Liao ML, et al. A study of the association between squamous cell carcinoma and adenocarcinoma in the lung, and history of menstruation in Shanghai women, China. Lung Cancer. 1996 Mar;14 Suppl 1:S215-21.

307 Pike MC. Age-related factors in cancers of the breast, ovary, and endometrium. J Chronic Dis. 1987;40 Suppl 2:59S-69S.

308 Rautalahti M, Albanes D, Virtano J. Life time menstrual activity indicator of breast cancer risk. Eur J Epidem. 1993 Jan; 9(1):17-25.

309 Soriano R, Ponce de León Rosales S, García R, García-García E, Méndez JP. High Knowledge About Obesity and its Health Risks, with the Exception of Cancer, Among Mexican Individuals. J Cancer Educ. 2012 Jun;27(2):306-11

310 Zaki A, Gaber A, Ghanem E, Moemen M, Shehata G. Abdominal obesity and endometrial cancer in Egyptian females with postmenopausal bleeding. Nutr Cancer. 2011 Nov; 63(8):1272-8.

311 Macció A, Madeddu C. Obesity, inflammation, and postmenopausal breast cancer: therapeutic implications. ScientificWorldJournal. 2011;11:2020-36.

312  Hata K., et al. C57BL/KsJ-db/db-Apc Mice Exhibit an Increased Incidence Of Intestinal Neoplasms.Int J Mol Sci. 2011;12(11):8133-45.

313  Levi Z, et al. Measured body mass index in adolescence and the incidence of colorectal cancer in a cohort of 1.1 million males. Cancer Epidemiol Biomarkers Prev. 2011 Dec;20(12):2524-31.

314  Sun B, Karin M. Obesity, inflammation, and liver cancer. J Hepatol. 2012 Mar; 56(3):704-13.

315  Aldhafiri F, Al-Nasser A, Al-Sugair A, Al-Mutairi H, Young D, Reilly JJ. Obesity and metabolic síndrome in adolescent survivors of standard risk childhood acute lymphoblastic leukemia in Saudi Arabia. Pediatr Blood Cancer. 2012 Jul 15;59(1): 133-7.

316  Giovannuci E, et al. A prospetive study of dietary fat and risk of prostate cancer. J Natl Cancer Inst. 1993 Oct 6;85(19):1571-9.

317  Ligibel J. Obesity and breast cancer. Oncology (Williston Park). 2011 Oct;25 (11): 994-1000.

318  Riordan HD, et al. A pilot study of continuous ascorbate in terminal cáncer patients. PR Healt Sci J. 2005 Dec; 24(4):269-76.

319  Padavatty SJ, et al. Intravenously administered vitamin C as cancer therapy: three cases. CMAJ. 2006 Mar 28;174(7):937-42.

320  Padayatty SJ, et al. Vitamin C: intravenous use by complementary and alternative medicine practitioners and adverse effets. PLoS One. 2010 Jul;5(7):e114114.

321  Chen Q, et al. Pharmacologic doses of ascorbate act as a prooxidant and decrease growth of aggressive tumor xenografts in mice. Proc Natl Acad Sci USA. 2008 Aug 12;105 (32):11105-9.

322  Espey MG, et al. Pharmacologic ascorbate synergizes with gemcitabine in pre-clinical models of pancreatic cancer. Free Radic Biol Med. 2011 Jun 1;50(11): 1610-9

323  Chen Q, et al. Pharmacologic ascorbic acid concentrations selectively kill cancer cells:action as a pro-drug to deliver hydrogen peroxide to tissues. Proc Natl Acad Sci USA. 2005 Sep 20; 102 (38):13604-9.

324  Pollard HB, Levine MA, Eidelman Q. Pollard M. Pharmacological ascorbic acid suppresses syngeneic tumor growth and metastases in hormone- refractory pros-tate cancer. In Vivo. 2010 May-Jun;24(3):249-55.

325  Du J, et al. Mechanisms of ascorbate-induced cytotoxicyty in pancreatic cancer. Clin Cancer Res. 2010 Jan 15;16(2):509-20.

326  Phati SS, et al. Pharmacologic doses of ascorbic acid repress specificity protein (Sp) Transcription factors and Sp-regulated genes in colon cancer cells. Nutr Cancer. 2011 Oct;63(7):1133-42.

327  Park S, et al. L-Ascorbic acid induces apoptosis in acute myeloid leukemia cells via hydrogen peroxide-mediated mechanisms. Int J. Biochem Cell Biol. 2004 Nov;36(11):2180-95.

328  Cha J, et al. Ascorbate depletion increases growth and metastasis of melanoma cells in vitamin C deficient mice. Exp Oncol. 2011 Dec;33(4):226-30.

329  Vollbracht C, et al. Intravenous vitamin C administration improves quality of life in breast cancer patients during chemo-/radiotherapy and aftercare: results of a retrospective, multicentre, epidemiological cohort study in Germany. In Vivo. 2011.Nov-Dec; 25(6):983-90.

330 Hutchinson J, et al. Vitamin C intake from diary recording and risk of breast cancer in the UK Dietary Cohort Consortium. Eur J Clin Nutr. 2012 May;66(5): 561-8.

331 Cabanillas F. Vitamin C and cancer: what can we conclude- 1609 patients and 33 years later?. PR Health Sci J. 2010 Sep;29(3):215-7.

332 Lykkesfeldt J, Poulsen HE. Is vitamin C supplementation beneficial? Lessons learned from randomized controlled trials. Br J Nutr. 2010 May;103(9):1251-9.

333 Institute of Medicine. Dietary Reference Intakes for Thiamin, Riboflavin, Niacin, Vitamin B6, Folate, Vitamin B12, Pantothenic Acid, Biotin, and Choline. National AcademyPress Washington, D.C. 2000.

334 Havala, S. The American Dietetic Association.Being Vegetarian. Minneapolis: Chronimed Publishing; 1996: 28.

335 Satia J A, Littman A, Slatore CG, Galanko JA. White E. Long-term use of beta-carotene, retinol, lycopene, and lutein supplements and lung cancer risk: results from the Vitamins And Lifestyle (VITAL) study. Am J Epidemiol. 2009 Apr 1;169(7): 815-28.

336 Omenn GS, et al. Risk factors for lung cancer and for intervention effects CARET, the Beta-Carotene And Retinol Efficacy Trial. J Natl Cancer Inst. 1996 Nov 6;88(21):1550-9.

337 Frost JT, Hill L. Vitamin D Deficiency in a Nonrandom Sample of Southeast Alaska Natives. J Am Diet Assoc. 2008 Sep;108(9):1508-11.

338 Cedric F, et al. Serum 25-hydroxyvitamin D and colon cancer: eight-year prospective study. Lancet. 1989 Nov 18;2(8673):1176-8.

339 Travera-Mendoza LE, White, J. Cell Defenses and the Sunshine Vitamin. Sci Am. 2007 Nov;297(5):62-5, 68-70, 72.

340 Pacini S, Punzi T, Morucci G, Gulisano M, Ruggiero M. Effects of Vitamin D-binding Protein-derived Macrophage-activating Factor on Human Breast Cancer Cells. Anticancer Res. 2012 Jan;32(1):45-52.

341 Colston K, Berger, Coombes R. Possible role for vitamib D in controlling breast cáncer cell proliferation. Lancet. 1989 Jan 28;1(8631):188-91.

342 Trump DL, Muindi J, Fakih M, Yu WD, Johnson CS. Vitamin D Compounds: clinical development as cancer therapy and prevention agents. Anticancer Res. 2006 July-August; 26 (4A): 2551-6.

343 Spina CS, Tangpricha V, Uskokovic M, Adorinic L, Maehr H, Holick MF Vitamin D and Cancer. Anticancer Res. 2006 Jul-Aug;26(4A):2515-24.

344 Norton R, O'Connell MA.Vitamin D: Potential in the Prevention and Treatment of Lung Cancer. Anticancer Res. 2012 Jan;32(1):211-21.

345 Bischoff-Ferrari HA Fracture prevention with vitamin D supplementation: a meta-analysis of randomized controlled trials. JAMA. 2005 May 11;293(18): 2257-64.

346 Grant WB. A review of the role of solar ultraviolet-B irradiance and vitamin D in reducing risk of dental caries. Dermato endocrinol. 2011 Jul;3(3):193-8.

347 Bischoff-Ferrari H. Health effects of vitamin D. Dermatol Ther. 2010 Jan-Feb; 23(1):23-30.

348 Souberbielle JC, et al. Vitamin D and musculoskeletal health, cardiovascular disease, autoimmunity and cancer: Recommendations for clinical practice. Autoimmun Rev. 2010 Sep; 9(11):709-15.

349 Grant WB. Ecological Studies of the UVB-Vitamin D-Cancer Hypothesis. Anticancer Res. 2012 January; 32(1):223-36.

350 Cicarma E, Porojnicu AC, Lagunova Z, Dahlback A, Juzeniene A, Moan J. Sun and Sun Beds: Inducers of Vitamin D and Skin Cancer. Anticancer Res. 2009 Sep;29(9):3495-500.

351 Tang JY, et al. Calcium Plus Vitamin D Supplementation and the Risk of Non-melanoma and Melanoma SkinCancer: Post Hoc Analyses of the Women's Health Initiative Randomized Controlled Trial. J Clin Oncol. 2011 Aug 1;29(22):3078-84.

352 Lefkowitz E, Garland, C. Sunlight, Vitamin D, and Ovarian Cancer Mortality Rates in US Women. Int J Epidemiol.1994;23(6):1133-6.

353 Moan J, et al. Solar Radiation, Vitamin D and Cancer Incidence and Mortality in Norway. Anticancer Res. Sep 2009;29(9): 3501-9.

354 Orell-Kotikangas H, et al. High prevalence of vitamin D insufficiency in patients with head and neck cancer at diagnosis. Head Neck. 2012 Oct;34(10):1450-5.

355 Pazdiora P, et al. Vitamin D in Colorectal, Breast, Prostate and Lung Cancer: A Pilot Study. Anticancer Res. 2011 Oct;.31(10);3619-21.

356 Breslau NA, et al. Relationship of animal protein-rich diet to kidney stone formation and calcium metabolism. J Clin Endocrinol Metab. 1988 Jan;66(1):140-6.

357 Langman CB. Calcitriol metabolism during chronic metabolic acidosis. Semin Nephrol. 1989;9:65-71.

358 González Solanellas M, et al. Vitamin D deficiency in women of reproductive age. Aten Primaria. 2008;40:393-9.

359 Aguado P, et al. Low vitamin D levels in outpatient postmenopausal women from a Rheumatology Clinic in Madrid, Spain: Their relationship with bone mineral density. Osteoporos Int. 2000;11(9):739-44.

360 Van der Wielen RP, et al. Serum vitamin D concentrations among elderly people in Europe. Lancet. 1995 Jul 22;346(8969):207-10.

361 McKenna MJ. Differences in vitamin D status between countries in young adults and the elderly. Am J Med. 1992;93:67-9.

362 Byrne PM, et al. Vitamin D Supplementation in the elderly. Review of safety and effectiveness of different regimes. Calcified Tissue Int. 1995;56:518-20.

363 Peelh D, et al. Antiproliferative effects of 1,25- dihydroxyvitamin D3 on primary cultures of human prostatic cells. Cancer Res. 1994 Feb 1;54(3):805-10.

364 Reinhold V. How to Optimize Vitamin D Supplementation to Prevent Cancer, Based on Cellular Adaptation and Hydroxylase Enzymology. Anticancer Res. 2009 Sept; 29 (9): 3675-84.

365 Lappe JM, Travers-Gustafson KM, Davies T. Vitamin D and calcium supplementation reduces cancer risk: results of a randomized trial. AJCN. 2007; 85: 1586-91.

366 Welland D. ¿Es importante la vitamina D? Mente y Cerebro. 2010;43:7.

367 Canadian Cancer Society. La societé canadienne du cancer annonce sus recommandations concernant la vitamine D. 2007.

368 Tsavachidou D, et al. Selenium and Vitamin E: Cell Type- and Intervention-Specific TissueEffects in Prostate Cancer, J Natl Cancer Inst. 2009;101(5):306-20.

369 Lin J, et al. Vitamins C and E and Beta Carotene Supplementation and Cancer Risk: A Randomized Controlled Trial. J Natl Cancer. Inst. 2009;101(1):14-23.

370 Bairati I, et al. A Randomized Trial of Antioxidant Vitamins to Prevent Second Primary Cancers in Head and Neck Cancer Patients. J Natl Cancer Inst. 2005; 97(7):481-88.

371 Jain S. Munver R. Sawczuk IS. Vitamin E and selenium do not decrease prostate cancer incidence: vitamin E may actually increase it. Evid Based Med. 2012 Oct; 17(5):151-2.

372 Moyad MA. Selenium and vitamin E supplements for prostate cancer: evidence or embellishment? Urology. 2002 Apr 59;4 Suppl (1):9-19.

373 Shumin Z, et al. Dietary Carotenoids and Vitamins A, C, and E and Risk of Breast Cancer. J Natl Cancer Inst. 1999 Mar 17;91(6):547-56.

374 Kirsh V, et al. Supplemental and Dietary Vitamin E, β-Carotene, and Vitamin C Intakes and Prostate Cancer Risk. J Natl Cancer Inst. 2006 15 Feb; 98(4):245-54.

375 Huang HY. Multivitamin/mineral supplements and prevention of chronic disease. Evid Rep Technol Assess (Full Rep). 2006 May;(139):1-117.

376 Cantor K.P. Drinking water and cancer. Cancer Causes Control 1997;8(3):292-308.

377 Wigle DT, Mao Y, Semenciw R, Smith MH, Toft P. Contaminants in drinking water and cancer risks in Canadian cities. Can J Public Health. 1986 Sep-Oct; 77(5):335-42.

378 Thouez JP, Beauchamp Y, Simard A. Cancer and the physicochemical quality of drinking water in Quebec. Soc Sci Med Med Geogr. 1981 Feb;15D(1):213-23.

379 Komulainen H, et al. Carcinogenicity of the drinking water mutagen 3-chloro-4- (dichloromethyl)-5- hydroxy-2(5H)-furanone in the rat. J Natl Cancer Inst. 1997; 89 (12):848-56.

380 Villanueva C, Kogevinas M, Grimalt J.Chlorination of drinking water in Spain and bladder cancer. Gac Sanit. 2001; 15 (1):48-53.

381 Cragle DL, Shy C M, Struba R., Siff EJ. A case control study of colon cancer and water chlorination in North Carolina. In: Jolley RL, ed. Water chlorination chemistry, environmental impact and health effects. Chelsea (MI): Lewis Publishers, 1985:153-9.

382 Doyle TJ, et al. The association of drinking water source and chlorination by-products with cancer incidence among postmenopausal women in Iowa: a prospective cohort study. Am J Public Health. 1997 Jul;87(7):1168-76.

383 Villanueva CM, et al. Bladder cancer and exposure to water disinfection by-products through ingestion, bathing, showering, and swimming in pools. Am J Epidemiol. 2007 Jan 15;165(2):148-56.

384 Chevrier C, et al. Assessing swimming pool water. Environ Sci Technol. 2007 Jan 15;41(2):363-72.

385 Kogevinas M, et al. Genotoxic effects in swimmers exposed to disinfection by-products in indoor swimming pools. Environ Health Perspect. 2010 Nov; 118(11): 1531-7.

386 Villanueva CM, et al. Bladder cancer and exposure to water disinfection by-products through ingestion, bathing, showering, and swimming in pools. Am J Epidemiol. 2007 Jan 15;165 (2):148-56.

387 Clark R, Goodrich J. Drinking water and cancer mortality. Sci Total Environ. 1986 Sep;53(3):153-72.

388 Yang CY, Cheng MF, Tsai SS, Hung CF. Fluoride in Drinking Water and Cancer Mortality in Taiwan. Environ Res. 2000 Mar;82(3):189-93.

389 IARC. Some drinking water disinfectants and contaminants, including arsenic. IARC scientific publications. Lyon, France: International Agency for Research on Cancer, 2002; 84.

390 Barceló L, López de Ald MJ. Contaminación y calidad química del agua: el problema de los contaminantes emergentes. Fundación Nueva Cultura del Agua Panel científico-técnico de seguimiento de la política de aguas Convenio Universidad de Sevilla-Ministerio de Medio Ambiente.

391 Valcárcel Y, González Alonso S, Rodríguez-Gil JL, Gil A, Catalá M.Detection of pharmaceutically active compounds in the rivers and tap water of the Madrid Region (Spain) and potential ecotoxicological risk. Chemosphere. 2011 Sep; 84(10):1336-48.

392 Valcárcel Y, et al. Drugs of abuse in surface and tap waters of the Tagus River basin: Heterogeneous photo-Fenton process is effective in their degradation. Environ Int. 2012 May; 41C:35-43.

393 Wagner M, Oehlmann J. Endocrine disruptors in bottled mineral water: total estrogenic burden and migration from plastic bottles. Environ Sci Pollut Res Int. 2009 May;16(3):278-86.

394 Biles JE, McNeal TP, Begley TH, Hollifield HC.Determination of bisphenol A in reusable polycarbonate food-contact plastics and migration to food-simulating liquids. J Agric Food Chem. 1997; 45(9):3541-4.

395 Shotyk W, Krachler M. Contamination of bottled waters with antimony leaching from polyethylene terephthalate (PET) increases upon storage. Environ Sci Technol. 2007; 41:1560-3.

396 Di Bella G, Saitta M, Lo Curto S. Production process contamination of citrus essential oils by plastic materials. J Agric Food Chem. 2001; 49:3705-8.

397 Biscardi D, et al. Evaluation of the migration of mutagens/ carcinogens from PET bottles into mineral water by Tradescantia/micronuclei test, comet assay on leukocytes. Sci Total Environ. 2003 Jan 20;302(1-3):101-8.

398 Emoto M. Mensajes del agua: La belleza oculta del agua (11 ed.). Ed La Liebre de marzo. 2010.

399 Radin D, Hayssen G, Emoto M, Kizu T. Double-blind test of the effects of distant intention on water crystal formation. Explore (NY). 2006 Sep-Oct; 2 (5):408-11.

400 Emoto M. Healing with water. J Altern Complement Med. 2004 Feb;10 (1):19-21.

401 D'Incalci M, Steward WP, Gescher AJ. Use of cancer chemopreventive phytochemicals as antineoplastic agents.Lancet Oncol. 2005 Nov; 6(11):899-904.

402 Mann CD, et al. Phytochemicals as potential chemopreventive and chemotherapeutic agents in hepatocarcinogenesis. Eur J Cancer Prev. 2009 Feb;18(1):13-25.

403 Thomasset SC, Berry DP, Garcea G, Marczylo T, Steward WP, Gescher AJ. Dietary polyphenolic phytochemicals--promising cancer chemopreventive agents in humans? A review of their clinical properties. Int J Cancer. 2007 Feb 1; 120(3):451-8.

404 Gordon M. Significance of Dietary Antioxidants for Health. Int J Mol Sci. 2012; 13(1):173-79.

405 Block G, Patterson B, Subar A. Fruit, vegetables, and cancer prevention: a review of the epidemiological evidence. Nutr Cancer. 1992;18(1):1-29.

406 Vainio H, Weiderpass E. Fruit and vegetables in cancer prevention.Nutr Cancer. 2006;54(1):111-42.

407 Shu L, Cheung KL, Khor TO, Chen C, Kong AN. Phytochemicals: cancer chemoprevention and suppression of tumor onset and metastasis. Cancer Metastasis Rev. 2010 Sep;29(3):483-502.

408 Konijeti R, et al. Chemoprevention of prostate cancer with lycopene in the TRAMP model. Prostate. 2010 Oct 1;70(14):1547-54.

409 Tanaka T, Shnimizu M, Moriwaki H. Cancer chemoprevention by carotenoids. Molecules. 2012 Mar 14;17(3):3202-42.

410 Choudhary SP, Tran LS. Phytosterols: perspectives in human nutrition and clinical therapy. Curr Med Chem. 2011; 18(29):4557-67.

411 Tsai CY, et al. Effect of soy saponin on the growth of human colon cancer cells. World J Gastroenterol. 2010 Jul 21;16(27):3371-6.

412 Weng CJ, Yen GC. Flavonoids, a ubiquitous dietary phenolic subclass, exert extensive in vitro anti-invasive and in vivo anti-metastatic activities. Cancer Metastasis Rev. 2012 Jun;31(1-2):323-51.

413 Priyadarsini R, et al. The flavonoid quercetin induces cell cycle arrest and mitochondria-mediated apoptosis in human cervical cancer (HeLa) cells through p53 induction and NF-κβ inhibition. Eur J Pharmacol. 2010 Dec 15;649(1-3):84-91.

414 Wang G, et al. Effects of quercetin nanoliposomes on C6 glioma cells through induction of type III programmed cell death. Int J Nanomedicine. 2012; 7:271-80.

415 Zhou W, et al. Dietary polyphenol quercetin targets pancreatic cancer stem cells. Int J Oncol. 2010 Sep; 37(3):551-61.

416 The dietary bioflavonoid quercetin synergizes with epigallocathechin gallate (EGCG) to inhibit prostate cancer stem cell characteristics, invasion, migration and epithelial-mesenchymal transition. J Mol Signal. 2010 Aug 18;5:14.

417 Anto RJ, George J, Babu KV, Rajasekharan KN, Kuttan R. Antintimutagenic and anticarcinogenic activity of natural and synthetic curcuminoids. Mutat Res. 1996 Sep;13,370(2):127-31.

418 Szliszka E, Krol W. Soy isoflavones augment the effect of TRAIL-mediated apoptotic death in prostate cancer cells. Oncol Rep. 2011 Sep;26(3):533-41.

419 Verma SP, Goldin BR, Lin PS. The inhibition of the estrogenic effects of pesticides and environmental chemicals by curcumin and isoflavonoids. Environ Health Perspect. 1998 Dec;106(12):807-12.

420 Nöthlings U, et al. Flavonols and Pancreatic Cancer Risk. Am J Epidemiol. 2007; 166(8): 924-31.

421 Gates MA, et al. A prospective study of dietary flavonoid intake and incidence of epithelial ovarian cancer. Int J Cancer. 2007 Nov 15;121(10):2225-32.

422 Duo J, Ying GG, Wang GW, Zhang L. Quercetin inhibits human breast cancer cell proliferation and induces apoptosis via Bcl-2 and Bax regulation. Mol Med Report. 2012 Jun; 5(6):1453-6.

423 García-Tirado J, Rieger-Reyes C, Saz-Peiró P. Effect of flavonoids in the prevention of lung cancer: systematic review. Med Clin (Barc). 2012 Oct 6;139(8): 358-63.

424 Aqil F, et al. Antioxidant and Antiproliferative Activities of Anthocyanin/ Ellagitannin-Enriched Extracts from Syzygium cumini L. (Jamun, the Indian Blackberry). Nutr Cancer. 2012 Apr; 64(3):428-38.

425 Wedick NM, et al. Dietary flavonoid intakes and risk of type 2 diabetes in US men and women. Am J Clin Nutr. 2012 Apr; 95(4):925-33.

426 Hseu YC, et al. Ellagic acid protects human keratinocyte (HaCaT) cells against UVA-induced oxidative stress and apoptosis through the upregulation of the HO-1 and Nrf-2 antioxidant genes. Food Chem Toxicol. 2012 Feb 22; 50(5):1245-55.

427 Whitley AC, Stoner GD, Darby MV, Walle T. Intestinal epithelial cell accumulation of the cancer preventive polyphenol ellagic acid-extensive binding to protein and DNA. Biochem Pharmacol. 2003 Sep 15; 66(6):907-15.

428 Allen CT, Peden-Adams MM, EuDaly J, Keil DE. Subchronic exposure to ellagic acid impairs cytotoxic T-cell function and suppresses humoral immunity in mice. Immunopharmacol Immunotoxicol. 2003 Aug; 25(3):409-22.

429 Verhoeven DT, Goldbohm RA, van Poppel G, Verhagen H, van den Brandt PA. Epidemiological studies on brassica vegetables and cancer risk. Cancer Epidemiol Biomarkers Prev. 1996 Sep;5(9):733-48.

430 Verhoeven DT, Verhagen H, Goldbohm RA, Van den Brandt PA, van Poppel G. A review of mechanisms underlying anticarcinogenicity by brassica vegetables. Chem Biol Interact. 1997 Feb 28;103(2):79-129.

431 Johnson IT. Mechanisms and anticarcinogenic effects of dietrelated apoptosis in the intestinal mucosa. Nutr Res Rev. 2001 Dec;14(2):229-56.

432 Smith T, Mithen, Johnson I. Effects of Brassica vegetable juice on the induction of apoptosis and aberrant crypt foci in rat colonic mucosal crypts in vivo. Carcinogenesis. 2003; 24(3):491-5.

433 Li Y, et al. Sulforaphane inhibits pancreatic cancer through disrupting Hsp90-p50(Cdc37) complex and direct interactions with amino acids residues of Hsp90. J Nutr Biochem. 2012 Dec;23(12):1617-26.

434 Chiao JW, Chung FL, Kancherla R, Ahmed T, Mittelman A, Conaway CC. Sulforaphane and its metabolite mediate growth arrest and apoptosis in human prostate cancer cells. Int J Oncol. 2002 Mar;20(3):631-6.

435 Cramera J, Teran-Garcia M, Jeffery E. Enhancing sulforaphane absorption and excretion in healthy men through the combined consumption of fresh broccoli sprouts and a glucoraphanin-rich powder. Br J Nutr. 2011 Sep 13:1-6.

436 Rungapamestry V, Duncan AJ. Fuller Z. Ratcliffe B. Effect of cooking brassica vegetables on the subsequent hydrolysis and metabolic fate of glucosinolates. Proc Nutr Soc. 2007 Feb;66(1):69-81.

437 He YH, Friesen MD, Ruch RJ, Schut HA. Indole-3-carbinol as a chemopreventive agent in 2-amino-1-methyl-6-phenylimidazo[4,5-b] pyridine (PhIP) carcinogenesis: inhibition of PhIP-DNA adduct formation, acceleration of PhIP metabolism, and induction of cytochrome P450 in female F344 rats. Food Chem Toxicol. 2000 Jan;38(1):15-23.

438 Jin L, Qi M, Chen DZ, Anderson A, Yang GY, Arbeit JM, Auborn KJ. Indole-3-carbinol prevents cervical cancer in human papilloma virus type 16 (HPV16) transgenic mice. Cancer Res 1999 Aug 15;59(16):3991-7.

439 Bell MC, et al. Placebo-controlled trial of indole-3-carbinol in the treatment of CIN. Gynecol Oncol. 2000 Aug;78(2):123-9.

440 Bell MC, et al. Preliminary results of the use of indole-3-carbinol in the treatment of CIN. Gynecol Oncol. 2000 Aug;78(2):123-9.

441 Bailey GS, Hendricks JD, Shelton DW, Nixon JE, Pawlowski NE. Enhancement of carcinogenesis by the natural anti-carcinogen indole-3-carbinol. J Natl Cancer Inst. J Natl Cancer Inst. 1987 May;78(5):931-4.

442 Van Poppel G, Verhoeven DT, Verhagen H, Goldbohm RA. Brassica vegetables and cancer prevention. Epidemiology and mechanisms.Adv Exp Med Biol. 1999; 472:159-68.

443 Puleo A. Physiological effects of cabbage with reference to its potential as a dietary cancer-inhibitor and its use in ancient medicine. J Ethnopharm. 1983; 9: 261-72.

444 Lam S, et al. A randomized phase IIb trial of anethole dithiolethione in smokers with bronchial dysplasia. J Natl Cancer Inst. 2002 Jul 3; 94(13):1001-9.

445 Chen CH, Degraffenried LA. Anethole suppressed cell survival and induced apoptosis in human breast cancer cells independent of estrogen receptor status. Phytomedicine. 2012 Jun 15;19(8-9):763-7.

446 Chen D, et al. Capsaicin induces cycle arrest by inhibiting cyclin-dependent-kinase in bladder carcinoma cells. Int J Urol. 2012 Jul;19(7):662-8.

447 Ellison N, et al. Phase III placebo-controlled trial of capsaicin cream in the management of surgical neuropathicpain in cancer patients. J Clin Oncol. 1997 Aug; 15(8):2974-80.

448 Cerella C, Dicato M, Jacob C, Diederich M. Chemical properties and mechanisms determining the anti-cancer action of garlic derived organic sulfur compounds. Anticancer Agents Med Chem. 2011 Mar;11(3):267-71.

449 Zhou Y, et al. Comsumption of large amounts of Allium vegetables reduces risk for gastric cancer in a meta-analysis. Gastroenterology. 2011 Jul;141(1):80-9.

450 Khatiwada J, Verghese M, Davis S, Williams LL. Green tea, phytic acid, and inositol in combination reduced the incidence of azoxymethane-induced colon tumors in Fisher 344 male rats. J Med Food. 2011 Nov 14(11):1313-20.

451 Norazalina S, Norhaizan ME, Hairuszah I, Norashareena MS. Anticarcinogenic efficacy of phytic acid extracted from rice bran on azoxymethane-induced colon carcinogenesis in rats. Exp Toxicol Pathol. 2010 May;62(3):259-68.

452 Graf E, Eaton JW. Antioxidant functions of phytic acid. Free Radic Biol Med. 1990;8(1):61-9.

453 Cholewa K, et al. The influence of phytic acid on TNF-alpha and its receptors genes' expression in colon cancer Caco-2 cells.Acta Pol Pharm. 2008 Jan-Feb; 65(1):75-9.

454 Graf E, Eaton JW. Suppression of colonic cancer by dietary phytic acid. Nutr Cancer. 1993;19(1):11-9.

455 Duffy MJ. Proteases as prognostic markers in cancer. Clin Cancer Res. 1996 Apr;2(4):613-8.

456 Palavalli MH, Natarajan SS. Wang TT, Krishnan HB. Imbibition of soybean seeds in warm water results in the release of copious amounts of bowman-birk protease inhibitor, a putative anticarcinogenic agent. J Agric Food Chem. 2012 Mar 28;60(12):3135-43.

457 Kobayashi H, Suzuki M, Kanayama N. Terao T. A soybean Kunitz trypsin inhibitor suppresses ovarian cancer cell invasion by blocking urokinase upregulation. Clin Exp Metastasis. 2004;21(2):159-66.

458 Losso JN. The biochemical and functional food properties of the bowman-birk inhibitor. Crit Rev Food Sci Nutr. 2008 Jan;48(1):94-118.

459 Chao A, et al. Meat consumption and risk of colorectal cancer. JAMA. 2005 Jan 12;293(2):172-82.

460 Bingham A, Hughes R, Cross A. Effect of white versus red meat on endogenous N-nitrosation in the human colon and further evidence of a dose response. J Nutr. 2002 Nov;132(11 Suppl):3522S-3525S.

461 Hogg N. Red meat and colon cancer: heme proteins and nitrite in the gut. A commentary on diet-induced endogenous formation of nitroso compounds in the GI tract. Free Radic Biol Med. 2007;43:1037-9.

462 OíHanlon, L. High meat consumption linked to gastric-cancer risk. Lancet Oncol. 2006 Apr;7(4):287.

463 Rodriguez C, et al. Meat consumption among Black and White men and risk of prostate cancer in the Cancer Prevention Study II Nutrition Cohort. Cancer Epidemiol Biomarkers Prev. 2006 Feb;15(2):211-6.

464 Garcia-Closas R., et al. Food, nutrient and heterocyclic amine intake and the risk of bladder cancer.Eur J Cancer. 2007 Jul;43(11):1731-40.

465 Tappel A. Heme of consumed red meat can act as a catalyst of oxidative damage and could initiate colon, breast and prostate cancers, heart disease and other diseases. Med Hypotheses. 2007;68(3):562-4.

466 Sinha R, Cross AJ, Graubard BI, Leitzmann MF, Schatzkin A. Meat intake and mortality: a prospective study of over half a million people. Arch Intern Med. 2009 Mar 23;169(6):562-71.

467 Lauber SN, Gooderham NJ. The cooked meat derived genotoxic carcinogen 2-amino-3-methylimidazo[4,5-b]pyridine has potent hormone-like activity: mechanistic support for a role in breast cancer. Cancer Res. 2007 Oct 1;67(19):9597-602.

468 Bruning-Fann CS, Kaneene JB. The effects of nitrate, nitrite and N-nitroso compounds on human health: a review. Vet Hum Toxicol. 1993 Dec;35(6):521-38.

469 Szymanska-Chabowska J, Antonowicz-Juchniewicz J, Andrzejak R. Some aspects of arsenic toxicity and carcinogenicity in living organism with special regard to its influence on cardiovascular system, blood and bone marrow. Int J Occup Med Environ Health. 2002;15(2):101-16.

470 Durando M, et al. Bisphenol A exposure induces preneoplastic lesions in the mammary gland in Wistar rats. Environ Health Perspect. 2007 Jan;115(1):80-6.

471 Ho S, Tang W, Belmonte de Frausto J, Prins G. Developmental exposure to estradiol and bisphenol A increases susceptibility to prostate carcinogenesis and epigenetically regulates phosphodiesterase type 4 variant 4. Cancer Res.2006;66: 5624-32.

472 Larsson S, Bergkvist, Wolk A. Milk and lactose intakes and ovarian cancer risk in the Swedish Mammography Cohort. Am J Clin Nutr. 2004 Nov;80(5):1353-7.

473 Cramer DW, et al. Galactose consumption and metabolism in relation to the risk of ovarian cancer. Lancet. 1989 Jul 8;2(8654):66-71.

474 Gerrits WJ, Decuypere E, Verstegen MW, Karabinas V. Effect of protein and protein-free energy intake on plasma concentrations of insulin-like growth factor I and thyroid hormones in preruminant calves. J Anim Sci. 1998 May;76(5): 1356-63.

475 Fontana L, Weiss EP, Villareal DT, Klein S, Holloszy JO. Long-term effects of calorie or protein restriction on serum IGF-1 and IGFBP-3 concentration in humans. Aging Cell. 2008 Oct;7(5):681-7.

476 Wang C, et al. Review of salt consumption and stomach cancer risk: Epidemiological and biological evidence. World J Gastroenterol. 2009 May 14;15(18): 2204-13.

477 Freeman HJ. Adult celiac disease and its malignant complications. Gut Liver. 2009 Dec;3(4):237-46.

478 Mueller T, Voigt W. Fermented wheat germ extract-nutritional supplement or anticancer drug? Nutr J. 2011 Sep 5;10:89.

479 Mueller T, Jordan K, Voigt W. Promising cytotoxic activity profile of fermented wheat germ extract (Avemar®) in human cancer cell lines. J Exp Clin Cancer Res. 2011 Apr 16;30:42.

480 Chang S, Buswell J. Mushroom nutriceuticals. World J Microbiol Biotechnol. 1996; 12:473-76.

481 El-Demerdash F, Yousef M, Abou El-Naga N. Biochemical study on the hypogly-cemic effects of onion and garlic in alloxan-induced diabetic rats Biochemical study on the hypoglycemic effects of onion and garlic in alloxan-induced dia-betic rats. Food Chem Toxicol. 2005 Jan; 43(1):57-63.

482 Boersma, H. Interaction between the cytostatic effects of quercetin and 5-fluor-ouracil in two human colorectal cancer cell lines. Phytomedic. 1994 Dec;1(3): 139-244.

483 Wang G, et al. Effects of quercetin nanoliposomes on C6 glioma cells through induction of type III programmed cell death. Int J Nanomedicine. 2012;7: 271-80.

484 Kang TB, Liang NC. Studies on the inhibitory effects of quercetin on the growth of HL-60 leukemia cells. Biochem Pharmacol. 1997 Nov; 54(9):1013-8.

485 Qin Y, He LY, Chen Y, Wang WY, Zhao XH, Wu MY.Quercetin affects leptin and its receptor in human gastric cancer MGC-803 cells and JAK-STAT path-way. Xi Bao Yu Fen Zi Mian Yi Xue Za Zhi. 2012 Jan;28(1):12-6. 2012 Jan; 28(1):12-6.

486 Dae-Hee L, Miroslaw S, Yong JL Role of Bax in quercetin-induced apoptosis in human prostate cancer cells Biochem Pharmacol. 2008 June;75(12): 2345-55.

487 Chen SS, Michael A, Butler-Manuel SA. Advances in the treatment of ovarian cancer -a potential role of antiinflammatory phytochemicals.Discov Med. 2012 Jan;13(68):7-17.

488 Vidya PR, Senthil MR, Maitreyi, et al. The flavonoid quercetin induces cell cycle arrest and mitochondria-mediated apoptosis in human cervical cancer (HeLa) cells through p53 induction and NF-κB inhibition. Eur J Pharmacol. 2010 Dec; 649(1-3):84-91.

489 Du G, et al. Dietary quercetin combining intratumoral doxorubicin injection synergistically induces rejection of established breast cancer in mice. Int Immu-nopharmacol. 2010 July;10(7): 819-26.

490 Murakami A, Ashida H, Terao J. Multitargeted cancer prevention by quercetin. Cancer Lett. 2008 Oct;269(2):315-25.

491 Wach A, Pyrzyńska K, Biesaga M. Quercetin content in some food and herbal samples. Food Chemistry. 2007; 100(2):699-704.

492 Nessa MU, et al. Synergism from combinations of cisplatin and oxaliplatin with quercetin and thymoquinone in human ovarian tumour models. Anticancer Res. 2011 Nov;31(11):3789-97.

493 Chen C, Zhou J, Ji C. Quercetin: A potential drug to reverse multidrug resis-tance.Life Sci 2010 Sept.;87(11-12): 333-8.

494 Wong MY, Chiu CN. Liposome formulation of co-encapsulated vincristine and

quercetin enhanced antitumor activity in a trastuzumab-insensitive breast tumor xenograft model. Nanomedicine. 2011 Dec;7(6):834-40.

495  Dihal AA, et al. Modulatory effects of quercetin on proliferation and differentiation of the human colorectal cell line Caco-2. Cancer Lett. 2006 Jul 18;238(2); 248-59.

496  Khonkarn R, Mankhetkorn S, Wim E, Okonogi S. PEG-OCL micelles for quercetin solubilization and inhibition of cancer cell growth. Eur J Pharm and Biopharm. 2011 Oct; 79(2):268-75.

497  Mertens-Talcott S, Percival S. Ellagic acid and quercetin interact synergistically with resveratrol in the induction of apoptosis and cause transient cell cycle arrest in human leukemia cells. Cancer Lett. 2005 Feb 10;218(2):141-51.

498  Wang P, et al. Effects of quercetin on the apoptosis of the human gastric carcinoma cells. Toxicol In Vitro. 2012 Mar;26(2):221-8.

499  Russo M, et al. The flavonoid quercetin in disease prevention and therapy: Facts and fancies. Biochem Pharmacol. 2012 Jan 1;83(1):6-15.

500  Devipriya S, Ganapathy V, Srinivasulu C. Suppression of tumor growth and invasion in 9,10 dimethyl benz(a) anthracene induced mammary carcinoma by the plant bioflavonoid quercetin. Chemic Biol Interact. 2006 Aug 25; 62 (2):106-13.

501  Kaindl U, et al. The dietary antioxidants resveratrol and quercetin protect cells from exogenous pro-oxidative damage. Food Chem Toxicol. 2008 Apr;46(4): 1320-6.

502  Camargo CA, et al. Inhibition of tumor growth by quercetin with increase of survival and prevention of cachexia in Walker 256 tumor-bearing rats. Biochem Biophys Res Commun. 2011 Mar 25;406(4):638-4.

503  Schwarz D, Kisselev P, Roots I. CYP1A1 genotype-selective inhibition of benzo[a] pyrene activation by quercetin. Eur J Cancer. 2005 Jan;41(1):151-8.

504  Boots AW, Haenen GR, Bast A. Health effects of quercetin: From antioxidant to nutraceutical. Eur J Pharmacol. 2008 May 13;585(2-3):325-37.

505  Zhou W, et al. Dietary polyphenol quercetin targets pancreatic cancer stem cells. Int J Oncol. 2010 Sep;37(3):551-61.

506  Milner JA. Garlic: Its anticarcinogenic and antitumorigenic properties. Nutr Rev. 1996 Nov;54(11 Pt 2):S82-6. Review.

507  Ross SA, Finley JW, Milner JA. Allyl sulfur compounds from garlic modulate aberrant crypt formation. J Nutr. 2006 Mar; 136(3 Suppl):852S-854S.

508  González CA, et al. Fruit and vegetable intake and the risk of stomach and oesophagus adenocarcinoma in the European Prospective Investigation into Cancer and Nutrition (EPIC-EURGAST). Int J Cancer 2006;118(10):2559-66.

509  Gao CM, Takezaki T, Ding JH, Li MS, Tajima K. Protective effect of allium vegetables against both esophageal and stomach cancer: A simultaneous case-referent study of a high-epidemic area in Jiangsu Province, China. Jpn J Cancer Res. 1999 Jun;90(6):614-21.

510  Chan JM, Wang F, Holly EA. Vegetable and fruit intake and pancreatic cancer in a population-based case-control study in the San Francisco bay area. Cancer Epidemiol Biomarkers Prev. 2005 Sep;14(9):2093-7.

511  Tilli CM, et al. The garlic-derived organosulfur component ajoene decreases basal cell carcinoma tumor size by inducing apoptosis. Arch Dermatol Res. 2003 Jul; 295(3):117-23.

512 Hong YS, Ham YA, Choi JH, Kim J. Effects of allyl sulfur compounds and garlic extract on the expression of Bcl-2, Bax, and p53 in non small cell lung cancer cell lines. Exp Mol Med. 2000 Sep 30;32(3):127-34.

513 Challier B, Perarnau JM, Viel J. F. Garlic, onion and cereal fibre as protective factors for breast cancer: A French case-control study. Eur J Epidemiol. 1998 Dec; 14(8):737-47.

514 Steinmetz KA, Kushi LH, Bostick RM, Folsom AR, Potter JD. Vegetables, fruit, and colon cancer in the Iowa Women's Health Study. Am J Epidemiol. 1994 Jan 1;139(1):1-15.

515 Hsing AW, et al. Allium vegetables and risk of prostate cancer: A population-based study. J Nat Cancer Inst. 2002; 94(21):1648-51.

516 Shenoy NR, Choughuley AS. Inhibitory effect of diet related sulphydryl compounds on the formation of carcinogenic nitrosamines. Cancer Lett.1992; 65(3): 227-32.

517 L'vova GN, Zasukhina GD. Modification of repair DNA synthesis in mutagen-treated human fibroblasts during adaptive response and the antimutagenic effect of garlic extract. Genetika 2002; 38(3):306-9.

518 Knowles LM, Milner A. Possible Mechanism by Which Allyl Sulfides Suppress Neoplastic Cell Proliferation. J Nutr. 2001 Mar;131(3s):1061S-6S.

519 Higdon JV, Delage B, Williams DE, Dashwood RH.Cruciferous vegetables and human cancer risk: epidemiologic evidence and mechanistic basis. Pharmacol Res. 2007 Mar;55(3):224-36.

520 Herr I, Büchler MW. Dietary constituents of broccoli and other cruciferous vegetables: implications for prevention and therapy of cancer. Cancer Treat Rev. 2010 Aug; 36(5):377-83.

521 Singh SV, et al. Sulforaphane-induced cell death in human prostate cancer cells is initiated by reactive oxygen species. J Biol Chem. 2005 May 20;280(20):19911-24.

522 Davis R, Singh KP, Kurzrock R, Shankar S. Sulforaphane inhibits angiogenesis through activation of FOXO transcription factors. Oncol Rep. 2009 Dec; 22(6): 1473-8.

523 Singh SV, et al. Sulforaphane inhibits prostate carcinogenesis and pulmonary metastasis in TRAMP mice in association with increased cytotoxicity of natural killer cells. Cancer Res. 2009 Mar 1;69(5):2117-25.

524 Michnovicz JJ, Bradlow HL. Induction of Estradiol Metabolism by Dietary Indole-3-carbinol in Humans. J Natl Cancer Inst. 1990 Jun 6;82(11):947-9.

525 Cornblatt BS, et al. Preclinical and clinical evaluation of sulforaphane for chemoprevention in the breast. Carcinogenesis. 2007 Jul;28(7):1485-90.

526 Steinkellner H, et al. Effects of cruciferous vegetables and their constituents on drug metabolizing enzymes involved in the bioactivation of DNA-reactive dietary carcinogens. Mutat Res. 2001 Sep 1;480-481:285-97.

527 Lampe JW, Peterson S. Brassica, biotransformation and cancer risk: genetic polymorphisms alter the preventive effects of cruciferous vegetables. J Nutr. 2002 Oct;132(10):2991-4.

528 Kalpana Deepa Priya D, Gayathri R, Sakthisekaran D. Role of sulforaphane in the anti-initiating mechanism of lung carcinogenesis in vivo by modulating the metabolic activation and detoxification of benzo(a)pyrene. Biomed Pharmacother. 2011 Feb;65(1):9-16.

529 Fan S, Meng Q, Auborn K, Carter T, Rosen EM. BRCA1 and BRCA2 as molecular targets for phytochemicals indole-3-carbinol and genistein in breast and prostate cancer cells. Br J Cancer 2006; 94:407-26.

530 Bosetti C, et al. Cruciferous vegetables and cancer risk in a network of case-control studies. Ann Oncol. 2012 Aug;23(8):2198-203.

531 Brock KE, et al. Fruit, vegetables, fibre and micronutrients and risk of US renal cell carcinoma. Br J Nutr. 2012 Sep 28;108(6):1077-85.

532 Liu B, Mao Q, Lin Y, Zhou F, Xie L.The association of cruciferous vegetables intake and risk of bladder cancer: a meta-analysis. World J Urol. 2013 Feb;31(1): 127-33.

533 Izutani Y, Yogosawa S, Sowa Y, Sakai T. Brassinin induces G1 phase arrest through increase of p21 and p27 by inhibition of the phosphatidylinositol 3-kinase signaling pathway in human colon cancer cells.Int J Oncol. 2012 Mar; 40(3): 816-24.

534 Bryant C, et al. Sulforaphane induces cell cycle arrest by protecting RB-E2F-1 complex in epithelial ovarian cancer cells. Mol Cancer. 2010 Mar 2;9:47.

535 Kristal AR. Lampe JW. Brassica vegetables and prostate cancer risk: a review of the epidemiological evidence. Nutr Cancer. 2002;42:1-9.

536 Nechuta SJ, et al. Cruciferous Vegetable Intake After Diagnosis of Breast Cancer and Survival: a Report From the Shanghai Breast Cancer Survival Study. Abstract #LB-322.In Annual Meeting of the American Association for Cancer Research; 2012 Mar 31-Apr 4. Chicago, Il; 2012.

537 Higdon JV, Delage B, Williams DE, Dashwood RH. Cruciferous vegetables and human cancer risk: epidemiologic evidence and mechanistic basis. Pharmacol Res. 2007 Mar; 55(3):224-36.

538 Cornblatt BS, et al. Preclinical and clinical evaluation of sulforaphane for chemoprevention in the breast. Carcinogenesis. 2007 Jul; 28(7):1485-90.

539 Kirsh VA, et al. Prospective Study of Fruit and Vegetable Intake and Risk of Prostate Cancer. J Natl Cancer Inst. 2007; 99(15):1200-9.

540 Zhang CX, Ho SC, Chen YM, Fu JH, Cheng SZ, Lin FY. Greater vegetable and fruit intake is associated with a lower risk of breast cancer among Chinese women. Int J Canc 2009 Jul 1;125(1):181.

541 Bosetti C, et al. Cruciferous vegetables and cancer risk in a network of case-control studies. Ann Oncol. 2012 Aug;23(8):2198-203.

542 Latté KP, Appel KE, Lampen A. Health benefits and possible risks of broccoli - an overview. Food Chem Toxicol. 2011 Dec; 49(12):3287-309.

543 Skrovánková S. Seaweed vitamins as nutraceuticals. Adv Food Nutr Res. 2011; 64:357-69.

544 Mišurcová L, Ambrožová J, Samek D. Seaweed lipids as nutraceuticals.Adv Food Nutr Res. 2011;64:339-55.

545 Yuan YV, Walsh NA. Antioxidant and antiproliferative activities of extracts from a variety of edible seaweeds. Food Chem Toxicol. 2006 Jul;44(7):1144-50.

546 Rozema J, et al. The role of UV-B radiation in aquatic and terrestrial ecosystems an experimental and functional analysis of the evolution of UV-absorbing compounds. J Photo Chem Photobiol B. 2002; 66(1):2-12.

547 Mhadhebi L, Laroche-Clary A, Robert J, Bouraoui A. Antioxidant, anti-inflammatory, and antiproliferative activities of organic fractions from the Mediter-

ranean brown seaweed Cystoseirasedoides. Can J Physiol Pharmacol. 2011 Nov 24.

548 Lan-Hong Zheng, et al. Antitumor Peptides from Marine Organisms. Mar Drugs. 2011;9(10):1840-59.

549 Yamasaki-Miyamoto Y, Yamasaki M, Tachibana H, Yamada K. Fucoidan induces apoptosis through activation of caspase-8 on human breast cancer MCF-7 cells. J Agric Food Chem. 2009 Sep 23;57(18):8677-82.

550 Teas J, et al. Dietary seaweed modifies estrogen and phytoestrogen metabolism in healthy postmenopausal women. J Nutr. 2009 May;139(5):939-44.

551 AquaMUNE, a brown seaweed extract, improves metabolism, immune response, energy and chelates heavy metals. Posit Health News. 1998 Spring;(16):18.

552 Zhang Z, Teruya K, Eto H, Shirahata S. Fucoidan extract induces apoptosis in MCF-7 cells via a mechanism involving the ROS-dependent JNK activation and mitochondria-mediated pathways. PLoS One. 2011; 6(11):e27441.

553 Fukahori S, et al. Fucoidan, a major component of brown seaweed, prohibits the growth of human cancer cell lines in vitro. Mol Med Report. 2008 Jul-Aug; 1(4):537-42.

554 Rocha FD, et al. Potential cytotoxic activity of some Brazilian seaweeds on human melanoma cells. Phytother Res. 2007 Feb; 21(2):170-5.

555 Ermakova S, et al. Fucoidans from brown seaweeds Sargassumhornery, Eclonia cava, Costariacostata: structural characteristics and anticancer activity. Appl Biochem Biotechnol. 2011 Jul; 164(6):841-50.

556 Yamasaki-Miyamoto Y, Yamasaki M, Tachibana H, Yamada K. Fucoidan induces apoptosis through activation of caspase-8 on human breast cancer MCF-7 cells. J Agric Food Chem. 2009 Sep 23;57(18):8677-82.

557 Haneji K, et al. Fucoidan extracted from CladosiphonokamuranusTokida induces apoptosis of human T-cell leukemia virus type 1-infected T-cell lines and primary adult T-cell leukemia cells. Nutr Cancer. 2005; 52(2):189-201.

558 Itoh H, Noda H, Amano H, Ito H. Immunological analysis of inhibition of lung metastases by fucoidan (GIV-A) prepared from brown seaweed Sargassumthunbergii. Anticancer Res. 1995 Sep-Oct; 15(5B):1937-47.

559 Peng J. Yuan JP, Wu CF, Wang JH. Fucoxanthin, a marine carotenoid present in brown seaweeds and diatoms: metabolism and bioactivities relevant to human health. Mar Drugs. 2011;9(10):1806-28.

560 Vetvicka V. Beta Glucan-immunostimulant, adjuvant, potential drug. World J Clin Oncol. 2011 Feb 10;2(2):115-9.

561 Vetvicka V, et al. Orally administered marine (1-3)-beta-D-glucanPhycarine stimulates both humoral and cellular immunity. Int J Biol Macromol. 2007 Mar 10; 40(4):291-8.

562 Furusawa E, Furusawa S. Anticancer potential of Viva-Natural, a dietary seaweed extract, on Lewis lung carcinoma in comparison with chemical immunomodulators and on cyclosporine-accelerated AKR leukemia. Oncology. 1989;46(5):343-8.

563 Cumashi A. A comparative study of the anti-inflammatory, anticoagulant, antiangiogenic, and antiadhesive activities of nine different fucoidans from brown seaweeds. Glycobiology. 2007 May; 7(5):541-52.

564 Tokudome S, Kuriki K, Moore MA. Seaweed and cancer prevention. Jpn J Cancer Res. 2001 Sep; 92(9):1008-9.

565 Yang YJ, Nam SJ, Kong G, Kim MK. A case-control study on seaweed consumption and the risk of breast cancer. Br J Nutr. 2010 May;103(9):1345-53.

566 Higashi-Okai K, Otani S, Okai Y. Potent suppressive effect of a Japanese edible seaweed, Enteromorphaprolifera (Sujiao-nori) on initiation and promotion phases of chemically induced mouse skin tumorigenesis. Cancer Lett. 1999 Jun 1;140 (1-2):21-5.

567 Furusawa E, Furusawa S. Antitumor potential of low-dose chemotherapy manifested in combination with immunotherapy of Viva-Natural, a dietary seaweed-extract, on Lewis lung carcinoma.Cancer Lett. 1990 Apr 9;50(1):71-8.

568 Funahashi H, et al. Wakame seaweed suppresses the proliferation of 7,12-dimethylbenz(a)-anthracene-induced mammary tumors in rats. Jpn J Cancer Res. 1999 Sep; 90(9):922-7.

569 Nakamura Y, Narukawa T, Yoshinaga J. Cancer risk to Japanese population from the consumption of inorganic arsenic in cooked hijiki. J Agric Food Chem. 2008 Apr 9;56(7):2536-40.

570 Rose M, et al. Arsenic in seaweed--forms, concentration and dietary exposure. Food ChemToxicol. 2007 Jul; 45(7):1263-7.

571 Japan to raise Fukushima crisis level to worst, NHK World, Tuesday, April 12, 2011 05:47 +0900 (JST).

572 Busby C. The health outcome of the Fukushima catastrophe. Initial analysis from risk model of the European Committee on Radiation Risk, ECRR. Green Audit Aberystwyth UK. 30th March 2011.

573 Yablokov I, Schmitz F, Scott Cato M. ECRR 2010. The 2010 Recommendations of the European Committee on Radiation Risk. Edited by Chris Busby, Rosalie Bertell, Alexey Brussels: ECRR; available from www.euradcom.org

574 Tondel M, et al. Increased incidence of malignancies in Sweden after the Chernobyl accident. Am J Industr Medic. 2006; 49(3):159-68.

575 Costa R, Cunha V, Carvalho R. The immunomodulator role of D-glucans as co-adjuvant for cancer therapy. Rev Bras Nutr Clin. 2006;21(2):163-6.

576 Hara M, Hanaoka M, Kobayashi M. Cruciferous vegetables, mushrooms and gastrointestinalcáncer risk in a multicenter, hospital based case control study in Japan. Nutr Cancer. 2003.46 (2):138-47.

577 Chan GC, Chan WK, Sze DM. The effects of beta-glucan on human immune and cancer cells. Hematol Oncol. 2009 Jun 10;2:25.

578 Lin YL, Liang YC, Lee SS, Chiang BL. Polysaccharide purified from Ganoderma lucidum induced activation and maturation of human monocyte-derived dendritic cells by the NF-kappa β and p38 mitogen-activated protein kinase pathways. J Leukoc Biol. 2005;78:533-43.

579 Volman JJ, et al. Effects of mushroom-derived beta-glucan-rich polysaccharide extracts on nitric oxide production by bone marrow-derived macrophages and nuclear factor-kappa β transactivation in Caco-2 reporter cells: can effects be explained by structure?Mol Nutr Food Res. 2010 Feb; 54(2):268-76.

580 Cutler RR. The immune system and some natural agents that may help it fight disease. British J ClinPhytomed. 2003;2:6.

581 Demir G, Klein HO, Mandel-Molinas N, Tuzuner N. Beta glucan induces proliferation and activation of monocytes in peripheral blood of patients with advanced breast cancer. Int Immuno Pharmacol. 2007;7:113-6.

582 Werner GH, Jolles P. Immunostimulating agents: what next? Eur J Biochem. 1996 Nov 15;242(1):1-19. Review.

583 Eliza WL, Fai CK, Chung LP. Efficacy of Yun Zhi (Coriolus versicolor) on survival in cancer patients: systematic review and meta-analysis. Recent Pat Inflamm Allergy Drug Discov. 2012 Jan; 6(1):78-87.

584 Ahn WS, et al. Natural killer cell activity and quality of life were improved by consumption of a mushroom extract, Agaricus blazei Murill Kyowa, in gynecological cancer patients undergoing chemotherapy. Int J Gynecol Cancer. 2004 Jul-Aug;14(4):589-94.

585 Wong CK, et al. Immunomodulatory effects of yunzhi and danshen capsules in health subjects-a randomized, double-blind, placebo-controlled, crossover study. Int Immuno Pharmacol. 2004 Feb; 4(2):201-11.

586 Petrova RD. New scientific approaches to cancer treatment: can medicinal mushrooms defeat the curse of the century? Int J Med Mushrooms. 2012; 14(1):1-20.

587 Zhang M, Huang J, Xie X, Holman CD. Dietary intakes of mushrooms and green tea combine to reduce the risk of breast cancer in Chinese women. Int J Cancer. 2009 Mar 15;124(6):1404-8.

588 Nanba H. El hongo Maitake, potente anticancerígeno y adaptógeno. Natura Medicatrix. 1996;43:1-4.

589 Kodama N, Komuta K, Sakai N, Nanba H. Effects of D-fraction, a polysaccharide from Grifola frondosaon tumor growth involve activation of NK cells. Biol Pharm Bull 2002; 25:1647-1650.

590 Kodama N, Komuta K, Nanba H. Can Maitake MD-Fraction aid cancer patiens? Altern Med Rev. 2002 Jun;7(3):236-9. Review.

591 Martin K.R, Brophy SK. Commonly consumed and specialty dietary mushrooms reduce cellular proliferation in MCF-7 human breast cancer cells. Exp. Biol. Med. (Maywoo). 2010 Nov; 235(11):1306-14.

592 Kodama N, Mizuno S, Nanba H, Saito N. Potential antitumor activity of a low-molecular-weight protein fraction from Grifola frondosa through enhancement of cytokine production. J Med Food. 2010 Feb;13(1):20-30.

593 Israilides C, et al. In vitro cytostatic and immunomodulatory properties of the medicinal mushroom Lentinulaedodes.Phytomedicine. 2008 Jun;15(6-7):512-9.

594 Inoue M,et al. Improvement of long-term prognosis in patients with ovarian cancers by adjuvant sizofiran immunotherapy: a prospective randomized controlled study. Biotherapy. 1993;6(1):13-8.

595 Fujimiya Y, et al. Selective tumoricidal effect of soluble proteoglucan extracted from the basidiomycete, AgaricusblazeiMurill, mediated via natural killer cell activation and apoptosis. Cancer Immunol Immunother. 1998 May;46(3):147-59.

596 Sorimachi K, Akimoto K, Inafuku K, Okubo A, Yamazaki S. Secretion of TNF-{gamma}, IL-8 and nitric oxide by macrophages activated with Agaricusblazei Murril fractions in vitro. Cell Struct Funct. 2001; 26:103-8.

597 Kobayashi H, et al. Suppressing effects of daily oral supplementation of beta-glucan extracted from AgaricusblazeiMurill on spontaneous and peritoneal disseminated metastasis in mouse model. J Cancer Res Clin Oncol. 2005 Aug; 131(8):527-38.

598  Suzuki T, et al. Clinical Trial with HimematsutakeIwade Strain 101 powder with patients with malignant tumors (Study on long term administration and side effects). 2000. Solicitud a la F.D.A. - Food and Drug Administration USA.

599  Silva D. Ganoderma lucidum (Reishi) in cancer treatment. Integr Cancer Ther. 2003 Dec;2(4):358-64.

600  Chan W, et al. Ganoderma lucidum mycelium and spore extracts as natural adjuvants for immunotherapy. J Altern Complement Med. 2005 Dec;11(6):1047-57.

601  Zhao S, Ye G, Fu G, Cheng JX, Yang BB, Peng C. Ganoderma lucidum exerts anti-tumor effects on ovarian cancer cells and enhances their sensitivity to cisplatin. Int J Oncol. 2011 May;38(5):1319-27.

602  Weng CJ, Yen GC. The in vitro and in vivo experimental evidences disclose the chemopreventive effects of Ganoderma lucidum on cancer invasion and metastasis. Clin Exp Metastasis. 2010 May;27(5):361-9.

603  Konno S. Synergistic potentiation of D-fraction with vitamin C as possible alternative approach for cancer therapy. Int J Med Gen. 2009 Jul 30;2:91-108.

604  Karppi J, et al. Serum lycopene and the risk of cancer: The Kuopio ischaemic Heart Disease Risk Factor (KIHD) study. Annal Epidemiol. 2009 Jul; 19(7): 512-8.

605  Smerák P, Dempvá H, Houska M. Antimutagenic effects of lycopene and tomato pureé. J Med Food. 2010 Dec;13 (6):1443-50.

606  Palozza P, et al. Lycopene induces cell growth inhibition by altering mevalonate pathway and Ras signaling in cancer cell lines. Carcinogenesis. 2010 Oct; 31(10): 1813-21.

607  Ford NA, et al. Lycopene and apo-12í-lycopenal reduce cell proliferation and alter cell cycle progression in human prostate cancer cell. Nutr Cancer. 2011; 63(2):256-63.

608  Lin M.C, Wang FY, Kuo YH, Tang F.Y. Cancer Chemopreventive Effects of Lycopene: Suppression of MMP-/ Expression and Cell invasion in Human Colon Cancer Cells. J Agric Food Chem. 2011 Oct 26;59(20):11304-18.

609  Yang C M, Lu IH, Chen HY, Hu ML. Lycopene inhibits the proliferation of androgen-dependent human prostate tumor cells through activation of PPARγ-LXRα-ABCA1 pathway. J Nutr Biochem. 2012 Jan; 23(1):8-17.

610  Guil-Guerrero JL. Ramos R, Rodriguez I, López-Sánchez C. Cytotoxicity screening of several tomate extracts. J Med Food. 2011 Jan-Feb;14(1-2):40-5.

611  Giovannucci E. Commentary: Serun Lycopene and prostate cancer progression: a reconsideration of finding from the prostate cancer prevention trial. Cancer Causes Control. 2011 Jul;22(7):1055-9.

612  Bowen P, et al. Tomato sauce supplementation and prostate cancer: lycopene accumulation and modulation of biomarkers of carcinogenesis. Exp Biol Med (Maywood). 2002 Nov; 227(10):886-93.

613  Lu R, et al. Lycopene: features and potential significance in the oral cancer and precancerous lesions. J Oral Pathol Med. 2011 May;40(5):361-8.

614  Giovannucci E, et al. A prospective study of tomato products, lycopene, and prostate cancer risk. J Natl Cancer Inst. 2002 Mar 6;94(5):391-8.

615  Beilby J, Ambrosini GL, Rossi E, de Klerk NH, Musk AW. Serum levels of folate, lycopene, B-carotene, retinol and vitamin E and prostate cancer risk. Eur J Clin Nutr. 2010 Oct; 64(10):1235-8.

616 Rao A, Waseem Z, Agarwal S. Lycopene content of tomatoesand tomato products and their contribution to dietary lycopene. Food Research Int. December. 1998; 31(10):737-41.

617 Fielding J, Kevin R, Cooper P. Increases in plasma lycopene concentration after consumption of tomatoes cooked with olive oil. Asia Pac J Clin Nutr. 2005;14(2): 131-6.

618 Shi J, et al. Effect of heating and exposure to light on the stability of lycopene in tomato purée. Food Control. May 2008;19:514-20.

619 Ríos JL, et al. Cucurbitacins as inducers of cell death and a rich source of potential anticancer compounds. Curr Pharm Des. 2012;18(12):1663-76.

620 Lee DH, Iwanski GB, Thoennissen H. Cucurbitacin: ancient compound shedding new light on cancer treatment. Scientific World J. 2010 Mar 5;10:413-8.

621 Borneo R, León AE. Whole grain cereals: functional components and health benefits. Food Funct. 2012 Feb 3;3(2):110-9.

622 Beatini M, Davini MD, Fazio A. The relation between fecal pH and cancer of the colon. Minerva Chir. 1988 Oct 15; 43(19):1571-3.

623 Gibson GR, Beatty ER, Wang X. Cummings JH. Selective stimulation of bifidobacteria in the human colon by oligofructose and inulin. Gastroenterology. 1995 Apr;108(4):975-82.

624 Fuchs CS, et al. Dietary fiber and the risk of colorectal cancer and adenoma in women. N Engl J Med. 1999 Jan 21;340(3):169-76.

625 Schoen RE, et al. Increased blood glucose and insulin, body size and incident colorectal cancer. J Natl Cancer Inst. 1999 Jul 7;91(13):1147-54.

626 Hu FB, et al. Prospective study of adult onset diabetes mellitus (type 2) and risk of colorectal cancer in women. J Natl Cancer Inst. 1999 Mar 17;91(6):542-7.

627 Stoll BA. Western nutrition and the insulin resistance syndrome: a link to breast cancer. Eur J Clin Nutr.1999;53:83-7.

628 Jacobs DR Jr, Marquart L, Slavin J, Kushi LH.Whole-grain intake and cancer: an expanded review and meta-analysis. Nutr Cancer. 1998;30(2):85-96.

629 Chatenoud L, et al. Whole grain food intake and cancer risk.Int J Cancer. 1998 Jul 3;77(1):24-8.

630 Spanou C, et al. Flavonoid Glycosides Isolated from Unique Legume Plant Extracts as Novel Inhibitors of Xanthine Oxidase. PLoS One. 2012;7(3):e32214.

631 Shi J, et al. Saponins from edible legumes: chemistry, processing, and health benefits. J Med Food. 2004 Spring;7(1):67-78.

632 Xu B, Chang S. Comparative study on antiproliferation properties and cellular antioxidant activities of commonly consumed food legumesagainst nine human cancer cells.Food Chemistry. 2012 Oct 1;134 (3):1287-96.

633 Xu B, Chang S. Effect of soaking, boiling, and steaming on total phenolic content and antioxidant activities of cool season food legumes. Food Chemistry. 2008 Sep 1;110(1):1-13.

634 Aune D, et al. Legume intake and the risk of cancer: a multisite case-control study in Uruguay. Cancer Causes Control. 2009 Nov;20(9):1605-15.

635 INTERNATIONAL AGENCY FOR RESEARCH ON CANCER (IARC). www/ iarc.fr

636 Ziegler RG, et al. Migration patterns and breast cancer risk in Asian- American. J Natl Cancer Inst. 1993 Nov 17;85(22):1819-27.

637  Linos E, et al. Effects of reproductive and demographic changes on breast cancer incidence in China: a modeling analysis. J Natl Cancer Inst. 2008 Oct 1;100(19): 1352-60.

638  Mense SM, Hei TK, Ganju RK, Bhat HK. Phytoestrogens and breast cancer prevention: possible mechanisms of action. Environ Healt Perspect. 2008 Apr;116(4): 426-33.

639  Ward H, et al. Breast cancer risk in relation to urinary and serum biomarkers of phytoestrgen exposure in the European Prospective into Cancer-Norfolk cohort study. Breast Cancer Res. 2008;10(2):R32.

640  Kim YM, Yang S, Xu W, Lis S, Yang X. Continuous in vitro exposure to low -dose genistein induces genomic instability in breast epithelial cells. Cancer Genet Cytogenet. 2008 Oct 15;186(2):78-84.

641  Tomar RS, Shiao R. Early life and adult exposure to isoflavones and breast cancer risk. J Environ Sci Healt C Environ Carcinog Ecotoxicol Rev. 2008 Apr-Jun;26(2): 113-73.

642  Iwasaki M, et al. Plasma isoflavone level and subsequent risk of breast cancer among Japanese women: a nested case-control study from the Japan Public Health Center-based prospective study group. J Clin Oncol. 2008 Apr 1;2 6(10): 1677-83.

643  Hilakivi-Clarke L, Andrade JE, Helferich W. Is soy consumption good or bad for the breast? J Nutr. 2010 Dec; 140(12):2326S-2334S.

644  Messina MJ, Loprinzi CL. Soy for breast cancer survivors: a critical review of the literature. J Nutr. 2001 Nov; 131(11 Supl):3095S-108S.

645  Shu XO, et al. Soy food intake and breast cancer survival. JAMA. 2009 Dec 9;302(22):2437-43.

646  American Cancer Society. Soy May Counteract Tamoxifen Used by Breast Cancer Patients. Published: 20/6/2007.

647  Bar-El DS, Reifen R. Soy as an endocrine disruptor:cause for caution?. J Pediatr Endocrinol Metab. 2010 Sep; 23(9):855-61.

648  Narod SA. Hormone replacement therapy and the risk of breast cancer.Nat Rev Clin Oncol. 2011 Aug 2;8(11):669-76.

649  Beral V. Million Women Study Collaborators. Breast cancer and hormone-replacement therapy in the Million Women Study. Lancet 2003 Aug 9; 362(9382): 419-27.

650  Glass AG, Lacey JV Jr, Carreon JD, Hoover RN. Breast cancer incidence. 1980-2006: combined roles of menopausal hormono therapy. Screening mammography. And estrogen receptor status. J Natl Cancer Inst. 2007 Aug 1;99(15):1152-61.

651  Bull D, et al. Ovarian cancer and hormone replacement therapy in the Million Women Study. Lancet. 2007 May 19; 369(9574):1703-10.

652  Zbuk K, Anand SS. Declining incidence of breast cancer after decreased use of hormone-replacement therapy: magnitude and time lags in different countries. J Epidemiol Community Health. 2012 Jan; 66(1):1-7.

653  Silverman BG, Siegelmann-Danieli N, Braunstein R, Kokia ES. Trends in breast cancer incidence associated with reductions in the use of hormone replacement therapy. Cancer Epidemiol. 2011 Feb; 35 (1):11-6.

654  Andres S, Abraham K, Appel KE. Lampen A. Risk and benefits of dietary isoflavones for cancer. Crit Rev Toxicol.2011 Jul;41(6):463-506.

655 Rabiau N, et al. miRNAs differentially expressed in prostate cancer cell lines after soy treatment. In Vivo. 2011 Nov-Dec; 25(6):917-21.

656 Szliszka E, Czuba ZP, Mertas A, Paradysz A, Krol W. The dietary isoflavone biochanin- A sensitizes prostate cáncer cells to TRAIL-induced apoptosis. Urol Oncol. 2013 Apr;31(3):331-42.

657 Hillman GC, Singh-Gupta V. Soy isoflavones sensitize cancer cells to radiotherapy. Free Radic Biol Med. 2011 Jul 15;51(2):289-98.

658 Sharma P, et al. Lack of an effect of high dose isoflavones in men with prostate cáncer undergoing androgen deprivation Therapy. J Urol. 2009 Nov;182 (5): 2265-72.

659 Ide H, et al. Combined inhibitory effects of soy isoflavones and curcumin on the production of prostate-specific antigen. Prostate. 2010 Jul 1;70(10):1127-33.

660 Grainger EM, et al. A combination of tomato and soy products for men with recurring prostate cancer and rising prostate specific antigen. Nutr Cancer. 2008; 60(2):145-54.

661 Akhter M, et al. Dietary soy and isoflavone intake and risk of colorectal cancer in the Japan public health center-based prospective study. Cancer Epidemiol Biomarkers Prev. 2008 Aug;17(8):2128-35.

662 Bandera EV, et al. Phytoestrogen consumption from foods and supplements and epithelial ovarian cancer risk: a population-based case control study. BMC Womens Health. 2011 Sep 23;11:40.

663 Yang WS, et al. Soy intake is associated with lower lung cancer risk: results from a meta-analysis of epidemiologic studies. Am J Clin Nutr. 2011 Dec; 94(6): 1575-83.

664 Hillman GG, et al. Soy isoflavones radiosensitize lung cancer while mitigating normal tissue injury. Radiother Oncol. 2011 Nov;101(2):329-36.

665 Andres S, Abraham K, Appel KE, Lampen A. Risks and benefits of dietary isoflavones for cancer. Crit Rev Toxicol. 2011 Jul; 41(6):463-506.

666 Kitts DD, Yuan YV, Wijewickreme AN, Thompson LU. Antioxidant activity of the flaxseed lignan secoisolariciresinol diglycoside and its mammalian lignan metabolites enterodiol and enterolactone. Mol Cell Biochem. 1999 Dec;202(1-2): 91-100.

667 Kangas L, et al. Antioxidant and antitumor effects of hydroxymatairesinol (HM-3000, HMR), a lignan isolated from the knots of spruce. Eur J Cancer Prev. 2002; 11:S48-57.

668 Demark-Wahnefried W, et al. Flaxseed supplementation (not dietary fat restriction) reduces prostate cancer proliferation rates in men presurgery. Cancer Epidemiol Biomarkers Prev. 2008 Dec; 17(12):3577-87.

669 Demark-Wahnefried W, et al. Pilot study of dietary fat restriction and flaxseed supplementation in men with prostate cancer before surgery: exploring the effects on hormonal levels, prostate-specific antigen, and histopathologic features. Urology. 2001 Jul;58(1):47-52.

670 Clemons M, Goss PE. Mechanisms of disease: estrogen and the risk of breast cancer. N Engl J Med. 2001 Jan 25;344(4):276-85.

671 Linseisen J, Piller R, Hermann A, Chang-Claude J. Dietary phytoestrogen intake and premenopausal breast cancer risk in a german case-control study. Int J Cancer: 2004 Jun 10;110(2):284-90.

672 Thompson LU, Chen JM, Li T, Strasser-Weippl K, Goss PE. Dietary Flaxseed Alters Tumor Biological Markers in Postmenopausal Breast Cancer. Clin Cancer Res. 2005 May 15;11(10):3828-35.

673 Ulrika W, et al. Tamoxifen and Flaxseed Alter Angiogenesis Regulators in Normal Human Breast Tissue In Vivo. PLoS One. 2011;6(9):e25720.

674 Chen J, Thompson LU. Lignans and tamoxifen, alone or in combination, reduce human breast cancer cell adhesion, invasion and migration in vitro. Breast Cancer Res Treat. 2003 Jul;80(2):163-70.

675 Fisher B, et al. Tamoxifen for the prevention of breast cancer: current status of the National Surgical Adjuvant Breast and Bowel Project P-1 study. J Natl Cancer Inst. 2005 Nov 16;97(22):1652-62.

676 Chen J, Stavro PM, Thompson LU. Dietary flaxseed inhibits human breast cancer growth and metastasis and downregulates expression of insulin-like growth factor and epidermal growth factor receptor. Nutr Cancer. 2002; 43(2):187-92.

677 Thompson L, Rickard S, Orcheson L, Seidl MM. Flaxseed and its lignan and oil components reduce mammary tumor growth at a late stage of carcinogenesis. Carcinogenesis. 1996 Jun;17(6):1373-6.

678 Serraino M, Thompson LU. The effect of flaxseed supplementation on the initiation and promotional stages of mammary tumorigenesis. Nutr Cancer. 1992;17(2): 153-9.

679 Ansenberger, et al. Decreased severity of ovarian cancer and increased survival in hens fed a flaxseed enriched diet for one year. Gynecol Oncol. 2010 May;117(2): 341-7.

680 Buck K, et al. Estimated enterolignans, lignan-rich foods, and fibre in relation to survival after postmenopausal breast cancer. Br J Cancer. 2011 Oct 11;105 (8):1151-7.

681 Brouwer IA, Katan M B, Zock PL. Dietary alpha-linolenic acid is associated with reduced risk of fatal coronary heart disease, but increased prostate cancer risk: a meta-analysis J Nutr. 2004 Apr;134(4):919-22.

682 Shahidi F, Liyana-Pathirana CM, Wall DS. Antioxidant activity of white and black sesame seeds and their hull fractions. Food Chemistry. 2006 99(3):478-83.

683 Fujimoto A, et al. Apoptosis-inducing action of two products from oxidation of sesamol, an antioxidative constituent of sesame oil: a possible cytotoxicity of oxidized antioxidant.Toxicol In Vitro. 2010 Sep; 24(6):1720-6.

684 Chao-Chien C, et al. A novel role of sesamol in inhibiting NF-κB-mediated signaling in platelet activation. J Biomed Sci. 2011 Dec 14;18:93.

685 Sharma S, Kaur IP. Development and evaluation of sesamol as an antiaging agent. Int J Dermatol. 2006 Mar;45(3):200-8.

686 Jacklin A, et al. The sesame seed oil constituent, sesamol, induces growth arrest and apoptosis of cancer and cardiovascular cells. Ann N Y Acad Sci. 2003;1010: 374-80.

687 Pianjing P, et al. Estrogenic activities of sesame lignans and their metabolites on human breast cancer cells. J Agric Food Chem. 2011 Jan 12;59(1):212-21.

688 Coulman KD, et al. Whole sesame seed is as rich a source of mammalian lignan precursors as whole flaxseed. Nutr Cancer. 2005; 52(2):156-65.

689 Wu WH, et al. Sesame ingestion affects sex hormones, antioxidant status, and blood lipids in postmenopausal women. J Nutr. 2006 May;136(5):1270-5.

690 Lee CC, et al. Sesamin Inhibits Macrophage-Induced Vascular Endothelial Growth Factor and Matrix Metalloproteinase-9 Expression and Proangiogenic Activity in Breast Cancer Cells. Inflammation. 2011 Jun; 34(3):209-21.

691 Harikumar KB, et al. Sesamin manifests chemopreventiveeffects through the suppression of NF-kappa β-regulated cell survival, proliferation, invasion, and angiogenic gene products. Mol Cancer Res. 2010 May; 8(5):751-61.

692 Owen RW, et al. Olives and olive oil in cancer prevention. Eur J Cancer Prev. 2004 Aug; 13(4):319-26.

693 Menendez JA, Vellon L, Colomer R, Lupu R. Oleic acid, the main monounsaturated fatty acid of olive oil, suppresses Her-2/neu (erbB-2) expression and synergistically enhances the growth inhibitory effects of trastuzumab (Herceptin™) in breast cancer cells with Her-2/neu oncogene amplification. Ann Oncol. 2005 March;16 (3):359-71.

694 Colomer R, Menéndez JA. Mediterranean diet, olive oil and cancer.Clin Transl Oncol. 2006 Jan;8(1):15-21.

695 Menendez JA, et al. Effects of gamma-linolenic acid and oleic acid on paclitaxel cytotoxicity in human breast cancer cells. Eur J Cancer. 2001 Feb;37(3):402-13.

696 Basnet P, Skalko-Basnet N. Curcumin: an anti-inflammatory molecule from a curry spice on the path to cancer treatment. Molecules. 2011 Jun 3;16(6):4567-98.

697 Hossain DS, Bhattacharyya S, Das T, Sa G. Curcumin: The multi-targeted therapy for cancer regression. Front Biosci (Schol Ed). 2012 Jan 1;4:335-55.

698 Gupta SC, Patchva S, Koh W, Aggarwal BB. Discovery of Curcumin, a Component of the Golden Spice, and Its Miraculous Biological Activities. Clin Exp Pharmacol Physiol. 2012 Mar;39(3):283-99

699 Zhang X, et al. A novel mono-carbonyl analogue of curcumin induces apoptosis in ovarian carcinoma cells via endoplasmic reticulum stress and reactive oxygen species production. Mol Med Report. 2012 Mar; 5(3):739-44.

700 Bayet-Robert M, al. Phase I dose escalation trial of docetaxel plus curcumin in patient with advanced and metastatic breast cancer. Cancer Biol Ther. 2010 Jan; 9(1):8-14.

701 Tze Fang W, et al. Curcumin disrupts uterine leiomyosarcoma cells through AKT-mTOR pathway inhibition. Gynecologic Oncology. 2011 Jul; 122(1): 141-8.

702 Lu JJ, Cai YJ, Ding J. Curcumin induces DNA damage and caffeine-insensitive cell cycle arrest in colorectal carcinoma HCT116 cell. Mol all Biochem. 2011 Aug;354(1-2):247-52.

703 Darvesh AS, Aggarwal BB, Bishayee A. Curcumin and Liver Cancer: A Review. Curr Pharm Biotechnol. 2012 Jan;13(1):218-28.

704 Prakobwong S, et al. Curcumin suppresses proliferation and induces apoptosis in human biliary cancer cell through modulatin of multiple cell signaling pathways. Carcinogenesis. 2011 Sep; 32(9):1372-80.

705 Chen QY, et al. Expression analysis of Cdc42 in lung cancer and modulation of its expression by curcumin in lung cancer cell lines. Int J Oncol. 2012 May; 40(5):1561-8

706 Bistht S, et al. Systemic administration of polymeric nanoparticle-encapsulated curcumin (NanoCurc) blocks tumor growth and metastases in preclinical models of pancreatic cancer. Mol Cancer Ther. 2010 Aug;9 (8):2255-64.

707 Ali S, et al. Increased Ras GTPase activity is regulated by miRNAs that can be attenuated by CDF treatment in pancreatic cancer cells. Cancer Lett. 2012 Jun 28;319(2):173-81.

708 Teiten MH, et al. Anti-proliferative potential of curcumin in androgen-dependent prostate cancer cells occurs through modulation of the Wingless signaling pathway. Int J Oncol. 2011 Mar;38(3):603-11.

709 Prakobwong S, et al. Curcumin suppresses proliferation and induces apoptosis in human biliary cancer cell through modulatin of multiple cell signaling pathways. Carcinogenesis. 2011 Sep;32(9):1372-80.

710 Ye F, Zhang GH, Guan BX, Xu XC. Suppression of esophageal cancer cell growth using curcumin, (-)-epigallocatechin-3-gallate and lovastatin.World J Gastroenterol. 2012 Jan 14; 18(2):126-35.

711 Dikmen M, Canturk Z, Ozturk Y, Tunali Y. Investigation of the apoptotic effect of curcumin in human leukemia HL-60 cells by using flow cytometry. Cancer Biother Radiopharm. 2010 Dec;25(6):749-55.

712 Wilken R, Veena MS, Wang MB, Srivatsan ES. Curcumin: A review of anti-cancer properties and therapeutic activity in head and neck squamous cell carcinoma. Mol Cancer. 2011 Feb 7; 10:12.

713 Mazzarino L, et al. Curcumin-loaded lipid and polymeric nanocapsules stabilized by nonionic surfactants: an in vitro and in vivo antitumor activity on B 16-F10 melanoma and macrophage uptake comparative study. J. Biomed Nanotechnol. 2011 Jun;7(3):406-14.

714 Ma D, Tremblay P, Mahngar K, Collins J, Hudlicky T, Pandey SL. Selective Cytotoxicity against Human Osteosarcoma Cells by a Novel Synthetic C-1 Analogue of 7-Deoxypancratistatin Is Potentiated by Curcumin. PLoS One. 2011;6(12): e28780.

715 Shehzad A, Wahid F, Lee YS. Curcumin in cancer chemoprevention: molecular targets, pharmacokinetics, bioavailability, and clinical trials. Arch Pharm (Weinheim). 2010 Sep;343(9):489-99.

716 Gupta SC, Patchva S, Koh W, Aggarwal BB. Discovery of Curcumin, a Component of the Golden Spice, and Its Miraculous Biological Activities. Clin Exp Pharmacol Physiol. 2012 Mar;39(3):283-99.

717 Schaffer M, Schaffer PM, Zidan J, Sela GB. Curcuma as a functional food in the control of cancer and inflamation. Curry Opin Clin Nutr Metab Care. 2011 Nov; 14(&):588-97.

718 Watson JL, et al. Curcumin-induced apoptosis in ovarian carcinoma cells is p53-independent and involves p38 mitogen-activated protein kinase activation and downregulation of Bcl-2 and survivin expression and Akt signaling. Mol Carcinog. 2010 Jan; 49(1):13-24.

719 Kim SR, et al. Curcumin down-regulates visfatin expression and inhibits breast cancer cell invasion.Endocrinology. 2012 Feb; 153(2):554-63.

720 Malek SN, et al. Phytochemical and cytotoxic investigations of curcuma mangga rhizomes. Molecules. 2011 May 31;16(6):4539-48.

721 Quiroga A, et al. Anti-breasth cáncer activity of curcumin on the human oxidation resistant cells ZR-75-1 with gamma-glutamyltranspeptidase inhibition. J Exp The Oncol. 2010;8(3):261-6.

722 Griesser M, et al. Autoxidative and cyclooxygenase-2 catalyzed transformation

of the dietary chemopreventive agent curcumin. J Biol Chem. 2011 Jan 14; 286(2): 1114-24.

723 Yue GG, et al. Evaluation of in vitro anti-proliferative and immunomodulatory activities of compounds isolated from Curcuma longa.Food Chem Toxicol. 2010 Aug-Sep; 48(8-9):2011-20.

724 Olivera A, et al. Inhibition of the NF-κB signaling pathway by the curcumin analog, 3,5-Bis(2-pyridinylmethylidene)-4-piperidone (EF31): Anti-inflammatory and anti-cancer properties. Int Immunopharmacol. 2012 Feb;12(2):368-77.

725 Tsai MS, et al. Synergistic effect of curcumin and cisplatin via down.regulation of thymidine phosphorylase and excision repair cross-complementary 1 (ERCC1). Mol Pharmacol. 2011 Jul; 80(1):136-46.

726 Chatteriee SJ, Pandey S. Chemo-resistant melanoma sensitized by tamoxifen to low dose curcumin treatment through induction of apoptosis and autophagy. Cancer Biol Ther. 2011 Jan 15;11(2):216-28.

727 Ganta S, Devalapally H, Amiji M. Curcumin enhances oral bioavailability and anti-tumor therapeutic efficacy of paclitaxel upon administration in nanoemulsion formulation. J Pharm Sci. 2010 Nov;99(11):4630-41.

728 Goel A, Aggarwal BB. Curcumin. The golden spice from Indian saffron, is a chemosensitizer and radiosensitizer for tumors and chemoprotector and radioprotector for normal organs. Nutr Cancer 2010; 62(7): 919-30.

729 Yallapu M M, et al. Curcumin induces chemo/radio-sensitization in ovarian cancer cells and curcumin nanoparticles inhibit ovarian cancer cell growth. J Ovarian Res. 2010 Apr 29;3:11.

730 Aggarwal BB, Sundaram C, Malani N, Ichikawa H. Curcumin: the Indian solid gold. Adv Exp Med Biol. 2007;595:1-75.

731 Bistht S, et al. Systemic administration of polymeric nanoparticle-encapsulated curcumin (NanoCurc) blocks tumor growth and metastases in preclinical models of pancreatic cancer. Mol Cancer Ther. 2010 Aug;9 (8):2255-64.

732 Yallapu MM, Jaggi M, Chauhan SC. Curcumin nanoformulations: a future nanomedicine for cancer. Drug Discov Today. 2012 Jan;17(1-2):71-80.

733 Manikandan R, et al. Synergistic anticancer activity of curcumin and catechin: An in vitro study using human cancer cell lines. Res Tech.2012 Feb;75(2):112-6.

734 Shanmugam MK, Kannaivan R, Sethi Q. Targeting cell signaling and apoptotic pathways by dietary agent: role in the prevention and treatment of cancer. Nutr Cancer. 2011;63(2):161-73.

735 Yallapu MM, Gupta BK. Jaggi M, Chauhan SC. Fabrication of curcumin encapsulated PLGA nanoparticles for improved therapeutic effects in metastatic cancer cells. J Colloid Interface Sci. 2010 Nov 1;351(1):19-29.

736 Strimpakos AS, Sharma RA.Curcumin: preventive and therapeutic properties in laboratory studies and clinical trials. Antioxid Redox Signal. 2008 Mar;10(3): 511-45.

737 Belcaro G, et al. Efficacy and safety of Meriva®, a curcumin-phosphatidylcholine complex, during extended administration in osteoarthritis patients. Altern Med Rev. 2010 Dec; 15(4):337-44.

738 Guimarães MR, et al. Potent anti-inflammatory effects of systemically administered curcumin modulate periodontal disease in vivo. J Periodontal Res. 2011 Apr; 46(2):269-79.

739   Miriyala S, Panchatcharam M, Rengarajulu P. Cardioprotective effects of curcumin. Adv Exp Med Biol. 2007;595:359-77.

740   Mythri RB, et al. Glutamoyl diester of the dietary polyphenol curcumin offers improved protection against peroxynitrite-mediated nitrosative stress and damage of brain mitochondria in vitro: implications for Parkinson's disease. Mol Cell Biochem. 2011 Jan; 347(1-2):135-43.

741   Belkacemi A, Doggui S, Dao L, Ramassamy C. Challenges associated with curcumin therapy in Alzheimer disease. Expert Rev Mol Med. 2011 Nov 4;13:e34.

742   Rajasekaran SA. Therapeutic potential of curcumin in gastrointestinal diseases. World J Gastrointest Pathophysiol. 2011 Feb 15;2(1):1-14.

743   Shoba G, et al. Influence of piperine on the pharmacokinetics of curcumin in animals and human volunteers. Planta Med. 1998 May; 64(4): 353-8.

744   Suresh D, Srinivasan K. Tissue distribution & elimination of capsaicin, piperine & curcumin following oral intake in rats. Indian J Med Res. 2010 May;131:682-91.

745   Angelo LS, Kurzrok R. Turmeric and green tea: a recipe for the treatment of B-chronic lymphocytic leukemia. Clin Cancer Res. 2009 Feb 15;15(4):1123-5.

746   Yunos NM, Beale P, Yu JQ. Huq F. Synergism from sequenced combinations of curcumin and epigallocatechin-3-gallate with cisplatin in the killing of human ovarian cancer cells. Anticancer Res. 2011 Apr; 31(4):1131-40.

747   Ferlay J, Shin HR, Bray F, Forman D, Mathers C, Parkin DM. Estimates of worldwide burden of cancer in 2008: GLOBOCAN 2008. Int J Cancer. 2010 Dec 15; 127(12): 2893-917.

748   Dwivedi V, et al. Cytotoxic potential of Indian spices (extracts) against esophageal squamous carcinoma cells. Asian Pac J Cancer Prev. 2011;12(8):2069-73.

749   Shukla Y, Singh M. Cancer preventive properties of ginger: a brief review. Food Chem Toxicol. 2007 May; 45(5):683-90.

750   Rhode J, et al. Ginger inhibits cell growth and modulates angiogenic factors in ovarian cancer cells. BMC Complement Altern Med. 2007 Dec 20;7:44.

751   Karna P, et al. Benefits of whole ginger extract in prostate cancer. Br J Nutr. 2012 Feb;107(4):473-84.

752   Manusirivithaya S, et al. Antiemetic effect of ginger in gynecologic oncology patients receiving cisplatin.Int J Gynecol Cancer. 2004 Nov-Dec;14(6):1063-9.

753   Satia-Abouta J, Patterson RE, Neuhouser ML, Elder J. Dietary acculturation: applications to nutrition research and dietetics. J Am Diet Assoc. 2002;102(8): 1105-18.

754   Buiatti E, et al. A case-control study of gastric cancer and diet in Italy.Int J Cancer. 1989;44 (4):611-6.

755   Al-Kalaldeh JZ, Abu-Dahab R, Afifi FU. Volatile oil composition and antiproliferative activity of Laurus nobilis, Origanum syriacum, Origanum vulgare, and Salvia triloba against human breast adenocarcinoma cells. Nutr Res. 2010 Apr; 30(4):271-8.

756   Rabi T, Bishayee A. Terpenoids and breast cancer chemoprevention. Breast Cancer Res Treat. 2009 May;115(2):223-39.

757   Koh SJ, et al. Sensitization of ionizing radiation-induced apoptosis by ursolic acid. Free Radic Res. 2012 Mar; 46(3):339-45.

758   Johnson JJ. Carnosol: a promising anti-cancer and anti-inflammatory agent. Cancer Lett. 2011 Jun 1;305(1):1-7.

759 López-Jiménez A, García-Caballero M, Medina MA, Quesada AR. Anti-angiogenic properties of carnosol and carnosic acid, two major dietary compounds from rosemary. Eur J Nutr. 2013 Feb;52(1):85-95.

760 Ho CT, et al. Chemistry and antioxidative factors in rosemary and sage. Biofactors. 2000;13(1-4):161-6. Review.

761 Mohebati A, et al. Carnosol, a Constituent of Zyflamend, Inhibits Aryl Hydrocarbon Receptor-Mediated Activation of CYP1A1 and CYP1B1 Transcription and Mutagenesis. Cancer Prev Res (Phila). 2012 Apr;5(4):593-602.

762 Tai J, Cheung S, Wu M, Hasman D. Antiproliferation effect of Rosemary (Rosmarinus officinalis) on human ovarian cancer cells in vitro. Phytomedicine. 2012 Mar 15;19(5):436-43.

763 Yesil-Celiktas O, Sevimli C, Bedir E, Vardar-Sukan F. Inhibitory effects of rosemary extracts, carnosic acid and rosmarinic acid on the growth of various human cancer cell lines. Plant Foods Hum Nutr. 2010 Jun; 65(2):158-63.

764 Lin Y, Shi R, Wang X, Shen HM. Luteolin, a flavonoid with potential for cancer prevention and therapy. Curr Cancer Drug Targets. 2008 Nov; 8(7):634-46.

765 Chiang LC, et al. Anti-proliferative effect of apigenin and its apoptotic induction in human Hep G2 cells. Cancer Lett. 2006 Jun 18; 237(2):207-14.

766 Ren HY, Tang X. W. Anti-proliferation and chemo-sensitization effects of apigenin on human lung cancer cells. Zhejiang Da Xue Xue Bao Yi Xue Ban. 2011 Sep; 40(5):508-14.

767 Choi EJ, Kim GH. Apigenin causes G(2)/M arrest associated with the modulation of p21(Cip1) and Cdc2 and activates p53-dependent apoptosis pathway in human breast cancer SK-BR-3 cells. J Nutr Biochem. 2009 Apr; 20(4):285-90.

768 Zhong Y, et al. Molecular targets of apigenin in colorectal cancer cells: involvement of p21, NAG-1 and p53. Eur J Cancer. 2010 Dec;46(18):3365-74.

769 Ruela-de-Sousa RR, Fuhler GM, Blom N, Ferreira CV, Aoyama H, Peppelenbosch MP. Cytotoxicity of apigenin on leukemia cell lines: implications for prevention and therapy. Cell Death Dis. 2010; 1:e19.

770 Shukla S, Gupta S. Apigenin-induced prostate cancer cell death is initiated by reactive oxygen species and p53 activation. Free Radic Biol Med. 2008 May 15; 44(10):1833-45.

771 Lamy S, et al. The dietary flavones apigenin and luteolin impair smooth muscle cell migration and VEGF expression through inhibition of PDGFR-beta phosphorylation. Cancer Prev Res (Phila). 2008 Nov;1(6):452-9.

772 Howells LM, et al. Chemopreventive effects of Cuminum cyminum in chemically induced forestomach and uterine cervix tumors in murine model systems. Nutr Cancer. 2003;47(2):171-80.

773 Lu HF, et al. Antitumor activity of capsaicin on human colon cancer cells in vitro and colo 205 tumor xenografts in vivo. J Agric Food Chem. 2010 Dec 22;58(24): 12999-3005.

774 Banerjee S, Panda CK, Das S. Clove (Syzygium aromaticum L.), a potential chemopreventive agent for lung cancer. Carcinogenesis. 2006 Aug; 27(8):1645-54.

775 Acharya A, Das I, Singh S, Saha T. Chemopreventive properties of indole-3-carbinol, diindolylmethane and other constituents of cardamom against carcinogenesis. Recent Pat Food Nutr Agric. 2010 Jun; 2(2):166-77. Review.

776 Dou D, Ahmad A, Yang H, Sarkar FH. Tumor cell growth inhibition is corre-

lated with levels of capsaicin present in hot peppers. Nutr Cancer. 2011; 63(2): 272-81.

777   Rao BN. Bioactive phytochemicals in Indian foods and their potential in health promotion and disease prevention. Asia Pac J Clin Nutr. 2003;12(1):9-22. Review.

778   Rao AR, Hashim S. Chemopreventive action of oriental food-seasoning spices mixture Garam masala on DMBA-induced transplacental and translactational carcinogenesis in mice. Nutr Cancer. 1995; 23(1):91-101.

779   Singh A, Rao AR. Evaluation of the modulatory influence of food additive-garam masala on hepatic detoxication system. Indian J Exp Biol. 1992 Dec;30(12): 1142-5.

780   Halvorsen BL, et al. Content of redox-active compounds (ie, antioxidants) in foods consumed in the United States. Am J Clin Nutr. 2006; 84(1):95-135.

781   Davis M.K. Review of the evidence for an association between infant feeding and childhood cancer. Int J Cancer Suppl.1998;11:29-33.

782   Mathur GP, et al. Breastfeeding and childhood cancer. Indian Pediatr. 1993 May;30(5):651-7.

783   Fan Y, et al. Unravelling the Mystery of Stem/Progenitor Cells in Human Breast Milk. PLoS One. 2010 Dec 28; 5(12):e14421.

784   Castillo Belén JR, Rams Veranes A, Castillo Belén A, Rizo Rodríguez R, Cádiz La-hens A. Lactancia materna e inmunidad. Impacto social. MEDISAN. 2009;13(1).

785   Bezault J, Bhimani R, Wiprovnick J, Furmanski P. Human lactoferrin inhibits growth of solid tumors and development of experimental metastases in mice. Cancer Res. 1994 May 1;54(9):2310-2.

786   Zhu YP, Su ZW, Li CH. Growth-inhibition effects of oleic acid, linoleic acid, and their methyl esters on transplanted tumors in mice. J Natl Cancer Inst. 1989 Sep 6;81(17):1302-6.

787   Van Aswegen CH, Du Plessis DJ. Can linoleic acid and gamma-linolenic acid be important in cancer treatment? Med Hypotheses. 1994 Dec; 43(6):415-7.

788   Håkansson A, Zhivotovsky B, Orrenius S, Sabharwal H, Svanborg C. Apoptosis induced by a human milk protein. Proc Natl Acad Sci USA. 1995 Aug 15;92(17): 8064-8.

789   Svanborg C, et al. HAMLET kills tumor cells by an apoptosis-like mechanism--cellular, molecular, and therapeutic aspects. Adv Cancer Res. 2003;88:1-29.

790   Håkansson A, Andréasson J, Zhivotovsky B, Karpman D, Orrenius S, Svanborg C. Multimeric alpha-lactalbumin from human milk induces apoptosis through a direct effect on cell nuclei. Exp Cell Res. 1999 Feb 1;246(2):451-60.

791   Svensson M, et al. Molecular characterization of alpha-lactalbumin folding vari-ants that induce apoptosis in tumor cells. J Biol Chem. 1999 Mar 5;274(10): 6388-96.

792   Svensson M, Mossberg AK, Pettersson J, Linse S, Svanborg C. Lipids as cofactors in protein folding: stereo-specific lipid-protein interactions are required to form HAMLET (human alpha-lactalbumin made lethal to tumor cells). Protein Sci. 2003 Dec;12(12):2805-14.

793   Svensson M, Hakansson A, Mossberg AK, et al. Conversion of alpha-lactalbumin to a protein inducing apoptosis. Proc Natl Acad Sci USA. 2000 Apr 11;97(8): 4221-6.

794 Svensson M, et al. Alpha-lactalbumin unfolding is not sufficient to cause apoptosis, but is required for the conversion to HAMLET (human alpha-lactalbumin made lethal to tumor cells). Protein Sci. 2003 Dec; 12(12):2794-804.

795 Svensson M, Fast J, Mossberg AK, et al. Alpha-lactalbumin unfolding is not sufficient to cause apoptosis, but is required for the conversion to HAMLET (human alpha-lactalbumin made lethal to tumor cells). Protein Sci. 2003 Dec; 12(12): 2794-804.

796 Hakansson A, Hakansson H, Mossberg AK, Svanborg C. Apoptosis-Like Death in Bacteria Induced y HAMLET, a Human Milk Lipid-Protein Complex. PLoS One. 2011 Mar 10;6(3):e17717.

797 Fischer W, et al. Human alpha-lactalbumin made lethal to tumor cells (HAMLET) kills human glioblastoma cells in brain xenografts by an apoptosis-like mechanism and prolongs survival. Cancer Res. 2004 Mar 15 64(6):2105-12.

798 Gustafsson L, et al. Treatment of skin papillomas with topical alpha-lactalbumin-oleic acid. N Engl J Med. 2004 Jun 24; 350(26):2663-72.

799 Mossberg AK, et al. Bladder cancers respond to intravesical instillation of HAMLET (human alpha-lactalbumin made lethal to tumor cells). Int J Cancer. 2007 Sep 15;121(6):1352-9.

800 Rough M, et al. Qualitative Analysis of Cancer Patientsí Experiences Using Donated Human Milk. J Hum Lact. 2009; 25(2):211-219.

801 Riverón Corteguera R. Valor inmunológico de la leche materna. Rev Cubana Pediatr. 1998; 67(2):116-33.

802 Goldblum RM, et al. Antibody-Forming cells in human calostrum after oral immunization. Nature.1975; 257:797-8.

803 Kaul D, Singh J. Leukaemic inhibitory factor in human milk. Current Science. 2001 March 25. 80(6):737.

804 Aguilar Cordero MJ. Breast feeding: an effective method to prevent breast cancer. Nutr Hosp. 2010 Nov-Dec; 25(6):954-8.

805 Lipworth L, Renee B, Dimitrios T. History of breast-feeding in relation to breast cancer risk: a review of the epidemiologic literature. J Natl Cancer Inst. 2000 Feb 16;92(4):302-12.

806 Morán Rodríguez M, Naveiro Rilo JC, Blanco Fernández E, Cabañeros Arias I, Rodríguez Fernández M, Peral Casado A. Prevalencia y duración de la lactancia materna. Influencia sobre el peso y la morbilidad. Nutr Hosp. 2009 Mar-Apr; 24(2):213-7.

807 Kelsey JL, Gammon MD, John EM. Reproductive factors and breast cancer. Epidemiol Rev.1993;15:36-47.

808 Parkin DM, et al. Cancer incidence in five continents. Lyon: IARC Scientific Publication, 1997.

809 Woodman I. Breast-Feeding reduced risk of breast cancer, says study. BMJ. 2002 Jul 27;325(7357):184.

810 Zheng T, et al. Lactation and breast cancer risk: a case control study in Connecticut. Br J Cancer. 2001 Jun 1;84(11):1472-6.

811 Goldin BR, Gorbach SL. Effect of Lactobacillus acidophilus dietary supplements on 1,2 dimethylhydrazine dihydrochloride-induced intestinal cancer in rats. J Natl Cancer Inst. 1980; 64:263-5.

812 Pool-Zobel BL, et al. Lactobacillus- and Bifidobacterium-mediated antigenotoxicity in the colon of rats. Nutr Cancer. 1996; 26:365-80.

813 Perdigon G, Valdez JC, Rachid M. Antitumour activity of yoghurt: study of possible immune mechanisms. J Dairy Res. 1998;65:129-38.

814 Matsuzaki T. Immunomodulation by treatment with Lactobacillus casei strain Shirota. Int J Food Microbiol. 1998 May 26;41(2):133-40.

815 Challa A, Rao DR, Chawan CB, Shackelford L. Bifidobacterium longum and lactulose suppress azoxymethane-induced colonic aberrant crypt foci in rats. Carcinogenesis. 1997;18:517-21.

816 Reddy GV, Friend BA, Shahani KM, Farmer RE. Antitumour activity of yogurt components. J Food Prot. 1983; 46: 8-11.

817 Rowland IR, Rumney CJ, Coutts JT, Lievense LC. Effect of Bifidobacterium longum and inulin on gut bacterial metabolism and carcinogen-induced aberrant crypt foci in rats. Carcinogenesis 1989;19:281-5.

818 Roberfroid MB, Bornet F, Bouley C, Cummings JH. Colonic microflora: nutrition and health. Summary and conclusions of an International Life Sciences Institute (ILSI) [Europe] workshop held in Barcelona, Spain. Nutr Rev. 1995; 53:127-30.

819 Sýkora J, et al. Effects of a specially designed fermented milk product containing probiotic Lactobacillus casei DN-114 001 and the eradication of H. pylori in children: a prospective randomized double-blind study. J Clin Gastroenterol. 2005;39:692-8.

820 Campbell JM, Fahey GC Jr, Wolf BW. Selected indigestible oligosaccharides affect large bowel mass, cecal and fecal shortchain fatty acids, pH and microflora in rats. J Nutr. 1997;127:130-6.

821 Rowland IR, Rumney CJ, Coutts JT, Lievense LC. Effect of Bifidobacterium longum and inulin on gut bacterial metabolism and carcinogen-induced aberrant crypt foci in rats. Carcinogenesis. 1998;19:281-5.

822 Renner HW, Münzner R. The possible role of probiotics as dietary antimutagens. Mutat Res. 1991;262:239-45.

823 Kopp-Hoolihan L. Prophylactic and therapeutic uses of probiotics: a review. J Am Diet Assoc. 2001 Feb;101(2):229-38.

824 Aso Y, Akazan H. Prophylactic effect of a Lactobacillus casei preparation on the recurrence of superficial bladder cancer. BLP Study Group. Urol Int. 1992;49(3): 125-9.

825 Fotiadis CI, Stoidis CN, Spyropoulos BG, Zografos ED. Role of probiotics, prebiotics and synbiotics in chemoprevention for colorectal cancer. World J Gastroenterol. 2008 Nov 14;14(42):6453-7.

826 Lidbeck A, et al. Impact of Lactobacillus acidophilus supplements on the faecal microflora and soluble faecal bile acids in colon cancer patients. Microbial Ecol Health Dis. 1991;4:81-8.

827 Weisburger JH, Chung FL. Mechanisms of chronic disease causation by nutritional factors and tobacco products and their prevention by tea polyphenols. Food Chem Toxicol. 2002;40:1145-54.

828 Suzuki E, et al. Green Tea Consumption and Mortality among Japanese Elderly People: The Prospective Shizuoka Elderly Cohort. Ann Epidemiol. 2009 Oct; 19(10):732-9.

829 Mukhtar H, Ahmad N. Tea polyphenols: prevention of cancer and optimizing health. Am J ClinNutr. 2000;71:1698S-702S.

830 Yang CS, Wang H. Mechanistic issues concerning cancer prevention by tea catechins. Mol Nutr Food Res. 2011 Jun;55(6):819-31.

831 Chow HH, Hakim IA. Pharmacokinetic and chemoprevention studies on tea in humans. Pharmacol Res. 2011 Aug;64(2):105-12.

832 Pongsuwan W, et al. High-throughput technique for comprehensive analysis of Japanese green tea quality assessment using ultra-performance liquid chromatography with time-of-flight mass spectrometry (UPLC/TOF MS). J Agric Food Chem. 2008 Nov 26;56(22):10705-8.

833 Mak JC. The Potential Role of Green Tea Catechins in Various Disease Therapies: Progress and Promise. Clin Exp Pharmacol Physiol. 2012 Mar;39(3):265-73.

834 Cooper R, Morré DJ, Morré DM. Medicinal benefits of green tea: part II. Review of anticancer properties. J Altern Complement Med. 2005 Aug;11(4):639-52.

835 Ahmad N, Gupta S, Mukhtar H. Green Tea Polyphenol Epigallocatechin-3-Gallate Differentially Modulates Nuclear Factor κB in Cancer Cells versus Normal Cells. Arch Biochem Biophys. 2000 Apr 15;376(2):338-46.

836 Singh M, et al. Tea polyphenols induce apoptosis through mitochondrial pathway an by inhibiting nuclear factor-kappa β and AKt activation in human cervical cancer cells. Oncol Res. 2011;19(6):245-57.

837 Katiyar SK, Elmets C. A. Green tea polyphenolic antioxidants and skin photoprotection. Int J Oncol. 2001 Jun;18(6):1307-13.

838 Rao SD, Pagidas K. Epigallocatechin-3-gallate, a natural polyphenol, inhibits cell proliferation and induces apoptosis in human ovarian cancer cells.Anticancer Res. 2010 Jul;30(7):2519-23.

839 Thakur VS, Gupta K, Gupta S. Green tea polyphenols causes cell cycle arrest and apoptosis in prostate cancer cells by suppressing class I histone deacetylases. Carcinogenesis. 2012 Feb;33(2):377-84.

840 Jankun J, Selman SH, Swiercz R, Skrzypczak-Jankun E. Why drinking green tea could prevent cancer?. Nature. 1997 Jun 5;387(6633):561.

841 Yang XW, et al. Green tea polyphenol epigallocatechin-3-gallate enhances 5-fluorouracil-induced cell growth inhibition of hepatocellular carcinoma cells. Hepatol Res. 2012 May;42(5):494-501.

842 Suganuma M, Saha A, Fujiki H. New cancer treatment strategy using combination of green tea catechins and anticancer drugs. Cancer Sci. 2011 Feb;102(2):317-23.

843 Steams ME, Wang M. Synergistic effects of the Green Tea extract Epigallocatechin-3- gallate and Taxane in Eradication of Malignant Human Prostate Tumors. Trans Oncol. 2011 Jun;4(3):147-56.

844 Kumar M, Sharma VL, Sehgal A, Jain M. Protective Effects of Green and White Tea Against Benzo(a)pyrene Induced Oxidative Stress and DNA Damage in Murine Model. Nutr Cancer. 2012;64(2):300-6.

845 Cooper R, Morré DJ, Morré DM. Medicinal benefits of green tea: Part I. Review of noncancer health benefits J Altern Complement Med. 2005 Jun; 11(3):521-8.

846 Butler LM, Wu AH. Green and black tea in relation to gynecologic cancers.Mol Nutr Food Res. 2011 Jun; 55(6):931-40.

847  Henning SM, Wang P, Heber D. Chemopreventive effects of tea in prostate can-
     cer: green tea versus black tea. Mol Nutr Food Res. 2011 Jun;55(6):905-20.
848  Baptista J, Tavares J, Carvalho R. Comparison of catechins and aromas among
     different green teas using HPLC/SPME-GC. Food Res Int.1998 Dec; 31(10):
     729-36.
849  Green Tea (Camelia Sinensis) for the prevention of cancer. Cochrane Database
     Sys Rev. 2009 Jul 8 (3): CD005004.
850  Hakim IA, Harris RB, Weisgerber UM. Tea intake and squamous cell carcinoma
     of the skin: influence of type of tea beverages. Cancer Epidemiol Biomark Prev.
     2000;9:727-31.
851  Cooper R. Green tea and theanine: health benefits. Int J Food Sci Nutr. 2012
     Mar;63 Suppl 1:90-7.
852  Tang N, Wu Y, Zhou B, Wang B, Yu R. Green tea, black tea consumption and risk
     of lung cancer: a meta-analysis. Lung Cancer. 2009 Sep; 65(3):274-83.
853  Jian L, Xie LP, Lee AH., Binns CW. Protective effect of green tea against prostate
     cancer: a case-control study in southeast China. Int J Cancer 2004;108:130-5.
854  Nakachi K, et al. Influence of drinking green tea on breast cancer malignancy
     among Japanese patients. Jpn J Cancer Res. 1998;89: 254-61.
855  Imai K, Suga K, Nakachi K. Cancer-preventive effects of drinking green tea
     among a Japanese population. Prev Med. 1997;26:769-75.
856  Nakachi K, Eguchi H, Imai K. Can teatime increase one's lifetime? Ageing Res
     Rev. 2003 Jan;2(1):1-10.
857  Yang CS, Maliakal P, Meng X. Inhibition of carcinogenesis by tea. Ann Rev Phar-
     macol Toxicol. 2002;42:25-54.
858  Suganuma M, et al. Green tea and cancer chemoprevention. Mutat Res. 1999;
     428: 339-44.
859  Zhang M, Lee AH, Binns CW, Xie X. Green tea consumption enhances survival
     of epithelial ovarian cancer. Int J Cancer. 2004 Nov 10;112(3):465-9.
860  Greenlee RT, Murray T, Bolden S, Wingo PA. Cancer statistics 2000. CA Cancer
     J Clin. 2000 Jan-Feb;50(1):7-33.
861  Giacosa A, et al. Alcohol and wine in relation to cancer and other diseases. Eur J
     Cancer Prev. 2012 Jan;21(1):103-8.
862  Mo W, et al. Resveratrol Inhibits Proliferation and Induces Apoptosis Through
     the Hedgehog Signaling Pathway in Pancreatic Cancer Cell. Pancreatology. 2012;
     11(6):601-9.
863  Panaro MA, et al. Anti-inflamatory effects of resveratrol occur via inhibition of
     lipopolysaccharide-induced NF- kB activation in Caco-2 and SW 480 human
     colon cancer cells. Br J Nutr. 2012 Jan 17:1-10.
864  Bae S, et al. Resveratrol alters microRNA expression profiles in A549 human
     non-small cell lung cancer cells. Moll Cells. 2011 Sep;32(3):243-9.
865  Lin H, et al. Notch-1 activation-dependent p53 restoration contributes to resvera-
     trol-induced apoptosis in glioblastoma cells. Oncol Rep. 2011 Oct; 26(4):925-30.
866  Dhar S, Hicks C, Levenson AS. Resveratrol and prostate cancer: promising role
     for microRNAs. Mol Nutr Food Res. 2011 Aug; 55(8):1219-29.
867  Kartal M, Saydam G, Sahin F, Baran Y. Resveratroltriggers apoptosis through
     regulating ceramide metabolizing genes in human K562 chronic myeloid leuke-
     mia cells. Nutr Cancer. 2011 May;63(4):637-44.

868  Hussain AR, et al. Resveratrol suppresses constitutive activation of AKT via ge-
     neration of ROS and induces apoptosis in diffuse large B cell lymphoma cell
     lines. Plos One. 2011 6(9):e24703.
869  Denissova NG, et al. Resveratrol protects mouse embryonic stem cells from ioni-
     zing radiation by accelerating recovery from DNA strand breakage. Carcinogene-
     sis. 2012 Jan;33(1):149-55.
870  Rashid A, et al. Resveratrol enhances prostate cancer cell response to ionizing
     radiation. Modulation of the AMPK, Akt and m TOR pathway. Radiat Oncol.
     2011 Oct 26; 6:144.
871  Kai L, Levenson AS. Combination of resveratrol and antiandrogen flutamide has
     synergistic effect on androgen receptor inhibition in prostate cancer cells. Anti-
     cancer Res. 2011 Oct;3(10):3323-30.
872  Santandreu FM, Valle A, Oliver J, Roca P. Resveratrol potenciates the cytotoxic
     oxidative stress induced by chemotherapy in human colon cancer cells. Cell Phy-
     siol Biochem. 2011;28(2):219-28.
873  Nessa MU, Beale P, Chan C, Yu Q, Hug F. Combination of resveratrol, cisplatin
     and oxaliplatin applied to human ovarian cancer cells. Anticancer Res. 2012
     Jan;32(1):53-9.
874  Gutiérrez Maydata A. Vino, polifenoles y protección a la salud. Rev Cubana Ali-
     ment Nutr. 2002;16(2):134-41.
875  Massuelli L, et al. Resveratrol and diallyl disulfide enhance curcumin- induced
     sarcoma cell apoptosis. Front Biosci. 2012 Jan 1;17:498-508.
876  Lu X.Y, Hu S, Jin Y, Qiu LY. Application of liposome encapsulation technique to
     improve anti-carcinoma effect of resveratrol. Drug DevInd Pharm. 2012 Mar;
     38(3):314-22.
877  Scott E, Steward WP, Gescher AJ, Brwn K. Resveratrol in human cancer chemopre-
     vention — choosing The "right" dose. MolNutr Food Res. 2012 Jan; 56(1):7-13.
878  Mikko S. Interactions of alcohol and tobacco in gastrointestinal cáncer. J Gastro-
     enterol Hepatol. 2012 Mar;27 Suppl 2:135-9.
879  De Lorgeril M, Salen D. Alcool, vine et santé. Alpen Editions. Monaco. 2007.
880  Baglietto L, English DR, Gertig DM, Hopper JL, Giles GG. Does dietary folate
     intakes modify effect of alcohol consumption on breast cancer risk. Prospective
     cohort study. BMJ. 2005 Oct 8;331(7520):807.
881  Vetvicka V, Vetvickova J. Combination of glucan, resveratrol and vitamin C de-
     monstrates strong anti-tumor potencial. Anticancer Res. 2012 Jan;32(1):81-7.
882  García-Aguirre KK, Zepeda-Vallejo LG, Ramón-Gallegos E, Alvárez-González I,
     Madrigal-Bujaidar E. Genotoxic and cytotoxic effects produced by acetogenins
     obtained from Annona cherimolia Mill. Biol Pharm Bull. 2008 Dec;31(12):
     2346-9.
883  Cochrane CB, Nair PK, Melnick SJ, Resek AP, Ramachandran C. Anticancer ef-
     fects of Annona glabra plant extracts in human leukemia cell lines. Anticancer
     Res. 2008 Mar-Apr 28(2A):965-71.
884  Suresh HM, et al. In vitro antiproliferative activity of Annona reticulate roots on
     human cancer cell lines. Pharmacognosy Res. 2011 Jan;3(1):9-12.
885  Dai Y, et al. Selective growth inhibition of human breast cancer cells by graviola
     fruit extract in vitro and in vivo involving downregulation of EGFR expression.
     Nutr Cancer. 2011;63(5):795-801.

886   El Kar C, Ferchichi A, Attia F, Bouajila J. Pomegranate (Punica granatum) Juices: Chemical Composition, Micronutrient Cations, and Antioxidant Capacity. J Food Sci. 2011 Aug;76(6):C795-800.

887   Joseph MM, Aravind SR, Varghese S, Mini S, Sreelekha TT. Evaluation of antioxidant, antitumor and immunomodulatory properties of polysaccharide isolated from fruit rind of Punica granatum. Mol Med Report. 2012 Feb;5(2):489-96.

888   Weisburg JH, et al. Pomegranate extract a prooxidant with antiproliferative and proapoptotic activities preferentially towards carcinoma cells. Anticancer Agent Med Chem. 2010 Oct 1;10(8): 634-44.

889   Adam L, Seeram NP, Aggarwal BB. Pomegranate juice, total pomegranate ellagitanins and punicalagin suppress inflammatory cell signaling in colon cancer. J Agric Food. 2006;54:980-5.

890   Nair V, Dai Z, Khan M, Ciolino HP. Pomegranate extract induces cell cycle arrest and alters cellular phenotype of human pancreatic cancer cell. Anticancer Res. 2011 Sep;31(9): 2699-704.

891   Dikmen M, Ozturk N, Ozturk Y. The Antioxidant Potency of Punica granatum L. Fruit peel Reduces Cell Proliferation and Induces Apoptosis on Breast Cancer. J Med Food. 2011 Dec;14(12):1638-46.

892   Kasimsetty SG, Bialonska D, Reddy MK, Thornton C, Willett KL, Ferreira D. Effect of pomegranate chemical constituents/intestinal microbial metabolites on CYP1B1 in 22Rv1 prostate cancer cells. J Agric Food Chem. 2009 Nov 25;57(22): 10636-44.

893   Kasimsetty SG, Bialonska D, Reddy MK, Thornton C, Willett KL, Ferreira D. Effect of pomegranate chemical constituents/intestinal microbial metabolites on CYP1B1 in 22Rv1 prostate cancer cells. J Agric Food Chem. 2009 Nov 25;57(22): 10636-44.

894   Kasimsetty SG, Bialonska D, Reddy MK, Ma G, Khan SI, Ferreira D. Colon cancer chemopreventive activities of pomegranate ellagitannins and urolithins. J Agric Food Chem. 2010 Feb 24;58(4):2180-7.

895   Baneriee S, Kamhampati S, Haguel I, Baneriee SK. Pomegranate sensitizes Tamoxifen action in ER- α positive breast cancer cells. J Cell Commun Signal. 2011 Dec; 5(4):317-24.

896   Cavir K, et al. Pomegranate seed extract attenuates chemotherapy-induced acute nephrotoxicity and hepatotoxicity in rats. J Med Food. 2011 Oct;14(10):1254-82.

897   Pantuck AJ, Zomorodian N, Belldegrun AS. Phase II study of pomegranate juice for men with prostate cáncer and increasing PSA. Curr Urol Rep. 2006 Jan;7(1):7.

898   Tanaka T, Tanaka M, Kuno T. Cancer Chemoprevention By Citrus Pulp and Juices Containing High Amount of β-Cryptoxantin and Hesperidin. J Biomed Bitechnol. 2012;2012:516981.

899   Kim H, Moon JY, Mosaddik A, Cho SK. Inducción of apoptosis in human cervical carcinoma HeLa cells by polymethoxylated flavone rich Citrus grandis Osbeck (Dangyuja)lef extract. Food Chem Toxicol. 2010 Aug-Sep;48(8-9):2435-42.

900   Lee YC, et al. Nobiletin, a citrus flavonoid, suppresses invasion and migration involving FAK/P13K/Akt and small GTPase signals in human gastric adenocarcinoma AGS cells. Mol Cell Blochem. 2011 Jan; 347(1-2):103-15.

901   Practheeshkumar P, Raphael TJ, Kuttan G. Nomilin Inhibits Metastasis via Induction of apoptosis and Regulates the Activation of Transcription Factor and

the Cytokine Profile in B16F-10-Cells. Integr Cancer Ther. 2012 Mar; 11(1): 48-60.

902 Camargo CA, Gomes-Marcondes MC, Wutzki NC, Aoyama H. Naringin Inhibits Tumor Growth and Reduces Interleukin-6 and tumor Necrosis Factor α Levels in Rats with Walker 256 Carcinosarcoma. Anticancer Res. 2012 Jan; 32(1):129-33.

903 Ye L, Chan FL, Chen S, Leung LK. The citrus flavones hesperetin inhibits growth of aromatase-expressing MCF-7 tumor in ovariectomized athymic mice. J Nutr Biochem. 2012 Oct;23(10):1230-7.

904 Alshatwi AA, et al. Apoptosis-mediated inhibition of human breast cancer cell proliferation by lemon citrus extract. Asian Pac J Cancer Prev. 2011;12(6):1555-9.

905 Steevens J, Schouten LJ, Goldbohm RA, Van Den Brandt PA. Vegetables and fruits consumption and risk of esophageal and gastric cancer subtypes in the Netherland cohort study. Int J Cancer. 2011 Dec 1;129(11):2681-93.

906 Lee DH, et al. Flavonoids Isolated from Korea Citrus aurantium L. Induce G2/M Phase Arrest and Apoptosis in Human Gastric Cancer AGS Cells. Evid Based Complement Alternat Med. 2012;2012:51590.

907 Chidambara Murthy KN, et al. Citrus limonin and its glucoside inhibit colon adenocarcinoma cell proliferation through apoptosis. J Agric Food Chem. 2011 Mar 23; 59(6):2314-23.

908 Sabarinathan D, Mahalakshmi P, Vanisree AJ. Naringenin promote apoptosis in cerebrally implanted C6 glioma cells. Mol Cell Biochem. 2010 Dec; 345(1-2): 215-22.

909 Lee S, et al. Extracts from Citrus unshiupromote immune-mediated inhibition of tumor growth in a murine renal cell carcinoma model. J Ethnopharmacol. 2011 Feb 16;133(3): 973-9.

910 Álvarez-González I, Madrigal-Bujaidar E, Sánchez-García VY. Inhibitory effect of grapefruit juice on the genotoxic damage induced by ifosfamide in mouse.Plant Food Hum Nutr. 2010 Dec; 65(4):369-73.

911 Li WQ, et al. Citrus consumption and cancer incidence: the Ohsaki cohort study. Int J Cancer. 2010 Oct 15; 127(8):1913-22.

912 Sun J, Chu Y, Wu X, Liu RH. Antioxidant and antiproliferative activities of common fruits. J Agric Food Chem. 2002; 50:7449-54.

913 Sun J, Liu R.H. Apple phytochemical extracts inhibit proliferation of estrogen-dependent and estrogen-independent human breast cancer cells through cell cycle modulation. J Agric Food Chem. 2008 Dec 24;56(24):11661-7.

914 Gerhauser C. Cancer chemopreventive potential of apples, apple juice, and apple components. Planta Med. 2008 Oct;74(13):1608-24.

915 Wolfe K, Wu X, Liu RH. Antioxidant activity of apple peels. J Agric Food Chem. 2003 Jan 29;51(3):609-14.

916 Wojdyło A, Oszmiański J, Laskowski P. Polyphenolic compounds and antioxidant activity of new and old apple varieties. J Agric Food Chem. 2008 Aug 13; 56(15):6520-30.

917 Hammerstone J, Lazarus S, Schmitz H. Procyanidin content and variation in some commonly consumed foods. J Nutr. 2000;130:2086S-2092S.

918 Awad M, Wagenmakers P, De Jager A. Effects of light on flavonoid and chlorogenic acid levels in the skin of Jonagold apples. Scientia Hort. 2001;88:289-98.

919   Awad M, de Jager A. Relationships between fruit nutrients and concentrations of flavonoids and chlorogenic acid in Elstar apple skin. Scientia Hort. 2002; 92:265-76.

920   Koch TC, et al. Prevention of colon carcinogenesis by apple juice in vivo: impact of juice constituents and obesity. Mol Nutr Food Res. 2009 Oct;53(10):1289-302.

921   Eberhardt M, Lee C, Liu HR. Antioxidant activity of fresh apples. Nature. 2000; 405:903-4.

922   Feskanich D, et al. Prospective study of fruit and vegetable consumption and risk of lung cancer among men and women. J Natl Cancer Inst. 2000 Nov 15; 92(22):1812-23.

923   Yoon H, Liu RH. Effect of selected phytochemicals and apple extracts on NF-kappa β activation in human breast cancer MCF-7 cells. J Agric Food Chem. 2007 Apr 18; 55(8):3167-73.

924   Liu RH, Liu J, Chen B. Apples prevent mammary tumors in rats. J Agric Food Chem. 2005 Mar 23;53(6):2341-3.

925   Le Marchand L, et al. Intake of flavonoids and lung cancer. J Natl Canc Inst. 2000;92:154-60.

926   Leontowicz M, et al. Apple and pear peel and pulp and their influences on plasma lipids and antioxidant potential in rats fed cholesterol-containing diets. J Agric Food Chem. 2003 Sep 10;51(19):5780-5.

927   Anitha P, Priyadarsini RV, Kavitha K, Thiyagarajan P, Nagini S. Ellagic acid coordinately attenuates Wnt/β-catenin and NF-κB signaling pathways to induce intrinsic apoptosis in an animal model of oral oncogenesis. Eur J Nutr. 2013 Feb; 52(1):75-84.

928   Seeram NP, et al. Blackberry, black raspberry, blueberry, cranberry, red raspberry, and strawberry extracts inhibit growth and stimulate apoptosis of human cancer cells in vitro. J Agric Food Chem. 2006 Dec 13;54(25):9329-39.

929   Labrecque L, et al. Combined inhibition of PDGF and VEGF receptors by ellagic acid, a dietary- derived phenolic compound. Carcinogenesis. 2005;26(4):821-6.

930   Wang N, et al. Ellagic acid, a phenolic compound, exerts anti-angiogenesis effects via VEGFR-2 signaling pathway in breast cancer. Breast Cancer Res Treat. 2012 Aug;134(3):943-55.

931   Stoner GD. Foodstuffs for preventing cancer: the preclinical and clinical development of berries.. Cancer Prev Res (Phila). 2009 Mar;2(3):187-94.

932   McCune LM, Kubota C, Stendell-Hollis NR, Thomson CA. Cherries and health: a review. Crit Rev Food Sci Nutr. 2011 Jan;51(1):1-12.

933   Kang SY, Seeram NP, Nair MG, Bourquin LD. Tart cherry anthocyanins inhibit tumor development in Apc(Min) mice and reduce proliferation of human colon cancer cells. Cancer Lett. 2003 May 8;194(1):13-9.

934   Nutakul W, et al. Inhibitory effects of resveratrol and pterostilbene on human colon cancer cell: a side-by-syde comparison. J Agricol Food Chem. 2011 Oct 26;59(20):10964-70.

935   Yu MH, et al. Induction of apoptosis by immature fruits of Prunus salicinaLindl. cv. Soldam in MDA-MB-231 human breast cancer cells. Int J Food Sci Nutr. 2007 Feb;58(1):42-53.

936   Lee SH, et al. Immunostimulatory effects of oriental plum (Prunus salicina Lindl.). Comp Immunol Microbiol Infect Dis. 2009 Sep;32(5):407-17.

937  Kim HJ, Yu MH, Lee IS. Inhibitory effects of methanol extract of plum (Prunus-salicina L., cv. "Soldam") fruits against benzo(alpha)pyrene-induced toxicity in mice. Food Chem Toxicol. 2008 Nov;46(11):3407-11.

938  Noratto G, Porter W, Byrne D, Cisneros-Zevallos L. Identifying peach and plum polyphenols with chemopreventive potential against estrogen-independent breast cancer cells. J Agric Food Chem. 2009 Jun 24;57(12):5219-26.

939  Yu MH, et al. Effect of immature plum on PMA-induced MMP-9 expression in human hepatocellular carcinoma. Nat Prod Res. 2009;23(8):704-18.

940  Lea MA, et al. Inhibition of growth and induction of differentiation of colon cancer cells by peach and plum phenolic compounds. Anticancer Res. 2008 Jul-Aug; 28(4B):2067-76.

941  Keen CL. Chocolate: food as medicine/medicine as food. J Am Coll Nutr. 2001 Oct;20(5 Suppl):436S-439S; discussion 440S-442S. Review.

942  Ramljak D, et al. Pentameric procyanidin from Theobroma cacao selectively inhibits growth of human breast cancer cells. Mol Cancer Ther. 2005 Apr;4(4): 537-46.

943  Hammerstone J, Lazarus S, Schmitz H. Procyanidin content and variation in some commonly consumed foods. J Nutr. 2000;130:2086S-2092S.

944  Natsume M, et al. Analyses of polyphenols in cacao liquor, cocoa, and chocolate by normal-phase and reversed-phase HPLC. Biosci Biotechnol Biochem. 2000 Dec;64(12):2581-7.

945  Wang JJ, Sanderson BJ, Zhang W. Cytotoxic effect of xanthones from pericarp of the tropical fruit mangosteen (Garciniamangostana Linn.) on human melanoma cells. Food Chem Toxicol. 2011 Sep; 49(9):2385-91.

946  Torres MP, et al. Graviola: A novel promising natural-derived drug that inhibits tumorigenicity and metastasis of pancreatic cancer cells in vitro and in vivo through altering cell metabolism. Cancer Lett. 2012 Oct 1;323(1):29-40.

947  Veeraraghavan J, et al. Impact of curcumin, raspberry extract, and neem leaf extract on rel protein-regulated cell death/radiosensitization in pancreaticcancer cells. Pancreas. 2011 Oct;40(7):1107-19.

948  Niedzwiecki A, Roomi MW, Kalinovsky T, Rath M. Micronutrient synergy-a new tool in effective control of metastasis and other key mechanisms of cancer. Cancer Metastasis Rev. 2010 Sep;29(3):529-42.

949  Morgan G, Ward R, Barton M. The contribution of cytotoxic chemotherapy to 5-year survival in adult malignancies. Clin Oncol (R Coll Radiol). 2004 Dec; 16(8):549-60.

950  Miller AB. Diet and cancer. A review. Acta Oncol. 1990;29(1):87-95.

951  Aldercreutz H. Western diet and Western disease: some hormonal and biochemical mechanisms and associations. Scand J Clin Lab Invest Suppl. 1990;201:3-23. Review.

952  Konig U, et al. Assessment of the safety of foods derived from genetically modified (GM) crops. Food ChemToxicol. 2004;42:1047-88.

953  De Vendômois JS, Roullier F, Cellier D, Séralini GE. A Comparison of the Effects of Three GM Corn Varieties on Mammalian Health. Int J Biol Sci. 2009 Dec 10; 5(7):706-26.

954  Domingo JL, Giné Bordonaba J. A literature review on the safety assessment of genetically modified plants. Environ Int. 2011 May;37(4):734-42.

955 Daldy Y. Food Production without Artificial Fertilisers. Nature. 1990 Jun 8; 145(3684):905.

956 Schuphan W. Effects of the application of inorganic and organic manures on the market quality and on the biological value of agricultural products. Qualitas-plantarum. 1972;21(4): 381-98.

957 Heaton S. Assessing organic food quality: Is it better for you? 2002. In: Powell J, et al. (Eds.) Proceedings of the UK Organic Research 2002 Conference. Organic Centre Wales. Institute of Rural Studies. University of Wales Aberystwyth: 55-60.

958 Woese K, Lange D, Boess C. A Comparison of Organically and Conventionally Grown FoodsóResults of a Review of the Relevant Literature. J Sci Food Agric. 1997 Jul;74(3): 281-93.

959 Wortington V. Effect of Agricultural Methods on Nutritional Quality: a Comparison of Organic with Conventional Crops. Alternative Therapies Health Med. 1998;4:58-69.

960 Domínguez A., Raigón MD, Soler D. Hacia la Citricultura de Calidad con la Producción Ecológica. Vida Rural. 2003 Mayo;169:36-40.

961 Givens D, Baxter S, Minihane AM, Shaw E. Health Benefits of Organic Food: Effects of the Environment. Ed Cabi. 2008.

962 Beyza E, Akif... The effect of cooking methods on mineral and vitamin contents of African catfish. Food Chemistry. 2009;115( 2):419-22.

963 Mauron J. Influence of processing on protein quality. J Nutr Sci Vitaminol (Tokyo)1990;36 Suppl 1:57-69S.

964 O'Brien J, Morrissey PA. Nutritional and toxicological aspects of the Maillard browning reaction in foods. Crit Rev Food Sci Nutr 1989;28:211-48.

965 Moore MA, Park CB, Tsuda H. Soluble and insoluble fiber influences on cancer development. Crit Rev Oncol Hematol 1998;27:229-42.

966 O'Brien J, Morrissey PA. Nutritional and toxicological aspects of the Maillard browning reaction in foods. Crit Rev Food Sci Nutr. 1989;28:211-48.

967 Doolittle DJ, et al. Effect of cooking methods on the mutagenicity of food and on urinary mutagenicity of human consumer. Food Chem Toxicol. 1989 Oct;27(10): 657-66.

968 Sinha R. An epidemiologic approach to studying heterocyclic amines. Mutat Res. 2002 Sep 30;506-507:197-204.

969 Wester PW, et al. Carcinogenic activity of benzo[a]pyrene in a 2 year oral study in Wistar rats. Food Chem Toxicol. 2012 Mar;50(3-4):927-35.

970 Wilson KM, Giovannucci E, Stampfer MJ, Mucci LA. Dietary acrylamide and risk of prostate cancer. Int J Cancer. 2012 Jul 15;131(2):479-87.

971 Vlassara H, et al. Inflammatory mediators are induced by dietary glycotoxins, a major risk factor for diabetic angiopathy. Proc Natl Acad Sci USA. 2002 Nov 26;99(24):15596-601.

972 Gnagnarella P, Gandini S, La Vecchia C Glycemic index, glycemic load, and cancer risk: a meta-analysis. Am J Clin Nutr. June 2008; 87( 6) 1793-801.

973 Augustin LS, et al. Dietary glycemic index and glycemic load, and breast cancer risk: a case-control study. Ann Oncol. 2001 Nov;12(11):1533-8.

974 De Stefani E, et al. Dietary sugar and lung cancer: a case-control study in Uruguay. Nutr Cancer 1998;31:132-7.

975 Franceschi S, et al. Dietary glycemic load and colorectal cancer risk. Ann Oncol. 2001 Feb;12(2):173-8.

976 Joshi AD, John EM, Koo J, Ingles SA, Stern MC. Fish intake, cooking practices, and risk of prostate cancer: results from a multi-ethnic case-control study. Cancer Causes Control. 2012 Mar;23(3):405-20.

977 Punnen S, Hardin J, Cheng I, Klein EA, Witte JS. Impact of meat consumption, preparation, and mutagens on aggressive prostate cancer. PLoS One. 2011;6(11): e27711.

978 Fu Z, et al. Association of meat intake and meat-derived mutagen exposure with the risk of colorectal polyps by histologic type. Cancer Prev Res (Phila). 2011 Oct;4(10):1686-97.

979 Daniel CR, et al. Meat-cooking mutagens and risk of renal cell carcinoma. Br J Cancer. 2011 Sep 27;105(7):1096-104.

980 Woziwodzka A, Tarasewicz M, Piosik J. Heterocyclic aromatic amines, food derived mutagens: metabolism and relevance to cáncer susceptibility. Postepy Biochem. 2010;56(4):435-46.

981 Micozzi MS, Beecher GR, Taylor PR, Khacik F. Carotenoid analyses of selected raw and cooked foods associated with a lower risk for cancer. J Natl Cancer Inst. 1990; 82:282-5.

982 Song K, Milner JA. The influence of heating on the anticancer properties of garlic. J Nutr. 2001 Mar;131(3s):1054S-7S.

983 Conaway CC, et al. Disposition of glucosinolates and sulforaphane in humans after ingestion of steamed and fresh broccoli. Nutr Cancer. 2000;38(2):168-78.

984 Dewanto V, Wu X, Adom KK, Liu RH. Thermal processing enhances the nutritional value of tomatoes by increasing total antioxidant activity. J Agric Food Chem. 2002 May 8;50(10):3010-4.

985 Prentice RL, et al. Low-fat dietary pattern and risk of invasive breast cancer: the Women's Health Initiative Randomized Controlled Dietary Modification Trial. JAMA. 2006;295( 6):629-42.

986 Aune D, et al. Dietary fiber and breast cancer risk: a systematic review and meta-analysis of prospective studies. Ann Oncol. 2012 Jun;23(6):1394-402.

987 Tanaka K, et al. Obesity and Liver Cancer Risk: An Evaluation Based on a Systematic Review of Epidemiologic Evidence Among the Japanese Population. Jpn J Clin Oncol. 2012 Mar;42(3):212-21.

988 Wolin KY, Carson K, Colditz G. A. Obesity and cancer.Oncologist. 2010;15(6): 556-65.

989 Morey MC, et al. Effects of home-based diet and exercise on functional outcomes among older, overweight long-term cancer survivors: RENEW: a randomized controlled trial. JAMA. 2009 May 13;301(18):1883-91.

990 Vergnaud AC, et al. Fruit and vegetable consumption and prospective weight change in participants of the European Prospective Investigation into Cancer and Nutrition-Physical Activity, Nutrition, Alcohol, Cessation of Smoking, Eating Out of Home, and Obesity study. Am J Clin Nutr. 2012 Jan; 95(1):184-93.

991 Arias E, Anderson RN, Kung HC, Murphy SL, Kochanek KD. Deaths: final data for 2001. Natl Vital Stat Rep. 2003 Sep 18;52(3):1-115.

992 Link LB, Potter JD. Raw versus cooked vegetables and cancer risk. Cancer Epidemiol Biomarkers Prev. 2004 Sep;13(9):1422-35.

993 Brown LM, et al. Dietary factors and the risk of squamous cell esophageal cancer among Black and White men in the United States. Cancer Causes Control 1998;9:467-74.

994 Key TJ, Thorogood M, Appleby PN, Burr ML. Dietary habits and mortality in 11.000 vegetarians and health conscious people: results of a 17 year follow up. BMJ. 1996 Sep 28;313(7060):775-9.

995 Masala G, et al Fruit and vegetables consumption and breast cancer risk: the EPIC Italy study. Breast Cancer Res Treat. 2012 Apr;132(3):1127-36.

996 Paxton RJ, et al. A randomized parallel-group dietary study for stages II-IV ovarian cancer survivors. JAMA. 2009 May 13;301(18):1883-91.

997 Brock KE, et al. Fruit, vegetables, fibre and micronutrients and risk of US renal cell carcinoma. Br J Nutr. 2011 Dec 20:1-9.

998 Butler LM, et al. A vegetable-fruit-soy dietary pattern protects against breast cancer among postmenopausal Singapore Chinese women. Am J Clin Nutr. 2010 Apr;91(4):1013-9.

999 Miglio C, Chiavaro E, Visconti A, Fogliano V, Pellegrini N. Effects of Different Cooking Methods on Nutritional and Physicochemical Characteristics of Selected Vegetables. J Agric Food Chem. 2008 Jan 9;56(1):139-47.

1000 Yuan GF, Sun B, Yuan J, Wang QM. Effects of different cooking methods on health-promoting compounds of broccoli. Zhejiang Univ Sci B. 2009 Aug; 10(8):580-8.

1001 Nalan G, Pinar Y, Emel C. Effects of cooking methods on the proximate composition and mineral contents of rainbowtrout (Oncorhynchus mykiss). Food Chemistry. 2004; 84(1):19-22.

1002 Khachik F, et al. Effect of food preparation on qualitative and quantitative distribution of major carotenoid constituents of tomatoes and several green vegetables. J Agric Food Chem. 1992;40(3):390-8.

1003 Dewanto V, Wu X, Adom KK, Liu RH. Thermal Processing Enhances the Nutritional Value of Tomatoes by Increasing Total Antioxidant Activity. J Agric Food Chem. 2002 May 8;50(10):3010-4.

1004 Fedeli E. Physical - chemical aspects of the frying process. Grasas y Aceites. 1998; 49(3-4):261-4.

1005 Schattenberg HJ 3rd, Geno PW, Hsu JP, Fry WG, Parker RP. Effect of household preparation on levels of pesticide residues in produce. J AOAC Int. 1996 Nov-Dec;79(6):1447-53.

1006 Bognar, A. Comparative study of frying to other cooking techniques influence on the nutritive value. Grasas y Aceites. 1998;49(3-4):250-60.

1007 Bein K, Leikauf GD. Acrolein - a pulmonary hazard. Mol Nutr Food Res. 2011 Sep; 55(9):1342-60.

1008 Anderson KE, et al. Pancreatic cancer risk: Associations with meat-derived carcinogen intake in the Prostate, Lung, Colorectal, and Ovarian Cancer Screening Trial (PLCO) cohort. Mol Carcinog. 2012 Jan;5(1):128-3.

1009 Cuesta C, Sánchez FJ. Quality control during repeated fryings. Grasas y aceites. 1998;49(3-4):310-8.

1010 Rodriguez-Estrada MT, Penazzi G, Caboni MF, Bertacco G, Lercker G. Effect of different cooking methods on some lipid and protein components of hamburgers. Meat Sci. 1997 Mar;45(3):365-75.

1011 Stott-Miller M, Neuhouser ML, Stanford JL. Consumption of deep-fried foods and risk of prostate cancer. Prostate. 2013 Jan 17.

1012 Kometani T, et al. Benzo[a]pyrene promotes proliferation of human lung cancercells by accelerating the epidermal growth factor receptor signaling pathway. Cancer Lett. 2009 Jun 8;278(1):27-33.

1013 Pfau W, et al. Heterocyclic amines: human carcinogens in cooked food? Nutr Metab Cardiovasc Dis. 2001 Aug;11(4 Suppl):82-6.

1014 Knize MG, Dolbeare FA, Carroll KL, Moore DH 2nd, Felton JS. Effect of cooking time and temperature on the heterocyclic amine content of fried beef patties. Food Chem Toxicol. 1994 Jul;32(7):595-603.

1015 Koutros S, et al. Xenobiotic metabolizing gene variants, dietary heterocyclic amine intake, and risk of prostate cancer. Cancer Res. 2009 Mar 1;69(5): 1877-84.

1016 Daniel CR, et al. Large prospective investigation of meat intake, related mutagens, and risk of renal cell carcinoma. Am J Clin Nutr. 2012 Jan;95(1): 155-62.

1017 Kazerouni N, Sinha R, Hsu CH, Greenberg A, Rothman N. Analysis of 200 food items for benzo[a]pyrene and estimation of its intake in an epidemiologic study. Food Chem Toxicol. 2001 May;39(5):423-36.

1018 Natella F, Belelli F, Ramberti A, Caccini C. Microwave and traditional cooking methods: effect of cooking on antioxidant capacity and phenolic compounds content of seven vegetables. J Food Bioch. 2010;34(4):796-810.

1019 Vallejo F, Tomás-Barberán F, García-Viguera C. Glucosinolates and vitamin C content in edible parts of broccoli florets after domestic cooking. Eur Food Res Technol. 2002;215(4): 310-6.

1020 Lee H, Wang Q, Yang F, Tao P, Li H, Huang Y, Li JY. SULT1A1 Arg213His Polymorphism, Smoked Meat, and Breast Cancer Risk: A Case-Control Study and Meta-Analysis. DNA Cell Biol. 2012 May;31(5):688-99.

1021 Gomaa EA, Gray JI, Rabie S, Lopez-Bote C, Booren AM. Polycyclic aromatic hydrocarbons in smoked food products and commerical liquid smoke flavourings. Food Addit Contam. 1993 Sep-Oct;10(5):503-21.

1022 Kubo A, Corley DA, Jensen CD, Kaur R. Dietary factors and the risks of oesophageal adenocarcinoma and Barrett's oesophagus. Nutr Res Rev. 2010 Dec; 23(2): 230-46.

1023 Lazarevic K, Nagorni A, Rancic NS. Milutinovic Dietary factors and gastric cancer risk: hospital-based case control study. J BUON. 2010 Jan-Mar;15(1): 89-93.

1024 Dost K, Ideli C. Determination of polycyclic aromatic hydrocarbons in edible oils and barbecued food by HPLC/UV-Vis detection. Food Chem. 2012 Jul 1;133(1): 193-9.

1025 Qiu JX, et al. Influence of medicinal herbs decocted with different utensils on colony formation of gastric carcinoma cells. J Tradit Chin Med. 1989 Jun; 9(2):125-7.

1026 Klaunig JE, Hocevar BA, Kamendulis LM. Mode of Action analysis of perfluorooctanoic acid (PFOA) tumorigenicity and Human Relevance. Reprod Toxicol. 2012 Jul;33(4):410-8.

1027 "Le teflón: un nouveau escandalesanitaire?" L'Ecologiste 2005 sept oct-nov;16.

1028    Hu XZ, Hu DC. Effects of perfluorooctanoate and perfluorooctane sulfonate exposure on hepatoma Hep G2 cells. Arch Toxicol. 2009 Sep; 83(9):851-61.

1029    Tilton SC, et al. Genomic profiling reveals an alternate mechanism for hepatic tumor promotion by perfluorooctanoic acid in rainbow trout. Environ Health Perspect. 2008 Aug;116(8):1047-55.

1030    Weber Lozada K, Keri RA. Bisphenol A increases mammary cancer risk in two distinct mouse models of breast cancer. Biol Reprod. 2011 Sep;85(3):490-7.

1031    Welshons W, Nagel SC, Vom Saal FS. Large effects from small exposures. III. Endocrine mechanisms mediating effects of bisphenol A at levels of human exposure. Endocrinology. 2006 Jun; 147(6 Suppl):S56-69.

1032    Meeks JJ, Sheinfeld J, Eggener SE. Environmental toxicology of testicular cancer. Urol Oncol. 2012 Mar;30(2):212-5.

1033    Park MA, et al. Cell growth of BG-1 ovarian cancer cells is promoted by di-n-butyl phthalate and hexabromocyclododecane via upregulation of the cyclin D and cyclin-dependent kinase-4 genes. Mol Med Report. 2012 Mar;5(3):761-6.

1034    Hsieh TH, et al. Phthalates induce proliferation and invasiveness of estrogen receptor-negative breast cancer through the AhR/HDAC6/c-Myc signaling pathway. FASEB J. 2012 Feb;26(2):778-87.

1035    Heilbronn LK, Ravussin E. Calorie restriction and aging: review of the literature and implications for studies in humans. Am J Clin Nutr. 2003 Sep;78(3): 361-9.

1036    Suzuki M, Wilcox BJ, Wilcox CD. Implications from and for food cultures for cardiovascular disease: longevity. Asia Pac J Clin Nutr. 2001;10(2):165-71.

1037    Willcox DC, et al. Caloric restriction and human longevity: what can we learn from the Okinawans? Biogerontology. 2006 Jun;7(3):173-7.

1038    Bernstein AM, et al. First autopsy study of an Okinawan centenarian: absence of many age-related diseases. J Gerontol A Biol Sci Med Sci. 2004 Nov;59(11): 1195-9.

1039    Ross PD, et al. A comparison of hip fracture incidence among native Japanese, Japanese Americans, and American Caucasians. Am J Epidemiol. 1991 Apr 15;133(8):801-9.

1040    Albertazzi P, et al. The effect of dietary soy supplementation on hot flushes. Obstet Gynecol 1998;91:6-11.

1041    Atkinson C, et al. The effects of phytoestrogen isoflavones on bone density in women: a double-blind, randomized, placebo-controlled trial. Am J Clin Nutr. 2004 Feb;79(2):326-33.

1042    La Vecchia C. Mediterranean diet and cancer. Public Health Nutr. 2004 Oct; 7(7):965-8.

1043    Misirli G, Benetou V, Lagiou P, Bamia C, Trichopoulos D, Trichopoulou A. Relation of the traditional Mediterranean diet to cerebrovascular disease in a Mediterranean population. Am J Epidemiol. 2012 Dec 15;176(12):1185-92.

1044    Sofi F, Cesari F, Abbate R, Gensini GF, Casini A. Adherence to Mediterranean diet and health status:meta-analysis. BMJ. 2008 Sep 11;337:a1344. Review.

1045    Trichopoulou A, Bamia C, Lagiou P, Trichopoulos D. Conformity to traditional Mediterranean diet and breast cancer risk in the Greek EPIC (European Prospective Investigation into Cancer and Nutrition) cohort. Am J Clin Nutr 2010 Sep;92(3):620-5.

1046   Sánchez Villegas A, Martínez González M, Martínez JA. Mediterranean diet and cancer: epidemiological evidences. Alim Nutri Salud. 2003;10 1):1-9.

1047   Lanou AJ, Svenson B. Reduced cancer risk in vegetarians: an analysis of recent reports. Cancer Manag Res. 2010 Dec 20;3:1-8.

1048   Key T, et al. Diet, Nutrition and the Prevention of Cancer. Public Health Nutrition. 2004;7(1A):187-200.

1049   Eisele JW, Reay DT. Deaths related to coffee enemas. JAMA 1980;244(14):1608-9.

1050   Cassileth B. Gerson regimen. Oncology (Williston Park). 2010 Feb;24(2):201.

1051   Lechner P, Kroneberger L. Experiences with the use of diet therapy in surgical oncology. Aktuel Ernahrungsmed. 1990;(15):72-8.

1052   Molassiotis A, Peat P. Surviving against all odds: analysis of 6 case studies of patients with cancer who followed the Gerson therapy. Integr Cancer Ther. 2007; 6(1):80-8.

1053   Hildenbrand GL, et al. Five-year survival rates of melanoma patients treated by diet therapy after the manner of Gerson: a retrospective review. Altern Ther Health Med. 1997;1(4):29-37.

1054   Kushi LH, et al. The macrobiotic diet in cancer. J Nutr. 2001 Nov;131(11 Suppl):3056S-64S.

1055   Lerman RH. The macrobiotic diet in chronic disease. Nutr Clin Pract. 2010 Dec;25(6):621-6.

1056   Carrera-Bastos P, et al. The western diet and lifestyle and diseases of civilization. RRCC. 2011;2:15-35.

1057   Bell SJ, Grochoski GT, Clarke AJ. Health implications of milkc ontaining beta-casein with the A2 genetic variant. Crit Rev Food Sci Nutr. 2006;46(1):93-100.

1058   Cordain L. Cereal grains: humanity's double-edged sword. World Rev Nutr Diet. 1999;84:19-73.

1059   Cordain L, Toohey L, Smith MJ, Hickey MS. Modulation of immune function by dietary lectins in rheumatoid arthritis. Br J Nutr. 2000;83(3):207-17.

1060   Lindeberg S. Food and Western Disease: Health and nutrition from an evolutionary perspective. 1st ed. Wiley-Blackwell; 2010.

1061   Hadjivassiliou M, Sanders DS, Grunewald RA. Multiple sclerosis and occult gluten sensitivity. Neurology 2005; 64(5):933-4.

1062   Elkan AC, et al. Gluten-free vegandiet induces decreased LDL and oxidized LDL levels and raised athero protective natural antibodies against phosphoryl choline in patients with rheumatoid arthritis: a randomized study. Arthritis Res Ther. 2008;10(2):R34.

1063   Ch'ng CL, Jones MK, Kingham JGC. Celiac disease and autoimmune thyroid disease. Clin Med Res. 2007; 5(3):184-92.

1064   Ruuskanen A, et al. Positive serum antigliadin antibodies without celiac disease in the elderly population: does it matter? Scand J Gastroenterol. 2010; 45(10):1197-202.

1065   Biesiekierski JR, et al. Gluten causes gastrointestinal symptoms in subjects without celiac disease: a double-blind randomized placebo-controlled trial. Am J Gastroenterol 2011;106(3):508-14;quiz 515.

1066   Fukudome S, Shimatsu A, Suganuma H, Yoshikawa M. Effect of gluten exorphins A5 and B5 on the postprandial plasma insulin level in conscious rats. Life Sci. 1995;57(7):729-34.

1067 Cordain L, et al. Origins and evolution of the Western diet: healthimplicationsforthe 21st century. Am J Clin Nutr. 2005;8(2):341-54.

1068 Luxwolda MF, Kuipers RS, Kema IP, Dijck-Brouwer DA, Muskiet FA. Traditionally living populations in East Africa have a mean serum 25-hydroxyvitamin D concentration of 115 nmol/l. Br J Nutr. 2012 Nov 14;108 (9):1557-61.

1069 Lindeberg S, et al. A Palaeolithic diet improves glucose tolerance more than a Mediterranean-like diet in individuals with ischaemic heart disease. Diabetologia. 2007;50(9):1795-807.

1070 Barnes PM, Bloom B, Nahin RL. Complementary and alternative medicine use among adults and children: United States, 2007. Natl Health Stat Report. 2008 Dec 10;(12):1-23.

1071 Gansler T, et al. A population-based study of prevalence of complementary methods use by cancer survivors: a report from the American Cancer Society's studies of cancer survivors. Cancer. 2008;113(5):1048-1057.

1072 Chang KH, Brodie R, Choong MA, Sweeney KJ, Kerin MJ. Complementary and alternative medicine use in oncology: A questionnaire survey of patients and health care professionals. BMC Cancer. 2011 May 24;11:196.

1073 Tautz E, Momm F, Hasenburg A, Guethlin C. Use of Complementary and Alternative Medicine in breast cancer patients and their experiences: A cross-sectional study. Eur J Cancer. 2012 Nov;48(17):3133-9.

1074 Shelley BM, et al. They don't ask me so I don't tell them': patient-clinician communication about traditional, complementary, and alternative medicine. Ann Fam Med. 2009 Mar-Apr;7(2):139-47.

1075 Karali Y, Demirkaya M, Sevinir B. Use of complementary and alternative medicine in children with cancer: effect on survival. Pediatr Hematol Oncol. 2012 May;29(4):335-44.

1076 Tasaki K, et al. Communication between physicians and cancer patients about complementary and alternative medicine: exploring patients' perspectives. Psychooncology. 2002 May-Jun;11(3):212-20.

1077 Liu J, Yu RC, Rao XQ. Study on Effect of Moxibustion and Guben Yiliu ¥2 Combined with Chemotherapy in Treating Middle-Late Stage Malignant Tumor. Chin J Integr Tradit West Med. 2001; 21:262-4.

1078 Chen K, et al. Clinical study on treatment of nasopharyngeal carcinoma by radio and chemotherapy with supplementary moxibustion on Shenque point. Chin J Integ Med. 2000; 20:733-5.

1079 Cheng Z, Jiang, Chen K. Radiochemical and chemotherapy therapy with Shenque Point moxibustion treatment of 42 cases of advanced nasopharyngeal carcinoma. New J Tradit Chin Med. 2005;37:58-9.

1080 Kuai L, Chen H, Yang HY. Current status and prospect of acupuncture-moxibustion in treatment of cancer pain: a review. Zhong Xi Yi Jie He Xue Bao. 2008 Feb;6(2):197-202.

1081 Zhang JL, et al. Research of moxibustion therapy for cancer:a review. Jiangxi J Tradit Chin Med. 2008;39:59-61.

1082 Bian D, et al. Effects of Acupoint-injection plus moxibustion on IL-2/IL-2R expression in peripheral blood in the patient with carcinous pain. Chin Acupunct Moxibustion. 2004;24:641-4.

1083  Hui KK, et al. Acupuncture modulates the limbic system and subcortical gray structures of the human brain: evidence from fMRI studies in normal subjects. Hum Brain Mapp. 2000;9:13-25.

1084  Yamaguchi N, et al. Acupuncture regulates leukocyte subpopulations in human peripheral blood. Evid Based Complement Alternat Med. 2007 Dec; 4(4):447-53.

1085  Qiu X, et al. Effects of moxibustion at shenque (CV 8) on serum IL-12 level and NK cell activities in mice with transplanted tumor. J Tradit Chin Med 2004;24:56-8.

1086  Zhang SY, Du YQ. Effects of warming needle moxibustion on improvement of gastrointestinal and immune function in patients with postoperation of colorectal cancer. Zhongguo Zhen Jiu. 2011 Jun;31(6):513-7.

1087  Pei J, et al. Effects of moxibustion on the expression of IL-1beta, IL-2, IL-6 mRNA and protein in the cerebral cortex in tumor-bearing mice. Zhen Ci Yan Jiu. 2010 Aug; 35(4):243-9.

1088  Pei J. Effect of moxibustion of dazhui (GV-14) on cellular immune function in tumor-bearing mice. Int J Orient Med 1995;20:72-6.

1089  De Valois B, Jackson L. Acupuncture and Moxibustion in Improving Well-Being and Quality of Life in Patients With Breast Cancer or Head, Neck, and Throat Cancer Who Are Undergoing Standard Treatment for Lymphedema. Study ID: CDR0000632850. NHS.

1090  De Valois BA. Young TE, Melsome E. Assessing the feasibility of using acupuncture and moxibustion to improve quality of life forcancer survivors with upper body lymphoedema. Eur J Oncol Nurs. 2012 Jul;16(3):301-9.

1091  Choi GS, et al. Effects of moxibustion to zusanli (ST36) on alteration of natural killer cell activity in rats. Am J Chin Med. 2004;32(2):303-12.

1092  Shen Y, Goddard G. The short-term effects of acupuncture on myofascial pain patients after clenching. Pain Pract. 2007 Sep;7(3):256-64.

1093  Linde K, et al. Acupuncture for tension-type headache. Cochrane Database of Systematic Reviews. 2009, 1, Article ID CD007587.

1094  Linde K, et al. Acupuncture for migraine prophylaxis. Cochrane Database of Systematic Reviews.2009, 1, Article ID CD001218.

1095  Ezzo JM, et al. Acupuncture-point stimulation for chemotherapy-induced nausea or vomiting. Cochrane Database of Systematic Reviews, 2006, 2. Article ID CD002285.

1096  Zheng L, et al. Effect of preventive moxibustion on heat shock proteins and stress hormones in natural menopausal rats. Zhongguo Zhen Jiu. 2010 Feb; 30(2):135-9.

1097  Johnston M, et al. Acupuncture May Stimulate Anticancer Immunity via Activation of Natural Killer Cells. Evid Based Complement Alternat Med. 2011; 2011:481625.

1098  Liu LJ, Guo CJ, Jiao XM. Effect of acupuncture on immunologic function and histopathology of transplanted mammary cancer in mice. Zhongguo Zhong Xi Yi Jie He Za Zhi. 1995 Oct;15(10):615-7.

1099  Zhao CL, et al. Effect of acupuncture on the activity of the peripheral blood T lymphocyte subsets and NK cells in patients with colorectal cancer liver metastasis. Zhongguo Zhen Jiu. 2010 Jan; 30(1):10-2.

1100  Arranz L, Guayerbas N, Siboni L, De la Fuente M. Effect of acupuncture treatment on the immune function impairment found in anxious women. Am J Chin Med. 2007;35(1):35-51.

1101  Deng G, et al. Acupuncture: integration into cancer care. J Soc Integr Oncol. 2006 Spring;4(2):86-92.

1102  Zhang Z, et al. The Effects of Electroacupuncture at the ST36 (Zusanli) Acupoint on Cancer Pain and Transient Receptor Potential Vanilloid Subfamily 1 Expression in Walker 256 Tumor-Bearing Rats. Anesth Analg. 2012 Apr; 114(4): 879-85.

1103  Xi-Ping Li, et al. Effect of electroacupunture on gastric mucosal intestinal trefoil factor gene expression of stress-induced gastric mucosal injury in rats. World J Gastroenterol. 2006 March 28;12(12):1962-5.

1104  Birocco N, et al. The Effects of Reiki Therapy on Pain and Anxiety in Patients Attending a Day Oncology and Infusion Services Unit. Am J Hosp Palliat Care. 2012 Jun;29(4):290-4.

1105  Coakley AB, Barron AM. Energy therapies in oncology nursing. Semin Oncol Nurs. 2012 Feb; 28(1):55-63.

1106  Vitale AT, O'Connor P. C. The effect of reiki on pain and anxiety in women with abdominal hysterectomies: a quasi-experimental pilot study. Holist Nurs Prac. 2006;20:263-72.

1107  Olson K, Hanson J, Michaud M. Other complementary therapies, reiki effects on pain and quality of life in advanced cancer patients. J Pain Symptom Manag. 2003;26:990-7.

1108  Hart LK, Freel MI, Haylock PJ, Lutgendorf SK.The use of healing touch in integrative oncology. Clin J Oncol Nurs. 2011 Oct;15(5):519-25.

1109  Rogers ME. An introduction to the theoretical basis of nursing. Philadelphia, PA: Davis; 1970.

1110  Winsted-Fry P, Kijek J. An integrative review and metaanalysis of therapeutic touch research. Altern Ther Health Med. 1999;5:58-67.

1111  Samarel N, et al. Effects of dialogue and therapeutic touch on preoperative and postoperative experiences of breast cancer surgery: an explorative study. Oncol Nurs Forum. 1998;25:1369-76.

1112  Aghabati N, Mohammadi E, Esmaiel ZP. The effect of therapeutic touch on pain and fatigue of cancer patients undergoing chemotherapy. Evid Based Complement Alternat Med. 2010;7:375-81.

1113  Krieger D, Peper E, Ancoli S. Therapeutic touch: searching for evidence of physiological change. Am J Nurs. 1979;79:660-2.

1114  Field T, et al. Cortisol decreases and serotonin and dopamine increase following massage therapy. Int J Neurosci. 2005 Oct;115(10):1397-413.

1115  Hernandez-Reif, et al. Breast cancer patients have improved immune and neuroendocrine functions following massage therapy. J Psychosom Res. 2004 Jul;57(1):45-52.

1116  Klein J, Griffiths P. Acupressure for nausea and vomiting in cancer patients receiving chemotherapy.Br J Community Nurs. 2004 Sep;9(9):383-8.

1117  Zick SM, et al. Relaxation acupressure reduces persistent cancer-related fatigue. Evid Based Complement Alternat Med. 2011;(2011). Article ID 142913.

1118  Segal M. Reflexology. Hollywood, CA: Wilshire Book Company. 1979.

1119 Kim JI, Lee MS, Kang JW, Choi do Y, Ernst E. Reflexology for the symptomatic treatment of breast cancer: a systematic review. Integr Cancer Ther. 2010 Dec;9(4):326-30.

1120 Yang JH. The effects of foot reflexology on nausea, vomiting and fatigue of breast cancer patients undergoing chemotherapy. Taehan Kanho Hakhoe Chi. 2005 Feb;35(1):177-85.

1121 Stephenson NL, Weinrich SP, Tavakoli AS.The effects of foot reflexology on anxiety and pain in patients with breast and lung cancer. Oncol Nurs Forum. 2000 Jan-Feb;27(1):67-72.

1122 Stephenson NL, et al. Partner-delivered reflexology: effects on cancer pain and anxiety. Oncol Nurs Forum. 2007 Jan;34(1):127-32.

1123 Ramakrishnan G, et al. Silymarin inhibited proliferation and induced apoptosis in hepatic cancer cells. Cell Prolif. 2009 Apr;42(2):229-40.

1124 Féher J, Lengyel G. Silymarin in the prevention and treatment of liver diseases and primary liver cancer. Curr Pharm Biotechnol. 2012 Jan;13(1):210-7.

1125 Li W, et al. Molecular mechanism of silymarin-induced apoptosis in a highly metastatic lung cancer cell line anip973. Cancer Biother Radiopharm. 2011 Jun; 26(3):317-24.

1126 Zeng J, et al. Chemopreventive and chemotherapeutic effects of intravesical silibinin against bladder cancer by acting on mitochondria. Mol Cancer Ther. 2011 Jan;10(1):104-16.

1127 Vaid M, Prasad R, Sun Q, Katiyar SK. Silymarin targets β-catenin signaling in blocking migration/invasion of human melanoma cells. PLoS One. 2011;6(7): e23000.

1128 Yu HC, et al. Silymarin inhibits cervical cancer cell through an increase of phosphatase and tensin homolog. Phytother Res. 2012 May;26(5):709-15.

1129 Chtourou Y, et al. Manganese induces oxidative stress, redox state unbalance and disrupts membrane bound ATPases on murine neuroblastoma cells in vitro: protective role of silymarin. Neurochem Res. 2011 Aug;36(8):1546-57.

1130 Toyoda-Hokaiwado N, et al. Chemopreventive effects of silymarin against 1,2-dimethylhydrazine plus dextran sodium sulfate-induced inflammation-associated carcinogenicity and genotoxicity in the colon of gpt delta rats. Carcinogenesis. 2011 Oct;32(10):1512-7.

1131 Agarwal R, Agarwal C, Ichikawa H, Singh RP, Aggarwal BB. Anticancer potential of silymarin: from bench to bed side. Anticancer Res. 2006;26:4457-98.

1132 Cecen E, et al. Protective effects of silymarin against doxorubicin-induced toxicity. Asian Pac J Cancer Prev. 2011;12(10):2697-704.

1133 Tyagi AK, Agarwal C, Chan DC, Agarwal R. Synergistic anti-cancer effects of silibinin with conventional cytotoxic agents doxorubicin, cisplatin and carboplatin against human breast carcinoma MCF-7 and MDA-MB468 cells. Oncol Rep. 2004 Feb;11(2):493-9.

1134 Chang HR, et al. Silibinin inhibits the invasion and migration of renal carcinoma 786-O cells in vitro, inhibits the growth of xenografts in vivo and enhances chemosensitivity to 5-fluorouracil and paclitaxel. Mol Carcinog. 2011 Oct; 50(10):811-23.

1135 Nag SA, et al. Ginsenosides as Anticancer Agents: In vitro and in vivo Activities, Structure-Activity Relationships, and Molecular Mechanisms of Action. Front Pharmacol. 2012;3:25.

1136 Suh SO, et al. Effects of red ginseng upon postoperative immunity and survival in patients with stage III gastric cancer. Am J Chin Med. 2002; 30(4): 483-94.

1137 Yun TK, Choi SY. A case-control study of ginseng intake and cancer. Int J Epidemiol. 1990 Dec;19(4):871-6.

1138 Yun TK, Choi SY, Yun HY. Epidemiological study on cancer prevention by ginseng: are all kinds of cancers preventable by ginseng? J Korean Med Sci. 2001 Dec;16 Suppl: S19-27.

1139 Supratman U, et al. Anti-tumor promoting activity of bufadienolides from Kalanchoe pinnata and K. daigremontiana x tubiflora. Biosci Biotechnol Biochem. 2001 Apr;65(4):947-9.

1140 Wu PL, et al. Kalanchosides A-C, new cytotoxic bufadienolides from the aerial parts of Kalanchoe gracilis. Org Lett. 2006 Nov 9;8(23):5207-10.

1141 Lai ZR, et al. Antioxidant, anti-inflammatory and antiproliferative activities of Kalanchoe gracilis (L.) DC stem. Am J Chin Med. 2011;39(6):1275-90.

1142 Gálvez M, et al. Cytotoxic effect of Plantago spp. on cancer cell lines. J Ethnopharmacol. 2003 Oct;88(2-3):125-30.

1143 Chiang LC, Chiang W, Chang MY, Lin CC. In vitro cytotoxic, antiviral and immunomodulatory effects of Plantago major and Plantago asiatica. Am J Chin Med. 2003; 31(2):225-34.

1144 Ostermann T, Raak C, Büssing A. Survival of cancer patients treated with mistletoe extract (Iscador): a systematic literature review. BMC Cancer. 2009 Dec 18;9:451.

1145 Grossarth-Maticek R, Kiene H, Baumgartner SM, Ziegler R. Use of Iscador, an extract of European mistletoe (Viscum album), in cancer treatment: prospective nonrandomized and randomized matched-pair studies nested within a cohort study. Altern Ther Health Med. 2001 May-Jun;7(3):57-66, 68-72, 74-6 passim.

1146 Horneber MA, et al. Tratamiento con muérdago en oncología (Revisión Cochrane traducida). En: La Biblioteca Cochrane Plus. 2008;3.

1147 Cebović T, Spasić S, Popović M. Cytotoxic effects of the Viscum album L. extract on Ehrlich tumour cells in vivo. Phytother Res. 2008 Aug;22(8): 1097-103.

1148 Yu HC, et al. Silymarin inhibits cervical cancer cell through an increase of phosphatase and tensin homolog. Phytother Res. 2012 May;26(5):709-15.

1149 Büssing A, et al. In vitro response of stimulated B-CLL lymphocytes of patients treated with Viscum album L. extracts. Anticancer Res. 2007 Nov-Dec;27(6B): 4195-200.

1150 Kuehn JJ. Favorable long-term outcome with mistletoe therapy in a patient with centroblastic-centrocytic non-Hodgkin lymphoma. Dtsch Med Wochenschr. 1999 Nov 26; 124(47):1414-8.

1151 Gonzales GF, Valerio LG Jr. Medicinal plants from Peru: a review of plants as potential agents against cancer. Anticancer Agents Med Chem. 2006 Sep;6(5): 429-44. Review.

1152 Pilarski R, et al. Anticancer activity of the Uncaria tomentosa (Willd.) DC. preparations with different oxindole alkaloid composition. Phytomedicine. 2010 Dec 1;17(14):1133-9.

1153 García Prado E, et al. Antiproliferative effects of mitraphylline, a pentacyclic oxindole alkaloid of Uncaria tomentosa on human glioma and neuroblastoma cell lines. Phytomedicine. 2007 Apr;14(4):280-4.

1154 Dreifuss AA, et al. Antitumoral and antioxidant effects of a hydroalcoholic extract of cat's claw (Uncaria tomentosa) (Willd. Ex Roem.& Schult) in an in vivo carcinosarcoma model. J Ethnopharmacol. 2010 Jul 6;130(1):127-33.

1155 Allen-Hall L, Arnason JT, Cano P, Lafrenie RM. Uncaria tomentosa acts as a potent TNF-alpha inhibitor through NF-kappa β. J Ethnopharmacol. 2010 Feb 17;127(3):685-93.

1156 Farias IL, et al. Uncaria tomentosa for Reducing Side Effects Caused by Chemotherapy in CRC Patients: Clinical Trial. Evid Based Complement Alternat Med. 2012; 2012:892182.

1157 Ulbricht C, et al. Essiac: systematic review by the natural standard research collaboration. J Soc Integr Oncol. 2009 Spring;7(2):73-80.

1158 Eberding A, et al. Evaluation of the antiproliferative effects of Essiac on in vitro and in vivo models of prostate cancer compared to paclitaxel. Nutr Cancer. 2007;58(2):188-96.

1159 Zick SM, et al. Trial of Essiac to ascertain its effect in women with breast cancer (TEA-BC). J Altern Complement Med. 2006 Dec;12(10):971-80.

1160 Chen CH, et al. Aristolochic acid-associated urothelial cancer in Taiwan. Proc Natl Acad Sci U S A. 2012 May 22; 109(21):8241-6.

1161 Antoni MH, et al. The influence of bio-behavioural factors on tumour biology: pathways and mechanisms.Nat Rev Cancer. 2006 Mar;6(3):240-8.

1162 Dhabhar FS, et al. High-anxious individuals show increased chronic stress burden, decreased protective immunity, and increased cancer progression in a mouse model of squamous cell carcinoma. PLoS One. 2012;7(4): e33069.

1163 Hamer M, Chida Y, Molloy GJ. Psychological distress and cancer mortality. J Psychosom Res. 2009 Mar;66(3):255-8.

1164 Visintainer MA, Volpicelli JR, Seligman ME. Tumor rejection in rats after inescapable or escapable shock. Science. 1982 Apr 23;216(4544):437-9.

1165 Thayer JF, Sternberg E. Beyond heart rate variability: vagal regulation of allostatic systems. Ann N Y Acad Sci. 2006 Nov;1088:361-72.

1166 Fang CY, et al. Enhanced psychosocial well-being following participation in a mindfulness-based stress reduction program is associated with increased natural killer cell activity. J Altern Complement Med. 2010 May;16(5):531-8.

1167 Massion A, et al. Meditation, melatonin and breast/prostate cancer: Hypothesis and preliminary data. Medical Hypotheses. 1995;44(1).39-46.

1168 Vujanovic NL, Basse P, Herberman RB, Whiteside TL. Antitumor functions of natural killer cells and control of metastases. Methods. 1996 Apr;9(2):394-408.

1169 Narita M, Tseng L. Evidence for the existence of the β-endorphin-sensitive "ε-opioid receptor" in the brain: the mechanisms of ε-mediated antinociception. Jpn J Pharmacol. 1998 Mar;76(3):233-53.

1170 Wakao K, et al. Involvement of granzyme B expression in the enhancement of natural killer activity by β-endorphin. Brain Behav Immun. 2000 Mar;14(1):27-40.

1171 Sarkar D, et al. Cyclic adenosine monophosphate differentiated β-endorphin neurons promote immune function and prevent prostate cancer growth. Proc Natl Acad Sci USA. 2008 Jul 1;105(26):9105-10.

1172 Slagter HA, Davidson RJ, Lutz A. Mental training as a tool in the neuroscientific study of brain and cognitive plasticity. Front Hum Neurosci. 2011 Feb 10;5:17.

1173 Spiegel D, Bloom JR, Kraemer HC, Gottheil E. Effect of psychosocial treatment on survival of patients with metastatic breast cancer. Lancet. 1989 Oct 14; 2(8668):888-91.

1174 Bourre JM, et al. Function of dietary polyunsaturated fatty acids in the nervous system. Prostaglandins Leukot Essent Fatty Acids. 1993 Jan;48(1):5-15.

1175 Peet M, Murphy B, Shay J, Horrobin D. Depletion of omega-3 fatty acid levels in red blood cell membranes of depressive patients. Biol Psychiatry. 1998 Mar 1;43(5):315-9.

1176 Edwards R, Peet M, Shay J, Horrobin D. Omega-3 polyunsaturated fatty acid levels in the diet and in red blood cell membranes of depressed patients.J Affect Disord. 1998 Mar;48(2-3):149-55.

1177 Weissman MM, et al. Cross-national epidemiology of major depression and bipolar disorder. JAMA. 1996 Jul 24-31; 276(4):293-9.

1178 Ginter E, Simko V. Polyunsaturated fatty acids n-3: new data on heart disease, cancer, immune resistance and mental depression. Bratisl Lek Listy. 2010; 111(12):680-5.

1179 Jonsdottir IH, Hoffmann P, Thorèn P. Physical exercise, endogenous opiods and immune function. Acta Physiol Scand Suppl. 1997;640:47-50.

1180 DiStasio SA. Integrating yoga into cancer care. Clin J OncolNurs. 2008 Feb; 12(1):125-30.

1181 Speed-Andrews AE, et al. Pilot evaluation of an Iyengar yoga program for breast cancer survivors. Cancer Nurs. 2010 Sep-Oct;33(5):369-81.

1182 Mustian KM, et al. Effect of YOCAS yoga on sleep, fatigue, and quality of life: A URCC CCOP randomized, controlled clinical trial among 410 cancer survivors. J Clin Oncol. 2010;28:15s (suppl; abstr 9013).

1183 Brudnowska J, Pepłońska B. Night shift work and cancer risk: a literature review. Med Pr. 2011;62(3):323-38.

1184 Thompson CL, et al. Short duration of sleep increases risk of colorectal adenoma. Cancer. 2011 Feb 15;117(4):841-7.

1185 Kripke DF, Langer RD, Kline LE. Hypnotics' association with mortality or cancer: a matched cohort study. BMJ Open. 2012 Feb 27;2(1):e000850.

1186 Cutando A, et al. Role of melatonin in cancer treatment. Anticancer Res. 2012 Jul; 32(7):2747-53.

1187 Sánchez-Hidalgo M, Guerrero JM, Villegas I, Packham G, de la Lastra CA. Melatonin, a Natural Programed Cell Death Inducer in Cancer. Curr Med Chem. 2012;19(22):3805-21.

1188 Dumont M, Lanctôt V, Cadieux-Viau R, Paquet J. Melatonin production and light exposure of rotating night workers. Chronobiol Int. 2012 Mar; 29(2): 203-10.

1189 Blask DE. Melatonin, sleep disturbance and cancer risk. Sleep Med Rev. 2009 Aug;13(4):257-64.

1190 Sigurdardottir LG, et al. Circadian Disruption, Sleep Loss and Prostate Cancer Risk: A Systematic Review of Epidemiological Studies. Cancer Epidemiol Biomarkers Prev. 2012 Jul;21(7):1002-11.

1191  Meyerhardt JA, et al. Association of dietary patterns with cancer recurrence and survival in patients with stage III colon cancer. JAMA. 2007 Aug 15;298(7): 754-64.

1192  Vrieling A, et al. Dietary patterns and survival in German postmenopausal breast cancer survivors. Br J Cancer. 2013 Jan 15;108(1):188-92.

1193  Rock CL, Demark-Wahnefried W. Nutrition and survival after the diagnosis of breast cancer: a review of the evidence. J Clin Oncol. 2002 Aug 1;20(15): 3302-16.

1194  Meyerhardt JA, et al. Impact of physical activity on cancer recurrence and survival in patients with stage III colon cancer: findings from CALGB 89803. J Clin Oncol. 2006 Aug 1;24(22):3535-41.

1195  Patterson RE, Cadmus LA, Emond JA, Pierce JP. Physical activity, diet, adiposity and female breast cancer prognosis: a review of the epidemiologic literature. Maturitas. 2010 May;66(1):5-15.

1196  Letourneau JM, et al. Acute ovarian failure underestimates age-specific reproductive impairment for young women undergoing chemotherapy for cancer. Cancer. 2012 Apr 1;118(7):1933-9.